国家卫生和计划生育委员会"十二五"规划教材

全国高等医药教材建设研究会规划教材

中医、中西医结合住院医师规范化培训教材

针灸推拿学

主　编　王麟鹏　房　敏

副主编　王艳君　金肖青　赵吉平　符文彬　龚　利

针灸学编委（按姓氏笔画为序）

王艳君　河北中医学院附属医院/河北省中医院

王麟鹏　首都医科大学附属北京中医医院

孙忠人　黑龙江中医药大学

孙敬青　首都医科大学附属北京中医医院

李　季　成都中医药大学附属医院/四川省中医院

沈卫东　上海中医药大学附属曙光医院

金肖青　浙江医院

孟智宏　天津中医药大学第一附属医院

赵吉平　北京中医药大学东直门医院

高希言　河南中医学院第三附属医院

符文彬　广州中医药大学第二附属医院/广东省中医院

章　薇　湖南中医药大学第一附属医院

梁凤霞　湖北中医药大学

焦　琳　江西中医药大学附属医院

裴　建　上海中医药大学附属龙华医院

推拿学编委（按姓氏笔画为序）

王华兰　河南中医学院

王金贵　天津中医药大学第一附属医院

吕立江　浙江中医药大学附属第三医院

刘玉超　首都医科大学附属北京中医医院

刘焰刚　北京中医药大学东直门医院

孙武权　上海中医药大学附属岳阳中西医结合医院

何光远　安徽中医药大学中西医结合医院

陈水金　福建中医药大学附属康复医院

房　敏　上海中医药大学附属岳阳中西医结合医院

赵　焰　湖北省中医院

龚　利　上海中医药大学

薛明新　南京中医药大学附属医院/江苏省中医院

人民卫生出版社

图书在版编目（CIP）数据

针灸推拿学/王麟鹏，房敏主编．—北京：人民卫生出版社，2015

ISBN 978-7-117-20279-4

Ⅰ．①针…　Ⅱ．①王…②房…　Ⅲ．①针灸学-技术培训-教材②推拿-技术培训-教材　Ⅳ．①R24

中国版本图书馆 CIP 数据核字（2015）第 025794 号

| 人卫社官网 | www.pmph.com | 出版物查询，在线购书 |
| 人卫医学网 | www.ipmph.com | 医学考试辅导，医学数据库服务，医学教育资源，大众健康资讯 |

针灸推拿学

主　　编：王麟鹏　房　敏

出版发行：人民卫生出版社（中继线 010-59780011）

地　　址：北京市朝阳区潘家园南里 19 号

邮　　编：100021

E - mail：pmph @ pmph.com

购书热线：010-59787592　010-59787584　010-65264830

印　　刷：天津安泰印刷有限公司

经　　销：新华书店

开　　本：787×1092　1/16　印张：28

字　　数：699 千字

版　　次：2015 年 3 月第 1 版　2022 年 11 月第 1 版第 7 次印刷

标准书号：ISBN 978-7-117-20279-4/R · 20280

定　　价：52.00 元

打击盗版举报电话：010-59787491　E-mail：WQ @ pmph.com

（凡属印装质量问题请与本社市场营销中心联系退换）

出版说明

为了贯彻落实国务院《关于建立住院医师规范化培训制度的指导意见》，国家卫生和计划生育委员会、国家中医药管理局《住院医师规范化培训管理办法（试行）》《中医住院医师规范化培训实施办法（试行）》《中医住院医师规范化培训标准（试行）》的要求，规范中医、中西医结合住院医师规范化培训工作，全国高等医药教材建设研究会、人民卫生出版社在教育部、国家卫生和计划生育委员会、国家中医药管理局的领导下，组织和规划了中医、中西医结合住院医师规范化培训国家卫生和计划生育委员会"十二五"规划教材的编写工作。

为做好本套教材的出版工作，全国高等医药教材建设研究会、人民卫生出版社在相关部委局的领导下，成立了国家卫生和计划生育委员会中医、中西医结合住院医师规范化培训教材评审委员会，以指导和组织教材的编写和评审工作，确保教材编写质量；在充分调研全国近80所医疗机构及规培基地的基础上，先后召开多次会议对目前中医、中西医结合住院医师规范化培训的课程设置、培训方案、考核与评估等进行了充分的调研和深入论证，并广泛听取了长期从事规培工作人员的建议，围绕中医、中西医结合住院医师规范化培训的目标，全国高等医药教材建设研究会和人民卫生出版社规划、确定了16种国家卫生和计划生育委员会"十二五"规划教材。教材主编、副主编和编委的遴选按照公开、公平、公正的原则，在全国65家医疗机构800余位专家和学者申报的基础上，近300位申报者经教材评审委员会审定和全国高等医药教材建设研究会批准，聘任为主审、主编、副主编、编委。

全套教材始终贯彻"早临床、多临床、反复临床"，处理好"与院校教育、专科医生培训、执业医师资格考试"的对接，实现了"基本理论转变为临床思维、基本知识转变为临床路径、基本技能转变为解决问题的能力"的转变；着重培养医学生解决问题、科研、传承和创新能力；造就医学生"职业素质、道德素质、人文素质"；帮助医学生树立"医病、医身、医心"的理念，以适应"医学生"向"临床医生"的顺利转变。根据该指导思想，教材的编写体现了以下五大特点：

1. 定位准确，科学规划　以实现"5＋3"住院医师规范化培训目标为宗旨，以体现中医医疗的基本特点为指导，明确教材的读者定位、内容定位、编写定位，对课程体系进行充分调研和认真分析，以科学严谨的治学精神，对教材体系进行科学设计，整体优化，并确定合理的教材品种。

2. 遵循规律，注重衔接　注重住院医师规范化培训实际研究，以满足我国医药卫生事业的快速发展和中医师临床水平不断提升的需要，满足 21 世纪对中医药临床专业人才的基本要求作为教材建设的指导思想；严格遵循我国国情和高等教育的教学规律、人才成长规律和中医药知识的传承规律，立足于住院医师在特定培训阶段、特定临床时期的需求与要求，把握教材内容的广度与深度，既高于院校教育阶段，又体现了与专科医师培养阶段的差异。

3. 立足精品，树立标准　教材建设始终坚持中国特色的教材建设的机制和模式；坚持教材编写团队的权威性、代表性以及覆盖性；全程全员坚持质量控制体系，通过教材建设推动和完善中医住院医师规范化培训制度的建设；促进与国家中医药管理局中医师资格认证中心考试制度的对接；打造一流的、核心的、标准化的中医住院医师规范化培训教材。

4. 强化技能，突出思辨　以中医临床技能培训和思维训练为主，重在培养医学生中医、中西医结合的临床思维能力和独立的临证思辨能力，强调培训的整体性和实践性，旨为各级医疗机构培养具有良好的职业道德、扎实的医学理论、专业知识和专业技能，能独立承担本学科常见疾病诊治工作的临床中医、中西医结合医师。

5. 创新形式，彰显效用　①全套教材设立了"培训目标"，部分教材根据需要设置了"知识链接"、"知识拓展"、"病案分析（案例分析）"等模块，以增强学生学习的目的性、主动性及教材的可读性；②部分教材提供网络增值服务，增加了相应的病案（案例）讲授录像、手法演示等，以最为直观、形象的教学手段体现教材主体内容，提高学生学习效果。

全国高等医药教材建设研究会

人民卫生出版社

2015 年 2 月

国家卫生和计划生育委员会
中医、中西医结合住院医师规范化培训
教材书目

序号	教材名称	主编
1	卫生法规	周 嘉 信 彬
2	全科医学	杨惠民 余小萍
3	医患沟通技巧	张 捷 高祥福
4	中医临床经典概要	蒋 健 李赛美
5	中医临床思维	柳 文 王玉光
6	中医内科学	高 颖 方祝元 吴 伟
7	中医外科学	刘 胜 陈达灿
8	中医妇科学	罗颂平 谈 勇
9	中医儿科学	马 融 许 华
10	中医五官科学	彭清华 忻耀杰
11	中医骨伤科学	詹红生 冷向阳
12	针灸推拿学	王麟鹏 房 敏
13	中西医结合传染病防治	周 华 徐春军
14	中西医结合急救医学	方邦江 刘清泉
15	临床综合诊断技术	王肖龙 赵 萍
16	临床综合基本技能	李 雁 潘 涛

国家卫生和计划生育委员会
中医、中西医结合住院医师规范化培训教材
评审委员会名单

主 任 委 员

　　胡鸿毅　陈贤义

副主任委员（按姓氏笔画为序）

　　方祝元　刘清泉　杜　贤　杨关林　陈达灿

　　钟　森　高　颖

委　　　员（按姓氏笔画为序）

　　马　融　王　阶　王启明　方邦江　吕　宾

　　向　楠　刘　胜　李　丽　李灿东　杨思进

　　连　方　吴　伟　冷向阳　张　瑞　张允岭

　　陈昕煜　罗颂平　周　华　周景玉　房　敏

　　唐旭东　彭清华　樊粤光

秘　　　书

　　何文忠　张广中　张　科

前　言

　　为深入实施《国家中长期教育改革和发展规划纲要（2010—2020年）》和国务院《关于建立住院医师规范化培训制度的指导意见》，全面实施以"5+3"为主体的临床医学人才培养体系，培养高素质、高水平、应用型的中医药临床人才，以适应我国医疗卫生体制改革和发展的需要，更好地服务于人民群众提高健康水平的需求，在国家卫生和计划生育委员会和国家中医药管理局的指导下，全国高等医药教材建设研究会、人民卫生出版社经过广泛调研，组织来自全国40多所临床机构900位专家教授编写了国内首套"国家卫生和计划生育委员会中医、中西医结合住院医师规范化培训教材"。

　　中医住院医师规范化培训制度作为我国临床医学人才培养的重要组成部分，对建设一支高素质中医医疗卫生服务队伍，提高中医医疗卫生整体服务质量，意义重大。

　　《针灸推拿学》住院医师规范化培训教材由全国范围内20余家中医院校及附属医院的多位针灸推拿知名专家集体编写而成。本教材坚持与院校教育对接、与专科医师培训对接、与执业医师考试对接，为培养合格的中医针灸推拿专业住院医师提供临床培训指导；有助于受训者巩固针灸推拿基础理论，完善针灸推拿临床技能，掌握临床必备诊疗技术；以期达到中医针灸推拿住院医师临床培训标准。同时，本教材注重创新性、科学性、针对性、实用性与适用性相结合。

　　本教材彰显"针灸推拿"同源同理，中医藏象、经络理论为其核心，各种针法、灸法、手法为其外治手段，疏通经络气血、调和脏腑功能、祛病养生延年为其治疗总则。全书分为上、中、下三篇，上篇基础篇为针灸推拿基础知识，中篇技能篇为针灸推拿临床技能，下篇治疗篇为针灸推拿特色治疗篇；全面和切实体现了中医住院医师针灸推拿专业规范化培训大纲要求，并充分展示了全国各地针灸推拿治疗、技术特色，力求真实反映目前全国针灸推拿临床诊疗的现状。

　　在本教材编写过程中，我们强调临床思路第一、临床应用第一、临床规范第一，适度反映本学科国内外前沿动态与进展。但由于水平有限，难免有不足之处，恳请广大读者指正。

王麟鹏　房　敏

2014 年 12 月

目 录

上篇 基 础 篇

中篇 技 能 篇

下篇　治　疗　篇

上篇 基础篇

绪　论

　　针灸推拿同源同理，源远流长，作为祖国传统中医药学的重要组成部分（三大干预手段——中药、针灸、推拿），绵延发展数千年，为中华民族的繁衍做出了巨大贡献。

　　针灸推拿学属于临床学科，针灸推拿治病，是以中医藏象、经络理论为指导，运用各种不同毫针及刺法、不同灸法、不同手法作为外治手段，从而达到疏通经络气血、调整脏腑功能、祛病摄生的目的。针灸推拿疗法，不仅广泛适用于伤骨科疾患，且能治疗内、外、妇、儿科的许多病证。其术施治便捷，特色鲜明，疗效显著，蜚声海内外。

　　据文献记载，先秦时期曾有许多医书流传于世，但皆因兵事战火而亡佚。对此时期推拿学成就的了解，主要来自殷墟甲骨卜辞和长沙马王堆汉墓帛简医书的记载。长沙马王堆汉墓帛简医书有 14 种，今定名为：《足臂十一脉灸经》、《阴阳十一脉灸经》、《脉法》、《导引图》、《养生方》、《五十二病方》、《合阴阳》等，大都书写于汉初或秦汉之际，依内容而言，多早于《黄帝内经》，至少可以推测，在当时运用按摩术解决临床问题已十分普及。

　　针刺起源于砭石。《素问·异法方宜论》载："东方之域……其民食鱼而嗜咸……其病皆为痈疡，其治宜砭石"，产生了砭石疗法，还有骨针、竹针、陶针等针刺工具，之后随着冶炼技术的进步，创制出铜针、铁针、金针、银针等金属针具。《灵枢·九针十二原》记载有九针——九种不同形状和不同用途的针具。金属针的创制，标志着针刺技术的划时代进步。

　　灸治起源于远古先民对火的利用。《庄子·盗跖》提到孔子劝说柳下跖："丘所谓无病而自灸也。"这是"灸"字的最早记载。《素问·异法方宜论》载："脏寒生满病，其治宜灸焫"，说明早期的灸法主要用于治疗因寒引起的病证。经过长期的医疗实践，古人筛选出艾作为灸料，形成了艾灸疗法。《素问·汤液醪醴论》载："镵石针艾治其外"，表明在春秋战国时期，用艾施灸就颇为盛行。

　　《五十二病方》最早记载了拔罐法、药摩和膏摩。古代最早是以兽角作为吸拔工具，故称"角法"或"吸筒疗法"。后逐步发展为竹罐、金属罐、陶瓷罐、玻璃罐、抽气罐、多功能罐等多种材质的罐具，操作方法也有改进和发展；而使用介质进行按摩，通过皮肤吸收药物治疗病痛，是将按摩与药物外治法相结合的一大创举。除了使用工具之外，该书还记载了许多富有特色的按摩器具，如木椎、筑、铁椎、药巾等。

　　"经络"与"腧穴"是针灸推拿学理论的基础。马王堆汉墓帛简医书中的《足臂十一脉灸经》和《阴阳十一脉灸经》，均论述了人体内十一脉的循行和主病，据专家考证，其著作年代早于《黄帝内经》，已显示出经络学说的雏形。但值得一提的是，所有马王堆汉墓帛简医书中，只有十一条脉而无腧穴记载，只有灸法，没有针法。马王堆帛书中的《脉法》载"阳上于环二寸而益为一久（灸）"，对灸刺部位已有了明确记载；《五十二病方》有治疗癃病记载，"两人为靡（摩）其尻，疼已"，尻部为足太阳膀胱经腧穴所在处，不直接按压膀胱，通过按摩尻部达到排尿以治疗癃闭，显然当时已掌握尻部（穴位）的治疗作用，说明穴位的发现，不仅与针灸实践相关，更与按摩密切相联。《史记·扁鹊仓公列传》记载扁鹊治虢太子尸厥针取"三阳五会"。马王堆医书中的帛画《导引图》，是中国乃至世界医学史上第一幅医疗保健体操图，有工笔彩绘44个人物全身像，以坐、站、徒手、执械各势，可分为医疗功和健身功两部分，并有12处文字明确标明应用导引治疗相关疾病，概以导引为名，融武术、体操、气功、按摩为一体的一种古老功法。

约战国末期成书的《黄帝内经》之《素问》与《灵枢》二书各9卷81篇，是中医学奠基性著作。《内经》建立了以十二经脉、奇经八脉和十五络脉为主体的经络学说，阐述了腧穴的特性，记载了160多个腧穴的名称和部分腧穴的定位及主治作用；《内经》记载的主要按摩工具，是九针中的圆针与锓针，圆针用于补法，锓针用于泻法。《内经》论述了行针得气和针灸补泻，确立了针灸治疗原则，介绍了针灸对多种病证治疗的处方用穴；同时，《内经》共有29篇、40余条涉及按摩，记载有按摩手法多达10余种、治疗疾病10余种。针灸的内容在《内经》中所占比例大大高于其他疗法，但《内经》非常注重各种疗法都应掌握，协调运用，不能偏废。此外《内经》中还有大量关于用针前、用针后、针刺中与按摩配合完成针刺手法，加强治疗效果的记载，值得我们借鉴参考。此时期针灸推拿发展的特点，是阶段性归纳总结、著述立说，开始探索知其所以然的阶段。

汉代之医学风尚，养生注重按摩，治病注重针灸。约汉代成书的《难经》，进一步拓展了对奇经八脉、五输穴、原穴、八会穴、俞募穴的认识。东汉医圣张仲景创立了六经辨证，主张针药并用，并将膏摩列为预防保健方法之一，与华佗创制的膏摩在理论上是一致的。《伤寒杂病论》中直接与针灸有关的条文就有60多条，而运用按摩于救治自缢的人工呼吸法是其最精彩的记载之一，特别是对于推拿手法中的补、泻两法的产生，起到了决定性作用。华佗亦精于针灸，创立了著名的"五禽戏"与"华佗夹脊穴"，在针灸推拿临床沿用至今。

魏晋皇甫谧编撰《针灸甲乙经》，是现存最早的除《灵枢》以外的针灸专著。该书全面论述了脏腑经络学说，记述载录349个腧穴的名称、定位、归经、主治和刺灸操作要求，介绍了针灸方法宜忌和常见病的针灸治疗。初唐时针灸已成为专门学科，设有"针师"、"灸师"称号。唐太医署负责掌管医药教育，内设有针灸医学专业。《诸病源候论》、《肘后备急方》、《备急千金要方》、《外台秘要》，集中记载了这一时期推拿按摩的杰出成就，按摩成为宫廷医学教育的四大科目之一。晋代葛洪撰《肘后备急方》收录针灸医方109条，其中99条为灸方，广泛应用于内、外、妇、儿、五官科30多种病证，尤以急证用灸见长；记载的按摩疗法治疗急症，富有特色，特别是指针、捏脊、推拿手法整复下颌脱位等均属首创。《备急千金要方》介绍了系列保健按摩方法，极为重视小儿保健按摩，首次记录了印度按摩术和老子按摩法；发现并取用阿是穴，创用指寸法取穴定位；其"灸例"篇详细记述了灸法的具体应用。这一时期灸法盛行，尤以王焘著《外台秘要》、崔知悌著《骨蒸病灸方》最享盛名，大量的灸治经验得以总结并流传于世。值得一提的是，唐代中期《理伤续断方》，创立了闭合性骨折的四大整复手法，对临床影响至今。

北宋时期王惟一重新考订明堂经穴，对354个经穴予以确定，撰成《铜人腧穴针灸图经》，并主持铸造了两具铜人孔穴针灸模型，规范了经穴的定位；《太平圣惠方》集膏摩之大成，注重膏摩部位，始向专病专方发展；《圣济总录》不仅对之前按摩疗法进行系统总结归纳，是现存最早、最完整的按摩专论，首次提出应将以手法为主的"按"与以药物为主的"摩"区别开来，提出须明晰按摩与导引两门不同学科的内涵，富有见地。南宋王执中撰成《针灸资生经》，倡导针灸兼药、针推并举，尤重灸术和压痛点在诊治中的作用。金代何若愚著有《流注指微论》和《流注指微针赋》，创立子午流注针法；金元时代窦汉卿著有《针经指南》，注重"八脉交会穴"的应用；而成就斐然的金元四大家亦非常重视临床中对针灸、按摩疗法的运用，张从正在其著作《儒门事亲》中将按摩、灸、针刺列为汗法之中，朱丹溪更是将摩腰膏的运用推向了一个新的高潮。元代滑伯仁著《十四经发挥》，将十二经脉与任、督二脉合称为十四经脉；危亦林的《世医得效方》更是对伤科整骨手法做出了巨大贡献，创造了利用身体重力对肩关节脱位、髋关节脱位牵引复位的各种方法，特别是脊椎骨折悬吊复位法的过伸复位原理，不仅在我国医学史上是首列，在世界医学史上也是创举，迟至600余年后的1927年，英国的Davis才在西方首次应用悬吊法治疗脊椎骨折。

　　明代是针灸推拿学术发展的又一高峰时期，不仅创立了丰富的针刺、推拿手法（尤其是复式手法），形成了对"奇穴"的认识，而且在儿科推拿专著方面出现了零的突破。正骨推拿、点穴推拿、一指禅推拿、内功推拿、保健推拿、药摩新法皆取得了很大成就。按摩改称推拿始见于明代万全的小儿推拿著作《幼科发挥》。《小儿按摩经》是我国现存最早的按摩学专著，该著作亦是小儿推拿著作。临床医家临证时特别注重针刺、推拿手法操作，"一旦临证，机触于外，功生于内，心随手转，法从手出"，对于针刺、推拿手法补泻的认识，也较前人有了更大的进步。杨继洲编撰《针灸大成》，载有359个经穴，是继《内经》、《针灸甲乙经》之后对针灸学术的第三次大总结；而《针灸大成·按摩经》是目前所见到的最早的小儿推拿专篇，该书所用的小儿推拿手法和特定穴位沿用至今，且有良好效验。这一时期针灸推拿的代表性医家和著作还有陈会的《神应经》、徐凤的《针灸大全》、高武的《针灸聚英》、吴崑的《针方六集》、汪机的《针灸问对》、张介宾的《类经》、李时珍的《奇经八脉考》，以及熊应雄的《小儿推拿广意》、夏鼎和的《幼科铁镜》、徐崇礼的《推拿三字经》、张振鋆的《厘正按摩要术》、唐元瑞的《推拿指南》等。此时期针灸推拿发展的特点，是在中医整体观指导下，基本形成了针灸推拿专科、专法体系。

　　至清代，针灸学发展进入低潮。吴谦等人撰《医宗金鉴·刺灸心法要诀》，李学川的《针灸逢源》，强调辨证取穴，针药并重，将中枢、急脉两穴确定为经穴，使经穴总数达361个。公元1822年，清王朝下令太医院废止针灸科，从19世纪中叶到新中国成立前的一个世纪，针灸发展进入停滞时期。但值得一提的是，清代太医院9科设置中有"正骨科"。对于伤科推拿作出可贵贡献的是清代吴谦等人，其编撰的《医宗金鉴·正骨心法要旨》，认为手法是整骨之首务，强调医生必须要重视人体生理解剖知识。归纳总结了正骨推拿手法定为"摸、接、端、提、按、摩、推、拿"八法；对手法优劣好坏评价标准，作者认为"法之所施，使患者不知其苦，方称为手法也"。现在广为流传的一指禅推拿，相传是清同治年间由太医李鉴臣客居扬州时传授的，李传一指禅推拿给丁凤山（1842—1915），丁有传人20余名，经丁氏及其传人的发展，形成了目前在国内推拿领域起主导作用的"丁氏推拿"流派。另外，江考卿《江氏伤科方书》的点穴推拿，王雅儒《按摩疗法脏腑图点穴法》的脏腑点穴，唐元瑞《推拿指南》的眼科推拿，王纪松先生所献的《一指定禅》外科推拿，山东济宁李树嘉传于马万起的内功推拿，吴师机推崇的药摩新疗法，清代多位医家著述倡导的保健推拿等，全面系统地构建了推拿学科体系。颇具特色的还有迄今所知只有三部中医书是女中医所著，江苏无锡女中医马玉书著《推拿捷径》是其中之一，书多以歌赋体裁，将推拿手法讲得非常透彻，易懂易记，从事推拿而又有推拿专著鸣世的女医可谓千古一人了。江苏东台钱祖荫编著《小儿推拿补正》，着重用针灸疗法的穴位来纠正推拿疗法引误的穴位，充分体现出针灸推拿同源同理的特性。

新中国成立以来，在国家支持和发展中医的政策背景下，针灸推拿学在教学、医疗和科研等方面获得了很大发展。针灸和推拿疗法在临床各科的广泛应用得到了充分认可；在对针灸和推拿疗法的作用机制、操作规范、疗效评价、安全性研究上，取得了诸多的成果。在针灸推拿分分合合的几经变化下，1997年国家教委始将其设置为针灸推拿学，通过建立专科专病、重点学科等建设模式，使针灸推拿这门传统的临床特色疗法，在今天进入了创新发展的新阶段。

第一章

经 络 总 论

掌握十四经脉的循行走向、分布及交接规律。

经络是经脉和络脉的总称，是人体内运行气血的通道。经脉贯通上下，沟通内外，是经络系统中的主干，经脉深而在里；络脉是经脉别出的分支，较经脉细小，纵横交错，遍布全身；络脉又包括浮络、孙络，浮而在表，肉眼可见，难以计数。《灵枢·脉度》记载："经脉为里，支而横者为络，络之别者为孙。"

第一节　经络系统的组成

经络系统由经脉和络脉组成，其中经脉包括十二经脉、奇经八脉以及附属于十二经脉的十二经别、十二经筋、十二皮部；络脉包括十五络脉和难以计数的浮络、孙络等。经络系统的组成见图1-1。

一、十二经脉

十二经脉是手三阴经、手三阳经、足三阳经、足三阴经的总称，是经络系统的主体，故又称为"正经"。

（一）十二经脉的名称

十二经脉的名称由手足、阴阳、脏腑三部分组成。首先用手、足将十二经脉分成手六经和足六经；凡属六脏及循行于肢体内侧的经脉为阴经，属六腑及循行于肢体外侧的经脉为阳经。根据阴阳消长变化的规律，阴阳又划分为三阴三阳，三阴为太阴、少阴、厥阴，三阳为阳明、太阳、少阳。按照上述命名规律，十二经脉的名称分别为手太阴肺经、手阳明大肠经、足阳明胃经、足太阴脾经、手少阴心经、手太阳小肠经、足太阳膀胱经、足少阴肾经、手厥阴心包经、手少阳三焦经、足少阳胆经、足厥阴肝经。

（二）十二经脉在体表的分布规律

十二经脉左右对称地分布于头面、躯干和四肢，纵贯全身。与六脏相配属的六条阴经（六阴经），分布于四肢内侧和胸腹，上肢内侧为手三阴经，下肢内侧为足三阴经；与六腑

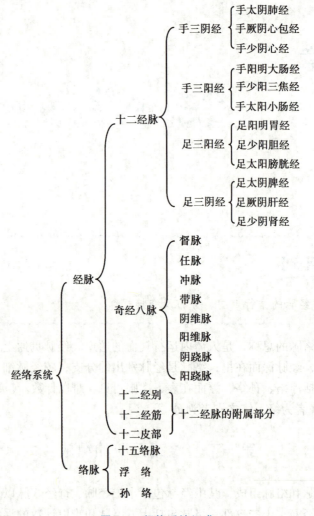

图 1-1　经络系统组成

相配属的六条阳经（六阳经），分布于四肢外侧和头面、躯干，上肢外侧为手三阳经，下肢外侧为足三阳经。十二经脉在四肢的分布呈现一定规律，具体表述如下：

按正立姿势，两臂下垂拇指向前的体位，将上下肢的内外侧分别分成前、中、后三条区线。手足阳经为阳明在前、少阳在中、太阳在后；手足阴经为太阴在前、厥阴在中、少阴在后。其中足三阴经在足内踝上8寸以下为厥阴在前、太阴在中、少阴在后，至内踝上8寸以上，太阴交出于厥阴之前。

（三）十二经脉表里属络关系

十二经脉"内属于府藏，外络于肢节"，在体内与脏腑有明确的属络关系。其中阴经属脏络腑主里，阳经属腑络脏主表。如足阳明胃经属胃络脾，足太阴脾经属脾络胃，足少阳胆经属胆络肝，足厥阴肝经属肝络胆。

十二经脉之间存在着表里配对关系。如《素问·血气形志》所载："足太阳与少阴为表里，少阳与厥阴为表里，阳明与太阴为表里，是为足阴阳也。手太阳与少阴为表里，少阳与心主为表里，阳明与太阴为表里，是为手之阴阳也。"互为表里的经脉在生理上有密切联系，病理上相互影响，治疗时可相互为用。

（四）十二经脉循行走向与交接规律

十二经脉循行走向的规律是：手三阴经从胸走手，手三阳经从手走头，足三阳经从头走足，足三阴经从足走腹（胸）。如《灵枢·逆顺肥瘦》所载："手之三阴，从藏走手；手之三阳，从手走头；足之三阳，从头走足；足之三阴，从足走腹。"

十二经脉相互交接的规律是：①相表里的阴经与阳经在手足末端交接，如手太阴肺经在食指端与手阳明大肠经相交接；足太阳膀胱经在小趾与足少阴肾经相交接。②同名的阳经与阳经在头面部交接，如手足少阳经皆通于目外眦。③相互衔接的阴经与阴经在胸中交接，如足太阴经与手少阴经交接于心中。十二经脉相互交接的规律如图1-2。

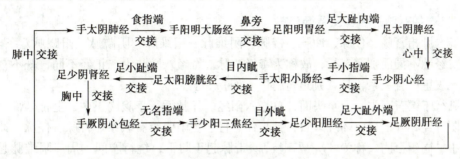

图 1-2 十二经脉循行走向与交接规律

（五）十二经脉气血流注规律

十二经脉气血源于中焦。十二经脉的循环流注有一定规律：从肺经开始，逐经相传，形成周而复始、如环无端的循环传注系统，将气血周流全身，使人体不断地得到营养物质而维持各脏腑组织器官的功能活动，其流注次序是：肺经—大肠经—胃经—脾经—心经—小肠经—膀胱经—肾经—心包经—三焦经—胆经—肝经，再由肝经相传肺经，流注不止，如《灵枢·卫气》载："阴阳相随，外内相贯，如环之无端。"

（六）十二经脉与脏腑器官的联络

十二经脉除了属络五（六）脏六腑外，还与其循行分布部位的其他组织器官有着密切的联络（表1-1）。临床上辨证分经，循经取穴，多以此为依据。

表 1-1 十二经脉与脏腑器官联络

经脉名称	联络的脏腑	联络的器官
手太阴肺经	肺，大肠，中焦，胃口	肺系
手阳明大肠经	大肠，肺	下齿，口，鼻孔
足阳明胃经	胃，脾	鼻，上齿，口唇，耳，喉咙
足太阴脾经	脾，胃，心	咽，舌
手少阴心经	心，小肠，肺	心系，咽，目系
手太阳小肠经	小肠，心，胃	咽，耳，目内外眦，鼻
足太阳膀胱经	膀胱，肾	目内眦，耳，脑
足少阴肾经	肾，膀胱，肝，肺，心	喉咙，舌
手厥阴心包经	心包，三焦	

续表

经脉名称	联络的脏腑	联络的器官
手少阳三焦经	三焦，心包	耳，目锐眦
足少阳胆经	胆，肝	目锐眦，耳
足厥阴肝经	肝，胆，胃，肺	阴器，喉咙，颃颡，目系，唇

二、奇经八脉

（一）奇经八脉的名称及循行分布

奇经八脉指督脉、任脉、冲脉、带脉、阴维脉、阳维脉、阴跷脉、阳跷脉八条经脉，因与十二经脉不同而别道奇行，故称为奇经八脉。奇经八脉与十二正经不同，既不直属脏腑，也无表里配合关系，且"别道奇行"，故称"奇经"。

督脉行于腰背正中，上至头面，总督六阳经。任脉循行于腹胸正中，上抵颏部。冲脉与足少阴肾经相并上行，环绕口唇，且与任、督、足阳明等有联系。督脉、任脉、冲脉皆起于胞中，同出会阴，称为"一源三岐"。带脉起于胁下，绕行腰间一周。阴维脉起于小腿内侧，沿腿股内侧上行，至咽喉与任脉会合。阳维脉起于足跗外侧，沿腿膝外侧上行，至项后与督脉相会。阴跷脉起于足跟内侧，随足少阴等经上行，至目内眦与阳跷脉会合。阳跷脉起于足跟外侧，伴足太阳等经上行，至目内眦与阴跷脉会合，再沿足太阳经上额，于项后会合足少阳经。

（二）奇经八脉的作用及临床意义

奇经八脉纵横交错地循行分布于十二经脉之间，主要作用体现在两方面：

其一，沟通了十二经脉之间的联系，将部位相近、功能相似的经脉联系起来，达到统率有关经脉气血，协调阴阳的作用。如：督脉督领诸阳经，统摄全身阳气和真元，为"阳脉之海"。任脉妊养诸阴经，总调全身阴气和精血，为"阴脉之海"。冲脉具有涵蓄十二经气血的作用，有"十二经脉之海"和"血海"之称。带脉约束了纵行躯干部的诸条经脉。阳维脉主一身之表，阴维脉主一身之里，阴、阳维脉具有维系一身阴经和阳经的作用。阴、阳跷脉主肢体两侧的阴阳，调节下肢运动与痿痹。同时，奇经八脉在循行分布过程中，与其他各经相互交会沟通，也加强了十二经脉之间的相互联系。如督脉大椎穴为手足三阳经交会之处，任脉关元、中极穴为足三阴经之交会，冲脉加强了足阳明与足少阴经之间的联系，带脉联系着纵行于躯干的各条经脉等。其二，对十二经脉气血有着蓄积和渗灌的调节作用。奇经八脉犹如湖泊水库，而十二经脉之气则犹如江河之水。当十二经脉和脏腑之气旺盛时，奇经加以储蓄；当十二经脉生理功能需要时，奇经又能渗灌和供应。奇经八脉大体的循行分布、作用和临床意义见表1-2。

表1-2 奇经八脉的循行分布、作用和临床意义

奇经八脉	循行分布概况	作用、临床意义
任脉	腹、胸、颏下正中	妊养六阴经，调节全身阴经经气，故称"阴脉之海"
督脉	腰、背、头面正中	督领六阳经，调节全身阳经经气，故称"阳脉之海"

奇经八脉	循行分布概况	作用、临床意义
冲脉	与足少阴经并行，环绕口唇，且与任督足阳明经等有联系	涵蓄十二经气血，故称"十二经之海"或"血海"
带脉	起于胁下，环腰一周，状如束带	约束纵行躯干的诸条经脉
阴维脉	起于小腿内侧，并足太阴、厥阴上行，至咽喉合于任脉	维系全身阴经
阳维脉	起于足跗外侧，并足少阳经上行，至项后会于督脉	维系全身阳经
阴跷脉	起于足跟内侧，伴足少阴等经上行，至目内眦与阳跷脉会合	调节下肢运动，司寤寐
阳跷脉	起于足跟外侧，伴足太阳等经上行，至目内眦与阴跷脉会合	调节下肢运动，司寤寐

三、十五络脉

（一）十五络脉的名称及分布

十二经脉和任、督二脉各自别出一络，加上脾之大络，总称十五络脉，或十五别络。十五别络分别以其所别出处的腧穴命名。

十二经脉别络在四肢肘膝关节以下本经络穴分出后，均走向其相表里的经脉，阴经络脉走向阳经，阳经络脉走向阴经，阴阳经的络脉相互交通连接。任脉的别络，从胸骨剑突下鸠尾分出后，散布于腹部；督脉的别络，从尾骨下长强分出后，散布于头部，并走向背部两侧的足太阳经；脾的大络，出于腋下大包穴，散布于胸胁部。

全身络脉中，十五络脉较大。此外，络脉又因其形状、大小、深浅的不同，有不同的名称，如浮行于浅表部位的称为"浮络"；络脉最细小的分支称为"孙络"，遍布全身，难以计数；血络则指细小的血管。

（二）十五络脉的作用及临床意义

四肢部的十二经别络，加强了十二经中表里两经的联系，沟通了表里两经的经气，补充了十二经脉循行的不足。躯干部的任脉别络、督脉别络和脾之大络，分别沟通了腹、背和全身经气，输布气血以濡养全身组织。

络脉理论对针灸临床有重要的指导意义。根据络脉病候和络脉沟通表里两经的特点，可以选用络穴治疗络脉的虚实病证和表里两经的病变；络脉理论还可用于诊察疾病，如通过诊察络脉颜色的变化，可测知脏腑经脉的相关病变；根据络脉理论，可通过针刺放血，治疗相应疾病，如用刺络拔罐法祛除络脉中的瘀积，达到通畅气血、治疗疾病的目的。

四、十二经别

（一）十二经别的名称及分布

十二经别是十二正经别行深入体腔的支脉。由于经别均由十二经脉分出，故其名称也依十二经脉而定，即有手三阴、手三阳经别和足三阴、足三阳经别。

十二经别的循行特点，可用"离、合、出、入"来进行概括。十二经别的循行，多从四肢肘膝关节附近正经别出（离），经过躯干深入体腔与相关的脏腑联系（入），再浅出体表上行头项部（出），在头项部，阳经经别合于本经的经脉，阴经的经别合于其相表里的阳经经脉（合），由此十二经别按阴阳表里关系汇合成六组，称为"六合"。

（二）十二经别的作用及临床意义

十二经别加强了十二经脉的内外联系，补充了十二经脉在体内外循行的不足。体现在：①加强了表里两经的联系作用，十二经别通过"六合"作用使十二经脉表里两经之间增加了联系。②加强经脉与脏腑联系的作用，经别进入体腔以后，大多数都循行于该经脉所属脏腑，特别是阳经经别全部联系到其本经有关的脏和腑。③加强十二经别与头部联系的作用，不仅阳经经别到达头部，阴经经别也合于头面。从而突出了头面部经脉和穴位的重要性及其主治作用，扩大了手足三阴经穴位的主治范围，为手足三阴经中部分穴位能够治疗头面和五官疾病以及近代发展起来的头针、面针、耳针等奠定了理论基础。④弥补了十二经脉分布的不足，并加强了各经与心的联系。如足阳明胃经循行未联系到心，手少阴心经循行也未到胃，但足阳明经别的循行上通于心，沟通了心与胃之间的联系，从而为和胃气以安心神的治法提供了理论依据；又如足太阳膀胱经的承山穴能够治疗肛肠疾患，也是因为其经别"别入于肛"。

五、十二经筋

（一）十二经筋的名称及分布

十二经筋是十二经脉之气濡养筋肉骨节的体系，是附属于十二经脉的筋肉系统。

十二经筋均起于四肢末端，上行于头面胸腹部。行于体表，不入内脏。具有结、聚、散、络的特点。每遇骨节部位则结聚于此，遇胸腹壁或入胸腹腔则散布于该部而成片，但与脏腑无属络关系。

三阳经筋分布于项背和四肢外侧，三阴经筋分布于胸腹和四肢内侧。足三阳经筋起于足趾，循股外上行结于大足趾，循股内上行结于阴器（腹），足厥阴肝经除结于阴器外，还能总络诸筋；手三阳经筋起于手指，循臑外上行结于角（头）；手三阴经筋起于手指，循臑内上行结于贲（胸）。

经筋还有刚筋、柔筋之分。刚（阳）筋分布于项背和四肢外侧，以手足阳经经筋为主；柔（阴）筋分布于胸腹和四肢内侧，以手足阴经经筋为主。

（二）十二经筋的作用及临床意义

经筋具有约束骨骼、屈伸关节、维持人体正常运动功能的作用，正如《素问·痿论》所说："宗筋主束骨而利机关也。"

经筋为病以转筋、筋痛、弛纵等表现为主，如痹证、口眼歪斜、痿病等。针灸治疗经筋病多局部取穴，且多用燔针劫刺，如《灵枢·经筋》云："治在燔针劫刺，以知为数，以痛为输。"

六、十二皮部

（一）十二皮部的名称及分布

十二皮部是十二经脉功能活动反映于体表的部位，也是络脉之气在皮肤所散布的部位。《素问·皮部论》指出："欲知皮部，以经脉为纪者，诸经皆然。"皮部同别络，特别是浮络有更密切的关系。

（二）十二皮部的作用及临床意义

十二皮部居于人体最外层，又与经络气血相通，是络脉之气（卫气）散布之处，故是机体的卫外屏障，起着保卫机体、抵御外邪和反映病候、协助诊断的作用。

皮部理论临床应用广泛。通过诊察皮部色泽、形态的变化，皮肤温度、感觉的异常等，可协助诊断；皮部也是针灸临床上重要的治疗部位，如各种灸法、拔罐、皮肤针、挑刺、刮痧法、敷贴等，也与皮部理论关系十分密切。

七、经络的标本、根结、气街、四海

（一）标本

标本中"标"原意指树梢，引申为上部，与人体头面胸背的位置相应；"本"原意指树根，引申为下部，与人体四肢下端相应。主要指经脉腧穴分布部位的上下对应关系。十二经脉都有"标"部与"本"部。本在四肢肘膝以下的一定部位，标在头、胸背部。

（二）根结

根结中"根"指根本、开始，即四肢末端井穴；"结"指结聚、归结，即头、胸、腹部。《标幽赋》指出"更穷四根三结，依标本而刺无不痊"。"四根三结"指十二经脉以四肢为"根"，以头、胸、腹三部为"结"。主要反映经气的所起与所归以及经气上下两极间的关系。《灵枢·根结》记载了足三阴三阳之根与结。

（三）气街

气街是经气聚集运行的共同通路。《灵枢·卫气》记载："请言气街：胸气有街，腹气有街，头气有街，胫气有街。"《灵枢·动输》又指出："四街者，气之径路也。"说明了头、胸、腹、胫部有经脉之气聚集循行的通路。

《灵枢·卫气》记载："故气在头者，止之于脑。气在胸者，止之膺与背俞。气在腹者，止之背腧，与冲脉于脐左右之动脉者。气在胫者，止之于气街，与承山踝上以下。"可见，气街具有横向为主、上下分部、紧邻脏腑、前后相连的特点，横贯脏腑经络，纵分头、胸、腹、胫是其核心内容。

（四）四海

四海即髓海、血海、气海、水谷之海的总称。四海为人体气血精髓等精微物质汇聚之所。《灵枢·海论》指出："人有髓海，有血海，有气海，有水谷之海，凡此四者，以应四海也。"

四海的部位与气街的部位类似，髓海位于头部，气海位于胸部，水谷之海位于上腹部，血海位于下腹部，各部之间相互联系。

第二节 经络的作用和经络学说的临床应用

一、经络的作用

《灵枢·经脉》记载："经脉者，所以决死生，处百病，调虚实，不可不通。"说明经络在生理、病理和疾病的防治等方面有重要作用。

（一）联系脏腑，沟通内外

人体的五脏六腑、四肢百骸、五官九窍、皮肉筋骨等组织器官通过经络的联系而构成一个有机的整体，完成正常的生理活动。十二经脉及其分支等纵横交错、入里出表、通上达下联系了脏腑器官，奇经八脉沟通于十二经之间，经筋皮部联结了肢体筋肉皮肤，从而使人体的各脏腑组织器官有机地联系起来，正如《灵枢·海论》说："夫十二经脉者，内属于府藏，外络于支节。"

（二）运行气血，营养全身

气血是人体生命活动的物质基础，全身各组织器官只有得到气血的温养和濡润才能完成正常的生理功能。经络是人体气血运行的通道，能将营养物质输布到全身各组织脏器，使脏腑组织得以营养，筋骨得以濡润，关节得以通利。所以《灵枢·本脏》指出："经脉者，所以行血气而营阴阳，濡筋骨，利关节者也。"

（三）抗御病邪，保卫机体

营气行于脉中，卫气行于脉外，随经脉和络脉密布于周身，加强了机体的防御能力，起到了抗御外邪，保卫机体的作用。故《灵枢·本脏》又曰："卫气和则分肉解利，皮肤调柔，腠理致密矣。"当疾病侵犯时，孙络和卫气发挥了重要的抗御作用。如《素问·缪刺论》所说："夫邪客于形也，必先舍于皮毛，留而不去，入舍于孙脉，留而不去，入舍于络脉，留而不去，入舍于经脉，内连五脏，散于肠胃。"

（四）传导感应，调整虚实

体表感受病邪和各种刺激，可传导于脏腑；脏腑的生理功能失常，亦可反映于体表。当经络或内脏功能失调时，通过针灸等刺激体表的一定穴位，经络可以将其治疗性刺激传导到有关的部位和脏腑，从而发挥其调节人体脏腑气血的功能，使阴阳平复，达到治疗疾病的目的。

二、经络学说的临床应用

经络学说的临床应用，主要表现在诊断和治疗两个方面。

（一）指导诊断辨证

1. 经络辨证　是以经络学说为理论依据，对病人所反映的症状、体征进行综合分析，以判断病属何经，进而确定发病原因、病变性质及病机的一种辨证方法。经络有一定的循行部位和脏腑属络，可以反映经络本身及所属脏腑的病证，所以在临床上，根据疾病所出现的症状，结合经脉循行的部位及所联系的脏腑，可以指导分经辨证。另外，临床上还可以根据所出现的证候进行经络辨证。

2. 经络望诊　是通过观察经络所过部位体表所发生的各种异常改变来诊断疾病的方法。经络望诊主要观察全身经络穴位的色泽、形态变化，如皮肤的皱缩、隆陷、松弛以及颜色的变异、光泽的明晦、色素的沉着和斑疹的有无等。

3. 经络腧穴按诊　是在经络腧穴部位上运用按压、触摸等方法来寻找异常变化，如压痛、麻木、硬结、索条状物、肿胀、凹陷等，借以诊断疾病的方法。这一诊法常可为针灸临床治疗提供选穴的直接依据。经络按诊的部位多为背俞穴，其次是胸腹部的募穴以及四肢的原穴、郄穴、合穴或阿是穴等。

4. 经络腧穴电测定　是利用经络穴位测定仪检测经络腧穴部位的电参量，借以判断各经气血之盛衰的方法。测定内容主要包括经络穴位皮肤的电阻或电位。

（二）治疗方面

1. 指导针灸治疗　首先，指导针灸临床选穴。在明确诊断的基础上，除选用局部的腧穴外，通常以循经取穴为主，即某一经络或脏腑有病，便选用该经或脏腑的所属经络或相应经脉的远部腧穴来治疗。例如上病下取，下病上取，中病旁取，左右交叉取以及前后对取等。如胃痛近取中脘，循经远取足三里、梁丘；胁痛循经选取阳陵泉、太冲；前额阳明头痛，循经选取上肢的合谷穴和下肢的内庭穴等。《四总穴歌》说："肚腹三里留，腰背委中求，头项寻列缺，面口合谷收。"就是循经取穴的很好说明。其次，指导刺灸方法的选用。如根据皮部与经络脏腑的密切联系，临床上可用皮肤针叩刺皮肤，皮内针埋藏皮内来治疗脏腑经脉的病证；根据"宛陈则除之"的原则，使用刺络出血的方法来治疗一些常见病，如目赤肿痛刺太阳出血，咽喉肿痛刺少商出血，急性腰扭伤刺委中出血等；经筋的病候，多表现为拘挛、抽搐等症，治疗多局部取穴等。都是经络理论在针灸临床上的应用。

2. 指导推拿治疗　首先，推拿临床尤其重视十二皮部与十二经筋理论的应用。推拿治疗是通过手法力作用于一定的部位或穴位，激发体表—内脏反应或体表—体表反应来达到治疗疾病目的。对于这种体表—内脏反应或体表—体表反应的规律认识，是经络学说的实质。十二皮部开、关、合三种状态反映的是皮部的作用，皮部有赖于经络气血的渗灌、营养，皮部的生理、病理变化又影响气血的运行。筋的范围要比现代医学筋膜的概念广泛得多，包括肌肉、肌腱、韧带、关节囊、筋膜及它们的附属组织，与软组织的概念相仿。十二皮部和十二经筋体现了经络的原始面貌，把经络看成是立体、条状的实体。皮部与经筋受到外界刺激，同样激发经络反应，平衡阴阳，补虚泻实，调节气血输注而改变疾病的病理状态，促进转归。对于推拿治疗，经络的条块概念比穴位的点状概念更符合实际，手法操作不限于一点一穴，而是沿经脉、经筋、皮部的走向进行操作。其次，推拿临症将经络学说与有关的生理、解剖和病理等基础结合。如肱二头肌长头肌腱炎，其病变部位归属手太阴及手阳明经筋，局部揉法外，循经筋走向推拿操作上至天鼎、扶突、云门、中府，下至尺泽、曲池、手三里等穴治疗。而且，推拿的穴位分布并不与针灸的穴位分布完全一致。针灸取穴多选取骨骼、肌肉所围成的凹陷处，称"宛宛中"、"陷者中"；推拿取穴，宜选肌腹隆起处或肌腱骨骼附着处。这样能发挥最大的经络感应，取得最好的疗效。结合肌肉生理学基础，感受肌肉张力、抑制运动纤维兴奋的肌梭感受器主要位于肌肉两端骨骼附着处，与临床软组织损伤的压痛点分布规律相一致。手法作用于肌肉两端骨骼附着处具有更好地缓解肌痉挛作用，为压痛点治疗提供依据，也符合《灵枢·经筋》："经筋之为病，燔针劫刺，以痛为输，以知为数"的以痛为输治疗原则。

3. 指导药物归经

药物按其主治性能归入某经或某几经，简称药物归经，它是在分经辨证的基础上发展起来的。此外，中医各科也可以经络理论为依据进行施治。

第二章

腧 穴 总 论

【培训目标】

掌握特定穴的意义。

掌握腧穴定位方法。

腧穴是人体脏腑经络之气输注于体表的特殊部位。腧，又作"俞"，通"输"，有输注、转输的意思。"腧"、"输"、"俞"在具体应用时各有所指：腧穴，是对穴位的统称；输穴，是对五输穴中的第三个穴位的专称；俞穴，专指特定穴中的背俞穴。

人体的腧穴既是疾病的反应点，又是针灸的施术部位。《素问·气府论》将腧穴解释为"脉气所发"。《灵枢·九针十二原》说："节之交，三百六十五会……所言节者，神气之所游行出入也，非皮肉筋骨也。"

第一节　腧穴的分类

腧穴分为经穴、奇穴和阿是穴三类。

（一）经穴

经穴是指分布在十二经脉和任、督脉上的腧穴，即归属于十四经的穴位，总称"十四经穴"，简称"经穴"。经穴具有固定的名称和位置，分布在十四经循行路线上，有明确的主治病证，是腧穴的主要组成部分。2006 年颁布的《中华人民共和国国家标准腧穴名称与穴位》（GB/12346-2006），增加督脉 1 穴印堂，经穴总数为 362 个。

（二）奇穴

奇穴是指既有一定的名称，又有明确的位置，但尚未归入或不便归入十四经脉系统的腧穴。这类腧穴的主治范围比较单纯，多数对某些病证有特殊疗效，因而未归入十四经脉系统，故又称"经外奇穴"。历代对奇穴记载不一，也有一些奇穴在发展过程中被归入经穴。

（三）阿是穴

阿是穴是指既无固定名称，亦无固定位置，而是以压痛点或病变局部或其他反应点等作为针灸施术部位的一类腧穴，又称"天应穴"、"不定穴"、"压痛点"等。唐代孙思邈的《备急千金要方》载："有阿是之法，言人有病痛，即令捏其上，若里当其处，不问孔穴，即得便快成痛处，即云阿是，灸刺皆验，故曰阿是穴也。"

这种取穴法，出自《黄帝内经》所说之"以痛为输"。《灵枢·五邪》说："以手疾按之，快然乃刺之"；《素问·缪刺论》也说："疾按之应手如痛，刺之"；《素问·骨空论》还说："切之坚痛，如筋者灸之"，说明或痛、或快、或特殊反应处，都有阿是之意。阿是穴无一定数目。

第二节　腧穴的主治特点、规律与特定穴

一、主治特点

腧穴的主治特点主要表现在三个方面，即近治作用、远治作用和特殊作用。

（一）近治作用

近治作用指腧穴都能治疗其所在部位及邻近脏腑、组织、器官的病证。这是所有腧穴主治作用所具有的共同特点，即"腧穴所在，主治所在"。如眼区的睛明、承泣、四白、球后各穴，均能治眼病；耳区的听宫、听会、翳风、耳门诸穴，均能治疗耳病；胃部的中脘、建里、梁门等穴，均能治疗胃病。

（二）远治作用

远治作用指某些腧穴不仅能治局部病证，而且能治本经循行所到达的远隔部位的脏腑、组织、器官的病证。具有远治作用的腧穴，主要指十二经脉在四肢肘、膝关节以下的经穴，即"经脉所通，主治所及"。如合谷穴，不仅能治上肢病证，而且能治颈部和头面部病证等。

（三）特殊作用

特殊作用指某些腧穴具有双向的良性调整作用和相对的特异性治疗作用。所谓双向的良性调整作用，指同一腧穴对机体不同的病理状态，可以起到两种相反而有效的治疗作用。如"天枢"可治泄泻，又可治便秘；"内关"在心动过速时可减慢心率；心动过缓时，又可提高心率。此外，腧穴的治疗作用还具有相对的特异性，某些腧穴可相对特异地治疗某些病证。如大椎退热，至阴矫正胎位等。

二、主治规律

腧穴的主治规律，可以归纳为分经主治规律和分部主治规律。

（一）分经主治规律

分经主治，是指某一经脉所属的经穴均可治疗该经循行部位及其相应脏腑的病证。另外，手三阳、手三阴、足三阳、足三阴、任脉和督脉经穴既具有各自的分经主治规律，同时又在某些主治上有共同点，见表2-1 ~ 表2-5。

表2-1　手三阴经穴主治

经名	本经主治	二经相同	三经相同
手太阴经	肺、喉病		
手厥阴经	心、胃病		胸部病
手少阴经	心病	神志病	

表 2-2　手三阳经穴主治

经名	本经主治	二经相同	三经相同
手阳明经	前头、鼻、口齿病		
手少阳经	侧头、胁肋病	耳病	眼病、咽喉病、热病
手太阳经	后头、肩胛、神志病		

表 2-3　足三阳经穴主治

经名	本经主治	三经相同
足阳明经	前头、口、齿、咽喉、胃肠病	
足少阳经	侧头、耳病、项、胁肋、胆病	眼病、神志病、热病
足太阳经	后头、项、背腰、肛肠病	

表 2-4　足三阴经穴主治

经名	本经主治	三经相同
足太阴经	脾胃病	
足厥阴经	肝病	前阴病、腹部病、妇科病
足少阴经	肾、肺、咽喉病	

表 2-5　任督二脉经穴主治

经名	本经主病	二经相同
任脉	中风脱证、虚寒、下焦病	
督脉	中风昏迷、热病、头部病	神志病、脏腑病

（二）分部主治规律

分部主治，是指处于身体某一部位的腧穴均可治疗该部位及某类病证。腧穴的分部主治与腧穴的位置密切相关。如位于头面、颈项部的腧穴，以治疗头面五官及颈项部病证为主，后头区及项区穴又可治疗神志病等。经穴分部主治规律见表2-6、表2-7。

表 2-6　头面颈项部经穴主治规律

分部	主治
前头、侧头区	眼、鼻病、前头及侧头部病
后头区	神志、头部病
项区	神志、咽喉、眼、头项病
眼区	眼病
鼻区	鼻病
颈区	舌、咽喉、气管、颈部病

表2-7　胸腹背腰部经穴主治规律

前	后	主治
胸膺部	上背部	肺、心（上焦病）
胁腹部	下背部	肝、胆、脾、胃（中焦病）
少腹部	腰尻部	前后阴、肾、肠、膀胱（下焦病）

三、特 定 穴

特定穴是指在十四经中具有特殊治疗作用，并有特定称号的腧穴。特定穴是针灸临床最常用的经穴。根据其不同的分布特点、含义和治疗作用，将特定穴分为五输穴、原穴、络穴、郄穴、下合穴、背俞穴、募穴、八会穴、八脉交会穴和交会穴等10类。

（一）五输穴

十二经脉分布在肘、膝关节以下的5个特定腧穴，即井、荥、输、经、合穴，称五输穴，简称"五输"，人体共有五输穴60个。五输穴从四肢末端向肘膝方向依次排列。井穴分布在指或趾末端，为经气初出之处；荥穴分布于掌指或跖趾关节之前，为经气开始流动之处；输穴分布于掌指或跖趾关节之后，其经气渐盛；经穴多位于腕、踝关节以上之前臂、胫部，其经气盛大流行；合穴位于肘膝关节附近，其经气充盛且入合于脏腑。《灵枢·九针十二原》指出："所出为井，所溜为荥，所注为输，所行为经，所入为合。"是对五输穴经气流注特点的概括。五输穴与五行相配，故又有"五行输"之称，《灵枢·本输》指出阴经井穴属木，阳经井穴属金，以此类推。十二经脉五输穴的穴名及其五行属性见表2-8、表2-9。

表2-8　六阴经五输穴及五行属性表

经脉名称	井（木）	荥（火）	输（土）	经（金）	合（水）
手太阴肺经	少　商	鱼　际	太　渊	经　渠	尺　泽
手厥阴心包经	中　冲	劳　宫	大　陵	间　使	曲　泽
手少阴心经	少　冲	少　府	神　门	灵　道	少　海
足太阴脾经	隐　白	大　都	太　白	商　丘	阴陵泉
足少阴肾经	涌　泉	然　谷	太　溪	复　溜	阴　谷
足厥阴肝经	大　敦	行　间	太　冲	中　封	曲　泉

表2-9　六阳经五输穴及五行属性表

经脉名称	井（金）	荥（水）	输（木）	经（火）	合（土）
手阳明大肠经	商　阳	二　间	三　间	阳　溪	曲　池
手少阳三焦经	关　冲	液　门	中　渚	支　沟	天　井
手太阳小肠经	少　泽	前　谷	后　溪	阳　谷	小　海
足阳明胃经	厉　兑	内　庭	陷　谷	解　溪	足三里
足少阳胆经	足窍阴	侠　溪	足临泣	阳　辅	阳陵泉
足太阳膀胱经	至　阴	足通谷	束　骨	昆　仑	委　中

根据古代文献和现代临床应用情况，五输穴的临床应用可归纳为以下几个方面：

　　1. 按五输穴主病特点选用　《灵枢·顺气一日分为四时》云："病在脏者，取之井；病变于色者，取之荥；病时间时甚者，取之输；病变于音者，取之经；经满而血者，病在胃及以饮食不节得病者，取之合。"其后《难经·六十八难》又作了补充："井主心下满，荥主身热，输主体重节痛，经主喘咳寒热，合主逆气而泄。"《灵枢·邪气脏腑病形》又云："荥输治外经，合治内腑。"综合近代临床的应用情况，井穴多用于急救，荥穴多用于治疗热证，输穴多用于治疗关节疼痛，经穴治疗作用不典型，合穴多用于治疗腑病。

　　2. 按五行生克关系选用　五输穴具有五行属性，根据《难经·六十九难》提出"虚者补其母，实者泻其子"的观点，将五输穴配属五行使用，然后按"生我者为母，我生者为子"的原则，虚证用母穴，实证用子穴。这一取穴法亦称为子母补泻取穴法。

　　在具体运用时，分本经子母补泻和他经子母补泻两种方法。例如，肺经实证"泻其子"，肺在五行中属"金"，因"金生水"，"水"为"金"之子，故可选本经五输穴中属"水"的合穴即尺泽；肺经虚证"补其母"，肺属"金"，"土生金"，"土"为"金"之母，因此，应选本经属"土"的五输穴，即输穴太渊。这都属于本经子母补泻法的应用。同样用肺经实证来举例，在五行配属中肺属"金"，肾属"水"，肾经为肺经的"子经"，根据"实则泻其子"的原则，应在其子经（肾经）上选取"金"之"子"即属"水"的五输穴，为肾经合穴阴谷，即为他经子母补泻法的应用。各经五输穴子母补泻取穴见表2-10。

表2-10　子母补泻取穴表

		脏						腑					
		金	水	木	火	相火	土	金	水	木	火	相火	土
本经子母穴	经脉	肺经	肾经	肝经	心经	心包经	脾经	大肠经	膀胱经	胆经	小肠经	三焦经	胃经
	母穴	太渊	复溜	曲泉	少冲	中冲	大都	曲池	至阴	侠溪	后溪	中渚	解溪
	子穴	尺泽	涌泉	行间	神门	大陵	商丘	二间	束骨	阳辅	小海	天井	厉兑
他经子母穴	母经	脾经	肺经	肾经	肝经	肝经	心经	胃经	大肠经	膀胱经	胆经	胆经	小肠经
	母穴	太白	经渠	阴谷	大敦	大敦	少府	足三里	商阳	足通谷	足临泣	足临泣	阳谷
	子经	肾经	肝经	心经	脾经	脾经	肺经	膀胱经	胆经	小肠经	胃经	胃经	大肠经
	子穴	阴谷	大敦	少府	太白	太白	经渠	足通谷	足临泣	阳谷	足三里	足三里	商阳

　　3. 按时选用　经脉的气血运行和流注与季节和每日时辰的不同有密切的关系。《难经·七十四难》云："春刺井，夏刺荥，季夏刺输，秋刺经，冬刺合。"实质上是根据手足三阴经的五输穴均以井木为始，与一年的季节顺序相应而提出的季节选穴。另外，子午流注针法则是根据一日之中十二经脉气血盛衰开合的时间，而选用不同的五输穴，均属于五输穴的按时选用。

　　(二) 原穴、络穴

　　脏腑原气输注、经过和留止于十二经脉四肢部的腧穴，称为原穴，又称"十二原"。十二原穴多分布于腕踝关节附近。阴经上的原穴与五输穴中的输穴同穴名、同部位，实为一穴，即所谓"阴经以输为原"、"阴经之输并于原"。阳经上的原穴位于五输穴中的输穴之后，即另置一原。

十五络脉从经脉分出处各有 1 个腧穴，称之为络穴，又称"十五络穴"。十二经脉的络穴位于四肢肘膝关节以下；任脉络穴鸠尾位于上腹部；督脉络穴长强位于尾骶部；脾之大络大包穴位于胸胁部。原穴与络穴见表 2-11。

原穴多用于脏腑疾病的诊断和治疗。《灵枢·九针十二原》曰："五脏有疾，应出十二原"，《难经·六十六难》曰："三焦者，原气之别使也，主通行原气，历经于五脏六腑"，《灵枢·九针十二原》曰："五脏六腑之有疾者，皆取其原也。"均说明原穴可用于诊断和治疗相应脏腑疾病。

络穴多用于治疗表里两经的病证。因为十二络脉具有加强表里两经联系的作用，所以络穴除可治疗其络脉的虚实病证外，还可治疗表里两经的病证，正如《针经指南》所云："络穴正在两经中间……若刺络穴，表里皆活。"如肝经络穴蠡沟，既可治疗肝经病证，又可治疗胆经病证；同样胆经络穴光明，既可治疗胆经病证，又可治疗肝经病证。

临床治疗中，原穴和络穴既可单独应用，也可相互配合使用。临床上常把先病经脉的原穴和后病的相表里经脉的络穴相配合，称为原络配穴法或主客原络配穴法，是表里经配穴法的典型用法。如肺经先病，先取其经的原穴太渊，大肠后病，再取该经络穴偏历。反之，大肠先病，先取本经原穴合谷，肺经后病，后取该经络穴列缺。

表 2-11　十二经脉原穴与络穴表

经脉	原穴	络穴	经脉	原穴	络穴
手太阴肺经	太渊	列缺	手阳明大肠经	合谷	偏历
手厥阴心包经	大陵	内关	手少阳三焦经	阳池	外关
手少阴心经	神门	通里	手太阳小肠经	腕骨	支正
足太阴脾经	太白	公孙	足阳明胃经	冲阳	丰隆
足厥阴肝经	太冲	蠡沟	足少阳胆经	丘墟	光明
足少阴肾经	太溪	大钟	足太阳膀胱经	京骨	飞扬

（三）背俞穴、募穴

脏腑之气输注于背腰部的腧穴，称为背俞穴，又称为俞穴。六脏六腑各有一背俞穴，共 12 个。背俞穴均位于背腰部足太阳膀胱经第 1 侧线上，大体依脏腑位置的高低而上下排列，并分别冠以脏腑之名。脏腑之气汇聚于胸腹部的腧穴，称为募穴，又称为腹募穴。六脏六腑各有一募穴，共 12 个。募穴均位于胸腹部有关经脉上，其位置与其相关脏腑所处部位相近。背俞穴和募穴的组成如表 2-12。

表 2-12　背俞穴与募穴表

六脏	背俞穴	募穴	六腑	背俞穴	募穴
肺	肺俞	中府	大肠	大肠俞	天枢
心包	厥阴俞	膻中	三焦	三焦俞	石门
心	心俞	巨阙	小肠	小肠俞	关元
脾	脾俞	期门	胃	胃俞	中脘
肝	肝俞	章门	胆	胆俞	日月
肾	肾俞	京门	膀胱	膀胱俞	中极

背俞穴和募穴常用于治疗相应脏腑的病变和与脏腑相关的五官九窍、皮肉筋骨的病证。如肺热咳嗽，可泻肺之背俞穴肺俞；寒邪犯胃出现的胃痛，可灸胃之募穴中脘；肝开窍于目，主筋，目疾、筋病可选肝俞等。

《难经·六十七难》曰"阴病行阳，阳病行阴。故令募在阴，俞在阳"，《素问·阴阳应象大论》曰"从阴引阳，从阳引阴"，认为脏病（阴病）多与背俞穴（阳部）相关，腑病（阳病）多与募穴（阴部）联系。所以临床上腑病多选其募穴治疗，脏病多选其背俞穴治疗。《灵枢·卫气》云："气在胸者，止之膺与背俞。气在腹者，止之背俞……"说明脏腑之气可通过气街与其俞、募穴相联系。由于俞、募穴密切联系脏腑之气，所以临床上常用俞募配穴法，即把病变脏腑的俞、募穴配合运用，发挥其协同作用，也称前后配穴法。《素问·奇病论》载："口苦者……此人者，数谋虑不决，故胆虚，气上溢而口为之苦，治之以胆募、俞。"这是最早记载的俞募配穴法。

背俞穴和募穴也用于疾病的诊断，因为脏腑发生病变时，常在背俞穴、募穴上出现阳性反应，如压痛、敏感等。因此诊察按压背俞穴、募穴，可结合其他辨证资料诊断脏腑的疾患。

（四）八会穴

脏、腑、气、血、筋、脉、骨、髓等精气会聚的8个腧穴，称为八会穴，分别是脏会章门，腑会中脘，气会膻中，血会膈俞，筋会阳陵泉，脉会太渊，骨会大杼，髓会绝骨（悬钟）。会穴见表2-13。

八会穴分散在躯干部和四肢部，其中脏、腑、气、血、骨之会穴位于躯干部；筋、脉、髓之会穴位于四肢部。

表2-13　八会穴表

八会穴	穴名	经属
脏会	章门	脾经
腑会	中脘	胃经
气会	膻中	心包经
血会	膈俞	膀胱经
筋会	阳陵泉	胆经
脉会	太渊	肺经
骨会	大杼	膀胱经
髓会	绝骨（悬钟）	胆经

八会穴各对脏、腑、气、血、筋、脉、骨、髓相关的病证有特殊的治疗作用，临床上常把其作为治疗这些病证的主要穴位。如六腑之病，可选腑会中脘，血证可选血会膈俞等。此外《难经·四十五难》记载："热病在内者，取其会之穴也。"提示八会穴还可治疗相关的热病。

（五）八脉交会穴

奇经八脉与十二经脉之气相通的8个腧穴，称为八脉交会穴，又称"交经八穴"。八脉交会穴均位于腕踝部的上下，其组成为公孙和内关、后溪和申脉、足临泣和外关、列缺和照海八个穴位（表2-14）。

表2-14　八脉交会穴配伍及主治表

穴名	主治	相配合主治
公孙	冲脉病证	心、胸、胃疾病
内关	阴维脉病证	
后溪	督脉疾病	目内眦、颈项、耳、肩部疾病
申脉	阳跷脉病证	
足临泣	带脉病证	目锐眦、耳后、颊、颈、肩部疾病
外关	阳维脉病证	
列缺	任脉病证	肺系、咽喉、胸膈疾病
照海	阴跷脉病证	

八脉交会穴是古人在临床实践中总结出的，认为这八个腧穴分别与相应的奇经八脉经气相通。《医学入门·子午八法》中说："周身三百六十穴，统于手足六十六穴。六十六穴又统于八穴。"这里的"八穴"就是指八脉交会穴。临床应用中，八脉交会穴可以单独治疗各自相通的奇经病证，如督脉病变出现的腰脊强痛，可选通督脉的后溪治疗；冲脉病变出现的胸腹气逆，可选通冲脉的公孙治疗。也可把公孙和内关、后溪和申脉、足临泣和外关、列缺和照海相配，治疗两脉相合部位的疾病，为上下配穴法。古人还以八脉交会穴为基础，创立了按时取穴的灵龟八法和飞腾八法。

附：八脉交会穴歌

公孙冲脉胃心胸，内关阴维下总同。临泣胆经连带脉，阳维目锐外关逢。

后溪督脉内眦颈，申脉阳跷络亦通。列缺任脉行肺系，阴跷照海膈喉咙。

（六）郄穴

郄穴是指各经脉在四肢部经气深聚的部位。十二经脉、阴阳跷脉和阴阳维脉各有一郄穴，合为十六郄穴。除胃经的梁丘穴之外，都分布于四肢肘膝关节以下。其组成见表2-15。

表2-15　十六经脉郄穴表

经脉	郄穴	经脉	郄穴
手太阴肺经	孔最	手阳明大肠经	温溜
手厥阴心包经	郄门	手少阳三焦经	会宗
手少阴心经	阴郄	手太阳小肠经	养老
足太阴脾经	地机	足阳明胃经	梁丘
足厥阴肝经	中都	足少阳胆经	外丘
足少阴肾经	水泉	足太阳膀胱经	金门
阴维脉	筑宾	阳维脉	阳交
阴跷脉	交信	阳跷脉	跗阳

郄穴是治疗本经和相应脏腑病证的重要穴位，尤其在治疗急症方面有独特的疗效。一般来说，阴经郄穴多治疗血证，阳经郄穴多治疗痛证。如急性胃脘痛，取胃经郄穴梁丘；

肺病咯血，取肺经郄穴孔最等。另外，脏腑疾患也可在相应的郄穴上出现疼痛或压痛，有助于疾病的诊断。

（七）下合穴

下合穴是指六腑之气下合于足三阳经的六个腧穴，又称六腑下合穴。下合穴首见于《灵枢·邪气脏腑病形》。下合穴由六个穴位组成，其中胃、胆、膀胱三腑的下合穴，和本经五输穴中的合穴为同一穴位，而大肠、小肠、三焦三腑在下肢则另有合穴。大肠、小肠下合于胃经，三焦下合于膀胱经，六个穴位都分布在足三阳经膝关节及以下部位，六腑胃、大肠、小肠、胆、膀胱、三焦的下合穴依次分别为足三里、上巨虚、下巨虚、阳陵泉、委中、委阳。

下合穴主要用于治疗六腑疾病，《灵枢·邪气脏腑病形》指出："合治内腑"，概括了下合穴的主治特点，主要用于治疗与六腑相关疾病，如肠痈取上巨虚，泻痢选下巨虚。另外，下合穴也可协助诊断疾病。

（八）交会穴

两经或数经相交会的腧穴，称为交会穴。交会穴多分布于头面、躯干部。

交会穴具有能治疗交会经脉疾病的特点。如三阴交本属足太阴脾经腧穴，它又是足三阴经的交会穴，因此，它不仅治疗脾经病证，也可治疗足少阴肾经和足厥阴肝经的病证。

第三节 腧穴定位法

一、骨度分寸定位法

骨度分寸定位法简称骨度法，是指以体表骨节为主要标志折量全身各部的长度和宽度，定出分寸，用于腧穴定位的方法。折量分寸是以患者本人的身材为依据的。全身主要骨度分寸见表2-16。

表2-16　骨度分寸表

部位	起止点	折量寸	度量法	说明
头面部	前发际正中至后发际正中	12	直寸	用于确定头部腧穴的纵向距离
	眉间（印堂）至前发际正中	3	直寸	用于确定前头部腧穴的纵向距离
	两额角发际（头维）之间	9	横寸	用于确定头前部腧穴的横向距离
	耳后两乳突（完骨）之间	9	横寸	用于确定头后部腧穴的横向距离
胸腹胁部	胸骨上窝（天突）至剑胸结合中点（歧骨）	9	直寸	用于确定胸部任脉穴的纵向距离
	剑胸结合中点（歧骨）至脐中	8	直寸	用于确定上腹部腧穴的纵向距离
	脐中至耻骨联合上缘（曲骨）	5	直寸	用于确定下腹部腧穴的纵向距离
	两肩胛骨喙突内侧缘之间	12	横寸	用于确定胸部腧穴的横向距离
	两乳头之间	8	横寸	用于确定胸腹部腧穴的横向距离
	腋窝顶点至第11肋游离端（章门）	12	直寸	用于确定胁肋部腧穴的纵向距离

续表

部位	起止点	折量寸	度量法	说明
背腰部	肩胛骨内侧缘至后正中线	3	横寸	用于确定背腰部腧穴的横向距离
上肢部	腋前、后纹头至肘横纹（平尺骨鹰嘴）	9	直寸	用于确定上臂部腧穴的纵向距离
	肘横纹（平尺骨鹰嘴）至腕掌（背）侧远端横纹	12	直寸	用于确定前臂部腧穴的纵向距离
下肢部	耻骨联合上缘至髌底	18	直寸	用于确定大腿内侧部腧穴的纵向距离
	髌底至髌尖	2	直寸	
	髌尖（膝中）至内踝尖	15	直寸	用于确定小腿内侧部腧穴的纵向距离
	胫骨内侧髁下方阴陵泉至内踝尖	13	直寸	用于确定小腿内侧部腧穴的纵向距离
	股骨大转子至腘横纹（平髌尖）	19	直寸	用于确定大腿部前外侧部腧穴的纵向距离
	臀沟至腘横纹	14	直寸	用于确定大腿后部腧穴的纵向距离
	腘横纹（平髌尖）至外踝尖	16	直寸	用于确定小腿外侧部腧穴的纵向距离
	内踝尖至足底	3	直寸	用于确定足内侧部腧穴的纵向距离

二、体表解剖标志定位法

体表解剖标志定位法是以体表解剖学的各种体表标志为依据确定经穴定位的方法。体表解剖标志可分为固定标志和活动标志两种。

（一）固定标志

指在人体自然姿势下可见的标志，包括由骨节和肌肉所形成的突起或凹陷、五官轮廓、发际、指（趾）甲、乳头、肚脐等。借助固定标志来定位取穴是常用的方法。如鼻尖取素髎；两眉中间取印堂；以眉头定攒竹；两乳中间取膻中；以脐为标志，脐中即为神阙，其旁开2寸定天枢；俯首显示最高的第七颈椎棘突下取大椎；腓骨小头前下方取阳陵泉；以足内踝尖为标志，在其上3寸，胫骨内侧缘后方定三阴交等。另外，背腰部穴的取穴标志又如肩胛冈平第三胸椎棘突，肩胛骨下角平第七胸椎棘突，髂嵴最高点平第四腰椎棘突等。

（二）活动标志

指在人体活动姿势下出现的标志，包括各部的关节、肌肉、肌腱、皮肤随着活动而出现的空隙、凹陷、皱纹、尖端等，是在活动姿势下才会出现的标志，据此亦可确定腧穴的位置。例如：微张口，耳屏正中前缘凹陷中取听宫；闭口取下关；屈肘于横纹头处取曲池；外展上臂时肩峰前下方的凹陷中取肩髃；拇指翘起，当拇长、短伸肌腱之间的凹陷中取阳溪；正坐屈肘，掌心向胸，当尺骨小头桡侧骨缝中取养老等。

三、手指同身寸定位法

手指同身寸定位法是指以患者本人的手指所规定的尺寸来定取穴位的定位方法，又称"手指比量法"和"指寸法"。常用的有中指同身寸、拇指同身寸和横指同身寸（一夫法）三种。

1. 中指同身寸　以患者的中指中节桡侧两端纹头（拇指、中指屈曲成环形）之间的距离作为 1 寸。

2. 拇指同身寸　以患者拇指指间关节的宽度作为 1 寸。

3. 横指同身寸（一夫法）　患者的食、中、无名、小指四指并拢，以中指中节横纹为准，其四指的宽度作为 3 寸。四指相并名曰"一夫"，用横指同身寸量取腧穴，又名"一夫法"。

四、简便取穴法

简便取穴法是临床中一种简便易行的腧穴定位方法。常用的简便取穴方法如：两耳尖连线中点取百会；两虎口自然平直交叉，一手食指压在另一手腕后高骨的上方，当食指尽端处取列缺；半握拳，当中指端所指处取劳宫；垂肩屈肘于平肘尖处取章门；立正姿势，两手下垂，于中指尖处取风市等。此法是一种辅助取穴方法。

以上四种方法在应用时需互相结合，主要采用骨度分寸定位法、体表解剖标志定位法，少量腧穴配合使用"指寸"定位法、简便取穴法。

第三章

经络腧穴各论

【培训目标】

掌握十四经脉的循行路线及穴位。重点掌握以下穴位：

中府、尺泽、孔最、列缺、太渊、鱼际、少商、商阳、合谷、偏历、手三里、曲池、臂臑、肩髃、迎香、承泣、四白、地仓、颊车、下关、头维、天枢、归来、伏兔、梁丘、足三里、上巨虚、下巨虚、丰隆、解溪、内庭、隐白、太白、公孙、三阴交、地机、阴陵泉、血海、大横、大包、极泉、少海、通里、阴郄、神门、少冲、少泽、后溪、腕骨、支正、天宗、颧髎、听宫、晴明、风门、肺俞、心俞、膈俞、肝俞、胆俞、胃俞、肾俞、大肠俞、膀胱俞、次髎、委中、膏肓、承山、昆仑、申脉、至阴、涌泉、太溪、照海、复溜、天池、曲泽、内关、大陵、劳宫、中冲、关冲、中渚、阳池、外关、支沟、肩髎、翳风、耳门、丝竹空、瞳子髎、听会、阳白、头临泣、风池、肩井、日月、环跳、阳陵泉、光明、悬钟、丘墟、足临泣、大敦、行间、太冲、曲泉、章门、期门、长强、腰阳关、命门、至阳、大椎、哑门、风府、百会、上星、水沟、中极、关元、气海、下脘、中脘、膻中、天突、廉泉、承浆、四神聪、印堂、太阳、球后、金津、玉液、牵正、翳明、子宫、定喘、夹脊、腰眼、腰痛点、外劳宫、八邪、四缝、十宣、鹤顶、膝眼、胆囊、八风

第一节　十二经脉

一、手太阴肺经（Lung Meridian of Hand-Taiyin，LU.）

（一）经脉循行

肺手太阴之脉，起于中焦，下络大肠，还循胃口，上膈属肺。从肺系，横出腋下，下循臑内，行少阴、心主之前，下肘中，循臂内上骨下廉，入寸口，上鱼，循鱼际，出大指之端。

其支者：从腕后，直出次指内廉，出其端（《灵枢·经脉》）。

（二）主治概要

是动则病，肺胀满，膨膨而喘咳，缺盆中痛，甚则交两手而瞀，此为臂厥。是主肺所生病者，咳，上气，喘喝，烦心，胸满，臑臂内前廉痛厥，掌中热。气盛有余，则肩背痛，风寒汗出中风，小便数而欠；气虚，则肩背痛、寒，少气不足以息，溺色变（《灵枢·经脉》）。

（三）本经腧穴（11穴）

1. 中府

[定位] 胸前壁的外上方，平第一肋间隙，前正中线旁开6寸处取穴。

[解剖] 浅层有头静脉，锁骨上中间神经，第一肋间神经外侧皮支；深层为胸肩峰动、静脉，胸内、外侧神经。

[主治] ①咳嗽，气喘，胸中烦热，胸痛等肺部病证；②肩背痛；③腹胀，呕逆。

[操作] 向外斜刺0.5~0.8寸，不可向内深刺，以免刺伤肺脏，造成气胸。

2. 云门

[定位] 胸前壁的外上方，肩胛骨喙突上方，锁骨下窝凹陷处，前正中线旁开6寸处取穴。

[解剖] 浅层有头静脉，锁骨上中间神经；深层有胸肩峰动、静脉支，胸内、外侧神经的分支。

[主治] ①咳嗽，气喘；②胸痛，肩痛。

[操作] 向外斜刺0.5~0.8寸，不可向内深刺，以免伤及肺脏。

3. 天府

[定位] 在臂内侧面，肱二头肌桡侧缘，腋前纹头下3寸处。

[解剖] 浅层有头静脉，臂外侧皮神经等；深层有肱动、静脉的肌支和肌皮神经的分支。

[主治] ①鼻衄，咳嗽，气喘；②肩及上肢内侧疼痛。

[操作] 直刺0.5~1寸。

4. 侠白

[定位] 在臂内侧面，肱二头肌桡侧缘，腋前纹头下4寸处，或肘横纹上5寸处。

[解剖] 浅层有头静脉，臂外侧皮神经等；深层有肱动、静脉的肌支，肌皮神经的分支。

[主治] ①咳嗽，气喘；②上臂内侧痛。

[操作] 直刺0.5~1寸。

5. 尺泽

[定位] 在肘横纹中，肱二头肌腱桡侧凹陷处。

[解剖] 浅层有头静脉，前臂外侧皮神经等；深层有桡侧副动、静脉前支，桡侧返动、静脉，桡神经等。

[主治] ①咳嗽，气喘，咳血，潮热，胸部胀满，咽喉肿痛；②急性腹痛吐泻；③肘臂挛痛。

[操作] 直刺0.8~1.2寸，或点刺出血。

6. 孔最

[定位] 在前臂掌面桡侧，当尺泽与太渊连线上，腕横纹上7寸处。

［解剖］　浅层有头静脉，前臂外侧皮神经等；深层有桡动、静脉，桡神经浅支等结构。

［主治］　①咳血，鼻衄，咳嗽，气喘，咽喉肿痛，热病无汗；②痔血；③肘臂挛痛。

［操作］　直刺 0.5~1 寸。

7. 列缺

［定位］　在前臂桡侧缘，桡骨茎突上方，腕横纹上 1.5 寸，当肱桡肌与拇长展肌腱之间。

［解剖］　浅层有头静脉，前臂外侧皮神经，桡神经浅支；深层有桡动、静脉的分支。

［主治］　①外感头痛，项强，咳嗽，气喘，咽喉肿痛；②口呐，齿痛。

［操作］　向上斜刺 0.3~0.5 寸。

8. 经渠

［定位］　在前臂掌面桡侧，桡骨茎突与桡动脉之间凹陷处，腕横纹上 1 寸。

［解剖］　浅层有前臂外侧皮神经，桡神经浅支；深层有桡动、静脉。

［主治］　①咳嗽，气喘，胸痛，咽喉肿痛；②手腕痛。

［操作］　避开桡动脉，直刺 0.3~0.5 寸。

9. 太渊

［定位］　在腕掌侧横纹桡侧，桡动脉搏动处。

［解剖］　浅层有桡动脉掌浅支，前臂外侧皮神经，桡神经浅支；深层有桡动、静脉等。

［主治］　①外感，咳嗽，气喘，咽喉肿痛，胸痛；②无脉症；③腕臂痛。

［操作］　避开桡动脉，直刺 0.3~0.5 寸。

10. 鱼际

［定位］　在手拇指本节（第一掌指关节）后凹陷处，约当第一掌骨中点桡侧，赤白肉际处。

［解剖］　浅层有正中神经掌皮支，桡神经浅支；深层有正中神经肌支及尺神经肌支等结构。

［主治］　①咳嗽，哮喘，咳血；②咽喉肿痛，失音，发热。

［操作］　直刺 0.5~0.8 寸。

11. 少商

［定位］　在手拇指末节桡侧，距指甲角 0.1 寸。

［解剖］　有正中神经的指掌侧固有神经之指背支和拇主要动、静脉与第一掌背动、静脉分支所形成的动、静脉网。

［主治］　①咽喉肿痛，发热，咳嗽，失音，鼻衄；②昏迷，癫狂；③指肿，麻木。

［操作］　浅刺 0.1~0.2 寸，或点刺出血。

二、手阳明大肠经（Large Intestine Meridian of Hand-Yangming，LI.）

（一）经脉循行

大肠手阳明之脉，起于大指次指之端，循指上廉，出合谷两骨之间，上入两筋之中，循臂上廉，入肘外廉，上臑外前廉，上肩，出髃骨之前廉，上出于柱骨之会上，下入缺盆，络肺，下膈，属大肠。

其支者：从缺盆上颈，贯颊，入下齿中；还出挟口，交人中——左之右、右之左，上挟鼻孔（《灵枢·经脉》）。

（二）主治概要

是动则病，齿痛，颈肿。是主津所生病者，目黄，口干，鼽衄，喉痹，肩前臑痛，大指次指痛不用。气有余，则当脉所过者热肿；虚，则寒栗不复（《灵枢·经脉》）。

（三）本经腧穴（20 穴）

1. 商阳

［定位］　在手食指末节桡侧，距指甲角 0.1 寸。

［解剖］　布有食指桡侧动、静脉与第一掌背动、静脉分支所形成的动、静脉网，正中神经的指掌侧固有神经之指背支。

［主治］　①咽喉肿痛，齿痛，耳聋；②热病，昏迷；③手指麻木。

［操作］　浅刺 0.1～0.2 寸，或点刺出血。

2. 二间

［定位］　微握拳，在食指本节（第二掌指关节）前桡侧凹陷处。

［解剖］　浅层布有第一掌背动、静脉的分支和食指桡侧动、静脉的分支，桡神经的指背神经与正中神经的指掌侧固有神经；深层有正中神经的肌支。

［主治］　①咽喉肿痛，齿痛，目痛，鼻衄；②热病。

［操作］　直刺 0.2～0.3 寸。

3. 三间

［定位］　微握拳，在食指本节（第二掌指关节）后桡侧凹陷处。

［解剖］　浅层布有手背静脉网，第一掌背动、静脉的分支和食指桡侧动、静脉的分支，桡神经的指背神经与正中神经的指掌侧固有神经；深层有尺神经的深支和正中神经的肌支。

［主治］　①目痛，齿痛，咽喉肿痛；②身热；③手背肿痛。

［操作］　直刺 0.5～0.8 寸。

4. 合谷

［定位］　在手背，第一、二掌骨间，当第二掌骨桡侧的中点处。

［解剖］　浅层布有手背静脉网桡侧部，第一掌背动、静脉的分支或属支，桡神经浅支；深层有尺神经深支的分支等。

［主治］　①头痛，齿痛，目赤肿痛，咽喉肿痛，鼻衄，耳聋，疟腮，牙关紧闭，口喎；②热病，无汗，多汗；③滞产，经闭，腹痛，便秘；④上肢疼痛、不遂。

［操作］　直刺 0.5～1 寸。

5. 阳溪

［定位］　在腕背横纹桡侧，手拇指向上翘起时，当拇长伸肌腱与拇短伸肌腱之间的凹陷中。

［解剖］　浅层布有头静脉和桡神经浅支；深层有桡动、静脉的分支或属支。

［主治］　①头痛，目赤肿痛，齿痛，咽喉肿痛；②手腕痛。

［操作］　直刺 0.5～0.8 寸。

6. 偏历

［定位］　屈肘，前臂背面桡侧，当阳溪与曲池的连线上，腕横纹上 3 寸。

[解剖]　浅层布有头静脉的属支，前臂外侧皮神经和桡神经的浅支；深层有桡神经的骨间后神经分支。

　　[主治]　①目赤，耳聋，鼻衄，喉痛；②水肿；③手臂酸痛。

　　[操作]　直刺或斜刺 0.5～0.8 寸。

　　7. 温溜

　　[定位]　屈肘，前臂背面桡侧，当阳溪与曲池的连线上，腕横纹上 5 寸。

　　[解剖]　浅层布有头静脉，前臂外侧皮神经和前臂后皮神经；深层在桡侧腕长伸肌和桡侧腕短伸肌腱之前有桡神经浅支。

　　[主治]　①头痛，面肿，咽喉肿痛；②肠鸣腹痛；③肩背酸痛。

　　[操作]　直刺 0.5～1 寸。

　　8. 下廉

　　[定位]　在前臂背面桡侧，当阳溪与曲池的连线上，肘横纹下 4 寸。

　　[解剖]　浅层布有前臂外侧皮神经和前臂后皮神经；深层有桡神经深支的分支。

　　[主治]　①头痛，眩晕，目痛；②腹胀，腹痛；③肘臂痛。

　　[操作]　直刺 0.5～1 寸。

　　9. 上廉

　　[定位]　在前臂背面桡侧，当阳溪与曲池的连线上，肘横纹下 3 寸。

　　[解剖]　浅层布有浅静脉，前臂外侧皮神经和前臂后皮神经；深层有桡神经深支穿旋后肌。

　　[主治]　①手臂麻木，肩膊酸痛，半身不遂；②腹痛，肠鸣。

　　[操作]　直刺 0.5～1 寸。

　　10. 手三里

　　[定位]　在前臂背面桡侧，当阳溪与曲池的连线上，肘横纹下 2 寸。

　　[解剖]　浅层布有前臂外侧皮神经和前臂后皮神经；深层有桡侧返动、静脉的分支或属支，桡神经深支。

　　[主治]　①肩臂麻痛，上肢不遂；②腹痛，腹泻；③齿痛颊肿。

　　[操作]　直刺 0.8～1.2 寸。

　　11. 曲池

　　[定位]　肘横纹外侧端，屈肘，当尺泽与肱骨外上髁连线的中点。

　　[解剖]　浅层布有头静脉的属支，前臂后皮神经；深层有桡侧返动、静脉，桡侧副动、静脉间的吻合支和桡神经。

　　[主治]　①热病，咽喉肿痛，齿痛，目赤痛，头痛，眩晕，癫狂；②上肢不遂，手臂肿痛，瘰疬；③瘾疹；④腹痛，吐泻，月经不调；⑤高血压。

　　[操作]　直刺 1～1.5 寸。

　　12. 肘髎

　　[定位]　在臂外侧，屈肘，曲池上方 1 寸，当肱骨边缘处。

　　[解剖]　浅层布有前臂后皮神经等结构；深层有桡侧副动、静脉的分支或属支。

　　[主治]　肘臂酸痛、麻木、挛急。

　　[操作]　直刺 0.5～1 寸。

　　13. 手五里

　　[定位]　在臂外侧，当曲池与肩髃的连线上，曲池上 3 寸。

［解剖］ 浅层布有臂外侧下皮神经和前臂后皮神经；深层有桡侧副动、静脉和桡神经。

［主治］ 肘臂挛痛，瘰疬。

［操作］ 避开动脉，直刺 0.5～1 寸。

14. 臂臑

［定位］ 当曲池与肩髃的连线上，曲池上 7 寸。自然垂臂时，在臂外侧，三角肌止点处。

［解剖］ 浅层布有臂外侧上、下皮神经；深层有肱动脉的肌支。

［主治］ ①肩臂痛，瘰疬；②目疾。

［操作］ 直刺或向上斜刺 0.8～1.5 寸。

15. 肩髃

［定位］ 在肩部，三角肌上，臂外展或向前平伸时，当肩峰前下方凹陷处。

［解剖］ 浅层布有锁骨上外侧神经和臂外侧上皮神经；深层布有旋肱后动、静脉和腋神经的分支。

［主治］ ①上肢不遂，肩痛不举，瘰疬；②瘾疹。

［操作］ 直刺或向下斜刺 0.8～1.5 寸。

16. 巨骨

［定位］ 在肩上部，当锁骨肩峰端与肩胛冈之间凹陷处。

［解剖］ 浅层布有锁骨上外侧神经；深层有肩胛上动、静脉的分支或属支，肩胛上神经的分支。

［主治］ ①肩臂挛痛不遂；②瘰疬，瘿气。

［操作］ 直刺，微斜向外下方，进针 0.5～1 寸。

17. 天鼎

［定位］ 在颈外侧部，胸锁乳突肌后缘，当结喉旁，扶突穴与缺盆连线的中点。

［解剖］ 浅层布有颈外静脉，颈横神经和颈阔肌；深层布有颈升动、静脉分支或属支，在斜角肌间隙内分布有臂丛神经等结构。

［主治］ ①咽喉肿痛，暴喑；②瘰疬，瘿气。

［操作］ 直刺 0.5～0.8 寸。

18. 扶突

［定位］ 在颈外侧部，结喉旁，当胸锁乳突肌的前、后缘之间。

［解剖］ 浅层布有颈横神经和颈阔肌；深层有颈血管鞘。

［主治］ ①瘿气，咽喉肿痛，暴喑；②咳嗽，气喘。

［操作］ 直刺 0.5～0.8 寸。

19. 口禾髎

［定位］ 在上唇部，鼻孔外缘直下，平水沟穴。

［解剖］ 浅层布有上颌神经的眶下神经分支等结构；深层有上唇动、静脉和面神经颊支等分布。

［主治］ ①鼻塞，衄血；②口㖞，口噤。

［操作］ 平刺或斜刺 0.3～1 寸。

20. 迎香

［定位］ 在鼻翼外缘中点旁，当鼻唇沟中。

［解剖］　浅层布有上颌神经的眶下神经分支；深层有面动、静脉的分支或属支，面神经颊支。

［主治］　①鼻塞，鼽衄，口喝，面痒；②胆道蛔虫症。

［操作］　斜刺或平刺 0.3～0.5 寸。

三、足阳明胃经（Stomach Meridian of Foot-Yangming，ST.）

（一）经脉循行

胃足阳明之脉，起于鼻，交颎中，旁约太阳之脉，下循鼻外，入上齿中，还出挟口，环唇，下交承浆，却循颐后下廉，出大迎，循颊车，上耳前，过客主人，循发际，至额颅。

其支者：从大迎前，下人迎，循喉咙，入缺盆，下膈，属胃，络脾。

其直者：从缺盆下乳内廉，下挟脐，入气街中。

其支者：起于胃下口，循腹里，下至气街中而合。以下髀关，抵伏兔，下入膝髌中，下循胫外廉，下足跗，入中指内间。

其支者：下膝三寸而别，以下入中指外间。

其支者：别跗上，入大指间，出其端（《灵枢·经脉》）。

（二）主治概要

是动则病，洒洒振寒，善伸，数欠，颜黑，病至则恶人与火，闻木声则惕然而惊，心欲动，独闭户塞牖而处；甚则欲上高而歌，弃衣而走；贲响腹胀，是为骭厥。是主血所生病者，狂，疟，温淫，汗出，鼽衄，口喝，唇胗，颈肿，喉痹，大腹水肿，膝髌肿痛；循膺、乳、气街、股、伏兔、骭外廉、足跗上皆痛，中指不用。气盛，则身以前皆热，其有余于胃，则消谷善饥，溺色黄；气不足，则身以前皆寒栗，胃中寒则胀满（《灵枢·经脉》）。

（三）本经腧穴（45 穴）

1. 承泣

［定位］　在面部，瞳孔直下，当眼球与眶下缘之间。

［解剖］　浅层有眶下神经的分支，面神经的颧支；深层有眼动、静脉的分支或属支，动眼神经的分支。

［主治］　①目赤肿痛，流泪，夜盲，近视，眼睑𥆧动；②口喝，面肌痉挛。

［操作］　嘱患者闭目，医者押手轻轻固定眼球，刺手持针，于眶下缘和眼球之间缓慢直刺 0.5～1 寸，不宜提插捻转，以防刺破血管引起血肿；禁灸。

2. 四白

［定位］　在面部，目正视，瞳孔直下，当眶下孔凹陷处。

［解剖］　浅层有眶下神经的分支，面神经的颧支；深层在眶下孔内有眶下动、静脉和神经穿出。

［主治］　①目赤肿痛，目翳，眼睑𥆧动，近视；②面痛，口眼歪斜，胆道蛔虫症；③头痛，眩晕。

［操作］　直刺 0.3～0.5 寸；或沿皮透刺睛明；或向外上方斜刺 0.5 寸入眶下孔。

3. 巨髎

［定位］　在面部，瞳孔直下，平鼻翼下缘处，当鼻唇沟外侧。

[解剖] 布有上颌神经的眶下神经，面神经的颊支，面动、静脉和眶下动、静脉分支或属支的吻合支。

[主治] ①口喎，面痛，齿痛，鼻衄，唇颊肿；②眼睑𝓁动。

[操作] 直刺0.5~0.8寸。

4. 地仓

[定位] 在面部，口角外侧，上直瞳孔。

[解剖] 布有三叉神经的颊支和眶下支，面动、静脉的分支或属支。

[主治] ①口喎，流涎；②眼睑𝓁动。

[操作] 斜刺或平刺0.5~0.8寸，或向迎香、颊车方向透刺1~2寸。

5. 大迎

[定位] 在下颌角前方，咬肌附着部的前缘，当面动脉搏动处。

[解剖] 浅层布有三叉神经第三支下颌神经的颊神经，面神经的下颌缘支；深层布有面动、静脉。

[主治] ①颊肿，齿痛；②口喎，口噤。

[操作] 避开动脉直刺0.3~0.5寸，或斜向地仓方向刺。

6. 颊车

[定位] 在面颊部，下颌角前上方约一横指，当咀嚼时咬肌隆起，按之凹陷处。

[解剖] 布有耳大神经的分支，面神经下颌缘支的分支。

[主治] ①口喎，颊肿；②齿痛，口噤不语。

[操作] 直刺0.3~0.5寸，或向地仓方向透刺1.5~2寸。

7. 下关

[定位] 在面部耳前方，当颧弓与下颌切迹所形成的凹陷中。

[解剖] 浅层布有面横动、静脉，耳颞神经的分支，面神经的颧支；深层有上颌动、静脉，脑膜中动脉，舌神经，下牙槽神经，翼丛等。

[主治] ①耳聋，耳鸣，聤耳；②齿痛，口喎，面痛。

[操作] 直刺或斜刺0.5~1寸。

8. 头维

[定位] 在头侧部，当额角发际上0.5寸，头正中线旁4.5寸。

[解剖] 布有耳颞神经的分支，面神经的颞支，颞浅动、静脉的额支等。

[主治] ①头痛，眩晕；②目痛，迎风流泪，眼睑𝓁动。

[操作] 向后平刺0.5~0.8寸或横刺透率谷。

9. 人迎

[定位] 在颈部，结喉旁，当胸锁乳突肌的前缘，颈总动脉搏动处。

[解剖] 浅层布有颈横神经，面神经颈支；深层布有甲状腺上动、静脉的分支或属支，舌下神经袢的分支等。

[主治] ①咽喉肿痛，胸满喘息，瘰疬，瘿气；②头痛，眩晕。

[操作] 避开动脉直刺0.3~0.8寸；慎灸。

10. 水突

[定位] 在颈部，胸锁乳突肌的前缘，当人迎与气舍连线的中点。

[解剖] 浅层布有颈横神经；深层有甲状腺。

［主治］　①咳嗽，哮喘；②咽喉肿痛，瘿瘤，瘰疬。

　　［操作］　直刺 0.3~0.5 寸。

　　11. 气舍

　　［定位］　在颈部，当锁骨内侧端的上缘，胸锁乳突肌的胸骨头与锁骨头之间。

　　［解剖］　浅层布有锁骨上内侧神经，颈横神经的分支和面神经颈支；深层有联络两侧颈前静脉的颈前静脉弓和头臂静脉。

　　［主治］　①咳嗽，哮喘，呃逆；②咽喉肿痛，瘿瘤，瘰疬，颈项强痛。

　　［操作］　直刺 0.3~0.5 寸。

　　12. 缺盆

　　［定位］　在锁骨上窝中央，距前正中线 4 寸。

　　［解剖］　浅层布有锁骨上中间神经；深层布有颈横动、静脉，臂丛的锁骨上部等重要结构。

　　［主治］　①咳嗽，哮喘；②缺盆中痛，咽喉肿痛，瘰疬，颈肿。

　　［操作］　直刺或向后背横刺 0.3~0.5 寸，不可深刺以防刺伤胸膜引起气胸。

　　13. 气户

　　［定位］　在胸部，当锁骨中点下缘，距前正中线 4 寸。

　　［解剖］　浅层布有锁骨上中间神经；深层布有腋动脉及其分支胸肩峰动脉。

　　［主治］　①咳嗽，哮喘，呃逆；②胸胁胀满。

　　［操作］　斜刺或平刺 0.5~0.8 寸。

　　14. 库房

　　［定位］　在胸部，当第一肋间隙，距前正中线 4 寸。

　　［解剖］　浅层布有锁骨上神经，肋间神经的皮支；深层布有胸肩峰动、静脉的分支和属支，胸内、外侧神经的分支。

　　［主治］　①咳嗽，哮喘，咳唾脓血；②胸胁胀痛。

　　［操作］　斜刺或平刺 0.5~0.8 寸。

　　15. 屋翳

　　［定位］　在胸部，当第二肋间隙，距前正中线 4 寸。

　　［解剖］　浅层布有第二肋间神经外侧皮支；深层布有胸肩峰动、静脉的分支或属支，胸内、外侧神经的分支。

　　［主治］　①咳嗽，哮喘；②胸胁胀满，乳痈。

　　［操作］　斜刺或平刺 0.5~0.8 寸。

　　16. 膺窗

　　［定位］　在胸部，当第三肋间隙，距前正中线 4 寸。

　　［解剖］　浅层布有胸腹壁静脉的属支，肋间神经的外侧皮支；深层布有胸肩峰动、静脉的分支或属支，第三肋间后动、静脉，胸内、外侧神经，第三肋间神经。

　　［主治］　①咳嗽，哮喘；②胸胁胀满，乳痈。

　　［操作］　斜刺或平刺 0.5~0.8 寸。

　　17. 乳中

　　［定位］　在胸部，当第四肋间隙，乳头中央，距前正中线 4 寸。

　　［解剖］　浅层布有第四肋间神经外侧皮支，皮下组织内男性主要由结缔组织构成，只

有腺组织的迹象，而无腺组织的实质；深层布有胸外侧动、静脉的分支或属支，胸内、外侧神经的分支。

[操作] 不针不灸，只作胸腹部穴位的定位标志。

18. 乳根

[定位] 在胸部，当乳头直下，乳房根部，第五肋间隙，距前正中线4寸。

[解剖] 浅层布有胸腹壁静脉的属支，第五肋间神经外侧皮支；深层有胸外侧动、静脉的分支或属支，第五肋间后动、静脉，胸内、外侧神经的分支，第五肋间神经。

[主治] ①咳嗽，哮喘，胸闷，胸痛；②乳痈，乳汁少。

[操作] 斜刺或平刺0.5~0.8寸。

19. 不容

[定位] 在上腹部，当脐中上6寸，距前正中线2寸。

[解剖] 浅层布有腹壁浅静脉，第六、七、八胸神经前支的外侧皮支和前皮支；深层有腹壁上动、静脉的分支或属支，第六、七胸神经前支的肌支。

[主治] ①呕吐，胃痛，腹胀；②食欲不振。

[操作] 直刺0.5~1寸。

20. 承满

[定位] 在上腹部，当脐中上5寸，距前正中线2寸。

[解剖] 浅层布有腹壁浅静脉，第六、七、八胸神经前支的外侧皮支和前皮支；深层有腹壁上动、静脉的分支或属支，第六、七、八胸神经前支的肌支。

[主治] ①胃痛，腹胀，食欲不振；②吐血。

[操作] 直刺0.5~1寸。

21. 梁门

[定位] 在上腹部，当脐中上4寸，距前正中线2寸。

[解剖] 浅层布有腹壁浅静脉，第七、八、九胸神经前支的外侧皮支和前皮支；深层有腹壁上动、静脉的分支或属支，第七、八、九胸神经前支的肌支。

[主治] 胃痛，呕吐，食欲不振，腹胀，泄泻。

[操作] 直刺0.5~1寸。

22. 关门

[定位] 在上腹部，当脐中上3寸，距前正中线2寸。

[解剖] 浅层布有腹壁浅静脉，第七、八、九胸神经前支的外侧皮支和前皮支；深层有腹壁上动、静脉的分支或属支，第七、八、九胸神经前支的肌支。

[主治] ①腹痛，腹胀，肠鸣，泄泻；②水肿。

[操作] 直刺0.5~1寸。

23. 太乙

[定位] 在上腹部，当脐中上2寸，距前正中线2寸。

[解剖] 浅层布有腹壁浅静脉，第八、九、十胸神经前支的外侧皮支和前皮支；深层有腹壁上动、静脉的分支或属支，第八、九、十胸神经前支的肌支。

[主治] ①胃痛；②癫狂，心烦。

[操作] 直刺0.8~1.2寸。

24. 滑肉门

[定位]　在上腹部，当脐中上1寸，距前正中线2寸。

[解剖]　浅层布有脐周静脉网，第八、九、十胸神经前支的外侧皮支和前皮支；深层有腹壁上动、静脉的分支或属支，第八、九、十胸神经前支的肌支。

[主治]　①胃痛，呕吐；②癫狂，吐舌。

[操作]　直刺0.8～1.2寸。

25. 天枢

[定位]　在腹中部，脐中旁开2寸。

[解剖]　浅层布有脐周静脉网，第九、十、十一胸神经前支的外侧皮支和前皮支；深层有腹壁上、下动、静脉的分支或属支，第九、十、十一胸神经前支的肌支。

[主治]　①腹胀肠鸣，绕脐腹痛，便秘，泄泻，痢疾；②癥瘕，月经不调，痛经。

[操作]　直刺1～1.5寸。

26. 外陵

[定位]　在下腹部，当脐中下1寸，距前正中线2寸。

[解剖]　浅层布有腹壁浅静脉，第十、十一、十二胸神经前支的外侧皮支和前皮支；深层有腹壁下动、静脉的分支或属支，第十、十一、十二胸神经前支的肌支。

[主治]　腹痛，痛经，疝气。

[操作]　直刺1～1.5寸。

27. 大巨

[定位]　在下腹部，当脐中下2寸，距前正中线2寸。

[解剖]　浅层布有腹壁浅动脉及腹壁浅静脉，第十、十一、十二胸神经前支的外侧皮支和前皮支；深层有腹壁下动、静脉的分支或属支，第十、十一、十二胸神经前支的肌支。

[主治]　①小腹胀，小便不利，疝气；②遗精，早泄。

[操作]　直刺1～1.5寸。

28. 水道

[定位]　在下腹部，当脐中下3寸，距前正中线2寸。

[解剖]　浅层布有腹壁浅动、静脉，第十一、十二胸神经前支和第一腰神经前支的前皮支和外侧皮支；深层有第十一、十二胸神经前支的肌支。

[主治]　①水肿，小便不利，小腹胀满；②痛经，不孕，疝气。

[操作]　直刺1～1.5寸。

29. 归来

[定位]　在下腹部，当脐中下4寸，距前正中线2寸。

[解剖]　浅层布有腹壁浅动、静脉的分支或属支，第十一、十二胸神经前支和第一腰神经前支的前皮支和外侧皮支；深层有腹壁下动、静脉的分支或属支，第十一、十二胸神经前支的肌支。

[主治]　①腹痛，疝气；②闭经，月经不调，阴挺，带下。

[操作]　直刺1～1.5寸。

30. 气冲

[定位]　在腹股沟稍上方，当脐中下5寸，距前正中线2寸。

[解剖]　浅层布有腹壁浅动、静脉，第十二胸神经前支和第一腰神经前支的前皮支和

外侧皮支；深层：下外侧在腹股沟管内有精索（或子宫圆韧带）、髂腹股沟神经和生殖股神经生殖支。

[主治] ①腹痛；②阳痿，阴肿，疝气；③月经不调，不孕。

[操作] 直刺0.5~1寸；不宜灸。

31. 髀关

[定位] 在大腿前面，当髂前上棘与髌底外侧端的连线上，屈股时，平会阴，居缝匠肌外侧凹陷处。

[解剖] 浅层布有股外侧皮神经；深层有旋股外侧动、静脉的升支，股神经的肌支。

[主治] ①下肢痿痹，腰膝冷痛；②腹痛。

[操作] 直刺1~2寸，局部酸胀，或酸胀感向膝部传导。

32. 伏兔

[定位] 在大腿前面，当髂前上棘与髌底外侧端的连线上，髌底上6寸。

[解剖] 浅层布有股外侧静脉，股神经前皮支及股外侧皮神经；深层有旋股外侧动、静脉的降支，股神经的肌支。

[主治] ①腰膝冷痛，下肢痿痹，脚气；②疝气。

[操作] 直刺1~2寸。

33. 阴市

[定位] 在大腿前面，当髂前上棘与髌底外侧端的连线上，髌底上3寸。

[解剖] 浅层布有股神经前皮支及股外侧皮神经；深层有旋股外侧动、静脉的降支，股神经的肌支。

[主治] ①腹胀，腹痛；②腿膝痿痹，屈伸不利。

[操作] 直刺1~1.5寸。

34. 梁丘

[定位] 屈膝，在大腿前面，当髂前上棘与髌底外侧端的连线上，髌底上2寸。

[解剖] 浅层布有股神经前皮支及股外侧皮神经；深层有旋股外侧动、静脉的降支，股神经的肌支。

[主治] ①急性胃痛，乳痈；②膝关节肿痛，下肢不遂。

[操作] 直刺1~1.5寸。

35. 犊鼻

[定位] 屈膝，在膝部，髌骨与髌韧带外侧凹陷中。

[解剖] 浅层布有膝关节动、静脉网，腓肠外侧皮神经，股神经前皮支，隐神经的髌下支；深层有膝关节腔。

[主治] 膝肿痛。

[操作] 屈膝90°，向后内斜刺1~1.5寸。

36. 足三里

[定位] 在小腿前外侧，当犊鼻下3寸，距胫骨前缘一横指（中指）。

[解剖] 浅层布有腓肠外侧皮神经；深层有胫前动、静脉的分支或属支。

[主治] ①胃痛，呕吐，噎膈，腹胀，腹痛，肠鸣，消化不良，泄泻，便秘，痢疾，乳痈；②虚劳羸瘦，咳嗽气喘，心悸气短，头晕；③失眠，癫狂；④膝痛，下肢痿痹，脚气，水肿。

［操作］ 直刺 1 ~ 2 寸。

37. 上巨虚

［定位］ 在小腿前外侧，当犊鼻下 6 寸，距胫骨前缘一横指（中指）。

［解剖］ 浅层布有腓肠外侧皮神经；深层有胫前动、静脉和腓深神经。若深刺则可能刺中胫后动、静脉和胫神经。

［主治］ ①肠中切痛，肠痈，泄泻，便秘；②下肢痿痹，脚气。

［操作］ 直刺 1 ~ 1.5 寸。

38. 条口

［定位］ 在小腿前外侧，当犊鼻下 8 寸，距胫骨前缘一横指（中指）。

［解剖］ 浅层布有腓肠外侧皮神经；深层有胫前动、静脉和腓深神经。若深刺则可能刺中腓动、静脉。

［主治］ ①下肢痿痹，跗肿，转筋；②肩臂痛。

［操作］ 直刺 1 ~ 2 寸，可透承山。

39. 下巨虚

［定位］ 在小腿前外侧，当犊鼻下 9 寸，距胫骨前缘一横指（中指）。

［解剖］ 浅层布有腓肠外侧皮神经；深层有胫前动、静脉和腓深神经。

［主治］ ①小腹痛，腰脊痛引睾丸；②泄泻，痢疾，乳痈；③下肢痿痹。

［操作］ 直刺 1 ~ 1.5 寸。

40. 丰隆

［定位］ 在小腿前外侧，当外踝尖上 8 寸，条口外，距胫骨前缘二横指（中指）。

［解剖］ 浅层布有腓肠外侧皮神经；深层有胫前动、静脉的分支或属支，腓深神经的分支。

［主治］ ①咳嗽，痰多，哮喘；②头痛，眩晕，癫狂痫；③下肢痿痹。

［操作］ 直刺 1 ~ 1.5 寸。

41. 解溪

［定位］ 在足背与小腿交界处的横纹中央凹陷处，当拇长伸肌腱与趾长伸肌腱之间。

［解剖］ 浅层布有足背皮下静脉及足背内侧皮神经；深层有胫前动、静脉和腓深神经。

［主治］ ①头痛，眩晕，癫狂；②腹胀，便秘；③下肢痿痹，足踝肿痛。

［操作］ 直刺 0.5 ~ 1 寸。

42. 冲阳

［定位］ 在足背最高处，当拇长伸肌腱与趾长伸肌腱之间，足背动脉搏动处。

［解剖］ 浅层布有足背静脉网及足背内侧皮神经；深层有足背动、静脉和腓深神经。

［主治］ ①胃痛，腹胀；②口㖞，面肿，齿痛；③足背肿痛，足痿无力。

［操作］ 避开动脉，直刺 0.3 ~ 0.5 寸。

43. 陷谷

［定位］ 在足背，当第二、三跖骨结合部前方凹陷处。

［解剖］ 浅层布有足背静脉网及足背内侧皮神经；深层有第二跖背动、静脉。

［主治］ ①目赤肿痛，面浮水肿；②足背肿痛，足痿无力。

［操作］ 直刺 0.3 ~ 0.5 寸。

44. 内庭

[定位]　在足背，当第二、第三趾间，趾蹼缘后方赤白肉际处。

[解剖]　浅层布有足背静脉网及足背内侧皮神经的趾背神经；深层有趾背动、静脉。

[主治]　①齿痛，咽喉肿痛，口㖞，鼻衄，热病；②腹痛，腹胀，便秘，痢疾；③足背肿痛。

[操作]　直刺或向上斜刺0.5～1寸。

45. 厉兑

[定位]　在足第二趾末节外侧，距趾甲角0.1寸。

[解剖]　布有趾背动、静脉网，足背内侧皮神经的趾背神经。

[主治]　①齿痛，咽喉肿痛，口㖞，鼻衄，癫狂，热病；②足背肿痛。

[操作]　浅刺0.1～0.2寸，或用三棱针点刺出血。

四、足太阴脾经（Spleen Meridian of Foot-Taiyin，SP.）

（一）经脉循行

脾足太阴之脉，起于大指之端，循指内侧白肉际，过核骨后，上内踝前廉，上腨内，循胫骨后，交出厥阴之前，上循膝股内前廉，入腹，属脾，络胃，上膈，挟咽，连舌本，散舌下。

其支者：复从胃别，上膈，注心中。

脾之大络，名曰大包，出渊腋下三寸，布胸胁（《灵枢·经脉》）。

（二）主治概要

是动则病，舌本强，食则呕，胃脘痛，腹胀善噫，得后与气，则快然如衰，身体皆重。是主脾所生病者，舌本痛，体重不能动摇，食不下，烦心，心下急痛，溏瘕泄，水闭，黄疸，不能卧，强立（欠）股膝内肿、厥，足大指不用。脾之大络……实则身尽痛，虚则百节皆纵（《灵枢·经脉》）。

（三）本经腧穴（21穴）

1. 隐白

[定位]　在足大趾末节内侧，距趾甲角0.1寸。

[解剖]　布有足背内侧皮神经的分支，趾背神经和趾背动、静脉。

[主治]　①月经过多，崩漏，尿血，便血；②腹胀；③癫狂，梦魇，多梦，惊风。

[操作]　浅刺0.1～0.2寸，或用三棱针点刺挤压出血。

2. 大都

[定位]　在足内侧缘，当足大趾本节（第1跖趾关节）前下方赤白肉际凹陷处。

[解剖]　布有浅静脉网，足底内侧动、静脉的分支或属支，足底内侧神经的趾足底固有神经。

[主治]　①腹胀，胃痛，泄泻，便秘；②热病无汗。

[操作]　直刺0.3～0.5寸。

3. 太白

[定位]　在足内侧缘，当足大趾本节（第1跖趾关节）后下方赤白肉际凹陷处。

［解剖］　浅层布有浅静脉网，隐神经；深层布有足底内侧动、静脉的分支或属支，足底内侧神经的分支。

［主治］　①腹胀，胃痛，腹痛，泄泻，便秘，痢疾，纳呆；②体重节痛，脚气。

［操作］　直刺0.5~1寸。

4. 公孙

［定位］　在足内侧缘，当第1跖骨基底的前下方。

［解剖］　浅层布有足背静脉弓的属支，隐神经的足内缘支；深层布有足底内侧动、静脉的分支或属支，足底内侧神经的分支。

［主治］　①胃痛，呕吐，腹胀，腹痛，泄泻，痢疾；②心痛，胸闷。

［操作］　直刺0.5~1寸。

5. 商丘

［定位］　在足内踝前下方凹陷处，当舟骨结节与内踝尖连线的中点处。

［解剖］　浅层布有大隐静脉和隐神经；深层布有内踝前动、静脉的分支或属支。

［主治］　①腹胀，泄泻，便秘，痔疾；②足踝肿痛，舌本强痛。

［操作］　直刺0.3~0.5寸。

6. 三阴交

［定位］　在小腿内侧，当足内踝尖上3寸，胫骨内侧缘后方。

［解剖］　浅层布有大隐静脉的属支，隐神经的小腿内侧皮支；深层布有胫后动、静脉和胫神经。

［主治］　①月经不调，崩漏，带下，阴挺，经闭，难产，产后血晕，恶露不尽，不孕，遗精，阳痿，阴茎痛，疝气，小便不利，遗尿，水肿；②肠鸣腹胀，泄泻，便秘；③失眠，眩晕；④下肢痿痹，脚气。

［操作］　直刺1~1.5寸。

7. 漏谷

［定位］　在小腿内侧，当内踝尖与阴陵泉的连线上，距内踝尖6寸，胫骨内侧缘后方。

［解剖］　浅层布有大隐静脉和隐神经的小腿内侧皮支；深层布有胫后动、静脉和胫神经。

［主治］　①腹胀，肠鸣，小便不利，遗精；②下肢痿痹。

［操作］　直刺1~1.5寸。

8. 地机

［定位］　在小腿内侧，当内踝尖与阴陵泉的连线上，阴陵泉下3寸。

［解剖］　浅层布有大隐静脉和隐神经的小腿内侧皮支；深层布有胫后动、静脉和胫神经。

［主治］　①腹胀，腹痛，泄泻，水肿，小便不利；②月经不调，痛经，遗精；③腰痛，下肢痿痹。

［操作］　直刺1~1.5寸。

9. 阴陵泉

［定位］　在小腿内侧，当胫骨内侧髁后下方凹陷处。

［解剖］　浅层布有大隐静脉，膝降动脉分支和隐神经的小腿内侧皮支；深层布有膝下

内侧动、静脉。

[主治]　①腹胀，水肿，黄疸，泄泻，小便不利或失禁；②阴茎痛，遗精，妇人阴痛，带下；③膝痛。

[操作]　直刺 1~2 寸。

10. 血海

[定位]　屈膝，在大腿内侧，髌底内侧端上 2 寸，当股四头肌内侧头的隆起处。

[解剖]　浅层布有大隐静脉的属支，股神经前皮支；深层布有股动、静脉的肌支和股神经的肌支。

[主治]　①月经不调，经闭，崩漏；②湿疹，瘾疹，丹毒。

[操作]　直刺 1~1.5 寸。

11. 箕门

[定位]　在大腿内侧，当血海与冲门的连线上，血海上 6 寸。

[解剖]　浅层布有大隐静脉的属支，股神经前皮支；深层布有股动、静脉，隐神经和股神经肌支。

[主治]　①小便不通，遗尿；②腹股沟肿痛。

[操作]　避开动脉，直刺 0.5~1 寸。

12. 冲门

[定位]　在腹股沟外侧，距耻骨联合上缘中点 3.5 寸，当髂外动脉搏动处的外侧。

[解剖]　浅层布有旋髂浅动、静脉的分支或属支，第十一、十二胸神经前支和第一腰神经前支的外侧皮支；深层布有旋髂深动、静脉，股神经，第十一、十二胸神经前支和第一腰神经前支的肌支。

[主治]　①腹痛；②崩漏，带下，疝气。

[操作]　直刺 0.5~1 寸。

13. 府舍

[定位]　在下腹部，当脐中下 4 寸，冲门上方 0.7 寸，距前正中线 4 寸。

[解剖]　浅层布有旋髂浅动、静脉的分支或属支，第十一、十二胸神经前支和第一腰神经前支的外侧皮支；深层布有第十一、十二胸神经前支和第一腰神经前支的肌支及伴行的动、静脉。

[主治]　腹痛，积聚，疝气。

[操作]　直刺 1~1.5 寸。

14. 腹结

[定位]　在下腹部，大横下 1.3 寸，距前正中线 4 寸。

[解剖]　浅层布有胸腹壁静脉的属支，第十、十一、十二胸神经前支的外侧皮支；深层布有第十、十一、十二胸神经前支的肌支及伴行的动、静脉。

[主治]　①腹痛，便秘，泄泻；②疝气。

[操作]　直刺 1~1.5 寸。

15. 大横

[定位]　仰卧，在腹中部，距脐中 4 寸。

[解剖]　浅层布有胸腹壁静脉的属支，第九、十、十一胸神经前支的外侧皮支；深层

布有第九、十、十一胸神经前支的肌支及伴行的动、静脉。

[主治] 泄泻，便秘，腹痛。

[操作] 直刺 1～1.5 寸。

16. 腹哀

[定位] 在上腹部，当脐中上 3 寸，距前正中线 4 寸。

[解剖] 浅层布有胸腹壁静脉的属支，第七、八、九胸神经前支的外侧皮支；深层布有第七、八、九胸神经前支的肌支及伴行的动、静脉。

[主治] 腹痛，便秘，泄泻，消化不良。

[操作] 直刺 1～1.5 寸。

17. 食窦

[定位] 在胸外侧部，当第五肋间隙，距前正中线 6 寸。

[解剖] 浅层布有胸腹壁静脉，第五肋间神经外侧皮支；深层布有胸长神经的分支，第五肋间神经和第五肋间后动、静脉。

[主治] ①腹胀，翻胃，食入即吐，水肿；②胸胁胀痛。

[操作] 斜刺或向外平刺 0.5～0.8 寸。

18. 天溪

[定位] 在胸外侧部，当第四肋间隙，距前正中线 6 寸。

[解剖] 浅层布有胸腹壁静脉的属支，第四肋间神经外侧皮支；深层布有胸肩峰动、静脉的胸肌支，胸外侧动、静脉的分支或属支，胸内、外侧神经的分支。

[主治] ①胸胁疼痛，咳嗽；②乳痈，乳汁少。

[操作] 斜刺或平刺 0.5～0.8 寸。

19. 胸乡

[定位] 在胸外侧部，当第三肋间隙，距前正中线 6 寸。

[解剖] 浅层布有胸腹壁静脉的属支，第三肋间神经外侧皮支；深层布有胸肩峰动、静脉的胸肌支，胸外侧动、静脉的分支或属支，胸内、外侧神经的分支。

[主治] 胸胁胀痛。

[操作] 斜刺或平刺 0.5～0.8 寸。

20. 周荣

[定位] 在胸外侧部，当第二肋间隙，距前正中线 6 寸。

[解剖] 浅层布有浅静脉，第二肋间神经外侧皮支；深层布有胸肩峰动、静脉的胸肌支，胸内、外侧神经。

[主治] ①咳喘，不思饮食；②胸胁胀满疼痛。

[操作] 斜刺或平刺 0.5～0.8 寸。

21. 大包

[定位] 在侧胸部，腋中线上，当第六肋间隙处。

[解剖] 浅层布有胸腹壁静脉的属支，第六肋间神经外侧皮支；深层布有胸背动、静脉的分支或属支，胸长神经的分支。

[主治] ①咳喘，胸胁胀痛；②全身疼痛，四肢无力。

[操作] 斜刺或平刺 0.5～0.8 寸。

五、手少阴心经（Heart Meridian of Hand-Shaoyin，HT.）

（一）经脉循行

心手少阴之脉，起于心中，出属心系，下膈，络小肠。

其支者：从心系，上挟咽，系目系。

其直者：复从心系，却上肺，下出腋下，下循臑内后廉，行太阴、心主之后，下肘内，循臂内后廉，抵掌后锐骨之端，入掌内后廉，循小指之内，出其端（《灵枢·经脉》）。

（二）主治概要

是动则病，嗌干，心痛，渴而欲饮，是为臂厥。是主心所生病者，目黄，胁痛，臑臂内后廉痛、厥，掌中热（《灵枢·经脉》）。

（三）本经腧穴（9 穴）

1. 极泉

［定位］ 上臂外展，在腋窝顶点，腋动脉搏动处。

［解剖］ 浅层有肋间臂神经分布；深层为腋动、静脉，桡神经，尺神经，正中神经，前臂内侧皮神经，臂内侧皮神经等。

［主治］ ①心痛，心悸；②胸闷气短，胁肋疼痛；③肩臂疼痛，上肢不遂，瘰疬。

［操作］ 上臂外展，避开腋动脉，直刺 0.5～0.8 寸。

2. 青灵

［定位］ 在臂内侧，当极泉与少海的连线上，肘横纹上 3 寸，肱二头肌的内侧沟中。

［解剖］ 浅层有贵要静脉，臂内侧皮神经，前臂内侧皮神经；深层为肱动、静脉，尺侧上副动、静脉，尺神经，正中神经，肱三头肌。

［主治］ ①头痛，胁痛，肩臂疼痛；②目视不明。

［操作］ 直刺 0.5～1 寸。

3. 少海

［定位］ 屈肘举臂，在肘横纹内侧端与肱骨内上髁连线的中点处。

［解剖］ 浅层有贵要静脉，前臂内侧皮神经；深层为尺侧返动、静脉，尺侧下副动、静脉的吻合支，正中神经。

［主治］ ①心痛；②腋胁痛，肘臂挛痛麻木，手颤；③瘰疬。

［操作］ 向桡侧直刺 0.5～1 寸。

4. 灵道

［定位］ 在前臂掌侧，当尺侧腕屈肌腱的桡侧缘，腕横纹上 1.5 寸处。

［解剖］ 浅层有贵要静脉属支，前臂内侧皮神经；深层为尺动、静脉，尺神经等。

［主治］ ①心痛，心悸；②暴喑；③肘臂挛痛，手指麻木。

［操作］ 直刺 0.3～0.5 寸。

5. 通里

［定位］ 在前臂掌侧，当尺侧腕屈肌腱的桡侧缘，腕横纹上 1 寸处。

［解剖］ 浅层有贵要静脉属支，前臂内侧皮神经；深层为尺动、静脉，尺神经等。

［主治］ ①暴喑，舌强不语；②心悸，怔忡；③腕臂痛。

［操作］ 直刺 0.3～0.5 寸。

6. 阴郄

[定位]　在前臂掌侧，当尺侧腕屈肌腱的桡侧缘，腕横纹上0.5寸处。

[解剖]　浅层有贵要静脉属支，前臂内侧皮神经；深层为尺动、静脉。

[主治]　①心痛，惊悸；②吐血，衄血，骨蒸盗汗；③暴喑。

[操作]　避开尺动、静脉，直刺0.3~0.5寸。

7. 神门

[定位]　在腕部，腕掌侧横纹尺侧端，尺侧腕屈肌腱的桡侧凹陷处。

[解剖]　浅层有贵要静脉属支，前臂内侧皮神经，尺神经掌支；深层为尺动、静脉，尺神经。

[主治]　①失眠，健忘，呆痴，癫狂痫；②心痛，心烦，惊悸。

[操作]　避开尺动、静脉，直刺0.3~0.5寸。

8. 少府

[定位]　在手掌面，第四、五掌骨之间，握拳时，当小指尖处。

[解剖]　浅层有尺神经掌支；深层布有指掌侧总动、静脉，指掌侧固有神经（尺神经分支）。

[主治]　①心悸，胸痛；②小便不利，遗尿，阴痒痛；③小指挛痛，掌中热。

[操作]　直刺0.3~0.5寸。

9. 少冲

[定位]　在手小指末节桡侧，距指甲角0.1寸。

[解剖]　布有指掌侧固有动、静脉指背支形成的动、静脉网，指掌侧固有神经指背支。

[主治]　①心悸，心痛；②癫狂，热病，昏迷；③胸胁痛。

[操作]　刺0.1~0.2寸；或点刺出血。

六、手太阳小肠经（Small Intestine Meridian of Hand-Taiyang，SI.）

（一）经脉循行

小肠手太阳之脉，起于小指之端，循手外侧上腕，出踝中，直上循臂骨下廉，出肘内侧两骨之间，上循臑外后廉，出肩解，绕肩胛，交肩上，入缺盆，络心，循咽，下膈，抵胃，属小肠。

其支者：从缺盆循颈，上颊，至目锐眦，却入耳中。

其支者：别颊上䪼，抵鼻，至目内眦（《灵枢·经脉》）。

（二）主治概要

是动则病，嗌痛，颔肿，不可以顾，肩似拔，臑似折。是主"液"所生病者，耳聋，目黄，颊肿，颈、颔、肩、臑、肘臂外后廉痛（《灵枢·经脉》）。

（三）本经腧穴（19穴）

1. 少泽

[定位]　在手小指末节尺侧，距指甲角0.1寸。

[解剖]　分布有小指尺掌侧动、静脉指背支形成的动、静脉网，尺神经指掌侧固有神经的指背支。

[主治]　①头痛，目翳，咽喉肿痛，耳聋，耳鸣；②乳痈，乳汁少；③昏迷，

热病。

[操作] 刺0.1～0.2寸；或点刺出血。

2. 前谷

[定位] 在手尺侧，微握拳，当小指本节（第五掌指关节）前的掌指横纹头赤白肉际。

[解剖] 分布有小指尺掌侧动、静脉，尺神经的指背神经，尺神经的指掌侧固有神经。

[主治] ①头痛，目痛，咽喉肿痛，耳鸣，热病；②乳少。

[操作] 直刺0.2～0.3寸。

3. 后溪

[定位] 在手掌尺侧，微握拳，当小指本节（第五掌指关节）后的远侧掌横纹头赤白肉际。

[解剖] 浅层布有皮下浅静脉，尺神经掌支，尺神经手背支；深层布有小指尺掌侧固有动、静脉和指掌侧固有神经。

[主治] ①头项强痛，腰背痛；②目赤，耳聋，咽喉肿痛，癫狂痫；③盗汗，疟疾；④手指及肘臂挛急。

[操作] 直刺0.5～0.8寸，或向合谷方向透刺。

4. 腕骨

[定位] 在手掌尺侧，当第五掌骨基底与钩骨之间的凹陷处，赤白肉际。

[解剖] 浅层布有浅静脉，前臂内侧皮神经，尺神经掌支，尺神经手背支；深层布有尺动、静脉的分支或属支。

[主治] ①头项强痛，耳鸣，目翳；②黄疸，消渴，热病，疟疾；③指挛腕痛。

[操作] 直刺0.3～0.5寸。

5. 阳谷

[定位] 在手腕尺侧，当尺骨茎突与三角骨之间的凹陷处。

[解剖] 浅层布有贵要静脉，尺神经手背支等；深层布有尺动脉的腕背支。

[主治] ①头痛，目眩，耳鸣，耳聋；②热病，癫狂痫；③腕臂痛。

[操作] 直刺0.3～0.5寸。

6. 养老

[定位] 在前臂背面尺侧，当尺骨小头近端桡侧凹陷中。

[解剖] 浅层布有贵要静脉属支，尺神经手背支，前臂内侧皮神经，前臂后皮神经；深层布有腕背动、静脉网。

[主治] ①目视不明，头痛，面痛；②肩、背、肘、臂酸痛，急性腰痛，项强。

[操作] 以掌心向胸姿势，直刺0.5～0.8寸。

7. 支正

[定位] 在前臂背面尺侧，当阳谷与小海的连线上，腕背横纹上5寸。

[解剖] 浅层布有贵要静脉属支，前臂内侧皮神经；深层布有尺动、静脉和尺神经。

[主治] ①头痛，目眩；②热病，癫狂；③项强，肘臂酸痛。

[操作] 直刺0.5～0.8寸。

8. 小海

[定位]　微屈肘，在肘内侧，当尺骨鹰嘴与肱骨内上髁之间凹陷处。

[解剖]　浅层布有贵要静脉属支，前臂内侧皮神经尺侧支，臂内侧皮神经；深层，在尺神经沟内有尺神经，尺神经的后外侧有尺侧上副动、静脉与尺动、静脉的尺侧返动、静脉后支吻合成的动、静脉网。

[主治]　①肘臂疼痛；②癫痫。

[操作]　直刺 0.3~0.5 寸。

9. 肩贞

[定位]　在肩关节后下方，臂内收时，腋后纹头上 1 寸。

[解剖]　浅层布有第二肋间神经的外侧皮支和臂外侧上皮神经；深层有桡神经等结构。

[主治]　①肩背疼痛，手臂麻木，瘰疬；②耳鸣。

[操作]　向外斜刺 1~1.5 寸，或向前腋缝方向透刺。

10. 臑俞

[定位]　在肩部，当腋后纹头直上，肩胛冈下缘凹陷中。

[解剖]　浅层布有锁骨上外侧神经；深层有肩胛上动、静脉的分支或属支，旋肱后动、静脉的分支或属支等。

[主治]　肩臂疼痛，瘰疬。

[操作]　向前直刺 1~1.2 寸。

11. 天宗

[定位]　在肩胛部，当冈下窝中央凹陷处，与第四胸椎相平。

[解剖]　浅层布有第四胸神经后支的皮支和伴行的动、静脉；深层有旋肩胛动、静脉的分支或属支，肩胛上神经的分支。

[主治]　①肩胛疼痛；②乳痈；③气喘。

[操作]　直刺或向四周斜刺 0.5~1 寸。

12. 秉风

[定位]　在肩胛部，冈上窝中央，天宗直上，举臂有凹陷处。

[解剖]　浅层布有第二胸神经后支的皮支和伴行的动、静脉；深层有肩胛上动、静脉的分支或属支，肩胛上神经的分支。

[主治]　肩胛疼痛，手臂酸麻。

[操作]　直刺 0.5~0.8 寸。

13. 曲垣

[定位]　在肩胛部，冈上窝内侧端，当臑俞与第二胸椎棘突连线的中点处。

[解剖]　浅层布有第二、三胸神经后支的皮支和伴行的动、静脉；深层有肩胛上动、静脉，肩胛背动、静脉的分支或属支，肩胛上神经的肌支。

[主治]　肩胛背项疼痛。

[操作]　直刺或向外下方斜刺 0.5~0.8 寸。

14. 肩外俞

[定位]　在背部，第一胸椎棘突下，旁开 3 寸。

[解剖]　浅层布有第一、二胸神经后支的皮支和伴行的动、静脉；深层有颈横动、静

脉的分支或属支，肩胛背神经的肌支。

[主治] 肩背疼痛，颈项强急。

[操作] 向外斜刺0.5~0.8寸。

15. 肩中俞

[定位] 在背部，第七颈椎棘突下，旁开2寸。

[解剖] 浅层有第八颈神经后支，第一胸神经后支的皮支分布；深层有颈横动、静脉，副神经，肩胛背神经。

[主治] ①咳嗽，气喘，唾血；②肩背疼痛；③目视不明。

[操作] 直刺或向外斜刺0.5~0.8寸。

16. 天窗

[定位] 在颈外侧部，胸锁乳突肌的后缘，扶突后，与喉结相平。

[解剖] 浅层有颈外静脉，耳大神经，枕小神经；深层布有颈升动、静脉的分支或属支。

[主治] ①耳聋，耳鸣，咽喉肿痛，暴喑；②颈项强痛。

[操作] 直刺或向下斜刺0.5~1寸。

17. 天容

[定位] 在颈外侧部，当下颌角的后方，胸锁乳突肌的前缘凹陷中。

[解剖] 浅层有颈外静脉，耳大神经；深层有面动、静脉，颈内静脉，副神经，迷走神经，舌下神经，颈上神经节等重要结构。

[主治] ①耳聋，耳鸣，咽喉肿痛；②颈项肿痛。

[操作] 直刺0.5~1寸，不宜深刺。

18. 颧髎

[定位] 在面部，当目外眦直下，颧骨下缘凹陷处。

[解剖] 浅层有上颌神经的眶下神经分支，面神经的颧支、颊支，面横动、静脉的分支或属支；深层有三叉神经的下颌神经分支。

[主治] 口㖞，眼睑瞤动，齿痛，面痛，颊肿。

[操作] 直刺0.3~0.5寸或斜刺0.5~1寸。

19. 听宫

[定位] 在面部，耳屏前，下颌骨髁状突的后方，张口时呈凹陷处。

[解剖] 布有颞浅动、静脉耳前支的分支或属支，耳颞神经等。

[主治] ①耳鸣，耳聋，聤耳，齿痛；②癫狂痫。

[操作] 张口，直刺0.5~1寸。

七、足太阳膀胱经（Bladder Meridian of Foot-Taiyang，BL.）

（一）经脉循行

膀胱足太阳之脉，起于目内眦，上额，交巅。

其支者：从巅至耳上角。

其直者：从巅入络脑，还出别下项，循肩膊内，挟脊抵腰中，入循膂，络肾，属膀胱。

其支者：从腰中，下挟脊，贯臀，入腘中。

其支者：从膊内左右别下贯胛，挟脊内，过髀枢，循髀外后廉下合腘中。以下贯腨内，出外踝之后，循京骨至小指外侧（《灵枢·经脉》）。

（二）主治概要

是动则病，冲头痛，目似脱，项如拔，脊痛，腰似折，髀不可以曲，腘如结，腨如裂，是为踝厥。是主筋所生病者，痔，疟，狂、癫疾，头囟项痛，目黄，泪出，鼽衄，项、背、腰、尻、腘、腨、脚皆痛，小指不用（《灵枢·经脉》）。

（三）本经腧穴（67 穴）

1. 睛明

[定位]　在面部，目内眦角稍上方凹陷处。

[解剖]　浅层布有内眦动、静脉的分支或属支，三叉神经眼支的滑车上神经；深层布有眼动、静脉的分支或属支，眼神经的分支和动眼神经的分支。

[主治]　①近视，目视不明，目赤肿痛，迎风流泪，夜盲，色盲，目翳；②急性腰痛。

[操作]　嘱患者闭目，医者押手轻轻固定眼球，刺手持针，于眶缘和眼球之间缓慢直刺 0.5～1 寸，不宜提插捻转，以防刺破血管引起血肿；不宜灸。

2. 攒竹

[定位]　在面部，当眉头凹陷中，眶上切迹处。

[解剖]　浅层布有眶上动、静脉的分支或属支，额神经的滑车上神经；深层布有面神经的颞支和颧支。

[主治]　①头痛，眉棱骨痛；②目视不明，目赤肿痛，眼睑𥆧动，眼睑下垂，迎风流泪；③面瘫，面痛；④腰痛。

[操作]　平刺 0.5～0.8 寸。

3. 眉冲

[定位]　在头部，当攒竹直上入发际 0.5 寸，神庭与曲差连线之间。

[解剖]　浅层布有滑车上动、静脉和滑车上神经；深层布有腱膜下疏松组织和颅骨外膜。

[主治]　①头痛，眩晕，鼻塞；②癫痫。

[操作]　向后平刺 0.3～0.5 寸。

4. 曲差

[定位]　在头部，当前发际正中直上 0.5 寸，旁开 1.5 寸，即神庭与头维连线的内 1/3 与中 1/3 交点上。

[解剖]　浅层布有滑车上动、静脉和滑车上神经；深层布有腱膜下疏松组织和颅骨外膜。

[主治]　①头痛；②目视不明，鼻塞，鼻衄。

[操作]　平刺 0.5～0.8 寸。

5. 五处

[定位]　在头部，当前发际正中直上 1 寸，旁开 1.5 寸。

[解剖]　浅层布有滑车上动、静脉和滑车上神经；深层布有腱膜下疏松组织和颅骨外膜。

[主治]　①头痛，目眩，目视不明；②癫痫。

［操作］　平刺0.3～0.5寸。

6. 承光

［定位］　在头部，当前发际正中直上2.5寸，旁开1.5寸。

［解剖］　浅层布有眶上动、静脉和眶上神经；深层布有腱膜下疏松组织和颅骨外膜。

［主治］　①头痛，眩晕，癫痫；②目视不明，鼻塞。

［操作］　平刺0.3～0.5寸。

7. 通天

［定位］　在头部，当前发际正中直上4寸，旁开1.5寸。

［解剖］　浅层布有眶上神经，眶上动、静脉和枕大神经，枕动、静脉与耳颞神经，颞浅动、静脉的神经间吻合和血管间的吻合网；深层布有腱膜下疏松组织和颅骨外膜。

［主治］　①鼻塞，鼻渊，鼻衄；②头痛，眩晕。

［操作］　平刺0.3～0.5寸。

8. 络却

［定位］　在头部，当前发际正中直上5.5寸，旁开1.5寸。

［解剖］　浅层布有枕动、静脉，枕大神经；深层布有腱膜下疏松组织和颅骨外膜。

［主治］　①头晕，癫狂痫；②耳鸣，鼻塞，目视不明。

［操作］　平刺0.3～0.5寸。

9. 玉枕

［定位］　在后头部，当后发际正中直上2.5寸，旁开1.3寸，平枕外隆凸上缘的凹陷处。

［解剖］　浅层布有枕动、静脉，枕大神经；深层布有腱膜下疏松组织和颅骨外膜。

［主治］　①头项痛；②目痛，目视不明，鼻塞。

［操作］　平刺0.3～0.5寸。

10. 天柱

［定位］　在项部，斜方肌外缘之后发际凹陷中，约当后发际正中旁开1.3寸。

［解剖］　浅层布有皮下静脉和第三颈神经后支的内侧支；深层布有枕大神经。

［主治］　①头痛，眩晕；②项强，肩背痛；③目赤肿痛，目视不明，鼻塞。

［操作］　直刺或斜刺0.5～0.8寸，不可向内上方深刺。

11. 大杼

［定位］　在背部，当第一胸椎棘突下，旁开1.5寸。

［解剖］　浅层布有第一、二胸神经后支的内侧皮支和伴行的肋间后动、静脉背侧支的内侧皮支；深层布有第一、二胸神经后支的肌支和相应的肋间后动、静脉背侧支的分支等结构。

［主治］　①咳嗽，发热；②头痛，肩背痛。

［操作］　斜刺0.5～0.8寸。

12. 风门

［定位］　在背部，当第二胸椎棘突下，旁开1.5寸。

［解剖］　浅层布有第二、三胸神经后支的内侧皮支和伴行的肋间后动、静脉背侧支的内侧皮支；深层布有第二、三胸神经后支的肌支和相应的肋间后动、静脉背侧支的分支等。

［主治］ ①伤风，咳嗽；②发热，头痛，项强，胸背痛。

［操作］ 斜刺 0.5～0.8 寸。

13. 肺俞

［定位］ 在背部，当第三胸椎棘突下，旁开 1.5 寸。

［解剖］ 浅层布有第三、四胸神经后支的内侧皮支和伴行的肋间后动、静脉背侧支的内侧皮支；深层布有第三、四胸神经后支的肌支和相应的肋间后动、静脉背侧支的分支或属支。

［主治］ ①咳嗽，气喘，咳血，鼻塞；②骨蒸潮热，盗汗；③皮肤瘙痒，瘾疹。

［操作］ 斜刺 0.5～0.8 寸。

14. 厥阴俞

［定位］ 在背部，当第四胸椎棘突下，旁开 1.5 寸。

［解剖］ 浅层布有第四、五胸神经后支的内侧皮支和伴行的肋间后动、静脉背侧支；深层布有第四、五胸神经后支的肌支和相应的肋间后动、静脉背侧支的分支或属支。

［主治］ ①心痛，心悸；②咳嗽，胸闷；③呕吐。

［操作］ 斜刺 0.5～0.8 寸。

15. 心俞

［定位］ 在背部，当第五胸椎棘突下，旁开 1.5 寸。

［解剖］ 浅层布有第五、六胸神经后支的内侧皮支和伴行的动、静脉；深层布有第五、六胸神经后支的肌支和相应的肋间后动、静脉背侧支的分支或属支。

［主治］ ①心痛，心悸，心烦，失眠，健忘，梦遗，癫狂痫；②咳嗽，吐血，盗汗。

［操作］ 斜刺 0.5～0.8 寸。

16. 督俞

［定位］ 在背部，当第六胸椎棘突下，旁开 1.5 寸。

［解剖］ 浅层布有第六、七胸神经后支的内侧皮支和伴行的动、静脉；深层布有第六、七胸神经后支的肌支和相应的肋间后动、静脉背侧支的分支或属支。

［主治］ ①心痛，胸闷，气喘；②胃痛，腹痛，腹胀，呃逆。

［操作］ 斜刺 0.5～0.8 寸。

17. 膈俞

［定位］ 在背部，当第七胸椎棘突下，旁开 1.5 寸。

［解剖］ 浅层布有第七、八胸神经后支的内侧皮支和伴行的动、静脉；深层布有第七、八胸神经后支的肌支和相应的肋间后动、静脉背侧支的分支或属支。

［主治］ ①胃脘痛，呕吐，呃逆，饮食不下，便血；②咳嗽，气喘，吐血，潮热，盗汗；③瘾疹。

［操作］ 斜刺 0.5～0.8 寸。

18. 肝俞

［定位］ 在背部，当第九胸椎棘突下，旁开 1.5 寸。

［解剖］ 浅层布有第九、十胸神经后支的皮支和伴行的动、静脉；深层布有第九、十胸神经后支的肌支和相应的肋间后动、静脉背侧支的分支或属支。

［主治］ ①黄疸，胁痛，脊背痛；②目赤，目视不明，夜盲；③吐血，衄血；④眩

晕，癫狂痫。

[操作]　斜刺0.5～0.8寸。

19. 胆俞

[定位]　在背部，当第十胸椎棘突下，旁开1.5寸。

[解剖]　浅层布有第十、十一胸神经后支的皮支和伴行的动、静脉；深层布有第十、十一胸神经后支的肌支和相应的肋间后动、静脉背侧支的分支或属支。

[主治]　①黄疸，口苦，呕吐，食不化，胁痛；②肺痨，潮热。

[操作]　斜刺0.5～0.8寸。

20. 脾俞

[定位]　在背部，当第十一胸椎棘突下，旁开1.5寸。

[解剖]　浅层布有第十一、十二胸神经后支的皮支和伴行的动、静脉；深层布有第十一、十二胸神经后支的肌支和相应的肋间、肋下动、静脉的分支或属支。

[主治]　①腹胀，呕吐，泄泻，痢疾，便血，纳呆，食不化；②水肿，黄疸；③背痛。

[操作]　直刺0.5～1寸。

21. 胃俞

[定位]　在背部，当第十二胸椎棘突下，旁开1.5寸。

[解剖]　浅层布有第十二胸神经和第一腰神经后支的皮支和伴行的动、静脉；深层布有第十二胸神经和第一腰神经后支的肌支和相应的动、静脉的分支或属支。

[主治]　①胃脘痛，呕吐，腹胀，肠鸣；②胸胁痛。

[操作]　直刺0.5～1寸。

22. 三焦俞

[定位]　在腰部，当第一腰椎棘突下，旁开1.5寸。

[解剖]　浅层布有第一、第二腰神经后支的皮支和伴行的动、静脉；深层布有第一、第二腰神经后支的肌支和相应腰动、静脉背侧支分支或属支。

[主治]　①水肿，小便不利；②腹胀，肠鸣，泄泻，痢疾；③腰背强痛。

[操作]　直刺0.5～1寸。

23. 肾俞

[定位]　在腰部，当第二腰椎棘突下，旁开1.5寸。

[解剖]　浅层布有第二、第三腰神经后支的皮支和伴行的动、静脉；深层布有第二、第三腰神经后支的肌支和相应腰动、静脉背侧支分支或属支。

[主治]　①遗精，阳痿，月经不调，带下，遗尿，小便不利，水肿；②耳聋，耳鸣；③气喘；④腰痛。

[操作]　直刺0.5～1寸。

24. 气海俞

[定位]　在腰部，当第三腰椎棘突下，旁开1.5寸。

[解剖]　浅层布有第三、第四腰神经后支的皮支和伴行的动、静脉；深层布有第三、第四腰神经后支的肌支和相应腰动、静脉背侧支分支或属支。

[主治]　①腰痛，痛经；②腹胀，肠鸣，痔疾。

[操作]　直刺0.5～1寸。

25. 大肠俞

[定位]　在腰部，当第四腰椎棘突下，旁开 1.5 寸。

[解剖]　浅层布有第四、第五腰神经后支的皮支和伴行的动、静脉；深层布有第四、第五腰神经后支的肌支和有关动、静脉的分支或属支。

[主治]　①腰痛；②腹胀，泄泻，便秘，痢疾，痔疾。

[操作]　直刺 0.5～1.2 寸。

26. 关元俞

[定位]　在腰部，当第五腰椎棘突下，旁开 1.5 寸。

[解剖]　浅层布有第五腰神经和第一骶神经后支的皮支和伴行的动、静脉；深层布有第五腰神经后支的肌支。

[主治]　①腹胀，泄泻，小便频数或不利，遗尿；②腰痛。

[操作]　直刺 0.5～1.2 寸。

27. 小肠俞

[定位]　在骶部，当骶正中嵴旁 1.5 寸，平第一骶后孔。

[解剖]　浅层有臀中皮神经；深层布有臀下神经的属支和相应脊神经后支的肌支。

[主治]　①遗精，遗尿，尿血，带下，疝气；②腹痛，泄泻，痢疾；③腰痛。

[操作]　直刺 0.8～1.2 寸。

28. 膀胱俞

[定位]　在骶部，当骶正中嵴旁 1.5 寸，平第二骶后孔。

[解剖]　浅层有臀中皮神经；深层布有臀下神经的属支以及相应脊神经后支的肌支。

[主治]　①小便不利，尿频，遗尿，遗精；②泄泻，便秘；③腰脊强痛。

[操作]　直刺 0.8～1.2 寸。

29. 中膂俞

[定位]　在骶部，当骶正中嵴旁 1.5 寸，平第三骶后孔。

[解剖]　浅层有臀中皮神经；深层布有臀上、下动、静脉的分支或属支，臀下神经的属支。

[主治]　①痢疾，疝气；②腰脊强痛。

[操作]　直刺 0.8～1.2 寸。

30. 白环俞

[定位]　在骶部，当骶正中嵴旁 1.5 寸，平第四骶后孔。

[解剖]　浅层布有臀中和臀下皮神经；深层布有臀上、下动、静脉的分支或属支，骶神经丛和骶静脉丛。

[主治]　①遗精，带下，月经不调，遗尿，疝气；②腰骶强痛。

[操作]　直刺 0.8～1.2 寸。

31. 上髎

[定位]　在骶部，当髂后上棘与后正中线之间，适对第一骶后孔处。

[解剖]　浅层有臀中皮神经；深层布有骶外侧动、静脉的后支和第一骶神经。

[主治]　①月经不调，带下，遗精，阳痿，阴挺，大小便不利；②腰脊痛。

[操作]　直刺 1～1.5 寸。

32. 次髎

［定位］　在骶部，当髂后上棘内下方，适对第二骶后孔处。

［解剖］　浅层有臀中皮神经；深层布有骶外侧动、静脉的后支和第二骶神经。

［主治］　①月经不调，痛经，带下，小便不利，遗精，阳痿；②腰痛，下肢痿痹。

［操作］　直刺1～1.5寸。

33. 中髎

［定位］　在骶部，当次髎下内方，适对第三骶后孔处。

［解剖］　浅层有臀中皮神经；深层布有骶外侧动、静脉的后支和第三骶神经。

［主治］　①月经不调，带下，小便不利；②便秘，泄泻；③腰痛。

［操作］　直刺1～1.5寸。

34. 下髎

［定位］　在骶部，当中髎下内方，适对第四骶后孔处。

［解剖］　浅层布有臀中皮神经；深层布有骶外侧动、静脉的后支，臀上、下动、静脉的分支或属支，臀下神经和第四骶神经。

［主治］　①小腹痛，腰骶痛；②小便不利，带下，便秘。

［操作］　直刺1～1.5寸。

35. 会阳

［定位］　在骶部，尾骨端旁开0.5寸。

［解剖］　浅层布有臀中皮神经；深层布有臀下动、静脉的分支或属支，臀下神经。

［主治］　①泄泻，痢疾，痔疾；②阳痿，带下。

［操作］　直刺0.8～1.2寸。

36. 承扶

［定位］　在大腿后面，臀下横纹的中点。

［解剖］　浅层布有股后皮神经及臀下皮神经的分支；深层布有股后皮神经本干，坐骨神经及并行的动、静脉。

［主治］　①腰腿痛，下肢痿痹；②痔疾。

［操作］　直刺1～2寸。

37. 殷门

［定位］　在大腿后面，承扶与委中的连线上，承扶下6寸。

［解剖］　浅层布有股后皮神经；深层布有坐骨神经及并行动、静脉，股深动脉穿支等。

［主治］　腰腿痛，下肢痿痹。

［操作］　直刺1～2寸。

38. 浮郄

［定位］　在腘横纹外侧端，委阳上1寸，股二头肌腱的内侧。

［解剖］　浅层布有股后皮神经；深层布有膝上外动、静脉，腓总神经，腓肠外侧皮神经。

［主治］　①膝腘痛麻挛急；②便秘。

［操作］　直刺1～1.5寸。

39. 委阳

［定位］　在腘横纹外侧端，当股二头肌腱的内侧。

［解剖］ 浅层布有股后皮神经；深层布有腓总神经和腓肠外侧皮神经。

［主治］ ①腹满，水肿，小便不利；②腰脊强痛，下肢挛痛。

［操作］ 直刺 1～1.5 寸。

40. 委中

［定位］ 在腘横纹中点，当股二头肌腱与半腱肌腱的中间。

［解剖］ 浅层布有小隐静脉和股后皮神经；深层布有腘动、静脉，腓肠动脉，胫神经。

［主治］ ①腰痛，下肢痿痹；②腹痛，吐泻；③小便不利，遗尿；④丹毒，瘾疹，皮肤瘙痒，疔疮。

［操作］ 直刺 1～1.5 寸，或用三棱针点刺腘静脉出血。

41. 附分

［定位］ 在背部，当第二胸椎棘突下，旁开 3 寸。

［解剖］ 浅层布有第二、三胸神经后支的皮支和伴行的动、静脉；深层布有肩胛背动、静脉，肩胛背神经，第二、三胸神经后支的肌支和相应的肋间后动、静脉背侧支的分支或属支。

［主治］ 颈项强痛，肩背拘急，肘臂麻木。

［操作］ 斜刺 0.5～0.8 寸。

42. 魄户

［定位］ 在背部，当第三胸椎棘突下，旁开 3 寸。

［解剖］ 浅层布有第三、四胸神经后支的皮支和伴行的动、静脉；深层布有肩胛背动、静脉，肩胛背神经，第三、四胸神经后支的肌支和相应的肋间后动、静脉背侧支的分支或属支。

［主治］ ①咳嗽，气喘，肺痨，咳血；②肩背痛，项强。

［操作］ 斜刺 0.5～0.8 寸。

43. 膏肓

［定位］ 在背部，当第四胸椎棘突下，旁开 3 寸。

［解剖］ 浅层布有第四、五胸神经后支的皮支和伴行的动、静脉；深层布有肩胛背动、静脉，肩胛背神经，第四、五胸神经后支的肌支和相应的肋间后动、静脉背侧支的分支或属支。

［主治］ ①咳嗽，气喘，肺痨，盗汗；②健忘，遗精；③羸瘦，虚劳。

［操作］ 斜刺 0.5～0.8 寸。

44. 神堂

［定位］ 在背部，当第五胸椎棘突下，旁开 3 寸。

［解剖］ 浅层布有第五、六胸神经后支的皮支和伴行的动、静脉；深层布有肩胛背动、静脉，肩胛背神经，第五、六胸神经后支的肌支和相应的肋间后动、静脉背侧支的分支或属支。

［主治］ ①心痛，心悸；②咳嗽，气喘，胸闷，背痛。

［操作］ 斜刺 0.5～0.8 寸。

45. 譩譆

［定位］ 在背部，当第六胸椎棘突下，旁开 3 寸。

［解剖］　浅层布有第六、七胸神经后支的皮支和伴行的动、静脉；深层布有肩胛背动、静脉，肩胛背神经，第六胸神经后支的肌支和相应的肋间后动、静脉背侧支的分支或属支。

　　［主治］　①咳嗽，气喘；②疟疾，热病；③肩背痛。

　　［操作］　斜刺 0.5～0.8 寸。

　　46. 膈关

　　［定位］　在背部，当第七胸椎棘突下，旁开 3 寸。

　　［解剖］　浅层布有第七、八胸神经后支的皮支和伴行的动、静脉；深层布有肩胛背动、静脉，肩胛背神经，第七、八胸神经后支的肌支和相应的肋间后动、静脉背侧支的分支或属支。

　　［主治］　①呕吐，呕逆，嗳气，食不下，噎闷；②脊背强痛。

　　［操作］　斜刺 0.5～0.8 寸。

　　47. 魂门

　　［定位］　在背部，当第九胸椎棘突下，旁开 3 寸。

　　［解剖］　浅层布有第九、十胸神经后支的外侧皮支和伴行的动、静脉；深层布有第九、十胸神经后支的肌支和相应的肋间后动、静脉背侧支的分支或属支。

　　［主治］　①胸胁痛，呕吐，泄泻，黄疸；②背痛。

　　［操作］　斜刺 0.5～0.8 寸。

　　48. 阳纲

　　［定位］　在背部，当第十胸椎棘突下，旁开 3 寸。

　　［解剖］　浅层布有第十、十一胸神经后支的外侧皮支和伴行的动、静脉；深层布有第十、十一胸神经后支的肌支和相应的肋间后动、静脉背侧支的分支或属支。

　　［主治］　①肠鸣，泄泻，腹痛；②黄疸，消渴。

　　［操作］　斜刺 0.5～0.8 寸。

　　49. 意舍

　　［定位］　在背部，当第十一胸椎棘突下，旁开 3 寸。

　　［解剖］　浅层布有第十一、十二胸神经后支的外侧皮支和伴行的动、静脉；深层布有第十一、十二胸神经后支的肌支和相应的肋间后动、静脉背侧支的分支或属支。

　　［主治］　腹胀，肠鸣，泄泻，呕吐。

　　［操作］　斜刺 0.5～0.8 寸。

　　50. 胃仓

　　［定位］　在背部，当第十二胸椎棘突下，旁开 3 寸。

　　［解剖］　浅层布有第十二胸神经和第一腰神经后支的外侧皮支和伴行的动、静脉；深层布有第十二胸神经和第一腰神经后支的肌支和相应的动、静脉背侧支的分支或属支。

　　［主治］　①胃脘痛，腹胀，小儿食积；②水肿。

　　［操作］　斜刺 0.5～0.8 寸。

　　51. 肓门

　　［定位］　在腰部，当第一腰椎棘突下，旁开 3 寸。

　　［解剖］　浅层布有第一、第二腰神经后支的外侧皮支和伴行的动、静脉；深层布有第一、第二腰神经后支的肌支和第一腰背动、静脉背侧支的分支或属支。

[主治]　①腹痛，痞块，便秘；②乳疾。

　　[操作]　斜刺0.5~0.8寸。

　　52. 志室

　　[定位]　在腰部，当第二腰椎棘突下，旁开3寸。

　　[解剖]　浅层布有第一、第二腰神经后支的外侧皮支和伴行的动、静脉；深层布有第一、第二腰神经后支的肌支和相应的腰背动、静脉背侧支的分支或属支。

　　[主治]　①遗精，阳痿，遗尿，小便不利，水肿，月经不调；②腰脊强痛。

　　[操作]　直刺0.5~1寸。

　　53. 胞肓

　　[定位]　在臀部，平第二骶后孔，骶正中嵴旁开3寸。

　　[解剖]　浅层布有臀上皮神经和臀中皮神经；深层有臀上动、静脉，臀上神经。

　　[主治]　①小便不利，阴肿；②肠鸣，腹胀，便秘；③腰脊痛。

　　[操作]　直刺0.8~1.2寸。

　　54. 秩边

　　[定位]　在臀部，平第四骶后孔，骶正中嵴旁开3寸。

　　[解剖]　浅层布有臀中皮神经和臀下皮神经；深层有臀上、下动、静脉，臀上、下神经。

　　[主治]　①腰腿痛，下肢痿痹；②痔疾，便秘，小便不利，阴痛。

　　[操作]　直刺1.5~3寸。

　　55. 合阳

　　[定位]　在小腿后面，当委中与承山的连线上，委中下2寸。

　　[解剖]　浅层布有小隐静脉，股后皮神经，腓肠内侧皮神经；深层有胫动、静脉和胫神经。

　　[主治]　①腰脊强痛，下肢痿痹；②疝气，崩漏。

　　[操作]　直刺1~2寸。

　　56. 承筋

　　[定位]　在小腿后面，当委中与承山的连线上，腓肠肌肌腹中央，委中下5寸。

　　[解剖]　浅层布有小隐静脉，腓肠内侧皮神经；深层有胫后动、静脉，腓动、静脉，胫神经。

　　[主治]　①痔疾；②腰腿拘急疼痛。

　　[操作]　直刺0.3~0.5寸。

　　57. 承山

　　[定位]　在小腿后面正中，委中与昆仑之间，当伸直小腿或足跟上提时，腓肠肌肌腹下出现尖角凹陷处。

　　[解剖]　浅层布有小隐静脉，腓肠内侧皮神经；深层有胫后动、静脉，胫神经。

　　[主治]　①痔疾，便秘；②腰腿拘急疼痛，脚气。

　　[操作]　直刺1~2寸。

　　58. 飞扬

　　[定位]　在小腿后面，当外踝后，昆仑穴直上7寸，承山外下方1寸处。

　　[解剖]　浅层布有腓肠外侧皮神经；深层有胫后动、静脉，胫神经。

［主治］　①头痛，目眩，鼻塞，鼻衄；②腰背痛，腿软无力；③痔疾。

　［操作］　直刺 1～1.5 寸。

59．跗阳

　［定位］　在小腿后面，外踝后，昆仑穴直上 3 寸。

　［解剖］　浅层布有小隐静脉和腓肠神经；深层有胫后动、静脉的肌支，胫神经的分支。

　［主治］　①头痛，头重；②腰腿痛，下肢痿痹，外踝肿痛。

　［操作］　直刺 0.8～1.2 寸。

60．昆仑

　［定位］　在足部外踝后方，当外踝尖与跟腱之间的凹陷处。

　［解剖］　浅层布有小隐静脉和腓肠神经；深层有腓动、静脉的分支和属支。

　［主治］　①头痛，项强，目眩，鼻衄；②腰痛，足跟肿痛；③难产，癫痫。

　［操作］　直刺 0.5～0.8 寸。

61．仆参

　［定位］　在足外侧部，外踝后下方，昆仑穴直下，跟骨外侧，赤白肉际处。

　［解剖］　布有小隐静脉的属支，腓肠神经跟骨外侧支和腓动、静脉的跟支。

　［主治］　①下肢痿痹，足跟痛；②癫痫。

　［操作］　直刺 0.3～0.5 寸。

62．申脉

　［定位］　在足外侧部，外踝直下方凹陷处。

　［解剖］　布有小隐静脉，腓肠神经的分支和外踝前动、静脉。

　［主治］　①头痛，眩晕，失眠，嗜卧，癫狂痫；②目赤痛，眼睑下垂；③腰腿痛，项强，足外翻。

　［操作］　直刺 0.3～0.5 寸。

63．金门

　［定位］　在足外侧，当外踝前缘直下，骰骨下缘处。

　［解剖］　布有足背外侧皮神经，足外侧缘静脉（小隐静脉）。

　［主治］　①头痛，癫痫，小儿惊风；②腰痛，下肢痿痹，外踝肿痛。

　［操作］　直刺 0.3～0.5 寸。

64．京骨

　［定位］　在足外侧，第五跖骨粗隆下方，赤白肉际处。

　［解剖］　布有足背外侧皮神经，足外侧缘静脉。

　［主治］　①头痛，项强，目翳，癫痫；②腰腿痛。

　［操作］　直刺 0.3～0.5 寸。

65．束骨

　［定位］　在足外侧，足小趾本节（第五跖趾关节）的后方，赤白肉际处。

　［解剖］　浅层布有足背外侧皮神经，足背静脉弓的属支；深层有趾底固有动、静脉和趾足底固有神经。

　［主治］　①头痛，项强，目眩，癫狂；②腰腿痛。

　［操作］　直刺 0.2～0.5 寸。

66. 足通谷

[定位]　在足外侧，足小趾本节（第五跖趾关节）的前方，赤白肉际处。

[解剖]　布有足背外侧皮神经，足背静脉弓的属支，趾底固有动、静脉。

[主治]　①头痛，项强；②目眩，鼻衄；③癫狂。

[操作]　直刺 0.2~0.3 寸。

67. 至阴

[定位]　在足小趾末节外侧，距趾甲角 0.1 寸。

[解剖]　布有足背外侧皮神经的趾背神经和趾背动、静脉网。

[主治]　①胎位不正，难产，胞衣不下；②头痛，目痛，鼻塞，鼻衄。

[操作]　浅刺 0.1~0.5 寸或点刺出血，胎位不正用灸法。

八、足少阴肾经（Kidney Meridian of Toot-Shaoyin，KI.）

(一) 经脉循行

肾足少阴之脉：起于小指之下，邪走足心，出于然骨之下，循内踝之后，别入跟中，以上腨内，出腘内廉，上股内后廉，贯脊属肾，络膀胱。

其直者，从肾上贯肝、膈，入肺中，循喉咙，挟舌本。

其支者，从肺出，络心，注胸中（《灵枢·经脉》）。

(二) 主治概要

是动则病：饥不欲食，面如漆柴，咳唾则有血，喝喝而喘，坐而欲起，目䀮䀮如无所见，心如悬若饥状，气不足则善恐，心惕惕如人将捕之，是为骨厥；是主肾所生病者：口热、舌干、咽肿、上气、嗌干及痛、烦心、心痛、黄疸、肠澼、脊、股内后廉痛、痿、厥、嗜卧，足下热而痛（《灵枢·经脉》）。

(三) 本经腧穴（27穴）

1. 涌泉

[定位]　在足底部，卷足时足前部凹陷处，约当足底二、三趾趾缝纹头端与足跟连线的前 1/3 与后 2/3 交点上。

[解剖]　浅层布有足底内侧神经的分支。深层有第二趾足底总神经和第二趾足底总动、静脉。

[主治]　①顶心头痛，眩晕，失眠，昏厥，癫狂，小儿惊风；②便秘，小便不利；③咽喉肿痛，舌干，失音；④足心热。

[操作]　直刺 0.5~1 寸。

2. 然谷

[定位]　在足内侧缘，足舟骨粗隆下方，赤白肉际。

[解剖]　浅层布有隐神经的小腿内侧皮支、足底内侧神经皮支和足背静脉网的属支。深层有足底内侧神经和足底内侧动、静脉。

[主治]　①月经不调，阴挺，阴痒，遗精，小便不利；②消渴，泄泻，小儿脐风；③咽喉肿痛，咳血，口噤。

[操作]　直刺 0.5~1 寸。

3. 太溪

[定位]　在足内侧，内踝后方，当内踝尖与跟腱之间的凹陷处。

[解剖]　浅层布有隐神经的小腿内侧皮支，大隐静脉的属支。深层有胫神经和胫后动、静脉。

[主治]　①月经不调，遗精，阳痿，小便频数，消渴，泄泻，腰痛；②头痛，失眠，目眩，耳聋，耳鸣，咽喉肿痛，齿痛；③咳喘，咳血。

[操作]　直刺 0.5~1.5 寸。

4. 大钟

[定位]　在足内侧，内踝后下方，当跟腱附着部的内侧前方凹陷处。

[解剖]　浅层布有隐神经的小腿内侧皮支大隐静脉的属支。深层有胫后动脉的内踝支和跟支构成的动脉网。

[主治]　①癃闭，遗尿，便秘；②咳血，气喘；③痴呆，嗜卧；④足跟痛。

[操作]　直刺 0.3~0.5 寸。

5. 水泉

[定位]　在足内侧，内踝后下方，当太溪穴直下 1 寸（指寸），跟骨结节的内侧凹陷处。

[解剖]　浅层布有隐神经的小腿内侧皮支和大隐静脉的属支。深层有胫后动、静脉，足底内、外侧神经和跟内侧支（均是胫神经的分支）。

[主治]　①月经不调，痛经，阴挺；②小便不利。

[操作]　直刺 0.3~0.5 寸。

6. 照海

[定位]　在足内侧，内踝尖下方凹陷处。

[解剖]　浅层布有隐神经的小腿内侧皮支、大隐静脉的属支。深层有跗内侧动、静脉的分支或属支。

[主治]　①月经不调，痛经，带下，阴挺，阴痒，小便频数，癃闭；②咽喉干痛，目赤肿痛；③痫证，失眠。

[操作]　直刺 0.5~0.8 寸。

7. 复溜

[定位]　在小腿内侧，太溪直上 2 寸，跟腱的前方。

[解剖]　浅层布有隐神经的小腿内侧皮支、大隐静脉的属支。深层有胫神经和胫后动、静脉。

[主治]　①水肿，腹胀，泄泻；②盗汗，热病无汗或汗出不止；③下肢痿痹。

[操作]　直刺 0.5~1 寸。

8. 交信

[定位]　在小腿内侧，当太溪直上 2 寸，复溜前 0.5 寸，胫骨内侧缘的后方。

[解剖]　浅层布有隐神经的小腿内侧皮支，大隐静脉的属支。深层有胫神经和胫后动、静脉。

[主治]　①月经不调，崩漏，阴挺；②泄泻，便秘。

[操作]　直刺 1~1.5 寸。

9. 筑宾

[定位]　在小腿内侧，当太溪与阴谷的连线上，太溪上 5 寸，腓肠肌肌腹的内下方。

[解剖]　浅层布有隐神经的小腿内侧皮支和浅静脉。深层有胫神经和胫后动、静脉。

[主治]　①癫狂，呕吐；②疝气；③小腿疼痛。

［操作］ 直刺 1～1.5 寸。

10. 阴谷

［定位］ 在腘窝内侧，屈膝时，当半腱肌腱与半膜肌腱之间。

［解剖］ 浅层布有股后皮神经和皮下静脉。深层有膝上内侧动、静脉的分支或属支。

［主治］ ①阳痿，疝气，崩漏；②癫狂；③膝股痛。

［操作］ 直刺 1～1.5 寸。

11. 横骨

［定位］ 在下腹部，当脐中下 5 寸，前正中线旁开 0.5 寸。

［解剖］ 浅层布有髂腹下神经前皮支，腹壁浅静脉的属支。深层有腹壁下动、静脉的分支或属支和第十一、十二胸神经前支的分支。

［主治］ ①少腹胀痛，小便不利，遗尿；②遗精，阳痿，疝气，阴痛。

［操作］ 直刺 1.0～1.5 寸。

12. 大赫

［定位］ 在下腹部，当脐中下 4 寸，前正中线旁开 0.5 寸。

［解剖］ 浅层布有腹壁浅动、静脉的分支或属支，第十一、十二胸神经和第一腰神经前支的前皮支及伴行的动、静脉。深层有腹壁下动、静脉的分支或属支，第十一、十二胸神经前支的肌支和相应的肋间动、静脉。

［主治］ 遗精，阳痿，阴挺，带下。

［操作］ 直刺 1～1.5 寸。

13. 气穴

［定位］ 在下腹部，当脐中下 3 寸，前正中线旁开 0.5 寸。

［解剖］ 浅层布有腹壁浅动、静脉的分支或属支，第十一、十二胸神经前支和第一腰神经前支的前皮支及伴行的动、静脉。深层有腹壁下动、静脉的分支或属支，第十一、十二胸神经前支的肌支和相应的肋间动、静脉。

［主治］ ①月经不调，带下，经闭，崩漏，小便不通；②泄泻。

［操作］ 直刺 1～1.5 寸。

14. 四满

［定位］ 仰卧。在下腹部，当脐中下 2 寸，前正中线旁开 0.5 寸。

［解剖］ 浅层布有腹壁浅动、静脉的分支或属支，第十、十一、十二胸神经前支的前皮支和伴行的动、静脉。深层有腹壁下动、静脉的分支或属支，第十、十一、十二胸神经前支的肌支和相应的肋间动、静脉。

［主治］ ①月经不调，带下，遗精，遗尿，疝气；②便秘，腹痛，水肿。

［操作］ 直刺 1～1.5 寸。

15. 中注

［定位］ 在下腹部，当脐中下 1 寸，前正中线旁开 0.5 寸。

［解剖］ 浅层布有脐周皮下静脉网和第十、十一、十二胸神经前支的前皮支及伴行的动、静脉。深层有腹壁下动、静脉的分支或属支，第十、十一、十二胸神经前支的肌支和相应的肋间动、静脉。

［主治］ ①腹痛，便秘，泄泻；②月经不调，痛经。

［操作］ 直刺 1 ~ 1.5 寸。

16. 肓俞

［定位］ 仰卧。在中腹部，当脐中旁开 0.5 寸。

［解剖］ 浅层布有脐周皮下静脉网，第九、十、十一胸神经前支的前皮支及伴行的动、静脉。深层有腹壁上、下动、静脉吻合形成的动、静脉网，第九、十、十一胸神经前支的肌支和相应的肋间动、静脉。

［主治］ ①腹痛，腹胀，呕吐，泄泻，便秘；②月经不调，疝气，腰脊痛。

［操作］ 直刺 1 ~ 1.5 寸。

17. 商曲

［定位］ 在上腹部，当脐中上 2 寸，前正中线旁开 0.5 寸。

［解剖］ 浅层布有腹壁浅静脉，第八、九、十胸神经前支的前皮支及伴行的动、静脉。深层有腹壁上动、静脉的分支或属支，第八、九、十胸神经前支的肌支和相应的肋间动、静脉。

［主治］ 腹痛，泄泻，便秘。

［操作］ 直刺 1 ~ 1.5 寸。

18. 石关

［定位］ 在上腹部，当脐中上 3 寸，前正中线旁开 0.5 寸。

［解剖］ 浅层布有腹壁浅静脉，第七、八、九胸神经前支及伴行的动、静脉。深层有腹壁上动、静脉的分支或属支，第七、八、九胸神经前支的肌支和相应的肋间动、静脉。

［主治］ ①呕吐，腹痛，便秘；②不孕。

［操作］ 直刺 1 ~ 1.5 寸。

19. 阴都

［定位］ 在上腹部，当脐中上 4 寸，前正中线旁开 0.5 寸。

［解剖］ 浅层布有腹壁浅静脉，第七、八、九胸神经前支的前皮支及伴行的动、静脉。深层有腹壁上动、静脉的分支或属支，第七、八、九胸神经前支的肌支和相应的肋间动、静脉。

［主治］ ①腹痛，腹胀，便秘；②不孕。

［操作］ 直刺 1 ~ 1.5 寸。

20. 腹通谷

［定位］ 在上腹部，当脐中上 5 寸，前正中线旁开 0.5 寸。

［解剖］ 浅层布有腹壁浅静脉和第六、七、八胸神经前支的前皮支及伴行的动、静脉。深层有腹壁上动、静脉的分支或属支，第六、七、八胸神经前支的肌支和相应的肋间动、静脉。

［主治］ ①腹痛，腹胀，呕吐；②心痛，心悸。

［操作］ 直刺 0.5 ~ 1 寸。

21. 幽门

［定位］ 在上腹部，当脐中上 6 寸，前正中线旁开 0.5 寸。

［解剖］ 浅层布有第六、七、八胸神经前支的前皮支及伴行的动、静脉。深层有腹壁上动、静脉的分支或属支，第六、七、八胸神经前支的肌支和相应的肋间动、静脉。

［主治］ 腹痛，腹胀，呕吐，泄泻。

［操作］　直刺 0.5~1 寸。

22. 步廊

［定位］　在胸部，当第五肋间隙，前正中线旁开 2 寸。

［解剖］　浅层布有第五肋间神经的前皮支，胸廓内动、静脉的穿支。深层有胸内、外侧神经的分支。

［主治］　①咳嗽，气喘，胸胁胀满；②呕吐。

［操作］　斜刺或平刺 0.5~0.8 寸。

23. 神封

［定位］　在胸部，当第四肋间隙，前正中线旁开 2 寸。

［解剖］　浅层布有第四肋间神经的前皮支，胸廓内动、静脉的穿支。深层有胸内、外侧神经的分支。

［主治］　①咳嗽，气喘；②胸胁胀满，乳痈；③呕吐。

［操作］　斜刺或平刺 0.5~0.8 寸。

24. 灵墟

［定位］　在胸部，当第三肋间隙，前正中线旁开 2 寸。

［解剖］　浅层布有第三肋间神经的前皮支，胸廓内动、静脉的穿支。深层有胸内、外侧神经的分支。

［主治］　①咳嗽，气喘；②胸胁胀痛，乳痈；③呕吐。

［操作］　斜刺或平刺 0.5~0.8 寸。

25. 神藏

［定位］　在胸部，当第二肋间隙，前正中线旁开 2 寸。

［解剖］　浅层布有第二肋间神经的前皮支，胸廓内动、静脉的穿支。深层有胸内、外侧神经的分支。

［主治］　①咳嗽，气喘，胸痛；②呕吐。

［操作］　斜刺或平刺 0.5~0.8 寸。

26. 彧中

［定位］　在胸部，当第一肋间隙，前正中线旁开 2 寸。

［解剖］　浅层布有第一肋间神经的前皮支，锁骨上内侧神经和胸廓内动、静脉的穿支。深层有胸内、外侧神经的分支。

［主治］　①咳嗽，气喘；②胸胁胀满。

［操作］　斜刺或平刺 0.5~0.8 寸。

27. 俞府

［定位］　在胸部，当锁骨下缘，前正中线旁开 2 寸。

［解剖］　浅层布有锁骨上内侧神经。深层有胸内、外侧神经的分支。

［主治］　①咳嗽，气喘，胸痛；②呕吐。

［操作］　斜刺或平刺 0.5~0.8 寸。

九、手厥阴心包经（Pericardium Meridian of Hand-Jueyin，PC.）

（一）经脉循行

心主手厥阴心包络之脉，起于胸中，出属心包络，下膈，历络三焦。

其支者：循胸出胁，下腋三寸，上抵腋，下循臑内，行太阴、少阴之间，入肘中，下臂行两筋之间，入掌中，循中指出其端。

其支者：别掌中，循小指次指出其端（《灵枢·经脉》）。

（二）主治概要

是动则病：手心热，臂、肘挛急，腋肿；甚则胸胁支满，心中澹澹大动，面赤目黄，喜笑不休。是主脉所生病者：烦心心痛，掌中热（《灵枢·经脉》）。

（三）本经腧穴（9穴）

1. 天池

[定位]　在胸部，当第四肋间隙，乳头外1寸，前正中线旁开5寸。

[解剖]　浅层分布着第四肋间神经外侧皮支，胸腹壁静脉属支（女性除有上述结构外，皮下组织内还有乳腺等组织）。深层有胸内、外侧神经，胸外侧动、静脉分支或属支。

[主治]　①咳嗽，气喘；②乳痈，乳汁少；③胸闷，胁肋胀痛，瘰疬。

[操作]　斜刺或平刺0.3~0.5寸。

2. 天泉

[定位]　在臂内侧，当腋前纹头下2寸，肱二头肌的长、短头之间。

[解剖]　浅层分布着臂内侧皮神经的分支。深层有肌皮神经和肱动、静脉的肌支。

[主治]　①心痛，咳嗽，胸胁胀痛；②臂痛。

[操作]　直刺0.5~0.8寸。

3. 曲泽

[定位]　在肘横纹中，当肱二头肌腱的尺侧缘。

[解剖]　浅层有肘正中静脉，前臂内侧皮神经等结构。深层有肱动、静脉，尺侧返动、静脉的掌侧支与尺侧下副动、静脉前支构成的动、静脉网，正中神经的本干。

[主治]　①心痛，心悸；②热病，中暑；③胃痛，呕吐，泄泻；④肘臂疼痛。

[操作]　直刺1~1.5寸，或用三棱针点刺出血。

4. 郄门

[定位]　在前臂掌侧，当曲泽与大陵的连线上，腕横纹上5寸，掌长肌腱与桡侧腕屈肌腱之间。

[解剖]　浅层分布有前臂外侧皮神经，前臂内侧皮神经分支和前臂正中静脉。深层分布有正中神经。正中神经伴行动、静脉，骨间前动脉、神经等结构。

[主治]　①心痛，心悸，疔疮，癫痫；②呕血，咳血。

[操作]　直刺0.5~1寸。

5. 间使

[定位]　在前臂掌侧，当曲泽与大陵的连线上，腕横纹上3寸，掌长肌腱与桡侧腕屈肌腱之间。

[解剖]　浅层分布有前臂内、外侧皮神经分支和前臂正中静脉。深层分布有正中神经。正中神经伴行动、静脉，骨间前动脉、神经等结构。

[主治]　①心痛，心悸；②癫狂痫，热病，疟疾；③胃痛，呕吐；④肘臂痛。

[操作]　直刺0.5~1寸。

6. 内关

[定位]　在前臂掌侧，当曲泽与大陵的连线上，腕横纹上2寸，掌长肌腱与桡侧腕屈

肌腱之间。

［解剖］　浅层分布有前臂内侧皮神经，前臂外侧皮神经分支和前臂正中静脉。深层在指浅屈肌、拇长屈肌和指伸深屈肌三者之间有正中神经伴行动、静脉。在前臂骨间膜前方有骨间前、动静脉和骨间前神经。

［主治］　①心痛，心悸，胸闷；②眩晕，癫痫，失眠，偏头痛；③胃痛，呕吐，呃逆；④肘臂挛痛。

［操作］　直刺 0.5 ~ 1 寸。

7. 大陵

［定位］　在腕掌横纹的中点处，当掌长肌腱与桡侧腕屈肌腱之间。

［解剖］　浅层分布有前臂内、外侧皮神经，正中神经掌支，腕掌侧静脉网。深层在掌长肌与桡侧腕屈肌之间的深面可能刺中正中神经。

［主治］　①心痛，心悸，癫狂，疮疡；②胃痛，呕吐；③手腕麻痛，胸胁胀痛。

［操作］　直刺 0.3 ~ 0.5 寸。

8. 劳宫

［定位］　在手掌心，当第二、三掌骨之间偏于第三掌骨，握拳屈指时中指指尖处。

［解剖］　浅层分布有正中神经的掌支和手掌侧静脉网。深层布有指掌侧总动脉，正中神经的指掌侧固有神经。

［主治］　①口疮，口臭，鼻衄；②癫痫狂，中风昏迷，中暑；③心痛，呕吐。

［操作］　直刺 0.3 ~ 0.5 寸。

9. 中冲

［定位］　在手中指末节尖端中央。

［解剖］　分布有正中神经的指掌侧固有神经末梢，指掌侧动、静脉的动、静脉网。皮下组织内富含纤维束，纤维束外连皮肤，内连远节指骨骨膜。

［主治］　①中风昏迷，中暑，小儿惊风，热病；②心烦，心痛；③舌强肿痛。

［操作］　浅刺 0.1 寸；或用三棱针点刺出血。

十、手少阳三焦经（Sanjiao Meridian of Hand-Shaoyang. SJ.）

（一）经脉循行

三焦手少阳之脉，起于小指次指之端，上出两指之间，循手表腕，出臂外两骨之间，上贯肘，循臑外上肩，而交出足少阳之后，入缺盆，布膻中，联络心包，下膈，遍属三焦。

其支者，从膻中，上出于缺盆，上项，系耳后，直上出耳上角，以屈下颊至𬶐。

其支者，从耳后入耳中，出走耳前，过客主人，前交颊，至目锐眦（《灵枢·经脉》）。

（二）主治概要

是动则病：耳聋，浑浑焞焞，嗌肿，喉痹。是主气所生病者：汗出，目锐眦痛，颊肿，耳后肩臑肘臂外皆痛，小指次指不用（《灵枢·经脉》）。

（三）本经腧穴（23 穴）

1. 关冲

［定位］　在手环指末节尺侧，距指甲角 0.1 寸。

［解剖］　皮下组织内有尺神经指掌侧固有神经的指背支的分支，指掌侧固有动、静脉指背支的动静脉网。

［主治］　①热病，昏厥，中暑；②头痛，目赤，耳聋，咽喉肿痛。

　　［操作］　浅刺0.1寸，或用三棱针点刺出血。

　　2. 液门

　　［定位］　在手背部，当第四、五指间，指蹼缘后方赤白肉际处。

　　［解剖］　浅层分布有尺神经的指背神经，手背静脉网。深层有指背动、静脉等结构。

　　［主治］　①头痛，目赤，耳聋，咽喉肿痛；②疟疾。

　　［操作］　直刺0.3~0.5寸。

　　3. 中渚

　　［定位］　在手背部，当环指本节（掌指关节）的后方，第四、五掌骨间凹陷处。

　　［解剖］　浅层布有尺神经的指背神经，手背静脉网的尺侧部。深层有第四掌背动脉等结构。

　　［主治］　①头痛，耳鸣，耳聋，目赤，咽喉肿痛；②热病，消渴，疟疾；③手指屈伸不利，肘臂肩背疼痛。

　　［操作］　直刺0.3~0.5寸。

　　4. 阳池

　　［定位］　在腕背横纹中，当指伸肌腱的尺侧缘凹陷处。

　　［解剖］　浅层分布着尺神经手背支，腕背静脉网，前臂后皮神经的末支。深层有尺动脉腕背支的分支。

　　［主治］　①耳聋，目赤肿痛，咽喉肿痛；②疟疾，消渴；③腕痛。

　　［操作］　直刺0.3~0.5寸。

　　5. 外关

　　［定位］　在前臂背侧，当阳池与肘尖的连线上，腕背横纹上2寸，尺骨与桡骨之间。

　　［解剖］　浅层布有前臂后皮神经，头静脉和贵要静脉的属支。深层有骨间后动、静脉和骨间后神经。

　　［主治］　①热病，头痛，目赤肿痛，耳鸣，耳聋；②胸胁痛，瘰疬；③上肢痿痹。

　　［操作］　直刺0.5~1寸。

　　6. 支沟

　　［定位］　在前臂背侧，当阳池与肘尖的连线上，腕背横纹上3寸，尺骨与桡骨之间。

　　［解剖］　浅层分布有前臂后皮神经，头静脉和贵要静脉的属支。深层有骨间后动、静脉和骨间后神经。

　　［主治］　①便秘，热病；②胁肋痛，落枕；③耳鸣，耳聋。

　　［操作］　直刺0.5~1寸。

　　7. 会宗

　　［定位］　在前臂背侧，当腕背横纹上3寸，支沟尺侧，尺骨的桡侧缘。

　　［解剖］　浅层有前臂后皮神经，贵要静脉的属支结构。深层有前臂骨间后动、静脉的分支或属支，前臂骨间后神经的分支。

　　［主治］　①耳鸣，耳聋；②癫痫；③上肢痹痛。

　　［操作］　直刺0.5~1寸。

　　8. 三阳络

　　［定位］　在前臂背侧，腕背横纹上4寸，尺骨和桡骨之间。

[解剖]　浅层分布有前臂后皮神经，头静脉和贵要静脉的属支。深层有前臂骨间后动、静脉的分支或属支，前臂骨间后神经的分支。

　　[主治]　①耳聋，暴喑，齿痛；②上肢痹痛。

　　[操作]　直刺 0.5～1 寸。

　　9. 四渎

　　[定位]　在前臂背侧，当阳池与肘尖的连线上，肘尖下 5 寸，尺骨与桡骨之间。

　　[解剖]　浅层分布着前臂后皮神经，头静脉和贵要静脉的属支。深层有骨间后动、静脉和骨间后神经。

　　[主治]　①耳聋，暴喑，齿痛，咽喉肿痛，偏头痛；②上肢痹痛。

　　[操作]　直刺 0.5～1 寸。

　　10. 天井

　　[定位]　在臂外侧，屈肘时，当肘尖直上 1 寸凹陷处。

　　[解剖]　浅层有臂后皮神经等结构。深层有肘关节动、静脉网，桡神经肌支。

　　[主治]　①耳聋，偏头痛，癫痫；②瘰疬，肘臂痛。

　　[操作]　直刺 0.5～1 寸。

　　11. 清冷渊

　　[定位]　在臂外侧，屈肘，当肘尖直上 2 寸，即天井上 1 寸。

　　[解剖]　浅层分布着臂后皮神经。深层有中副动、静脉，桡神经肌支等。

　　[主治]　①头痛，目痛，胁痛；②肩臂痛。

　　[操作]　直刺 0.5～1 寸。

　　12. 消泺

　　[定位]　在臂外侧，当清冷渊与臑会连线的中点处。

　　[解剖]　浅层分布着臂后皮神经。深层有中副动、静脉和桡神经的肌支。

　　[主治]　①头痛，齿痛，项强；②肩臂痛。

　　[操作]　直刺 0.8～1.2 寸。

　　13. 臑会

　　[定位]　在臂外侧，当肘尖与肩髎的连线上，肩髎下 3 寸，三角肌的后下缘。

　　[解剖]　浅层有臂后皮神经。深层有桡神经，肱深动、静脉。

　　[主治]　①瘿气，瘰疬；②上肢痿痹。

　　[操作]　直刺 0.8～1.2 寸。

　　14. 肩髎

　　[定位]　在肩部，肩髃后方，当臂外展时，于肩峰后下方呈现凹陷处。

　　[解剖]　浅层分布着锁骨上外侧神经。深层有腋神经和旋肱后动、静脉。

　　[主治]　肩臂挛痛不遂。

　　[操作]　直刺 0.8～1.2 寸。

　　15. 天髎

　　[定位]　在肩胛部，肩井与曲垣的中间，当肩胛骨上角处。

　　[解剖]　浅层分布着锁骨上神经和第一胸神经后支外侧皮支。深层有肩胛背动、静脉的分支或属支，肩胛上动、静脉的分支和属支以及肩胛上神经等结构。

　　[主治]　肩臂痛，颈项强痛。

［操作］　直刺 0.5~0.8 寸。

16. 天牖

［定位］　在颈侧部，当乳突的后方直下，平下颌角，胸锁乳突肌的后缘。

［解剖］　浅层分布有颈外静脉属支、耳大神经和枕小神经。深层有枕动、静脉的分支或属支，颈深动、静脉升支。

［主治］　①头痛，项强；②目痛，耳聋，瘰疬，面肿。

［操作］　直刺 0.5~1 寸。

17. 翳风

［定位］　在耳垂后方，当乳突与下颌角之间的凹陷处。

［解剖］　浅层分布有耳大神经和颈外静脉的属支。深层有颈外动脉的分支、耳后动脉、面神经等。

［主治］　①耳鸣，耳聋，聤耳；②牙关紧闭，齿痛，呃逆，瘰疬，颊肿。口喎。

［操作］　直刺 0.8~1.2 寸。

18. 瘈脉

［定位］　在头部，耳后乳突中央，当角孙至翳风之间，沿耳轮连线的中、下 1/3 的交点处。

［解剖］　分布有耳大神经和面神经耳后支及耳后动、静脉。

［主治］　①耳鸣，耳聋；②小儿惊风，头痛。

［操作］　平刺 0.3~0.5 寸。

19. 颅息

［定位］　在头部，当角孙至翳风之间，沿耳轮连线的上、中 1/3 的交点处。

［解剖］　分布着耳大神经，枕小神经，面神经耳后支，耳后动、静脉的耳支。

［主治］　①小儿惊风，头痛；②耳鸣，耳聋。

［操作］　平刺 0.3~0.5 寸。

20. 角孙

［定位］　在头部，折耳廓向前，当耳尖直上入发际处。

［解剖］　分布着耳颞神经的分支，颞浅动、静脉的耳前支。

［主治］　①目翳，齿痛，痄腮；②偏头痛，项强。

［操作］　平刺 0.3~0.5 寸。小儿腮腺炎宜用灯火灸。

21. 耳门

［定位］　在面部，当耳屏上切迹的前方，下颌骨髁状突后缘，张口有凹陷处。

［解剖］　分布着耳颞神经、颞浅动、静脉耳前支，面神经颞支等。

［主治］　①耳鸣，耳聋，聤耳；②齿痛。

［操作］　微张口，直刺 0.5~1 寸。

22. 耳和髎

［定位］　在头侧部，当鬓发后缘，平耳廓根之前方，颞浅动脉的后缘。

［解剖］　浅层分布有耳颞神经，面神经颞支，颞浅动、静脉的分支或属支。深层有颞深前、后神经，均是三叉神经下颌神经的分支。

［主治］　①头痛，耳鸣；②牙关紧闭，口喎。

［操作］　避开动脉，斜刺或平刺 0.3~0.5 寸。

23. 丝竹空

[定位] 在面部，当眉梢凹陷处。

[解剖] 分布有眶上神经，颧面神经，面神经颞支和颧支，颞浅动、静脉的额支。

[主治] ①目赤肿痛，眼睑瞤动，目眩；②头痛，癫狂痫。

[操作] 平刺0.5~1寸。不灸。

十一、足少阳胆经（Gallbladder Meridian of Foot-Shaoyang，GB.）

（一）经脉循行

胆足少阳之脉：起于目锐眦，上抵头角，下耳后，循颈，行手少阳之前，至肩上，却交出手少阳之后，入缺盆。

其支者：从耳后入耳中，出走耳前，至目锐眦后。

其支者：别锐眦，下大迎，合于手少阳，抵于顿，下加颊车，下颈，合缺盆，以下胸中，贯膈，络肝、属胆，循胁里，出气街，绕毛际，横入髀厌中。

其直者：从缺盆下腋，循胸，过季胁，下合髀厌中。以下循髀阳，出膝外廉，下外辅骨之前，直下抵绝骨之端，下出外踝之前，循足跗上，入小指次指之间。

其支者：别跗上，入大指间，循大指歧骨内，出其端；还贯爪甲，出三毛（《灵枢·经脉》）。

（二）主治概要

是动则病，口苦，善太息，心胁痛，不能转侧，甚则面微有尘，体无膏泽，足外反热，是为阳厥。是主骨所生病者，头痛，颔痛，目锐眦痛，缺盆中肿痛，腋下肿，马刀、侠瘿，汗出振寒，疟，胸胁、肋、髀、膝外至胫、绝骨、外踝前，及诸节皆痛，小指次指不用（《灵枢·经脉》）。

（三）本经腧穴（44穴）

1. 瞳子髎

[定位] 在面部，目外眦旁，当眶外侧缘处。

[解剖] 浅层布有颧神经的颧面支与颧颞支。深层有颞深前、后神经和前、后动脉的分支。

[主治] ①目赤肿痛，目翳，青盲，口㖞；②头痛。

[操作] 直刺或平刺0.3~0.5寸。

2. 听会

[定位] 在面部，当耳屏间切迹的前方，下颌骨髁状突的后缘，张口有凹陷处。

[解剖] 浅层布有耳颞神经和耳大神经。深层有颞浅动、静脉和面神经丛等。

[主治] ①耳鸣，耳聋，聤耳；②齿痛，口㖞，面痛。

[操作] 张口，直刺0.5~1寸。

3. 上关

[定位] 在耳前，下关直上，当颧弓的上缘凹陷处。

[解剖] 浅层布有耳颞神经，面神经颞支和颞浅动、静脉。深层有颞深前、后神经的分支。

[主治] ①耳鸣，耳聋，聤耳；②偏头痛，癫狂痫，口㖞，口噤，齿痛，面痛，面瘫。

［操作］　直刺 0.5～1 寸。

4. 颔厌

［定位］　在头部鬓发上，当头维与曲鬓弧形连线的上四分之一与下四分之三交点处。

［解剖］　浅层布有耳颞神经，颞浅动、静脉顶支。深层有颞深前、后神经的分支。

［主治］　①偏头痛，眩晕，癫痫；②齿痛，耳鸣，口㖞。

［操作］　平刺 0.5～0.8 寸。

5. 悬颅

［定位］　在头部鬓发上，当头维与曲鬓弧形连线的中点处。

［解剖］　浅层布有耳颞神经，颞浅动、静脉顶支。深层有颞深前、后神经的分支。

［主治］　①偏头痛；②目赤肿痛，齿痛，面肿，鼻衄。

［操作］　平刺 0.5～0.8 寸。

6. 悬厘

［定位］　在头部鬓发上，当头维与曲鬓弧形连线的上四分之三下四分之一交点处。

［解剖］　浅层布有耳颞神经，颞浅动、静脉顶支。深层有颞深前、后神经的分支。

［主治］　①偏头痛；②目赤肿痛，耳鸣，齿痛，面痛。

［操作］　平刺 0.5～0.8 寸。

7. 曲鬓

［定位］　在头部，当耳前鬓角发际后缘的垂线与耳尖水平线交点处。

［解剖］　浅层布有耳颞神经，颞浅动、静脉顶支。深层有颞深前、后神经的分支。

［主治］　①偏头痛，颌颊肿；②目赤肿痛，暴喑，牙关紧闭。

［操作］　平刺 0.5～0.8 寸。

8. 率谷

［定位］　在头部，当耳尖直上入发际 1.5 寸，角孙直上方。

［解剖］　布有耳神经和枕大神经会合支及颞浅动、静脉顶支。

［主治］　①偏正头痛，眩晕，耳鸣，耳聋；②小儿急、慢惊风。

［操作］　平刺 0.5～0.8 寸。

9. 天冲

［定位］　在头部，当耳根后缘直上入发际 2 寸，率谷后 0.5 寸处。

［解剖］　布有耳神经和枕小神经以及枕大神经的会合支，颞浅动、静脉顶支和耳后动、静脉。

［主治］　①头痛，耳鸣，耳聋，牙龈肿痛；②癫痫。

［操作］　平刺 0.5～0.8 寸。

10. 浮白

［定位］　在头部，当耳后乳突的后上方，天冲与完骨的弧形连线的中三分之一与上三分之一交点处。

［解剖］　布有枕小神经和枕大神经的吻合支以及耳后动、静脉。

［主治］　①头痛，耳鸣，耳聋，目痛；②瘿气。

［操作］　平刺 0.5～0.8 寸。

11. 头窍阴

［定位］　在头部，当耳后乳突的后上方，天冲与完骨的中三分之一与下三分之一交

点处。

　　［解剖］　布有枕小神经和耳后动、静脉的分支。

　　［主治］　①耳鸣，耳聋；②头痛，眩晕，颈项强痛。

　　［操作］　平刺 0.5~0.8 寸。

　　12. 完骨

　　［定位］　在头部，当耳后乳突的后下方凹陷处。

　　［解剖］　浅层布有枕小神经，耳后动、静脉的分支或属支。深层有颈深动、静脉。如果深刺可能刺中椎动脉。

　　［主治］　①头痛，颈项强痛，失眠；②齿痛，口㖞，口噤不开，颊肿；③癫痫，疟疾。

　　［操作］　直刺 0.5~0.8 寸。

　　13. 本神

　　［定位］　在头部，当前发际上 0.5 寸，神庭旁开 3 寸，神庭与头维连线的内三分之二与外三分之一的交点处。

　　［解剖］　布有眶上动、静脉和眶上神经以及颞浅动、静脉额支。

　　［主治］　①头痛，眩晕，目赤肿痛；②癫痫，小儿惊风，中风昏迷。

　　［操作］　平刺 0.3~0.5 寸。

　　14. 阳白

　　［定位］　在前额部，当瞳孔直上，眉上 1 寸。

　　［解剖］　布有眶上神经外侧支和眶上动、静脉外侧支。

　　［主治］　①头痛，眩晕；②视物模糊，目痛，眼睑下垂，面瘫。

　　［操作］　平刺 0.3~0.5 寸。

　　15. 头临泣

　　［定位］　在头部，当瞳孔直上入前发际 0.5 寸，神庭与头维连线的中点处。

　　［解剖］　布有眶上神经和眶上动、静脉。

　　［主治］　①头痛，目眩，流泪，鼻塞，鼻渊；②小儿惊风，癫痫。

　　［操作］　平刺 0.3~0.5 寸。

　　16. 目窗

　　［定位］　在头部，当前发际上 1.5 寸，头正中线旁开 2.25 寸。

　　［解剖］　布有眶上神经和颞浅动、静脉的额支。

　　［主治］　①目赤肿痛，青盲，视物模糊，鼻塞；②头痛，眩晕，小儿惊痫。

　　［操作］　平刺 0.3~0.5 寸。

　　17. 正营

　　［定位］　在头部，当前发际上 2.5 寸，头正中线旁开 2.25 寸。

　　［解剖］　布有眶上神经和枕大神经的吻合支，颞浅动、静脉的顶支，枕大神经和枕动、静脉的分支。

　　［主治］　①头痛，眩晕，项强；②齿痛，唇吻急强。

　　［操作］　平刺 0.3~0.5 寸。

　　18. 承灵

　　［定位］　在头部，当前发际上 4 寸，头正中线旁开 2.25 寸。

[解剖]　布有枕大神经和枕动、静脉的分支。

[主治]　①头痛，眩晕；②目痛，鼻塞，鼻衄。

[操作]　平刺0.3～0.5寸。

19. 脑空

[定位]　在头部，当枕外隆凸的上缘外侧，头正中线旁开2.25寸，平脑户。

[解剖]　布有枕大神经，枕动、静脉，面神经耳后支。

[主治]　①头痛，目眩，颈项强痛；②癫狂痫，惊悸。

[操作]　平刺0.3～0.5寸。

20. 风池

[定位]　在项部，当枕骨之下，与风府相平，胸锁乳突肌与斜方肌上端之间的凹陷处。

[解剖]　浅层布有枕小神经和枕动、静脉的分支或属支。深层有枕大神经。

[主治]　①头痛，眩晕，失眠，癫痫，中风；②目赤肿痛，视物不明，鼻塞，鼻衄，鼻渊，耳鸣，咽喉肿痛；③感冒，热病，颈项强痛。

[操作]　向鼻尖方向斜刺0.8～1.2寸。

21. 肩井

[定位]　在肩上，前直乳中，当大椎与肩峰端连线的中点上。

[解剖]　浅层布有锁骨上神经及颈浅动、静脉的分支或属支。深层有颈横动、静脉的分支或属支和肩胛背神经的分支。

[主治]　①头痛，眩晕，颈项强痛，肩背疼痛，上肢不遂，瘰疬；②乳痈，乳汁少，难产，胞衣不下。

[操作]　直刺0.3～0.5寸，切忌深刺、捣刺。孕妇禁用。

22. 渊腋

[定位]　在侧胸部，举臂，当腋中线上，腋下3寸，第四肋间隙中。

[解剖]　深层布有第三、四、五肋间神经外侧皮支，胸长神经和胸外侧动、静脉。深层有第四肋间神经和第四肋间后动、静脉。

[主治]　①胸满，胁痛；②上肢痹痛。

[操作]　平刺0.5～0.8寸。

23. 辄筋

[定位]　在侧胸部，渊腋前1寸，平乳头，第四肋间隙中。

[解剖]　浅层布有第三、四、五肋间神经外侧皮支和胸外侧动、静脉的分支或属支。深层有第四肋间神经和第四肋间后动、静脉。

[主治]　①胸满，胁痛，腋肿；②呕吐，吞酸；③气喘。

[操作]　平刺0.3～0.5寸。

24. 日月

[定位]　在上腹部，当乳头直下，第七肋间隙，前正中线旁开4寸。

[解剖]　浅层布有第六、七、八肋间神经外侧皮支和伴行的动、静脉。深层有第七肋间神经和第七肋间后动、静脉。

[主治]　①黄疸，呕吐，吞酸，呃逆，胃脘痛；②胁肋胀痛。

[操作]　斜刺或平刺0.5～0.8寸。

25. 京门

［定位］　在侧腰部，章门后1.8寸，当第十二肋骨游离端的下方。

［解剖］　浅层布有第十一、十二胸神经前支的外侧皮支及伴行的动、静脉。深层有第十一、十二胸神经前支的肌支和相应的肋间、肋下动、静脉。

［主治］　①小便不利，水肿；②腹胀，泄泻，肠鸣，呕吐；③腰痛，胁痛。

［操作］　直刺0.5~1寸。

26. 带脉

［定位］　在侧腹部，章门下1.8寸，当第十一肋骨游离端的下方垂线与脐水平线的交点上。

［解剖］　浅层布有第九、十、十一胸神经前支的外侧皮支和伴行的动、静脉。深层有第九、十、十一胸神经前支的肌支和相应的动、静脉。

［主治］　①带下，月经不调，阴挺，经闭，疝气，小腹痛；②胁痛，腰痛。

［操作］　直刺0.8~1寸。

27. 五枢

［定位］　在侧腹部，当髂前上棘的前方，横平脐下3寸处。

［解剖］　浅层布有第十一、十二胸神经前支和第一腰神经前支的外侧皮支及伴行的动、静脉。深层有旋髂深动、静脉，第十一、十二胸神经，第一腰神经前支的肌支及相应的动、静脉。

［主治］　①腹痛，便秘；②带下，月经不调，阴挺，疝气。

［操作］　直刺1~1.5寸。

28. 维道

［定位］　在侧腹部，当髂前上棘的前下方，五枢前下0.5寸处。

［解剖］　浅层布有旋髂浅动、静脉，第十一、十二胸神经前支和第一腰神经前支的外侧皮支及伴行的动、静脉。深层有旋髂深动、静脉，股外侧皮神经，第十一、十二胸神经前支和第一腰神经前支的肌支及相应的动、静脉。

［主治］　①少腹痛，便秘，肠痈；②阴挺，带下，疝气，月经不调。

［操作］　直刺1~1.5寸。

29. 居髎

［定位］　在髋部，当髂前上棘与股骨大转子最凸点连线的中点处。

［解剖］　浅层布有臀上皮神经和髂腹下神经外侧皮支。深层有臀上动、静脉的分支或属支和臀上神经。

［主治］　①腰痛，下肢痿痹；②疝气。

［操作］　直刺1~1.5寸。

30. 环跳

［定位］　在股外侧部，侧卧屈股，当股骨大转子最凸点与骶管裂孔连线的外三分之一与内三分之二交点处。

［解剖］　浅层布有臀上皮神经。深层有坐骨神经，臀下神经，股后皮神经和臀下动、静脉等。

［主治］　下肢痿痹，半身不遂，腰腿痛。

［操作］　直刺2~3寸。

31. 风市

［定位］　在大腿外侧部的中线上，当腘横纹上 7 寸。或直立垂手时，中指尖处。

［解剖］　浅层布有股外侧皮神经。深层有旋股外侧动脉降支的肌支和股神经的肌支。

［主治］　①下肢痿痹；②遍身瘙痒，脚气。

［操作］　直刺 1~2 寸。

32. 中渎

［定位］　在大腿外侧，当风市下 2 寸，或腘横纹上 5 寸，股外侧肌与股二头肌之间。

［解剖］　浅层布有股外侧皮神经。深层有旋股外侧动、静脉降支的肌支和股神经的肌支。

［主治］　下肢痿痹，半身不遂，脚气。

［操作］　直刺 1~2 寸。

33. 膝阳关

［定位］　在膝外侧，当阳陵泉上 3 寸，股骨外上髁上方的凹陷处。取法：屈膝，于股骨外上髁后，当髂胫束与股二头肌腱之间凹陷处取穴。

［解剖］　浅层布有股外侧皮神经。深层有膝上外侧动、静脉。

［主治］　半身不遂，膝髌肿痛挛急，小腿麻木，脚气。

［操作］　直刺 1~1.5 寸。

34. 阳陵泉

［定位］　在小腿外侧，当腓骨头前下方凹陷处。

［解剖］　浅层布有腓肠外侧皮神经。深层有胫前返动、静脉，膝下外侧动、静脉的分支或属支和腓总神经分布。

［主治］　①黄疸，口苦，呕吐，胁肋疼痛；②下肢痿痹，膝髌肿痛，脚气，肩痛；③小儿惊风。

［操作］　直刺 1~1.5 寸。

35. 阳交

［定位］　在小腿外侧，当外踝尖上 7 寸，腓骨后缘。

［解剖］　浅层布有腓肠外侧皮神经。深层有腓动、静脉，胫后动、静脉和胫神经。

［主治］　①胸胁胀满；②下肢痿痹；③癫狂。

［操作］　直刺 1~1.5 寸。

36. 外丘

［定位］　在小腿外侧，当外踝尖上 7 寸，腓骨前缘，平阳交。

［解剖］　浅层布有腓肠外侧皮神经。深层有腓浅神经，腓深神经和胫前动、静脉。

［主治］　①胸胁胀满；②颈项强痛，下肢痿痹；③癫狂；④狂犬伤毒不出。

［操作］　直刺 1~1.5 寸。

37. 光明

［定位］　在小腿外侧，当外踝尖上 5 寸，腓骨前缘。

［解剖］　浅层布有腓浅神经和腓肠外侧皮神经。深层有腓深神经和胫前动、静脉。

［主治］　①目痛，夜盲，目视不明；②乳房胀痛，乳汁少。

［操作］　直刺 1~1.5 寸。

38. 阳辅

［定位］　在小腿外侧，当外踝尖上 4 寸，腓骨前缘稍前方。

［解剖］　浅层布有腓肠外侧皮神经和腓浅神经。深层有腓动、静脉。

　　［主治］　①偏头痛，目外眦痛，咽喉肿痛；②腋下肿痛，胸胁胀满，瘰疬；③下肢痿痹，脚气，恶寒发热。

　　［操作］　直刺 0.8 ~ 1.2 寸。

39. 悬钟

　　［定位］　在小腿外侧，当外踝尖上 3 寸，腓骨前缘。

　　［解剖］　浅层布有腓肠外侧皮神经。深层有腓深神经的分支。如穿透小腿骨间膜可刺中腓动、静脉。

　　［主治］　①颈项强痛，偏头痛，咽喉肿痛；②胸胁胀痛；③痔疾，便秘；④下肢痿痹，脚气。

　　［操作］　直刺 0.5 ~ 0.8 寸。

40. 丘墟

　　［定位］　在足外踝的前下方，当趾长伸肌腱的外侧凹陷处。

　　［解剖］　布有足背浅静脉，足背外侧皮神经，足背中间皮神经，外踝前动、静脉。

　　［主治］　①胸胁胀痛；②下肢痿痹，外踝肿痛，脚气；③疟疾。

　　［操作］　直刺 0.5 ~ 0.8 寸。

41. 足临泣

　　［定位］　在足背外侧，当足四趾本节（第四跖趾关节）的后方，小趾伸肌腱的外侧凹陷处。

　　［解剖］　布有足背静脉网，足背中间皮神经，第四趾背动、静脉和足底外侧神经的分支等。

　　［主治］　①偏头痛，目赤肿痛，目眩，目涩；②乳痈，乳胀，月经不调；③胁肋疼痛，足跗肿痛；④瘰疬，疟疾。

　　［操作］　直刺 0.3 ~ 0.5 寸。

42. 地五会

　　［定位］　在足背外侧，当足四趾本节（第四跖趾关节）的后方，第四、五跖骨之间，小趾伸肌腱的内侧缘。

　　［解剖］　浅层布有足背中间皮神经，足背静脉网和趾背动、静脉。深层有趾足底总神经和趾底总动、静脉。

　　［主治］　①头痛，目赤，耳鸣；②乳痈，乳胀；③胁肋胀痛，足跗肿痛。

　　［操作］　直刺 0.3 ~ 0.5 寸。

43. 侠溪

　　［定位］　在足背外侧，当第四、五趾间，趾蹼缘后方赤白肉际处。

　　［解剖］　布有足背中间皮神经的趾背神经和趾背动、静脉。

　　［主治］　①头痛，眩晕，目赤肿痛，耳鸣，耳聋；②胸胁疼痛，乳痈；③热病。

　　［操作］　直刺 0.3 ~ 0.5 寸。

44. 足窍阴

　　［定位］　在足第四趾末节外侧，距趾甲角 0.1 寸。

　　［解剖］　布有足背中间皮神经的趾背神经，趾背动、静脉和趾底固有动、静脉构成的动、静脉网。

［主治］　①目赤肿痛，耳鸣，耳聋，咽喉肿痛；②头痛，失眠，多梦；③胁痛，足跗肿痛；④热病。

［操作］　浅刺0.1～0.2寸，或点刺出血。

十二、足厥阴肝经（Liver Meridian of Foot-Jueyin，LR.）

（一）经脉循行

肝足厥阴之脉，起于大指丛毛之际，上循足跗上廉，去内踝一寸，上踝八寸，交出太阴之后，上腘内廉，循股阴，入毛中，环阴器，抵小腹，挟胃，属肝络胆，上贯膈，布胁肋，循喉咙之后，上入颃颡，连目系，上出额，与督脉会于巅。

其支者，从目系下颊里，环唇内。

其支者，复从肝别贯膈，上注肺（《灵枢·经脉》）。

（二）主治概要

是动则病：腰痛不可以俯仰，丈夫㿗疝，妇人少腹肿，甚则嗌干，面尘脱色。是主肝所生病者：胸满，呕逆，飧泄，狐疝，遗溺、闭癃（《灵枢·经脉》）。

（三）本经腧穴（14穴）

1. 大敦

［定位］　在足大趾末节外侧，距趾甲角0.1寸。

［解剖］　布有腓深神经的背外侧神经和趾背动、静脉。

［主治］　①疝气，遗尿，癃闭，经闭，崩漏，月经不调，阴挺；②癫痫。

［操作］　浅刺0.1～0.2寸，或点刺出血。

2. 行间

［定位］　在足背侧，当第1、2趾间，趾蹼缘的后方赤白肉际处。

［解剖］　布有腓深神经的趾背神经和趾背动、静脉。

［主治］　①头痛，目眩，目赤肿痛，青盲，口㖞；②月经过多，崩漏，痛经，经闭，带下，疝气，小便不利，尿痛；③中风，癫痫；④胁肋疼痛，急躁易怒，黄疸。

［操作］　直刺0.5～0.8寸。

3. 太冲

［定位］　在足背侧，当第1跖骨间隙的后方凹陷处。

［解剖］　浅层布有足背静脉网，足背内侧皮神经等。深层有腓深神经和第一趾背动、静脉。

［主治］　①头痛，眩晕，目赤肿痛，口㖞，青盲，咽喉干痛，耳鸣，耳聋；②月经不调，崩漏，疝气，遗尿；③癫痫，小儿惊风，中风；④胁痛，郁闷，急躁易怒；⑤下肢痿痹。

［操作］　直刺0.5～1寸。

4. 中封

［定位］　在足背侧，当足内踝前，商丘与解溪连线之间，胫骨前肌腱的内侧凹陷处。

［解剖］　布有足背内侧皮神经的分支，内踝前动脉，足背浅静脉。

［主治］　①疝气，腹痛，小便不利，遗精；②下肢痿痹，足踝肿痛。

［操作］　直刺0.5～0.8寸。

5. 蠡沟

［定位］　在小腿内侧，当足内踝尖上5寸，胫骨内侧面的中央。

[解剖]　浅层布有隐神经的小腿内侧皮支和大隐静脉。

[主治]　①睾丸肿痛，阳强挺长，外阴瘙痒，小便不利，遗尿，月经不调，带下；②足胫疼痛。

[操作]　平刺0.5~0.8寸。

6. 中都

[定位]　在小腿内侧，当足内踝尖上7寸，胫骨内侧面的中央。

[解剖]　布有隐神经的小腿内侧皮支，大隐静脉。

[主治]　①疝气，崩漏，恶露不尽；②腹痛，泄泻；③胁痛，下肢痿痹。

[操作]　平刺0.5~0.8寸。

7. 膝关

[定位]　在小腿内侧，当胫骨内上髁的后下方，阴陵泉后1寸，腓肠肌内侧头的上部。

[解剖]　浅层布有隐神经的小腿内侧皮支，大隐静脉的属支。深层有腘动、静脉，胫神经等结构。

[主治]　膝股疼痛，下肢痿痹。

[操作]　直刺1~1.5寸。

8. 曲泉

[定位]　在膝内侧，屈膝，当膝关节内侧面横纹内侧端，股骨内侧髁的后缘，半腱肌、半膜肌止端的前缘凹陷处。

[解剖]　浅层布有隐神经，大隐静脉。深层有膝上内侧动、静脉的分支或属支。

[主治]　①小腹痛，小便不利，淋证，癃闭；②月经不调，痛经，带下，阴挺，阴痒，遗精，阳痿；③膝股疼痛。

[操作]　直刺0.8~1寸。

9. 阴包

[定位]　在大腿内侧，当股骨内上髁上4寸，股内肌与缝匠肌之间。

[解剖]　浅层布有闭孔神经的分支，大隐静脉的属支。深层有股神经的肌支，隐神经，股动、静脉等结构。

[主治]　①月经不调，遗尿，小便不利；②腰骶痛引小腹。

[操作]　直刺1~2寸。

10. 足五里

[定位]　在大腿内侧，当气冲直下3寸，大腿根部，耻骨结节的下方，长收肌的外缘。

[解剖]　浅层布有股神经的前皮支，大隐静脉。深层有闭孔神经的前支和后支，股深动、静脉的肌支，旋股内侧动、静脉的肌支。

[主治]　小便不利，小腹胀痛，遗尿，带下，阴囊湿痒，阴挺，睾丸肿痛。

[操作]　直刺1~1.5寸。

11. 阴廉

[定位]　在大腿内侧，当气冲直下2寸，大腿根部，耻骨结节的下方，长收肌的外缘。

[解剖]　浅层布有股神经前皮支，大隐静脉和腹股沟浅淋巴结。深层有闭孔神经的前、后支，旋股内侧动、静脉的肌支。

[主治]　月经不调，带下，小腹胀痛。

[操作]　直刺 1 ~ 2 寸。

12. 急脉

[定位]　在耻骨结节的外侧，当气冲外下方腹股沟股动脉搏动处，前正中线旁开 2.5 寸。

[解剖]　浅层布有股神经前皮支，大隐静脉和腹股沟浅淋巴结。深层有阴部外动、静脉，旋股内侧动、静脉的分支或属支，闭孔神经前支等结构。

[主治]　疝气，少腹痛，阴挺，阴茎痛，外阴肿痛。

[操作]　避开动脉，直刺 0.5 ~ 0.8 寸。

13. 章门

[定位]　在侧腹部，当第十一肋游离端的下方。

[解剖]　浅层布有第十及第十一胸神经前支的外侧皮支，胸腹壁浅静脉的属支。深层有第十及第十一胸神经和肋间后动、静脉的分支或属支。

[主治]　①腹胀，泄泻，痞块；②胁痛，黄疸。

[操作]　直刺 0.8 ~ 1 寸。

14. 期门

[定位]　在胸部，当乳头直下，第六肋间隙，前正中线旁开 4 寸。

[解剖]　浅层布有第六肋间神经的外侧皮支，胸腹壁静脉的属支。深层有第六肋间神经和第六肋间后动、静脉的分支或属支。

[主治]　①胸胁胀痛；②腹胀，呃逆，吐酸；③乳痈，郁闷。

[操作]　斜刺 0.5 ~ 0.8 寸。

第二节　奇 经 八 脉

一、督脉（Du Meridian，DU.）

（一）经脉循行

督脉者，起于少腹以下骨中央。女子入系廷孔，其孔溺孔之端也。其络循阴器，合篡间，绕篡后，别绕臀，至少阴与巨阳中络者合，少阴上股内后廉贯脊属肾。与太阳起于目内眦，上额交巅，上入络脑，还出别下项，循肩髆内。侠脊抵腰中，入循膂络肾。其男子循茎下至篡，与女子等，其少腹直上者，贯脐中央，上贯心，入喉上颐，环唇上系两目之下中央（《素问·骨空论》）。

督脉之别，名曰长强。挟膂上项，散头上，下当肩胛左右，别走太阳，入贯膂。实则脊强，虚则头重，高摇之，挟脊之有过者。取之所别也（《灵枢·经脉》）。

（二）主治概要

髓海不足，则脑转耳鸣，胫酸眩冒，目无所见，懈怠安卧。

实则脊强，虚则头重，高摇之（《灵枢·海论》）。

督脉为病，脊强反折（《素问·骨空论》）。

（三）本经腧穴（28 穴）

1. 长强

[定位]　在尾骨端下，当尾骨端与肛门连线的中点处。

[解剖]　浅层主要布有尾神经的后支。深层有阴部神经的分支，肛神经，阴部内动、静脉的分支或属支，肛动、静脉。

[主治]　①痔疾，脱肛，泄泻，便秘；②癫狂痫，瘛疭；③腰痛，尾骶骨痛。

[操作]　斜刺，针尖向上与骶骨平行刺入0.5～1寸。不得刺穿直肠，以防感染。

2. 腰俞

[定位]　在骶部，当后正中线上，适对骶管裂孔。

[解剖]　浅层主要布有第五骶神经的后支。深层有尾丛。

[主治]　①腰脊强痛，下肢痿痹；②月经不调，痔疾，脱肛，便秘；③癫痫。

[操作]　向上斜刺0.5～1寸。

3. 腰阳关

[定位]　在腰部，当后正中线上，第四腰椎棘突下凹陷中。取法：两髂嵴最高点连线的中点下方凹陷处。

[解剖]　浅层主要布有第四腰神经后支的内侧支和伴行的动、静脉。深层有棘突间的椎外（后）静脉丛，第四腰神经后支的分支和第四腰动、静脉的背侧支的分支和属支。

[主治]　①腰骶疼痛，下肢痿痹；②月经不调，带下，遗精，阳痿。

[操作]　直刺0.5～1寸。

4. 命门

[定位]　在腰部，当后正中线上，第二腰椎棘突下凹陷中。

[解剖]　浅层主要布有第二腰神经后支的内侧支和伴行的动、静脉。深层有棘突间的椎外（后）静脉丛，第二腰神经后支的分支和第二腰动、静脉背侧支的分支或属支。

[主治]　①腰痛，下肢痿痹；②遗精，阳痿，早泄，月经不调，赤白带下，遗尿，尿频；③泄泻。

[操作]　直刺0.5～1寸。

5. 悬枢

[定位]　在腰部，当后正中线上，第一腰椎棘突下凹陷中。

[解剖]　浅层主要布有第一腰神经后支的内侧支和伴行的动、静脉。深层有棘突间的椎外（后）静脉丛，第一腰神经后支的分支和第一腰动、静脉背侧支的分支或属支。

[主治]　①腹痛，泄泻，肠鸣；②腰脊强痛。

[操作]　直刺0.5～1寸。

6. 脊中

[定位]　在背部，当后正中线上，第十一胸椎棘突下凹陷中。

[解剖]　浅层主要布有第十一胸神经后支的内侧皮支和伴行的动、静脉。深层有棘突间的椎外（后）静脉丛、第十一胸神经后支的分支和第十一肋间后动、静脉背侧支的分支或属支。

[主治]　①泄泻，脱肛，痔疾，黄疸，小儿疳积；②癫痫；③腰脊强痛。

[操作]　斜刺0.5～1寸。

7. 中枢

[定位]　在背部，当后正中线上，第十胸椎棘突下凹陷中。

[解剖]　浅层主要布有第十胸神经后支的内侧皮支和伴行的动、静脉。深层有棘突间的椎外（后）静脉丛，第十胸神经后支的分支和第十肋间后动、静脉背侧支的分支或属支。

［主治］ ①胃病，呕吐，腹满，黄疸；②腰背疼痛。

［操作］ 斜刺0.5～1寸。

8. 筋缩

［定位］ 在背部，当后正中线上，第九胸椎棘突下凹陷中。

［解剖］ 浅层主要布有第九胸神经后支的内侧皮支和伴行的动、静脉。深层有棘突间的椎外（后）静脉丛，第九胸神经后支的分支和第九肋间后动、静脉背侧支的分支或属支。

［主治］ ①脊强；②癫痫，抽搐；③胃痛。

［操作］ 斜刺0.5～1寸。

9. 至阳

［定位］ 在背部，当后正中线上，第七胸椎棘突下凹陷中。

［解剖］ 浅层主要布有第七胸神经后支的内侧皮支和伴行的动、静脉。深层有棘突间的椎外（后）静脉丛，第七胸神经后支的分支和第七肋间后动、静脉背侧支的分支或属支。

［主治］ ①黄疸，胸胁胀痛，身热；②咳嗽，气喘；③胃痛，脊背强痛。

［操作］ 斜刺0.5～1寸。

10. 灵台

［定位］ 在背部，当后正中线上，第六胸椎棘突下凹陷中。

［解剖］ 浅层主要布有第六胸神经后支的内侧皮支和伴行的动、静脉。深层有棘突间的椎外（后）静脉丛，第六胸神经后支的分支和第六肋间后动、静脉背侧支的分支或属支。

［主治］ ①疗疮；②气喘，咳嗽；③胃痛，脊背强痛。

［操作］ 斜刺0.5～1寸。

11. 神道

［定位］ 在背部，当后正中线上，第五胸椎棘突下凹陷中。

［解剖］ 浅层主要布有第五胸神经后支的内侧皮支和伴行的动、静脉。深层有棘突间的椎外（后）静脉丛，第五胸神经后支的分支和第五肋间后动、静脉背侧支的分支或属支。

［主治］ ①心悸，健忘，小儿惊痫；②咳喘，脊背强痛。

［操作］ 斜刺0.5～1寸。

12. 身柱

［定位］ 在背部，当后正中线上，第三胸椎棘突下凹陷中。

［解剖］ 浅层主要布有第三胸神经后支的内侧皮支和伴行的动、静脉。深层有棘突间的椎外（后）静脉丛，第三胸神经后支的分支和第三肋间后动、静脉背侧支的分支或属支。

［主治］ ①咳嗽，气喘；②身热，癫痫；③脊背强痛。

［操作］ 斜刺0.5～1寸。

13. 陶道

［定位］ 在背部，当后正中线上，第一胸椎棘突下凹陷中。

［解剖］ 浅层主要布有第一胸神经后支的内侧皮支和伴行的动、静脉。深层有棘突间

的椎外（后）静脉丛，第一胸神经后支的分支和第一肋间后动、静脉背侧支的分支或属支。

　　[主治]　①热病，骨蒸潮热，疟疾；②头痛，脊强；③癫狂痫。

　　[操作]　斜刺 0.5～1 寸。

　　14. 大椎

　　[定位]　在后正中线上，第七颈椎棘突下凹陷中。

　　[解剖]　浅层主要布有第八颈神经后支的内侧支和棘突间皮下静脉丛。深层有棘突间的椎外（后）静脉丛和第八颈神经后支的分支。

　　[主治]　①热病，疟疾，骨蒸盗汗，咳嗽，气喘；②癫痫，小儿惊风；③感冒，畏寒，风疹，头项强痛。

　　[操作]　斜刺 0.5～1 寸。

　　15. 哑门

　　[定位]　在项部，当后发际正中直上 0.5 寸，第一颈椎下。

　　[解剖]　浅层有第三枕神经和皮下静脉。深层有第二、第三颈神经后支的分支，椎外（后）静脉丛和枕动、静脉的分支或属支。

　　[主治]　①暴喑，舌强不语；②癫狂痫；③头痛，项强，中风。

　　[操作]　伏案正坐位，使头微前倾，项肌放松，向下颌方向缓慢刺入 0.5～1 寸。

　　16. 风府

　　[定位]　在项部，当后发际正中直上 1 寸，枕外隆凸直下，两侧斜方肌之间凹陷中。

　　[解剖]　浅层布有枕大神经和第三枕神经的分支及枕动、静脉的分支或属支。深层有枕下神经的分支。

　　[主治]　①头痛，眩晕，项强，中风不语，半身不遂，癫狂痫；②目痛，鼻衄，咽喉肿痛。

　　[操作]　伏案正坐，使头微前倾，项肌放松，向下颌方向缓慢刺入 0.5～1 寸。针尖不可向上，以免刺入枕骨大孔，误伤延髓。

　　17. 脑户

　　[定位]　在头部，后发际正中直上 2.5 寸，风府上 1.5 寸，枕外隆凸的上缘凹陷处。

　　[解剖]　布有枕大神经的分支和枕动、静脉的分支或属支。

　　[主治]　①头痛，项强，眩晕；②癫痫。

　　[操作]　平刺 0.5～1 寸。

　　18. 强间

　　[定位]　在头部，当后发际正中直上 4 寸（脑户上 1.5 寸）。

　　[解剖]　布有枕大神经及左、右枕动脉与左、右枕静脉的吻合网。

　　[主治]　①头痛，目眩，项强；②癫狂，失眠。

　　[操作]　平刺 0.5～0.8 寸。

　　19. 后顶

　　[定位]　在头部，当后发际正中直上 5.5 寸（脑户上 3 寸）。

　　[解剖]　布有枕大神经以及枕动、静脉和颞浅动、静脉的吻合网。

　　[主治]　①头痛，项强，眩晕；②癫狂痫。

　　[操作]　平刺 0.5～1 寸。

20. 百会

[定位]　在头部，当前发际正中直上 5 寸，或两耳尖连线中点处。

[解剖]　布有枕大神经、额神经的分支和左、右颞浅动脉与左、右颞浅静脉及枕动、静脉吻合网。

[主治]　①头痛，眩晕，中风失语，癫狂痫；②失眠，健忘；③脱肛，阴挺，久泻。

[操作]　平刺 0.5~1 寸。

21. 前顶

[定位]　在头部，当前发际正中直上 3.5 寸（百会前 1.5 寸）。

[解剖]　布有额神经左、右颞浅动、静脉和额动、静脉的吻合网。

[主治]　①头痛，眩晕，中风偏瘫，癫痫；②目赤肿痛，鼻渊。

[操作]　平刺 0.3~0.5 寸。

22. 囟会

[定位]　在头部，当前发际正中直上 2 寸（百会前 3 寸）。

[解剖]　布有额神经及左、右颞浅动、静脉和额动、静脉的吻合网。

[主治]　①头痛，眩晕，鼻渊，鼻衄；②癫痫。

[操作]　平刺 0.3~0.5 寸，小儿禁刺。

23. 上星

[定位]　在头部，当前发际正中直上 1 寸。

[解剖]　布有额神经的分支和额动、静脉的分支或属支。

[主治]　①鼻渊，鼻衄，目痛，头痛，眩晕，癫狂；②热病，疟疾。

[操作]　平刺 0.5~0.8 寸。

24. 神庭

[定位]　在头部，当前发际正中直上 0.5 寸。

[解剖]　布有额神经的滑车上神经和额动、静脉的分支或属支。

[主治]　①头痛，眩晕，失眠，癫痫；②鼻渊，流泪，目痛。

[操作]　平刺 0.3~0.5 寸。

25. 素髎

[定位]　在面部，当鼻尖的正中央。

[解剖]　布有筛前神经鼻外支及面动、静脉的鼻背支。

[主治]　①鼻塞，鼻渊，鼻衄，酒渣鼻，目痛；②惊厥，昏迷，窒息。

[操作]　向上斜刺 0.3~0.5 寸，或点刺出血；一般不灸。

26. 水沟

[定位]　在面部，当人中沟的上 1/3 与中 1/3 交点处。

[解剖]　布有眶下神经的分支和上唇动、静脉。

[主治]　①昏迷，晕厥，中风，癫狂痫，抽搐；②面瘫，唇肿，齿痛，鼻塞，鼻衄，牙关紧闭；③闪挫腰痛，脊膂强痛；④消渴，黄疸，遍身水肿。

[操作]　向上斜刺 0.3~0.5 寸（或用指甲掐按）。一般不灸。

27. 兑端

[定位]　在面部，当上唇的尖端，人中沟下端的皮肤与唇的移行部。

[解剖]　布有眶下神经的分支和上唇动、静脉。

［主治］ ①口㖞，齿龈肿痛，鼻塞，鼻衄；②癫疾，昏厥。

［操作］ 斜刺0.2~0.3寸。一般不灸。

28. 龈交

［定位］ 在上唇内，唇系带与上齿龈的相接处。

［解剖］ 布有上颌神经的上唇支以及眶下神经与面神经分支交叉形成的眶下丛和上唇动、静脉。

［主治］ ①牙龈肿痛，鼻渊，鼻衄；②癫狂痫；③腰痛，项强；④痔疾。

［操作］ 向上斜刺0.2~0.3寸，不灸。

29. 印堂

［定位］ 在额部，当两眉头之中间。

［解剖］ 布有额神经的分支滑车上神经，眼动脉的分支额动脉及伴行的静脉。

［主治］ ①头痛，眩晕，失眠，小儿惊风；②鼻塞，鼻渊，鼻衄，目痛，眉棱骨痛。

［操作］ 提捏进针，从上向下平刺，或向左、右透刺攒竹、睛明等，深0.5~1寸。

二、任脉（Ren Meridian，RN.）

（一）经脉循行

任脉者，起于中极之下，以上毛际，循腹里，上关元，至咽喉，上颐循面入目（《素问·骨空论》）。

任脉之别，名曰尾翳。下鸠尾，散于腹。实则腹皮痛，虚则痒搔。取之所别也（《灵枢·经脉》）。

（二）主治概要

实则腹皮痛，虚则痒搔（《灵枢·经脉》）。

任脉为病，男子内结七疝，女子带下瘕聚。

其女子不孕，癃、痔、遗溺、嗌干（《素问·骨空论》）。

（三）本经腧穴（24穴）

1. 会阴

［定位］ 在会阴部，男性当阴囊根部与肛门连线的中点。女性当大阴唇后联合与肛门连线的中点。

［解剖］ 浅层分布有股后皮神经会阴支，阴部神经的会阴神经分支。深层有阴部神经的分支和阴部内动、静脉的分支或属支。

［主治］ ①小便不利，遗尿，遗精，阳痿，月经不调，阴痛，阴痒，痔疾，脱肛；②溺水，窒息，产后昏迷，癫狂。

［操作］ 直刺0.5~1寸，孕妇慎用。

2. 曲骨

［定位］ 前正中线，耻骨联合上缘中点处。

［解剖］ 浅层分主要有髂腹下神经前皮支和腹壁浅静脉的属支。深层主要有髂骨腹下神经的分支。

［主治］ 月经不调，痛经，带下，小便不利，遗尿，遗精，阳痿，阴囊湿疹。

［操作］ 直刺0.5~1寸，本穴位深部为膀胱，故应在排尿后进行针刺。孕妇禁针。

3. 中极

［定位］　在下腹部，前正中线上，当脐中下 4 寸。

［解剖］　浅层主要分布有髂腹部下神经的前皮支和腹壁浅动、静脉的分支或属支。深层有髂腹下神经分支。

［主治］　癃闭，遗尿，尿频，月经不调，带下，痛经，崩漏，阴挺，遗精，阳痿，疝气。

［操作］　直刺 1～1.5 寸，需要在排尿后进行针刺。孕妇禁针。

4. 关元

［定位］　下腹部，前正中线，当脐中下 3 寸。

［解剖］　浅层主要有十二胸神经前支的前皮支和腹壁浅动、静脉的分支或属支。深层主要有第十二胸神经前支的分支。

［主治］　①虚劳羸弱，中风脱症，眩晕；②阳痿，遗精，月经不调，痛经，闭经，崩漏，带下，不孕，遗尿，小便频数，癃闭，疝气；③腹痛，腹泻。

［操作］　直刺 1～2 寸，需排尿后进行针刺。孕妇慎用。

5. 石门

［定位］　在下腹部，前正中线上，当脐中下 2 寸。

［解剖］　浅层主要布有第十一胸神经前支的前皮支和腹壁浅静脉属支。深层有第十一胸神经前支的分支。

［主治］　①小便不利，遗精，阳痿，带下，崩漏，产后恶露不尽，疝气；②腹痛，腹胀，水肿，泄泻。

［操作］直刺 1～2 寸。孕妇慎用。

6. 气海

［定位］　在下腹部，前正中线上，当脐中下 1.5 寸。

［解剖］　浅层主要布有第十一胸神经前支的前皮支和脐周静脉网。深层有第十一胸神经前支的分支。

［主治］　①腹痛，泄泻，便秘；②遗尿，遗精，阳痿，闭经，痛经，崩漏，带下，阴挺，疝气；③中风脱症，虚劳羸瘦。

［操作］　直刺 1～2 寸。

7. 阴交

［定位］　在下腹部，前正中线上，当脐中下 1 寸。

［解剖］　浅层主要布有第十一胸神经前支的前皮支，脐周静脉网。深层有第十一胸神经前支的分支。

［主治］　①腹痛，水肿，泄泻；②月经不调，带下，疝气；

［操作］　直刺 1～2 寸。

8. 神阙

［定位］　在下腹部，脐中央。

［解剖］　浅层主要布有第十胸神经前支的前皮支和腹壁脐周静脉网。深层有第十胸神经前支的分支。

［主治］　①腹痛，久泻，脱肛，痢疾，水肿；②虚脱。

［操作］　禁刺，宜灸。

9. 水分

［定位］　在上腹部，前正中线上，当脐中上 1 寸。

［解剖］　浅层主要布有第九胸神经前支的前皮支和腹壁浅静脉属支。深层有第九胸神经前支的分支。

［主治］　①腹痛，泄泻，翻胃吐食；②水肿，腹胀，小便不利。

［操作］　直刺 1 ~ 2 寸，宜灸。

10. 下脘

［定位］　在上腹部，前正中线上，当脐中上 2 寸。

［解剖］　浅层主要布有第九胸神经前支的前皮支和腹壁浅静脉属支。深层有第九胸神经前支的分支。

［主治］　①腹痛，腹胀，食不化，呕吐，泄泻；②虚纵，消瘦。

［操作］　直刺 1 ~ 2 寸，可灸。

11. 建里

［定位］　在上腹部，前正中线上，当脐中上 3 寸。

［解剖］　浅层主要布有第八胸神经前支的前皮支和浅静脉的属支。深层有第八胸神经前支的分支。

［主治］　①胃痛，腹胀，肠鸣，呕吐，不嗜食；②水肿。

［操作］　直刺 1 ~ 1.5 寸。

12. 中脘

［定位］　在上腹部，前正中线上，当脐中上 4 寸。

［解剖］　浅层主要布有第八胸神经前支的前皮支和腹壁浅静脉属支。深层有第八胸神经前支的分支。

［主治］　①胃疼，呕吐，吞酸，腹胀，食不化，泄泻，黄疸；②咳喘痰多；③癫痫，失眠。

［操作］　直刺 1 ~ 1.5 寸。

13. 上脘

［定位］　在上腹部，前正中线上，当脐中上 5 寸。

［解剖］　浅层主要布有第七胸神经前支的前皮支和腹壁浅静脉属支。深层有第七胸神经前支的分支。

［主治］　①胃疼，呕吐，吞酸，腹胀，食不化，吐血，黄疸；②癫痫。

［操作］　直刺 1 ~ 1.5 寸。

14. 巨阙

［定位］　在上腹部，前正中线上，当脐中上 6 寸。

［解剖］　浅层主要布有第七胸神经前支的前皮支和腹壁静脉属支。深层有第七胸神经前支的分支。

［主治］　①胃疼，呕吐，吞酸；②胸痛，心悸；③癫狂痫。

［操作］　直刺 0.3 ~ 0.6 寸。

15. 鸠尾

［定位］　在上腹部，前正中线上，当胸剑结合部下 1 寸。

［解剖］　浅层主要布有第七胸神经前支的前皮支。深层有第七胸神经前支的分支。

［主治］ ①胸闷，心悸，心痛；②噎膈，呕吐，腹胀；③癫狂痫。

［操作］ 直刺0.3~0.6寸。

16. 中庭

［定位］ 在胸部，前正中线上，平第五肋间，即胸剑结合部。

［解剖］ 主要布有第六肋间神经前支的前皮支和胸廓内动、静脉的穿支。

［主治］ ①胸胁胀满，心痛；②呕吐，小儿吐乳。

［操作］ 直刺0.3~0.5寸。

17. 膻中

［定位］ 在胸部，前正中线上，平第四肋间，两乳头连线中点。

［解剖］主要布有第四肋间神经前支的前皮支和胸廓内动、静脉的穿支。

［主治］ ①胸闷，气短，胸痛，心悸，咳嗽，气喘；②乳汁少，乳痈；③呕逆，呕吐。

［操作］ 直刺0.3~0.5寸，或平刺。

18. 玉堂

［定位］ 在胸部，前正中线上，平第三肋间。

［解剖］主要布有第三肋间神经前支的前皮支和胸廓内动、静脉的穿支。

［主治］ ①胸闷，胸痛，心悸，咳嗽，气喘；②呕吐。

［操作］ 直刺0.3~0.5寸。

19. 紫宫

［定位］ 在胸部，前正中线上，平第二肋间。

［解剖］主要布有第二肋间神经前支的前皮支和胸廓内动、静脉的穿支。

［主治］ 胸闷，胸痛，咳嗽，气喘。

［操作］ 直刺0.3~0.5寸。

20. 华盖

［定位］ 在胸部，前正中线上，平第一肋间。

［解剖］ 主要布有第二肋间神经前支的前皮支和胸廓内动、静脉的穿支。

［主治］ ①胸痛，咳嗽，气喘；②咽喉肿痛。

［操作］ 直刺0.3~0.5寸。

21. 璇玑

［定位］ 在胸部，前正中线上，胸骨上窝中央下1寸。

［解剖］ 主要布有锁骨上内侧神经和胸廓内动、静脉的穿支。

［主治］ ①咳嗽，气喘，胸痛；②咽喉肿痛；③胃中积滞。

［操作］ 直刺0.3~0.5寸。

22. 天突

［定位］ 仰靠坐位。在颈部，当前正中线上，胸骨上窝中央。

［解剖］ 浅层布有锁骨上内侧皮神经，皮下组织内有颈阔肌和颈静脉弓。深层有头臂干，左颈总动脉、主动脉弓和头臂静脉等重要结构。

［主治］ ①咳嗽，哮喘，胸痛；②咽喉肿痛，暴喑，瘿气，梅核气；③噎膈。

［操作］ 先直刺0.2寸，当针尖超过胸骨柄内缘后，即向下沿胸骨柄后缘、气管前缘缓慢向下刺入0.5~1寸。

23. 廉泉

［定位］　仰靠坐位。在颈部，当前正中线上，喉结上方，舌骨上缘凹陷处。

［解剖］　浅层布有面神经颈支和颈横神经上支的分支。深层有舌动、静脉的分支或属支，舌下神经的分支和下颌舌骨及神经等。

［主治］　①舌强不语，舌下肿痛，舌纵涎出，舌本挛急，暴喑，吞咽困难；②咽喉肿痛，口舌生疮。

［操作］　针尖向咽喉部刺入 0.5～0.8 寸。

24. 承浆

［定位］　仰靠坐位。在面部，喉结上方，舌骨上缘凹陷处。

［解剖］浅层布有面神经颈支和颈横神经上支的分支。深层有舌动、静脉的分支或属支，舌下神经的分支和下颌舌骨及神经等。

［主治］　①舌强不语，舌下肿痛，舌纵涎出，舌本挛急，暴喑，吞咽困难；②咽喉肿痛，口舌生疮。

［操作］　针尖向咽喉部刺入 0.5～0.8 寸。

三、冲脉（Chong Meridian）

（一）经脉循行

冲脉者，起于气街，并少阴之经，侠脐上行，至胸中而散（《素问·骨空论》）。

（二）主治概要

血海有余，则常想其身大，怫然不知其所病；血海不足，亦常想其身小，狭然不知其所病（《灵枢·海论》）。

冲脉为病，逆气里急。此生病，从少腹上冲心而痛，不得前后，为冲疝（《素问·骨空论》）。

四、带脉（Dai Meridian）

（一）经脉循行

足少阴之正，至腘中，别走太阳而合，上至肾，当十四椎出属带脉（《灵枢·经别》）。

阳明、冲脉……皆属于带脉，而络于督脉（《素问·痿论》）。

带脉者，起于季胁，回身一周（《难经·二十八难》）。

（二）主治概要

阳明虚则宗筋纵，带脉不引，故足痿不用也（《素问·痿论》）。

带之为病，腹满、腰溶溶若坐水中（《难经·二十九难》）。

五、阴维脉（Yinwei Meridian）

（一）经脉循行

阴维脉起于"诸阴交"，各穴分布在小腿内侧和腹部第三侧线，于颈部与任脉会于天突、廉泉。

（二）主治概要

心痛，胃痛，胸腹痛，忧郁等。

六、阳维脉（Yangwei Meridian）

（一）经脉循行

阳维起于"诸阳会"，各穴分布在小腿外侧和头肩外侧，于后项与督脉会于风池、哑门。

（二）主治概要

恶寒发热等外感疾病及腰痛等。

七、阴跷脉（Yinqiao Meridian）

（一）经脉循行

跷脉者，少阴之别，起于然骨之后。上内踝之上，直上循阴股，入阴，上循胸里，入缺盆，上出人迎之前，入颅，属目内眦，合于太阳，阳跷而上行（《灵枢·脉度》）。

阴跷脉者，亦起于跟中，循内踝上行，至咽喉，交贯冲脉（《难经·二十八难》）。

（二）主治概要

多眠、癃闭及肢体筋脉出现阳缓阴急。

八、阳跷脉（Yangqiao Meridian）

（一）经脉循行

足太阳有通项入于脑者，正属目本，名曰眼系。头目苦痛，取之在项中两筋间。入脑乃别阴跷、阳跷，阴阳相交……交于目内眦（《灵枢·寒热病》）。

阳跷脉者，起于跟中，循外踝上行，入风池（《难经·二十八难》）。

（二）主治概要

不眠及肢体筋脉出现阴缓阳急。

第三节　十五络脉

（一）列缺——手太阴络脉

手太阴肺经的别行络脉，名曰列缺。起于腕关节上方桡骨茎突后的分肉之间，与手太阴经并行，直入手掌中，散布于大鱼际部。它的病变，实证为手腕部桡侧锐骨和掌中发热，虚证为呵欠频作，小便失禁或频数，可取它的络穴列缺治疗。该穴在距腕 1.5 寸处，别行于手阳明大肠经。

（二）偏历——手阳明络脉

手阳明大肠经的别行络脉，名曰偏历，在腕关节后 3 寸偏历穴处分出，走向手太阴肺经；其支脉向上沿着臂膊，经肩髃穴上行至下颌角处，遍布于齿中；其支脉进入耳中，合于该部所聚的主脉。它的病变实证为龋齿、耳聋，虚证为齿冷、经气闭阻不通畅，可取它的络穴偏历治疗。

（三）丰隆——足阳明络脉

足阳明胃经的别行络脉，名曰丰隆，在距离外踝骨上 8 寸处分出，走向足太阴脾经；其支脉沿着胫骨外缘上行联络与头项部，与各经的经气相会合，再向下联络于咽喉部。它的病变，气逆则发生突然失音，实证为狂癫之疾虚证为足缓不收、胫部肌肉萎缩，可取它的络穴丰隆治疗。

（四）公孙——足太阴络脉

足太阴脾经的别行络脉，名曰公孙，在足大趾本节后 1 寸分出，走向足阳明胃经；其支脉进入腹腔，联络于肠胃。它的病变，气上逆则发生霍乱，实证为腹内绞痛，虚证为鼓胀之疾，可取它的络穴公孙治疗。

（五）通里——手少阴络脉

手少阴心经的别行络脉，名曰通里，在腕关节后 1 寸处分出上行，沿着手少阴本经入于心中，在向上联系舌根部，会属于目系。它的病变，实证为胸中支满阻隔，虚证为不能言语，可取它的络穴通里治疗。

（六）支正——手太阳络脉

手太阳小肠经的别行络脉，名曰支正，在腕关节后 5 寸，向内侧注入手少阴心经；其支脉上行经肘部，上络于肩髃穴部。它的病变，实证为关节弛缓、肘部痿废不用，虚证为皮肤赘生小疣，可取它的络穴支正治疗。

（七）飞扬——足太阳络脉

足太阳膀胱经的别行络脉，名曰飞扬，在外踝上 7 寸处分出，走向足少阴肾经。它的病变，实证为鼻塞流涕、头背部疼痛，虚证为鼻流清涕、鼻出血，可取它的络穴飞扬治疗。

（八）大钟——足少阴络脉

足少阴肾经的别行络脉，名曰大钟，在内踝后绕行足跟部，走向足太阳膀胱经。其支脉与足少阴本经并行向上而至与心包下，再贯穿腰脊。它的病变，气上逆则发生心胸烦闷，实证为二便不通，虚证为腰痛，可取它的络穴大钟治疗。

（九）内关——手厥阴络脉

手厥阴心包经的别行络脉，名曰内关，在腕关节后 2 寸处发生于两筋之间，走向手少阳三焦经。它沿着手厥阴本经向上联系于心包，散落于心系。心系的病变，实证为心痛，虚证为心中烦乱，可取它的络穴内关治疗。

（十）外关——手少阳络脉

手少阳三焦经的别行络脉，名曰外关，在腕关节后 2 寸处分出，绕行于肩膊的外侧，上行进入胸中，会合于心包。它的病变，实证为肘部拘挛，虚证为肘部弛缓不收，可取它的络穴外关治疗。

（十一）光明——足少阳络脉

足少阳胆经的别行络脉，名曰光明，在外踝尖上 5 寸分出，走向足厥阴肝经，向下联络于足背部。它的病变，实证为足胫部厥冷，虚证为足软无力不能行走、坐而不能起立，可取它的络穴光明治疗。

（十二）蠡沟——足厥阴络脉

足厥阴肝经的别行络脉，名曰蠡沟，在内踝上 5 寸处分出，走向足少阳胆经；其支脉经过胫部上行至睾丸部，终结于阴茎处。它的病变，气逆则发生睾丸肿胀、突发疝气，实证为阴茎挺长，虚证为阴部暴痒，可取它的络穴蠡沟治疗。

（十三）长强——督脉之络

督脉的别行络脉，名曰长强，夹脊骨上行至项部，散布于头上；再向下到两肩胛之间，分左右别行于足太阳膀胱经，深入贯穿于脊膂中。它的病变，实证为脊柱强直，虚证为头重、旋摇不定，此为督脉的别络之过，可取它的络穴长强治疗。

（十四）鸠尾——任脉之络

任脉的别行经络，名曰鸠尾（也称尾翳），从鸠尾向下，散布于腹部。它的病变，实证为腹部皮肤疼痛，虚证为腹部皮肤瘙痒，可取它的络穴鸠尾治疗。

（十五）大包——脾之大络

脾的大络，名曰大包，在渊腋下 3 寸处发出，散布于胸胁部。它的病变，实证为一身尽痛，虚证为周身肌肉关节松弛无力。此络脉像网络一样包络周身，如现血瘀，可取它的络穴大包治疗。

第四节 十二经筋

经筋，是指十二经筋，是十二经脉之气聚结于筋肉、骨骼、关节的体系，为十二经脉连属之筋的总称。《黄帝内经太素》："十二经筋与十二经脉，俱禀三阴三阳行于手足，故分为十二。但十二经脉主于血气，内营五脏六腑，外营头身四肢。十二经筋内行胸腹郭中，不入五脏六腑。脉有经脉、络脉；筋有大筋、小筋、膜筋。十二经筋起处与十二经脉流注并起于四末，然所起处有同有别。其有起维筋、缓筋等，皆是大筋别名。"描述每一经脉连属之经筋，由大小、形状不一的"大筋、小筋、膜筋"等构成。

十二经筋位于十二经脉相应区域的皮部深层。《素问·五脏生成》："筋气之坚结者，皆络于骨节之间也……诸筋者，皆属于节"。坚韧的筋都附着、连属于骨节，筋力坚韧能约束、连缀骨骼和肌肉，使整个躯体得以保持一定的位置形态和功能。经筋在人体呈纵行的束状、带状分布，向心性走向，起于指、趾末端，沿肢体纵轴终止在胸腹及头面，每遇骨节部位则"结"或"聚"，即附着于关节与骨面；每遇胸腹、腰背或头面部则"散"或"布"，呈片筋、膜筋而分布。虽然有的经筋能入于体腔，但是与脏腑无属络关系。手足三阳经筋主要分布于四肢外侧及躯干背侧，依其运动之性为刚；手足三阴经筋主要分布于四肢内侧及胸腹侧，依其运动之性为柔，故筋有刚筋、柔筋之称。十二经筋循行体表的部位与十二经脉的外行部分大体相仿，循行径路周围的筋肉多属本筋所辖。

束骨利关节、支撑保护内脏、连缀百骸、维络周身是经筋的主要功能。《素问·痿论》："阳明者，五脏六腑之海，主润宗筋……宗筋主束骨而利机关也。"人体关节的屈伸，肢体的活动，各种姿势的形成与变换，以及内脏的保护等主要是依靠经筋的作用。《灵枢·经脉》："筋为刚，肉为墙"，认为经筋主司运动和保护内脏。《素问·厥论》："前阴者，宗筋之所聚"，认为经筋与前阴的功能有关。《类经》："十二经脉之外而复有经筋者，何也？盖经脉营行表里，故出入脏腑，以次相传；经筋连缀百骸，故维络周身，各有定位。虽经筋所盛之处，则唯四肢溪谷之间为最，以筋会于节也。筋属木，其华在爪，故十二经筋皆起于四肢指爪之间，而后盛于辅骨，结于肘腕，系于关节，联于肌肉，上于颈项，终于头面，此人身经筋之大略也。"认为经筋的主要功能是"连缀百骸、维络周身"。

阴阳处于平衡状态时，肌肉的舒缩和关节的屈伸都是自如的。若阴阳失调，经筋发生异常改变时，可导致多种运动障碍的病症，如抽痛，或掣强、拘挛、瘈纵，或痿废、弛纵等。《灵枢·经筋》全面论述了三阳、三阴经筋病症与证候，认为"寒则反折筋急，热则筋弛纵不收"。并明确提出了"燔针劫刺，以知为数，以痛为输"的治疗原则。十二经筋的理论，对于运用手法和功法治疗肢体关节疾病有直接的指导意义。

一、足太阳经筋

（一）经筋循行

足太阳之筋，起于足小趾，上结于踝，斜上结于膝，其下循足外踝，结于踵，上循跟，结于腘；其别者，结于踹外，上腘中内廉，与腘中并，上结于臀，上挟脊上项；其支者，别入结于舌本；其直者，结于枕骨，上头，下颜，结于鼻；其支者，为目上网，下结于頄；其支者，从腋后外廉结于肩髃；其支者，入腋下，上出缺盆，上结于完骨；其支者，出缺盆，邪上出于頄。

（二）主治病症

其病小趾支，跟肿痛，腘挛，脊反折，项筋急，肩不举，腋支缺盆中纽痛，不可左右摇。治在燔针劫刺，以知为数，以痛为输，名曰仲春痹也。

二、足少阳经筋

（一）经筋循行

足少阳之筋，起于小趾次趾，上结外踝，上循胫外廉，结于膝外廉；其支者，别起外辅骨，上走髀，前者结于伏兔之上，后者，结于尻；其直者，上乘䏚季胁，上走腋前廉，系于膺乳，结于缺盆；直者，上出腋，贯缺盆，出太阳之前，循耳后，上额角，交巅上，下走颔，上结于頄；支者，结于目眦为外维。

（二）主治病症

其病小趾次趾支转筋，引膝外转筋，膝不可屈伸，腘筋急，前引髀，后引尻，即上乘䏚季胁痛，上引缺盆、膺乳、颈维筋急。从左之右，右目不开，上过右角，并跷脉而行，左络于右，故伤左角，右足不用，命曰维筋相交。治在燔针劫刺，以知为数，以痛为输，名曰孟春痹也。

三、足阳明经筋

（一）经筋循行

足阳明之筋，起于中三趾，结于跗上，斜外上加于辅骨，上结于膝外廉，直上结于髀枢，上循胁，属脊；其直者，上循骭，结于膝；其支者，结于外辅骨，合少阳；其直者，上循伏兔，上结于髀，聚于阴器，上腹而布，至缺盆，而结上颈，上挟口，合于頄，下结于鼻，上合于太阳。太阳为目上网，阳明为目下网；其支者，从颊结于耳前。

（二）主治病症

其病足中指支，胫转筋，脚跳坚，伏兔转筋，髀前肿，㿗疝，腹筋急，引缺盆及颊，卒口僻；急者，目不合，热则筋纵，目不开，颊筋有寒，则急引颊移口，有热则筋弛纵，缓不胜收，故僻。治之以马膏，膏其急者；以白酒和桂，以涂其缓者，以桑钩钩之，即以生桑炭置之坎中，高下以坐等。以膏熨急颊，且饮美酒，啖美炙肉，不饮酒者，自强也，为之三拊而已。治在燔针劫刺，以知为数，以痛为输，名曰季春痹也。

四、足太阴经筋

（一）经筋循行

足太阴之筋，起于大趾之端内侧，上结于内踝；其直者，络于膝内辅骨，上循阴股，结于髀，聚于阴器，上腹结于脐，循腹里，结于肋，散于胸中；其内者，着于脊。

（二）主治病症

其病足大指支，内踝痛，转筋痛，膝内辅骨痛，阴股引髀而痛，阴器纽痛，上引脐两胁痛，引膺中脊内痛。治在燔针劫刺，以知为数，以痛为输，命曰孟秋痹也。

五、足少阴经筋

（一）经筋循行

足少阴之筋，起于小趾之下，并足太阴之筋，邪走内踝之下，结于踵，与太阳之筋合，而上结于内辅之下，并太阴之筋而上，循阴股，结于阴器，循脊内挟膂，上至项，结于枕骨，与足太阳之筋合。

（二）主治病症

其病足下转筋，及所过而结者，皆痛及转筋。病在此者，主痫瘛及痉，在外者不能俯，在内者不能仰。故阳病者，腰反折不能俯，阴病者，不能仰。治在燔针劫刺，以知为数，以痛为输。在内者熨引饮药，此筋折纽，纽发数甚者，死不治，名曰仲秋痹也。

六、足厥阴经筋

（一）经筋循行

足厥阴之筋，起于大趾之上，上结于内踝之前，上循胫，上结内辅之下，上循阴股，结于阴器，络诸筋。

（二）主治病症

其病足大指支，内踝之前痛，内辅痛，阴股痛、转筋，阴器不用。伤于内，则不起；伤于寒，则阴缩入；伤于热，则纵挺不收。治在行水清阴气。其病转筋者，治在燔针劫刺，以知为数，以痛为输，命曰季秋痹也。

七、手太阳经筋

（一）经筋循行

手太阳之筋，起于小指之上，结于腕，上循臂内廉，结于肘内锐骨之后，弹之应小指之上，入结于腋下；其支者，后走腋后廉，上绕肩胛，循颈出走太阳之前，结于耳后完骨；其支者，入耳中；直者，出耳上，下结于颔，上属目外眦。

（二）主治病症

其病小指支，肘内锐骨后廉痛，循臂阴入腋下，腋下痛，腋后廉痛，绕肩胛引颈而痛，应耳中鸣痛引颔，目瞑良久乃得视，颈筋急，则为筋瘘颈肿。寒热在颈者，治在燔针劫刺之，以知为数，以痛为输。其为肿者，复而锐之。本支者，上曲牙，循耳前，属目外眦，上颔结于角，其痛当所过者支转筋。治在燔针劫刺，以知为数，以痛为输，名曰仲夏痹也。

八、手少阳经筋

（一）经筋循行

手少阳之筋，起于小指次指之端，结于腕，上循臂，结于肘，上绕臑外廉、上肩、走颈，合手太阳；其支者，当曲颊入系舌本；其支者，上曲牙，循耳前，属目外眦，上乘颔，结于角。

（二）主治病症

其病当所过者，即支转筋，舌卷。治在燔针劫刺，以知为数，以痛为输，名曰季夏痹也。

九、手阳明经筋

（一）经筋循行

手阳明之筋，起于大指次指之端，结于腕，上循臂，上结于肘外，上臑，结于髃；其支者，绕肩胛，挟脊；直者，从肩髃上颈；其支者，上颊，结于頄；直者，上出手太阳之前，上左角，络头，下右颔。

（二）主治病症

其病当所过者，支痛及转筋，肩不举，颈不可左右视。治在燔针劫刺，以知为数，以痛为输，名曰孟夏痹也。

十、手太阴经筋

（一）经筋循行

手太阴之筋，起于大指之上，循指上行，结于鱼后，行寸口外侧，上循臂，结肘中，上臑内廉，入腋下，出缺盆，结肩前髃，上结缺盆，下结胸里，散贯贲，合贲下，抵季胁。

（二）主治病症

其病当所过者，支转筋，痛甚成息贲，胁急，吐血。治在燔针劫刺，以知为数，以痛为输。名曰仲冬痹也。

十一、手厥阴经筋

（一）经筋循行

手心主之筋，起于中指，与太阴之筋并行，结于肘内廉，上臂阴，结腋下，下散前后挟胁；其支者，入腋，散胸中，结于臂。

（二）主治病症

其病当所过者，支转筋，前及胸痛、息贲。治在燔针劫刺，以知为数，以痛为输，名曰孟冬痹也。

十二、手少阴经筋

（一）经筋循行

手少阴之筋，起于小指之内侧，结于锐骨，上结肘内廉，上入腋，交太阴，挟乳里，结于胸中，循臂下系于脐。

（二）主治病症

其病内急，心承伏梁，下为肘网。其病当所过者支转筋，筋痛。治在燔针劫刺，以知为数，以痛为输。其成伏梁唾血脓者，死不治。经筋之病，寒则反折筋急，热则筋弛纵不收，阴痿不用。阳急则反折，阴急则俯不伸。焠刺者，刺寒急也，热则筋纵不收，无用燔针，名曰季冬痹也。

第五节 常用奇穴

一、头颈部穴

1. 四神聪

［定位］ 正坐位。在头顶部，当百会前后左右各 1 寸，共 4 个穴位。

［解剖］ 布有枕动、静脉，颞浅动、静脉顶支和眶上动、静脉的吻合网，有枕大神经、耳颞神经及眶上神经的分支。

［主治］ 头痛，眩晕，失眠，健忘，癫狂。

［操作］ 平刺 0.5～0.8 寸。

2. 当阳

［定位］ 正坐位。在头顶部，当瞳孔直上，前发际上 1 寸。

［解剖］ 布有眶上神经和眶上动、静脉的分支或属支。

［主治］ 偏、正头痛，眩晕，目赤肿痛。

［操作］ 沿皮向上刺 0.5～0.8 寸。

3. 鱼腰

［定位］ 正坐或仰卧位。在额部，瞳孔直上，眉毛中。

［解剖］ 布有眶上神经外侧支，面神经的分支和眶上动、静脉的外侧支。

［主治］ 目赤肿痛，目翳，眼睑瞤动，眼睑下垂，眉棱骨痛。

［操作］ 平刺 0.3～0.5 寸。

4. 太阳

［定位］ 正坐或侧伏坐位。在颞部，当眉梢与目外眦之间，向后约一横指的凹陷处。

［解剖］ 布有颧神经的分支颧面神经，面神经的颞支和颧支，下颌神经的颞神经和颞浅动、静脉的分支或属支。

［主治］ 头痛，目疾，齿痛，面痛。

［操作］ 直刺或斜刺 0.3～0.5 寸；或用三棱针点刺出血。

5. 耳尖

［定位］ 正坐或侧伏坐位，在耳廓的上方，当折耳向前，耳廓上方的尖端处。

［解剖］ 布有颞浅动、静脉的耳前支，耳后动、静脉的耳后支，耳颞神经耳前支、枕小神经耳后支和面神经耳支等。

［主治］ 目赤肿痛，目翳，睑腺炎，咽喉肿痛。

［操作］ 直刺 0.1～0.2 寸；或用三棱针点刺出血。

6. 球后

［定位］ 仰靠坐位，当眶下缘外 1/4 与内 3/4 交界处。

〔解剖〕 浅层布有眶下神经，面神经的分支和眶下动、静脉的分支或属支。深层有动眼神经下支，眼动、静脉的分支或属支。深层有眼动神经下支，眼动静脉的分支或属支和眶下动、静脉。

〔主治〕 目疾。

〔操作〕 选 30 号以上毫针，用押手将眼球推向上方，针尖沿眶下缘从外下向内上方，针身或弧形沿眼球刺向视神经方向 0.5～1 寸，刺入后不宜捻转，可轻度提插。

7. 上迎香

〔定位〕 仰靠坐位。在面部，当鼻翼软骨与鼻甲交界处，近鼻唇沟上端处。

〔解剖〕 布有眶下神经，滑车下神经的分支、面神经的颊支和内眦动、静脉。

〔主治〕 鼻塞，鼻渊，目赤肿痛，迎风流泪，头痛。

〔操作〕 向内上方斜刺 0.3～0.5 寸。

8. 内迎香

〔定位〕 仰靠坐位。在鼻孔，当鼻翼软骨与鼻甲交界的黏膜处。

〔解剖〕 布有面、动、静脉的鼻背支和筛前神经的鼻外支。

〔主治〕 目赤肿痛，鼻疾。

〔操作〕 用三棱针点刺出血。有出血体质的人忌用。

9. 聚泉

〔定位〕 正坐位，张口伸舌。在口腔内，当舌背正中缝的中点处。

〔解剖〕 布有下颌神经的舌神经，舌下神经和鼓索的神经纤维及舌动、静脉的动、静脉网。

〔主治〕 ①舌强，舌缓，食不知味；②消渴，气喘。

〔操作〕 直刺 0.1～0.2 寸；或用三棱针点刺出血。

10. 海泉

〔定位〕 正坐位张口，舌卷向后方。在口腔内，当舌系带的中点处。

〔解剖〕 布有下颌神经的舌神经，舌下神经和面神经鼓索的神经纤维及舌动脉的分支舌深动脉和舌静脉的属支舌深静脉。

〔主治〕 ①舌体肿胀，舌缓不收；②消渴。

〔操作〕 用细三棱针或圆利针点刺出血。

11. 金津、玉液

〔定位〕 正坐位张口，舌卷向后方。于舌面下，舌系带两旁之静脉上取穴。左称金津，右称玉液。

〔解剖〕 布有下颌神经的颌神经，舌下神经和面神经鼓索的神经纤维及舌动脉的分支舌深动脉和舌静脉的属支舌深静脉。

〔主治〕 ①舌强不语，舌肿，口疮；②呕吐，消渴。

〔操作〕 点刺出血。

12. 牵正

〔定位〕 在面颊部，耳垂前 0.5～1 寸处。

〔解剖〕 在咬肌中。浅层有耳大神经分布；深层有面神经颊支、下颌神经咬肌支和咬肌动脉分布。

〔主治〕 口㖞，口疮。

［操作］ 向前斜刺 0.5 ~ 0.8 寸。

13. 翳明

［定位］ 正坐位，头略前倾，在项部，当翳风后 1 寸。

［解剖］ 浅层有耳大神经的分支，深层有颈深动、静脉。

［主治］ 目疾，耳鸣，失眠，头痛。

［操作］ 直刺 0.5 ~ 1 寸。

14. 颈百劳

［定位］ 正坐位或俯伏坐位。在项颈部，当大椎直上 2 寸，后正中线旁开 1 寸。

［解剖］ 浅层布有第四、五颈神经后支的皮支。深层有第四、五颈神经后支的分支。

［主治］ ①颈项强痛；②咳嗽，气喘，骨蒸潮热，盗汗。

［操作］ 直刺 0.5 ~ 1 寸。

二、胸腹部穴

1. 子宫

［定位］ 仰卧位。在下腹部，当脐中下 4 寸，中极旁开 3 寸。

［解剖］ 浅层主要布有髂腹下神经的外侧皮支的腹壁浅静脉。深层主要有髂腹下神经的分支和腹壁下动、静脉的分支或属支。

［主治］ 子宫脱垂，不孕，痛经，月经不调，崩漏。

［操作］ 直刺 0.8 ~ 1.2 寸；可灸。

2. 三角灸

［定位］ 以患者两口角的长度为一边，作一等边三角形。将顶角置于患者脐心，底边呈水平线，于两底角处取穴。

［主治］ ①疝气，奔豚；②绕脐疼痛；③不孕。

［操作］ 艾炷灸 5 ~ 7 壮。

三、背部穴

1. 定喘

［定位］ 俯伏或卧位。在背部，在第七颈椎棘突下，旁开 0.5 寸。

［解剖］ 浅层主要有第八颈神经后支的内侧皮支。深层有颈横动、静脉的分支或属支及第八神经，第一胸神经后支的肌支。

［主治］ ①咳嗽，哮喘；②落枕，肩背痛，上肢疼痛不举。

［操作］ 直刺，或偏向内侧，0.5 ~ 1 寸。

2. 夹脊

［定位］ 俯伏或俯卧位。在背腰部，当第一胸椎至第五腰椎棘突下两侧，后正中线旁开 0.5 寸，一侧 17 个穴位。

［解剖］ 浅层内分别有第一胸神经至第五腰神经的内侧皮支和伴行的动、静脉。深层布有第一胸神经至第五腰神经后支的肌支，肋间后动、静脉或腰动、静脉背侧支的分支或属支。

［主治］ ①胸 1 ~ 5 夹脊：心肺、胸部及上肢疾病；②胸 6 ~ 12 夹脊：胃肠、脾、肝、胆疾病；③腰 1 ~ 5 夹脊：下肢疼痛，腰、骶、小腹部疾病。

［操作］　稍向内斜刺0.5～1寸，待有麻胀感即停止进针，严格掌握进针的角度和深度，防止损伤内脏或引起气胸。

3. 胃脘下俞

［定位］　俯卧或俯卧位。在背部，当第八胸椎棘突下，旁开1.5寸。

［解剖］　浅层主要布有第八胸神经后支的皮支和伴行的动、静脉。

［解剖］　浅层内分别有第八胸神经后支的皮支和伴行的动、静脉。深层布有第八胸神经后支的肌支和第八肋间后动、静脉背侧支的分支或属支。

［主治］　①胃疼，腹疼，胸胁疼；②消渴，胰腺炎。

［操作］　向内斜刺0.3～0.5寸。

4. 痞根

［定位］　俯卧位。在腰部，当第一腰椎棘突下，旁开3.5寸。

［解剖］　浅层内主要布有第十二胸神经后支的皮支和伴行的动、静脉。深层主要布有第十二胸神经后支的肌支。

［主治］　①腰疼；②痞块，癥瘕。

［操作］　直刺0.5～1寸。

5. 下极俞

［定位］　俯卧位。在腰部，当后正中线上，第三腰椎棘突下。

［解剖］　浅层有第四腰神经后支的内侧支和伴行的动、静脉。深层布有棘突间的椎外（后）静脉丛，第四腰神经后支的分支和第四腰动、静脉背侧支的分支和属支。

［主治］　①腰痛；②小便不利，遗尿。

［操作］　直刺0.5～1寸。

6. 腰眼

［定位］　俯卧位。在腰部，当第四腰椎棘突下，旁开3.5寸凹陷中。

［解剖］　浅层主要布有臀上皮神经和第四腰神经后支的皮支。深层主要布有第四腰神经后支的肌支和第四腰动、静脉的分支或属支。

［主治］　①腰疼；②尿频，月经不调，带下。

［操作］　直刺0.5～1寸。

7. 十七椎

［定位］　俯卧位。在腰部，当后正中线上，第五腰椎棘突下。

［解剖］　浅层主要布有第五腰神经后支的皮支和伴行的动、静脉。深层主要布有第五腰神经后支的分支和棘突间的椎外（后）静脉。

［主治］　①腰骶疼；②痛经，崩漏，月经不调，遗尿。

［操作］　直刺0.5～1寸。

8. 腰奇

［定位］　在骶部，当尾骨端直上2寸，骶角之间凹陷中。

［解剖］　布有第二、三骶神经后支的分支及伴行的动、静脉。

［主治］　①便秘；②癫痫，失眠，头痛。

［操作］　向上平刺0.5～1寸。

四、上肢部穴

1. 肘尖

[定位] 正坐屈肘约90°。在肘后部，屈肘，当尺骨鹰嘴的尖端。

[解剖] 布有前臂后皮神经和肘关节周围动、静脉网。

[主治] 痈疽，疔疮，瘰疬。

[操作] 灸。

2. 二白

[定位] 伸腕仰掌。在前臂掌侧，腕横纹上4寸，桡侧腕屈肌腱的两侧，一侧2个穴位。

[解剖] 臂内侧穴：浅层布有前臂外侧皮神经和前臂正中静脉的属支。深层布有正中神经、正中静脉。臂外侧穴：浅层布有前臂外侧皮神经和头静脉的属支。深层有桡动、静脉。

[主治] ①痔疮，脱肛；②前臂痛，胸胁痛。

[操作] 直刺0.5~0.8寸。

3. 中泉

[定位] 伏掌。在腕背侧横纹中，当指总伸肌腱桡侧的凹陷处。

[解剖] 布有前臂后皮神经和桡神经浅支的分支，手背静脉网，桡动脉腕背支的分支。

[主治] ①胸胁胀满，咳嗽，气喘，心痛；②胃脘疼痛；③掌中热。

[操作] 直刺0.3~0.5寸。

4. 中魁

[定位] 握拳，掌心向下。在中指背侧近侧指间关节的中点处。

[解剖] 布有指背神经，其桡侧支来自桡神经，其尺侧支来自尺神经。血管有来自掌背动脉的指背动脉和掌背静脉网的属支指背静脉。

[主治] ①牙疼，鼻出血；②噎膈，翻胃，呕吐。

[操作] 灸。

5. 大骨空

[定位] 握拳，掌心向下。在拇指背侧指间关节的中点处。

[解剖] 布有桡神经、指背神经和指背动、静脉。

[主治] ①目痛，目翳；②吐泻，衄血。

[操作] 灸。

6. 小骨空

[定位] 握拳，掌心向下。在小指背侧近端指间关节的中点处。

[解剖] 布有指背动、静脉的分支及属支和尺神经的指背神经的分支。

[主治] 目赤肿痛，目翳，咽喉肿痛。

[操作] 灸。

7. 腰痛点

[定位] 伏掌。在手背侧，当第二、三掌骨及第四、五掌骨之间，当腕横纹与掌指关节中点处，一侧2穴，左右共4个穴位。

[解剖] 此二穴处布有手背静脉网和掌背动脉，有桡神经的浅支和尺神经的手背支。

[主治] 急性腰扭伤。

[操作] 直刺 0.3~0.5 寸。

8. 外劳宫

[定位] 伏掌。在手背侧，当第二、三掌骨之间掌指关节后 0.5 寸。

[解剖] 布有手背静脉网和掌背动脉，有桡神经的浅支指背神经。

[主治] ①落枕；②手指麻木，手指屈伸不利。

[操作] 直刺 0.5~0.8 寸。

9. 八邪

[定位] 微握拳，在手背侧，第一至第五指间，指蹼缘后方赤白肉际处，左右共 8 个穴位。

[解剖] 浅层布有掌背动、静脉或指背动、静脉和指背神经。深层有指掌侧总动、静脉或指掌侧固有动、静脉和指掌侧固有神经。

[主治] ①烦热，目痛；②毒蛇咬伤，手背肿痛，手指麻木。

[操作] 向下斜刺 0.5~0.8 寸；或点刺出血。

10. 四缝

[定位] 仰掌伸指。在第二至第五指掌侧，近段指关节的中央，一侧 4 个穴位。

[解剖] 各穴的血管：指掌侧固有动、静脉的分支或属支和指皮下静脉。各穴的神经：浅层有掌侧固有神经，深层有正中神经肌支和尺神经肌支。

[主治] ①小儿疳积；②百日咳。

[操作] 直刺 0.1~0.2 寸，挤出少量黄白色透明样黏液或出血。

11. 十宣

[定位] 仰掌，十指微屈。在手十指尖端，距指甲游离缘 0.1 寸，左右共 10 个穴位。

[解剖] 拇指到中指的十宣穴由正中神经分布；无名指的十宣穴由桡侧的正中神经和尺神经双重分布；小指的十宣由尺神经分布。

[主治] ①昏迷，晕厥，中暑，高热，癫痫；②咽喉肿痛。

[操作] 直刺 0.1~0.2 寸；或用三棱针点刺出血。

五、下 肢 部 穴

1. 髋骨

[定位] 仰卧。在大腿前面下部，当梁丘两旁各 1.5 寸，一侧 2 穴，左右共 4 个穴位。

[解剖] 外侧髋骨穴：浅层有股神经前皮支和股外侧皮神经。深层有旋股外侧动、静脉降支的分支或属支。内侧髋骨穴：浅层布有股神经前皮支，深层布有股深动脉的肌支等。

[主治] 鹤膝风，下肢痿痹。

[操作] 直刺 0.5~1 寸。

2. 鹤顶

[定位] 屈膝。在膝上部，髌底的中点上方凹陷处。

[解剖] 浅层布有股神经前皮支和大隐静脉的属支。深层有膝关节的动静、脉网。

［主治］　①膝关节酸痛，腿足无力；②鹤膝风。

　［操作］　直刺 0.5～0.8 寸。

　3. 百虫窝

　［定位］　正坐屈膝或仰卧位，在大腿内侧，髌底内侧端上 3 寸，即血海上 1 寸。

　［解剖］　浅层布有股神经前皮支，大隐静脉的属支。深层有股神经的分支和股动、静脉的肌支。

　［主治］　①皮肤瘙痒，风疹，湿疹，疮疡；②蛔虫病。

　［操作］　直刺 0.5～1 寸。

　4. 内膝眼

　［定位］　屈膝，在髌韧带内侧凹陷处。

　［解剖］　浅层布有隐神经的髌下支和股神经的前皮支。深层有膝关节的动、静脉网。

　［主治］　膝肿痛。

　［操作］　从前内向后外与额状面呈 45°角斜刺 0.5～1 寸。

　5. 膝眼

　［定位］　屈膝，在髌韧带两侧凹陷处，在内侧的称内膝眼，在外侧的称外膝眼。

　［解剖］　膝眼之内侧穴，称内膝眼，层次解剖参见内膝眼。膝眼之外侧穴，即足阳明胃经的犊鼻穴，层次解剖参阅犊鼻穴。

　［主治］　膝肿痛，脚气。

　［操作］　向膝外斜刺 0.5～1 寸。

　6. 胆囊

　［定位］　正坐或侧卧位。在小腿外侧上部，当腓骨小头前下方凹陷处（阳陵泉）直下 2 寸。

　［解剖］　浅层布有腓肠肌外侧皮神经。深层有腓浅神经，腓深神经和胫前动、静脉。

　［主治］　急、慢性胆囊炎，胆石症，胆道蛔虫症，胆绞痛。

　［操作］　直刺 1～1.5 寸。

　7. 阑尾

　［定位］　正坐或仰卧屈膝。在小腿前侧上部，当犊鼻下 5 寸，胫骨前缘旁开一横指。

　［解剖］　浅层布有胫前动、静脉，腓肠外侧皮神经和浅静脉。深层有腓深神经和胫前动、静脉。

　［主治］　急、慢性阑尾炎。

　［操作］　直刺 1～1.5 寸。

　8. 内踝尖

　［定位］　正坐位或仰卧位。在足内侧面，内踝的凸起处。

　［解剖］　布有隐神经的小腿内侧皮支的分支，胫前动脉的内踝网，内踝前动脉的分支和胫后动脉的内踝支。

　［主治］　①乳蛾，齿痛，小儿不语。②霍乱转筋。

　［操作］　禁刺，可灸。

　9. 外踝尖

　［定位］　正坐位或仰卧位。在足外侧面，外踝的凸起处。

　［解剖］　布有胫前动脉的内踝网，腓动脉的外踝支和腓肠神经及腓浅神经的分支。

［主治］　①十趾拘急，脚歪转筋，脚气；②齿痛，重舌。

［操作］　禁刺，可灸。

10. 八风

［定位］　正坐位或仰卧位。在足背侧，第一至第五趾间，趾蹼缘后方赤白肉际处，一侧4穴，左右共8个穴位。

［解剖］　第一趾与第二趾之间的八风穴，层次解剖同行间穴（足厥阴肝经）。第二趾与第三趾之间的八风穴，层次解剖同内廷穴（足阳明胃经）。第四趾与小趾之间的八风穴，层次解剖同侠溪穴（足少阳胆经）。第三趾与第四趾之间的八风穴浅层布有足背中间皮神经的趾背神经和足背浅静脉网。深层有趾背动脉、趾背静脉。

［主治］　趾痛，毒蛇咬伤，足跗肿痛，脚气。

［操作］　斜刺0.5～0.8寸，或用三棱针点刺出血。

11. 独阴

［定位］　仰卧位。在足第二趾的跖侧远侧趾间关节的中点。

［解剖］　布有趾足底固有动、静脉的分支或属支。

［主治］　①胸胁痛，卒心痛，呕吐；②胞衣不下，月经不调，疝气。

［操作］　直刺0.1～0.2寸，孕妇禁用。

12. 气端

［定位］　正坐或仰卧位。在足十趾尖端，距趾甲游离缘0.1寸，左右共10穴。

［解剖］　第一趾和第二趾由来自腓浅神经的趾背神经支配、腓深神经的趾背神经和胫神经的趾足底固有神经支配；第三、四趾由来自腓浅神经的趾背神经和胫神经的趾背神经支配；小趾由来自腓肠神经的趾背神经，腓浅神经的趾背神经和胫神经的趾足底固有神经支配。血管供应来源于足底内外动脉的趾底固有动脉和足背动脉的趾背动脉。

［主治］　①足趾麻木，足背红肿疼痛；②卒中。

［操作］　直刺0.1～0.2寸。

第六节　小儿推拿特定穴

小儿推拿特定穴是小儿推拿特有的穴位。这些穴位不仅有"点"状，还有"线"状及"面"状，且以两手居多，正所谓"小儿百脉汇于两掌"。小儿推拿特定穴操作"次数"仅供6个月～1足岁患儿临床应用时参考，临诊时尚要根据患儿年龄大小，身体强弱，病情轻重等情况而有所增减。上肢部穴位，一般不分男女，习惯于推拿左手（亦可推拿右手）。小儿推拿操作的顺序，一般是先头面，次上肢，再胸腹、腰背，最后是下肢。亦有根据病情轻重缓急或患儿体位而定顺序先后，可以灵活掌握。

1. 坎宫

［定位］　自眉头起沿眉向眉梢成一横线。

［操作］　两拇指自眉心向眉梢做分推，称推坎宫（图3-1），又称推眉弓。30～50次。

［作用］　疏风解表，醒脑明目，止头痛。

［应用］　常用于外感发热、头痛，多与推攒竹、揉太阳等合用；若用于治疗目赤痛，多与清肝经、掐揉小天心、揉肾纹、清天河水等合用。

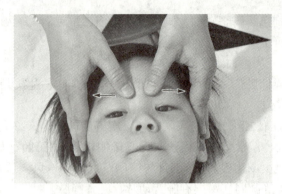

图 3-1　推坎宫

2. 天门（攒竹）

［定位］　两眉中间至前发际成一直线。

［操作］　两拇指自下而上交替直推，称开天门（图 3-2），又称推攒竹。30~50 次。

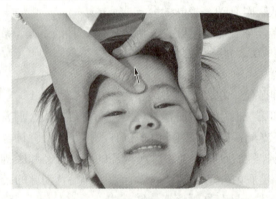

图 3-2　开天门

［作用］　发汗解表，镇静安神，开窍醒神。

［应用］　常用于风寒感冒、头痛、无汗、发热等症，多与推坎宫、揉太阳等合用；若惊惕不安，烦躁不宁多与清肝经、捣小天心、掐揉五指节、清肝经、揉百会等合用。

3. 耳后高骨

［定位］　耳后入发际高骨下凹陷中。

［操作］　两拇指或中指端揉，称揉耳后高骨（图 3-3）。30~50 次。

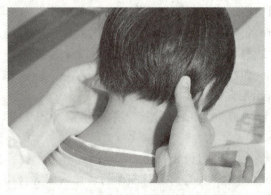

图 3-3　揉耳后高骨

〔作用〕　疏风解表，安神除烦。

〔应用〕　治感冒头痛，多与推攒竹、推坎宫、揉太阳等合用；亦可治神昏烦躁等症。

4. 天柱骨

〔定位〕　颈后发际正中至大椎穴成一直线。

〔操作〕　用拇指或食中两指自上向下直推，称推天柱骨（图3-4）。或用汤匙边蘸水自上向下刮。推100～500次。

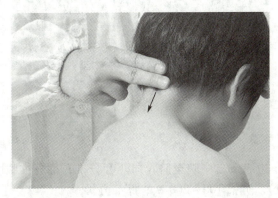

图3-4　推天柱骨

〔作用〕　降逆止呕，祛风散寒。

〔应用〕　主要治疗呕吐、恶心和外感发热、项强等症。治疗呕吐、恶心，多与横纹推向板门、揉中脘等合用；治疗外感发热、颈项强痛，多与拿风池、掐揉二扇门等同用。

5. 乳根

〔定位〕　乳下2分。

〔操作〕　中指端或食指端揉，称揉乳根。20～50次。

〔作用〕　宽胸理气，止咳化痰。

〔应用〕　主要治疗胸闷、咳嗽、痰鸣、呕吐等症。临床上多乳旁、乳根两穴配用，以食、中两指同时操作。

6. 乳旁

〔定位〕　乳外旁开2分。

〔操作〕　中指端或食指端揉，称揉乳旁。20～50次。

〔作用〕　宽胸理气，止咳化痰。

〔应用〕　主要治疗胸闷、咳嗽、痰鸣、呕吐等症。临床上多乳旁、乳根两穴配用，以食、中两指同时操作。

7. 胁肋

〔定位〕　从腋下两胁至天枢处。

〔操作〕　以两手掌从两胁腋下搓摩至天枢处，称搓摩胁肋（图3-5），又称按弦走搓摩。50～100次。

〔作用〕　顺气化痰，除胸闷，开积聚。

〔应用〕　本穴性开而降，多用于小儿由于食积、痰壅、气逆所致的胸闷、腹胀等。若肝脾肿大，则需久久搓摩，非一日之功。而中气下陷或肾不纳气者宜慎用。

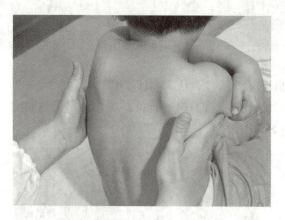

图 3-5　搓摩胁肋

8. 腹

［定位］　腹部。

［操作］　沿肋弓角边缘或自中脘至脐，向两旁分推，称分推腹阴阳（图 3-6）；掌或四指摩称摩腹（图 3-7）。分推 100～200 次；摩 5 分钟。

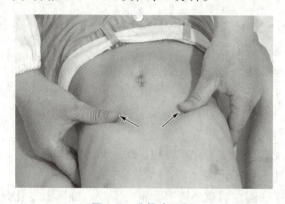

图 3-6　分推腹阴阳

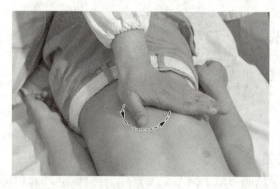

图 3-7　摩腹

［作用］　健脾和胃，理气消食。

［应用］　对于小儿腹泻、呕吐、恶心、便秘、腹胀、厌食等消化功能紊乱效果较好，常与捏脊、按揉足三里合用。也是小儿保健手法之一。

9. 丹田

［定位］　小腹部（脐下 2 寸与 3 寸之间）。

［操作］　或揉或摩，称揉丹田（图 3-8）或摩丹田。揉 50～100 次；摩 5 分钟。

［作用］　培肾固本，温补下元，分清别浊。

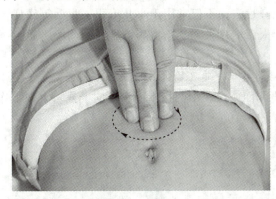

图 3-8　揉丹田

［应用］　多用于小儿先天不足，或寒凝少腹及腹痛、疝气、遗尿、脱肛等症，常与补肾经、推三关、揉外劳等合用。揉丹田对尿潴留有一定效果，常与推箕门、清小肠等合用。

10. 肚角

［定位］　脐下 2 寸（石门）旁开 2 寸大筋。

［操作］　用拇、食、中三指作拿法，称拿肚角（图 3-9）；或用中指端按，称按肚角。3～5 次。

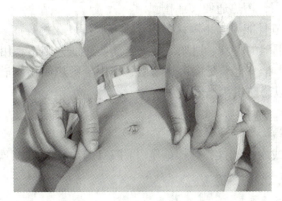

图 3-9　拿肚角

［作用］　止腹痛。

［应用］　对寒痛、伤食痛效果较好，也用于其他原因引起的腹痛。为防止患儿哭闹影响后续手法操作，拿肚角可最后操作。

11. 脊柱

［定位］　大椎至长强成一直线。

［操作］　用食、中两指指面自上而下作直推，称推脊；用拇、食两指或拇、食、中三指自下而上捏背脊皮称为捏脊。捏脊一般捏 3～5 遍，每捏三下再将背脊皮提一下，称为

捏三提一法。推 100 ~ 300 次，捏 3 ~ 5 遍。

[作用] 调阴阳、理气血、和脏腑、通经络、培元气、清热。

[应用] 推脊能清热，多与清天河水、退六腑、推涌泉等合用。捏脊治疗先天不足或后天不足的一些慢性病症，多与补脾经、补肾经、推三关、摩腹、按揉足三里等配合应用。单用捏脊，又名捏脊疗法，不仅常用于小儿疳积、腹泻等病症，也是小儿保健主要手法之一；还可应用于成人，治疗失眠、肠胃病、月经不调等病症。

12. 七节骨

[定位] 第 4 腰椎至尾椎骨端（长强）成一直线。

[操作] 用拇指桡侧面或食、中两指指面自下向上或自上向下作直推，分别称为推上七节骨和推下七节骨（图 3-10）。100 ~ 300 次。

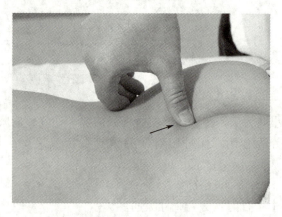

图 3-10 推下七节骨

[作用] 温阳止泻，泻热通便。

[应用] 推上七节骨能温阳止泻，多用于虚寒腹泻、久痢等症。常与按揉百会、揉丹田等合用，治疗气虚下陷的脱肛、遗尿等症。若属实热证，则不宜用本法，用后多令小儿腹胀或出现其他变症。推下七节骨能泻热通便，多用于肠热便秘或痢疾等症。若腹泻属虚寒者，不可用本法，以恐防滑泻。

13. 龟尾

[定位] 尾椎骨端。

[操作] 拇指端或中指端揉，称揉龟尾（图 3-11）。100 ~ 300 次。

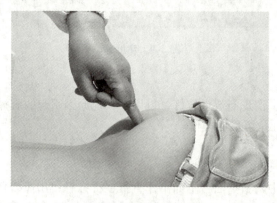

图 3-11 揉龟尾

［作用］　调理大肠。

［应用］　本穴即督脉经之长强穴，揉之能通调督脉之经气。穴性平和，能止泻，也能通便。多与揉脐、推七节骨配合应用，以治腹泻、便秘等症。

14. 脾经

［定位］　拇指桡侧缘一线（另有一说为拇指末节螺纹面）。

［操作］　将患儿拇指屈曲，循拇指桡侧缘由指端向指根方向直推为补，称补脾经（图3-12）。而循拇指桡侧缘由指根向指端方向直推为清，称清脾经（图3-13）。补脾经和清脾经统称推脾经。100～500次。

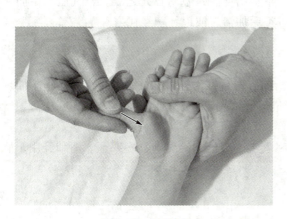
图 3-12　补脾经

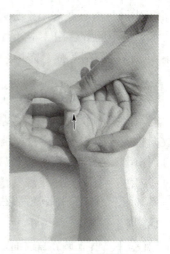
图 3-13　清脾经

［作用］　补脾经可健脾胃，补气血；清脾经可清热利湿，化痰止呕。

［应用］　补脾经用于脾胃虚弱，气血不足而引起的食欲不振、肌肉消瘦、消化不良等症。清脾经用于湿热熏蒸、皮肤发黄、恶心呕吐、腹泻痢疾等症。小儿脾胃薄弱，不宜攻伐太甚，在一般情况下，脾经穴多用补法，体壮邪实者方能用清法。

15. 肝经

［定位］　食指末节螺纹面。

［操作］　自食指掌面末节指纹向指尖方向直推为清，称清肝经；自指尖向食指掌面末节指纹方向直推为补，称补肝经。补肝经和清肝经统称推肝经（图3-14）。100～500次。

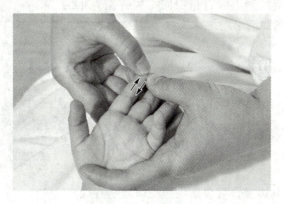
图 3-14　推肝经

[作用] 平肝泻火，息风镇惊，解郁除烦。

[应用] 清肝经常用于惊风、抽搐、烦躁不安、五心烦热等症。肝经宜清不宜补，若肝虚应补时则需补后加清，或以补肾经代之，称为滋肾养肝法。

16. 心经

[定位] 中指末节螺纹面。

[操作] 自中指掌面末节指纹向指尖方向直推为清，称清心经；自指尖向中指掌面末节指纹方向直推为补，称补心经。补心经和清心经统称推心经。100～500次。

[作用] 清心经可清心泻火；补心经可养心安神。

[应用] 清心经常用于心火旺盛引起的高热神昏、面赤口疮、小便短赤等症，多与清天河水、清小肠等合用。本穴宜用清法，不宜用补法，恐动心火之故。若气血不足而见心烦不安，睡卧露睛等症，需用补法时，可补后加清，或以补脾经代之。

17. 肺经

[定位] 无名指末节螺纹面。

[操作] 自指尖向无名指掌面末节指纹方向直推为补，称补肺经；自无名指掌面末节指纹向指尖方向直推为清，称清肺经。补肺经和清肺经统称推肺经。100～500次。

[作用] 补肺经可补益肺气；清肺经可宣肺清热、疏风解表、化痰止咳。

[应用] 补肺经用于肺气虚损，咳嗽气喘，虚汗怕冷等肺经虚寒证。清肺经用于感冒发热及咳嗽、气喘、痰鸣等肺经实热证。

18. 肾经

[定位] 小指末节螺纹面。

[操作] 自指尖向小指掌面末节指纹方向直推为补，称补肾经；自小指掌面末节指纹向指尖方向直推为清，称清肾经。补肾经和清肾经统称为推肾经。100～500次。

[作用] 补肾经可补肾益脑，温养下元；清肾经可清利下焦湿热。

[应用] 补肾经用于先天不足、久病体虚、肾虚久泻、多尿、遗尿、虚汗喘息等症。清肾经用于膀胱蕴热，小便赤涩等症。临床上肾经穴一般多用补法，需用清法时，也多以清小肠代之。

19. 小肠

[定位] 小指尺侧边缘，自指尖到指根成一直线。

[操作] 循小指尺侧边缘自指尖向指根方向直推为补，称补小肠；循小指尺侧边缘自指根向指尖方向直推为清，称清小肠。补小肠和清小肠统称为推小肠（图3-15）。100～300次。

[作用] 清利下焦湿热。

[应用] 清小肠可泌清别浊，多用于小便短赤不利，尿闭，水泻等证。若心经有热，移热于小肠，以本法配合清天河水，能加强清热利尿的作用。若属下焦虚寒，多尿、遗尿则宜用补小肠。

20. 大肠

[定位] 食指桡侧边缘，自食指尖至虎口成一直线。

[操作] 循食指桡侧边缘自食指尖向虎口方向直推为

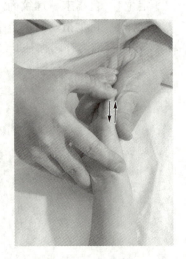

图3-15 推小肠

补，称补大肠；循食指桡侧边缘自虎口向食指尖方向直推为清，称清大肠。补大肠和清大肠统称推大肠（图 3-16）。100～300 次。

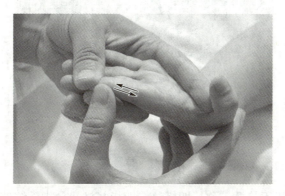

图 3-16　推大肠

［作用］　补大肠可涩肠固脱，温中止泻；清大肠可清利肠腑，除湿热，导积滞。

［应用］　补大肠多用于虚寒腹泻、脱肛等症。清大肠多用于湿热，积食滞留肠道，身热腹痛，痢下赤白，大便秘结等症。本穴又称指三关，尚可用于小儿诊断。

21. 肾纹

［定位］　手掌面，小指第 2 指间关节横纹处。

［操作］　用中指或拇指端按揉，称揉肾纹（图 3-17）。100～500 次。

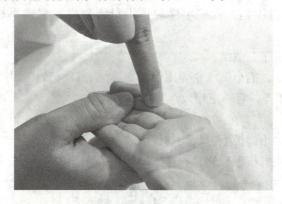

图 3-17　揉肾纹

［作用］　祛风明目，散瘀结。

［应用］　揉肾纹主要用于目赤肿痛或热毒内陷，瘀结不散所致的高热，呼吸气凉，手足逆冷等症。

22. 肾顶

［定位］　小指顶端。

［操作］　以中指或拇指端按揉，称揉肾顶（图 3-18）。100～500 次。

［作用］　收敛元气，固表止汗。

［应用］　揉肾顶用于自汗、盗汗或大汗淋漓不止等症。

23. 四横纹

［定位］　手掌面，食、中、无名、小指第 1 指间关节横纹处。

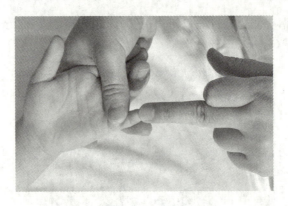

图 3-18 揉肾顶

〔操作〕 用拇指指甲掐揉，称掐四横纹；四指并拢从食指横纹处推向小指横纹处，称推四横纹。各掐 5 次；推 100～300 次。

〔作用〕 掐四横纹能退热除烦，散瘀结；推四横纹能调中行气，和气血，消胀满。

〔应用〕 多用于疳积、腹胀、气血不和、消化不良等症。常与补脾经、揉中脘等合用。可用毫针或三棱针点刺本穴出血（或点刺并挤压出血及淡黄色液体）以治疗疳积，效果好。

24. 小横纹

〔定位〕 手掌面，食、中、无名、小指掌指关节横纹处。

〔操作〕 用拇指指甲掐，称掐小横纹；用拇指侧推，称推小横纹。各掐 5 次；推 100～300 次。

〔作用〕 退热，消胀，散结。

〔应用〕 推小横纹、掐小横纹主要用于脾胃热结、口唇破烂及腹胀等症。临床上用推小横纹治疗肺部干性啰音，有一定疗效。

25. 掌小横纹

〔定位〕 手掌面，小指根下，尺侧掌纹头。

〔操作〕 用中指或拇指端按揉，称揉掌小横纹（图 3-19）。100～500 次。

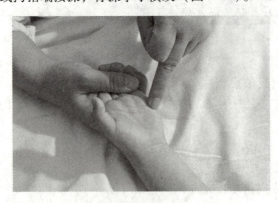

图 3-19 揉掌小横纹

〔作用〕 清热散结，宽胸宣肺，化痰止咳。

〔应用〕 揉掌小横纹主要用于喘咳，口舌生疮等症，为治疗百日咳、肺炎要穴。临床上用揉掌小横纹治疗肺部湿性啰音，有一定的疗效。

26. 胃经

〔定位〕 拇指掌面近掌端第 1 节（或鱼际桡侧赤白肉际处）。

〔操作〕 自拇指根向掌根方向直推为补，称补胃经；自掌根向拇指根方向直推为清，称清胃经。补胃经和清胃经统称推胃经。100～500 次。

〔作用〕 清胃经可清中焦湿热，和胃降逆，泻胃火，除烦止渴；补胃经可健脾胃，助运化。

〔应用〕 清胃经多与清脾经、推天柱骨、横纹推向板门等合用，治疗脾胃湿热，或胃气不和所引起的上逆呕恶等症；若胃肠实热、脘腹胀满、发热烦渴、便秘纳呆，多与清大肠、退六腑、揉天枢、推下七节骨等合用。补胃经多与补脾经、揉中脘、摩腹、按揉足三里等合用，治疗脾胃虚弱、消化不良、纳呆腹胀等症。

27. 板门

〔定位〕 手掌鱼际平面。

〔操作〕 用指端揉，称揉板门或运板门（图 3-20）；用推法自拇指根推向腕横纹，称板门推向横纹（图 3-21）；用推法自腕横纹推向拇指根，称横纹推向板门。100～300 次。

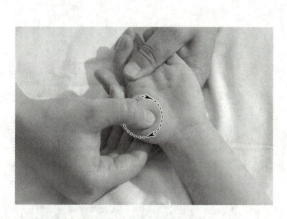

图 3-20 运板门

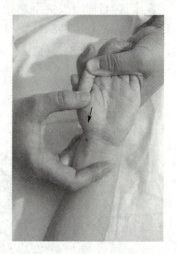

图 3-21 板门推向横纹

〔作用〕 健脾和胃，消食化滞，止腹泻，止呕吐。

〔应用〕 揉板门多用于乳食停积，食欲不振或嗳气、腹胀、腹泻、呕吐等症。板门推向横纹能止腹泻，横纹推向板门能止呕吐。

28. 内劳宫

〔定位〕 掌心中，屈指握拳时中指与无名指端之间中点。

〔操作〕 用中指端揉，称揉内劳宫；起自小指根掐运，经掌小横纹、小天心至内劳宫，称运内劳宫（水底捞明月）。揉 100～300 次；运 10～30 次。

〔作用〕 清热除烦，清虚热。

〔应用〕 揉内劳用于心经有热致口舌生疮、发热、烦渴等症。运内劳宫（水底捞明月）为运掌小横纹、揉小天心、揉内劳宫的复合操作法，对心、肾两经虚热最为适宜。

29. 小天心

［定位］ 大鱼际与小鱼际交接处凹陷中。

［操作］ 用中指端揉，称揉小天心（图3-22）；用拇指甲掐，称掐小天心；以中指尖或屈曲的指间关节捣，称捣小天心。揉100~300次；掐、捣5~20次。

［作用］ 清热、镇惊、利尿、明目。

［应用］ 揉小天心主要用于心经有热致目赤肿痛、口舌生疮、惊惕不安；或心经有热，移热于小肠而见小便短赤等症。掐、捣小天心主要用于惊风抽搐、夜啼、惊惕不安等症。若见惊风眼翻、斜视，可配合掐老龙、掐人中、清肝经等合用；眼上翻者则向下掐、捣；右斜视者则向左掐、捣；左斜视者向右掐、捣。

30. 运水入土、运土入水

［定位］ 手掌面，拇指根至小指根，沿手掌边缘一条弧形曲线。

［操作］ 自拇指根沿手掌边缘，经小天心推运至小指根，称运土入水（图3-23）；自小指根沿手掌边缘，经小天心推运至拇指根，称运水入土（图3-24）。100~300次。

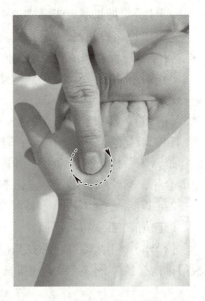

图3-22 揉小天心

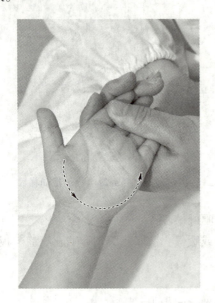

图3-23 运土入水

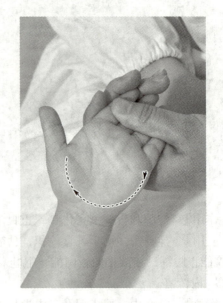

图3-24 称运水入土

［作用］ 运土入水可清脾胃湿热，利尿止泻；运水入土可健脾助运，润燥通便。

［应用］ 运土入水常用于新病、实证，如因湿热内蕴而见少腹胀满、小便赤涩、泄泻痢疾等症。运水入土多用于因脾胃虚弱而见完谷不化，腹泻痢疾，疳积，便秘等症。

31. 总筋

［定位］ 掌后腕横纹中点。

［操作］　用指按揉，称揉总筋；用拇指甲掐，称掐总筋（图3-25）。揉100～300次；掐3～5次。

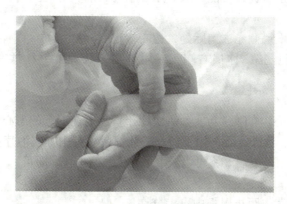

图3-25　掐总筋

［作用］　清心经热，散结止痉，通调周身气机。

［应用］　揉总筋多配合清天河水、清心经，治疗口舌生疮、潮热、夜啼等实热证；操作时手法宜快，并稍用力。掐总筋可治疗惊风。

32. 大横纹

［定位］　仰掌，掌后横纹；近拇指端称阳池，近小指端称阴池。

［操作］　两拇指自掌后横纹中点（总筋）起向两旁分推，称分推大横纹（图3-26），又称分阴阳；自两旁的阴池和阳池起向总筋合推，称合阴阳。30～50次。

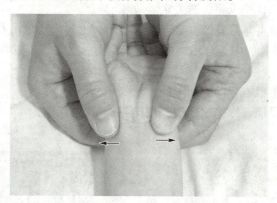

图3-26　分推大横纹

［作用］　平衡阴阳，调和气血，行滞消食，行痰散结。

［应用］　分阴阳多用于阴阳不调、气血不和致寒热往来、烦躁不安，以及乳食停滞、腹胀、腹泻、痢疾、呕吐等症；在操作时，如实热证阴池宜重分，虚寒证阳池宜重分。合阴阳多用于痰结喘嗽，胸闷等症，若配合揉肾纹、清天河水能加强行痰散结的作用。

33. 左端正

［定位］　中指甲根桡侧赤白肉际处，称左端正。

［操作］　用拇指甲掐，称掐左端正；用拇指螺纹面揉，称揉左端正。掐5次；揉50次。

〔作用〕 升阳止泻。

〔应用〕 揉左端正有提升功能，主要用于水泻、痢疾等症。

34. 右端正

〔定位〕 中指甲根尺侧赤白肉际处，称右端正。

〔操作〕 用拇指甲掐，称掐右端正；用拇指螺纹面揉，称揉右端正。掐5次；揉50次。

〔作用〕 降逆止呕。

〔应用〕 揉右端正，有降逆功能，主要用于胃气上逆引起的恶心呕吐等症。掐左、右端正，多配合掐老龙、清肝经等，用于治疗小儿惊风。可用本穴治疗鼻衄，方法是用细绳由中指第3节横纹起扎至指端（不可太紧），扎好后小儿静卧即可。

35. 老龙

〔定位〕 在中指背，距指甲根中点1分许。

〔操作〕 先以拇指甲掐之，继以揉之，称掐老龙（图3-27）。掐3~5次。

〔作用〕 息风镇惊，开窍醒神。

〔应用〕 主要用于急救。若小儿急惊暴死或高热抽搐掐之知痛有声音，可治；不知痛而无声音，难治。

36. 五指节

〔定位〕 掌背五指的第1指间关节。

〔操作〕 用拇指甲掐，称掐五指节；用拇、食指揉搓，称揉五指节。各掐3~5次；揉搓30~50次。

〔作用〕 安神镇惊，祛风痰，通关窍。

〔应用〕 掐五指节多与清肝经、掐老龙等合用，主要用于惊惕不安，惊风等症；揉五指节多与运内八卦、推揉膻中等合用，主要用于胸闷、痰喘、咳嗽等症。

37. 二扇门

〔定位〕 掌背中指根本节两侧凹陷处。

〔操作〕 用拇指甲掐，称掐二扇门；用拇指偏锋按揉，称揉二扇门（图3-28）。掐5次；揉100~500次。

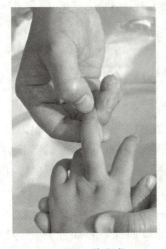

图3-27　掐老龙

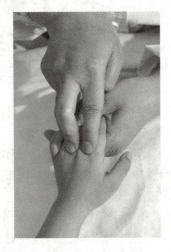

图3-28　揉二扇门

［作用］　发汗透表，退热平喘。

［应用］　掐、揉二扇门是发汗要法。配合揉肾顶、补脾经、补肾经等，适宜于平素体虚外感者。揉时要稍用力，速度宜快，多用于风寒外感。

38. 上马

［定位］　手背无名指及小指掌指关节凹陷中。

［操作］　用拇指端揉，称揉上马；用拇指甲掐，称掐上马。掐 3～5 次；揉 100～500 次。

［作用］　滋阴补肾，顺气散结，利水通淋。

［应用］　临床上多用揉上马，主要用于阴虚阳亢、潮热烦躁、牙痛、小便赤涩淋沥等症。本法对体质虚弱，肺部感染有干性啰音，久不消失者配合揉小横纹；湿性啰音配合揉掌小横纹，多揉有一定疗效。

39. 威灵

［定位］　手背第 2、3 掌骨缝间。

［操作］　用拇指甲掐，称掐威灵（图 3-29）。掐 5 次，或醒后即止。

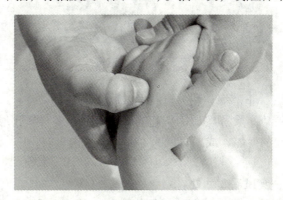

图 3-29　掐威灵

［作用］　开窍醒神。

［应用］　主要用于急惊暴死、昏迷不醒时的急救。

40. 精宁

［定位］　手背第 4、5 掌骨缝间。

［操作］　用拇指甲掐，称掐精宁（图 3-30）。掐 5～10 次。

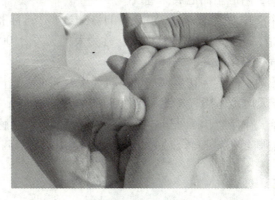

图 3-30　掐精宁

［作用］　行气，破结，化痰。

［应用］　多用于痰食积聚、气吼痰喘、干呕、痞积等症。本法于体虚者慎用，如必须应用时则多与补脾经、推三关、捏脊等同用，以免克削太甚，元气受损。本法用于急惊昏厥时，多配合掐威灵，能加强开窍醒神的作用。

41．一窝风

［定位］　手背腕横纹正中凹陷处。

［操作］　用指端揉，称揉一窝风（图3-31）。100～300次。

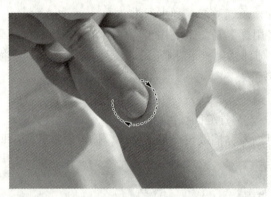

图3-31　揉一窝风

［作用］　温中行气，止痹痛，利关节，发散风寒。

［应用］　常用于受寒、食积等原因引起的腹痛等症，多与拿肚角、推三关、揉中脘等合用。对寒滞经络引起的痹痛，或感冒风寒等症，本法也有效。

42．膊阳池

［定位］　在手背一窝风后3寸处。

［操作］　用拇指甲掐，称掐膊阳池；用指端揉，称揉膊阳池。掐3～5次；揉100～300次。

［作用］　止头痛，通大便，利小便。

［应用］　特别对大便秘结，多揉膊阳池有显效，但大便滑泻者禁用；用于感冒头痛，或小便赤涩短少，多与其他解表、利尿法同用。

43．三关

［定位］　前臂桡侧，阳池至曲池成一直线。

［操作］　用拇指桡侧面，或食、中指面自腕推向肘，称推三关（推上三关）（图3-32）；屈小儿拇指，自拇指外侧端推向肘，称为大推三关。100～300次。

［作用］　补气行气，温阳散寒，发汗解表。

［应用］　本穴性温热，主治一切虚寒病证，对非虚寒病证者宜慎用。临床上治疗因气血虚弱、命门火衰、下元虚冷、阳气不足引起的四肢厥冷、面色无华、食欲不振、疳积、吐泻等症，多与补脾经、补肾经、揉丹田、捏脊、摩腹等合用。对感冒风寒、怕冷无汗或疹出不透等症，多与清肺经、推攒竹、掐揉二扇门等合用。对疹毒内陷、黄疸、阴疽等症，亦有疗效。

44．六腑

［定位］　前臂尺侧，阴池至肘（内侧缘）成一直线。

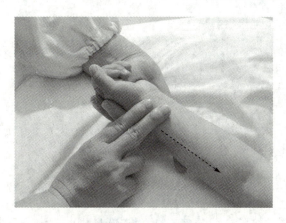

图 3-32　推三关

［操作］　用拇指桡侧面，或食、中指面自肘推向腕，称推六腑（推下六腑）或退六腑（图 3-33）。100～300 次。

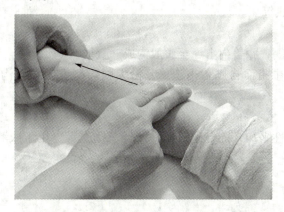

图 3-33　退六腑

［作用］　清热，凉血，解毒。

［应用］　本穴性寒凉，主治温病邪入营血、脏腑郁热积滞、壮热烦渴、肿毒（腮腺炎）等实热证。与补脾经合用，本穴有止汗的效果。若小儿平素大便溏薄，脾虚腹泻者，本法慎用。

推三关与推六腑为大热大凉之法，可单用，亦可合用。若小儿气虚体弱，畏寒怕冷，可单用推三关；若小儿高热烦渴、发斑等，可单用推六腑。两穴合用则能平衡阴阳，防止大热大凉，伤其正气。若寒热夹杂，以热为主者，则以推六腑三数，推三关一数之比推之；而以寒为重者，则以推三关三数，推六腑一数之比推之。

45. 天河水

［定位］　前臂正中，总筋至洪池（曲泽）成一直线。

［操作］　用食、中指面自腕推向肘，称推天河水（清天河水）（图 3-34）；用食、中指面蘸水自总筋处，一起一落弹打如弹琴状，直至洪池，同时边用口吹气边随之弹打，称打马过天河。100～300 次。

［作用］　清热解表，泻火除烦。

［应用］　本穴性微凉，清热而不伤阴分，较平和，主要用于治疗热性病证。多用于小

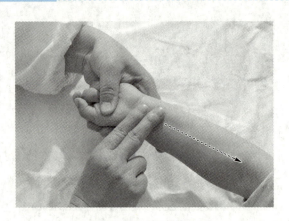

图 3-34 清天河水

儿五心烦热、咽干口燥、唇舌生疮、夜啼等症；常与推攒竹、推坎宫、揉太阳等合用，治疗发热、头痛、恶风、汗微出，咽痛等外感风热者。打马过天河的清热作用大于清天河水，多用于实热、高热等症。

46. 箕门

[定位] 大腿内侧，膝盖内上缘至腹股沟成一直线。

[操作] 用食、中指面自膝盖内上缘，沿大腿内侧推向腹股沟（直推法），称推箕门。100～300次。

[作用] 利尿。

[应用] 推箕门性平和，配合揉丹田、按揉三阴交等，用于尿潴留；配合清小肠等，用于小便赤涩不利。

第四章

刺灸法总论

【培训目标】

掌握刺灸法的概念。

了解刺灸法的起源与发展。

第一节　刺灸法的概念

刺灸法主要分为刺法和灸法。刺法，古称"砭刺"，是由砭石治病发展起来，后又称"针法"。灸法，古称"灸焫"，又称"艾灸"，是指用艾火治病的方法。

现在所称的刺法，其含义较广，既是指使用不同的针具，又可包括非针具，通过一定的手法刺激机体的一定部位，或浅刺或深刺，激发经络的气血，以调节整体功能。灸法既是指采用艾绒等药物为主烧灼、熏熨体表的方法，还可包括一些非火源的外治方法。刺法和灸法两者虽然所用器材和操作方法不同，但同属外治法，都是通过刺激人体的一定部位（腧穴），以起到疏通经络、调和阴阳、行气活血的作用，从而达到扶正祛邪、防治疾病的目的。

第二节　刺灸法的起源与发展

一、针刺的起源与发展

自人类的双手能制造出简单的劳动工具，即从类人猿进化为人类时，针灸学也就随之萌芽了。针法的历史，是随着针具创造和材料工艺的改进而逐步演变递进的过程。古代最早的针具为"砭石"，随着时代的发展，针刺用具不断改进，针刺方法日趋增多。

（一）针具的起源——砭石

砭石，就是古代的石器。《说文解字》说："砭，以石刺病也。"在这里即是指用细洁光滑小石块磨制而成、用于医疗的原始工具，可以看作是最初的"针"。有关砭石的记载很多，如《山海经·东山经》曰"高氏之山，其上多玉，其下多箴石"、《素问·异法方宜论》曰"东方之域……其病皆为痈疡，其治宜砭石"等。这些记载都说明"砭石"起源于新石器时代，最初是用来刺破痈肿、排脓放血的工具，后来逐渐发展成为针灸治疗的工具。为适合穿刺或切割的需要，砭石的形状亦趋多样化，或者有锋，或者有刃，古又称"针石"或"镵石"。砭石的实物，近年来考古工作者有了新的发现，其形状有刀形、针形、剑形等，多出土于新石器时代到战国时代（公元前770—公元前221年）。

（二）针具的发展

针具的变革与生产力的发展有着密切关系。古代的针具除砭石之外，还可能有骨针、竹针等。据考，大约在山顶洞人文化时期，已能用石刀等工具制造较精细的骨针，在距今六七千年前的新石器时代遗址中，发现有不少各种形状的骨针，有的一端有尖，另一端无孔，有的两端都磨尖，这样的骨针，很可能被当时的人们用来作为医疗用具。此外，从古代"箴"字的字形推求，古代的某一时期，一定有竹制针具的存在。到了仰韶文化时期，黄河流域发展了彩陶文化，故又发现了陶针。夏、商、周时代，发明了冶金术，进入了青铜器时代，由于青铜器的广泛应用，为针具的改进和提高提供了条件，于是就有了金属针具如青铜针的出现。《内经》中记载的"九针"萌芽于这个时期，但由于受生产力限制，出现了"九针"之后，还沿用原有的石针。《帝王世纪》有关于"伏羲制九针"的记载，《素问·异法方宜论》曰"九针者，亦从南方来"，似指我国南方地区多从事金属针具的制造。这都反映当时有各种针具的史实，所以，《内经》中九针与砭石并提。春秋时代以后我国又出现了铁器，铁针也相应得以广泛应用于医疗。到了战国时期发展了炼钢技术，于是针具的制造才达到了比较精细的阶段，《内经》中的"九针"就是到铁器时代才发展完成的。所谓"九针"，是指形状各异、各有不同用途的9种针具，包括长、短、大、小的针具，按摩用的圆棒和割治用的小刀。《灵枢·官针》说："九针之宜，各有所为，长短大小，各有所施也。"说明9种不同形状针具各有其不同的用途，随着生产工具和技术的进步，针具的制造渐趋精巧，操作手法也更为细致。现将九针的名称、形状、用途介绍如下：

1. 镵针

形状：长一寸六分，形似箭头，头大末锐，当末端一分处收小，形成尖端。后人有称为"箭头针"者。近人在此基础上发展为皮肤针。

用途：浅刺皮肤而不能深入，用于泻血，治头身热症等。

2. 圆针

形状：长一寸六分，针身圆柱形，针头卵圆。后人有称为"圆头针"者。

用途：揩摩体表，治分肉间气滞，不伤肌肉。为推拿工具。

3. 鍉针

形状：长三寸半，针头如黍粟形，圆而微尖。近人有称为"推针"者。

用途：按压经脉，不能深入，为按压穴位用具。

4. 锋针

形状：长一寸六分，针身圆柱形，针头锋利，呈三棱锥形。后人称为"三棱针"。

用途：点刺泻血，治痈肿、热病等。

5. 铍针

形状：长四寸，宽二分半，形如剑。后人有称为"剑头针"者。两边有刃，便于切开。

用途：痈脓外症割治用。为外科用具。

6. 圆利针

形状：长一寸六分，末端尖锐，中部略膨大，针身反细小，圆而且利，能使深刺。

用途：痈肿、痹证的深刺。

7. 毫针

形状：长一寸六分或三寸六分，针身细小如毫毛，不伤正气。为临床最常用的针具。

用途：通调经络，治寒热、痹痛等。

8. 长针

形状：长七寸，针身细长而锋利。后人称为"环跳针"。近人又发展为芒针。

用途：深刺，治"深邪远痹"。

9. 大针

形状：长四寸，针身粗圆。

用途：泻水，治关节积液等。后人用作"火针"。

从石针到金属针具，经历了一个漫长的历史时期，随着科学技术的进一步发展，在针具的制造材料上不断更新，还出现了金针、银针、马衔铁针、合金针等。针具的制作工艺不断提高，针具形状也渐趋多样化，做工越来越精巧、讲究。现代所用的针具大多采用不锈钢制成，既坚韧又不易生锈，优于其他金属，为目前针灸临床上所广泛采用。

（三）刺法的发展

古代以砭石刺病的方法称为"砭刺"，是针刺治病的前身。原始的刺法较为简单，只是用来放血排脓。随着针具的变革，针刺的方法不断丰富。早期的医学著作《内经》总结了上古以来的针刺方法，其论述颇为精粹，如在针具方面有关九针的理论，在刺法方面有关九刺、十二刺、五刺等内容，补泻手法方面有关疾徐补泻、呼吸补泻、捻转补泻、提插补泻、开阖补泻、迎随补泻等内容，为后世刺法的发展奠定了基础。继而《难经》又有所阐发，并强调针刺时双手协同的重要性，对后世影响颇大。晋唐至宋代，在针刺方法方面一直是阐述《内经》《难经》之说。金元时期，何若愚撰《流注指微论》，提出了子午流注按时取穴的时间针法。窦汉卿《针经指南》提出了"针刺十四法"，到现在仍有很高价值。明初陈会的《神应经》提出的"催气手法"，现仍应用于临床。徐凤《针灸大全》中的《金针赋》又提出了一整套复式补泻手法，对"烧山火"和"透天凉"也作了系统的论述。其后《针灸聚英》、《针灸问对》记载的针刺手法，都是在《金针赋》的基础上发挥撰成。《针灸大成》总结了明代以前的针刺手法精华，提出了"刺有大小"，有"大补大泻"、"不补不泻"，提出了十二字分次第手法，临床上较为多用。清代中叶以后，针灸医学渐趋衰落，针刺手法亦无进展。

中华人民共和国成立以来，针灸学术有了很大发展，针刺手法的研究也步入了一个新的历史时期。从文献整理到临床观察，从实验研究到规律性探索，均做了大量工作。目前，传统针刺手法越来越受到重视，这是由于针刺手法与针刺疗效有着直接的关系，而且对阐明经络理论和针灸理论都具有重要意义。此外，针刺方法在结合物理疗法和药物注射疗法之后，获得了新的发展，应用较广泛的有针刺与电相结合的电针、电热针、微波针灸，与光相结合的红外线照射、激光针，与声相结合的声波电针，与磁相结合的磁疗仪、电磁针等，用小剂量药物注射的穴位注射疗法，以及穴位埋线、结扎、割治等。一些以一定部位为选穴范围的针法也有所发展，应用较广泛的有耳针、头针等，另外尚有面针、鼻针、手针、腕踝针等。这些方法不仅扩大了针刺治疗的范围，而且推动了针灸学的发展。

二、灸法的起源与发展

（一）灸法的起源

灸法是随着火的利用而萌芽的。火的发现和使用，对人类的生活和繁衍有着非常重大的意义，同时也为灸法的发明创造了必要条件。古人在煨火取暖时，某些病症由于受到火的熏烤或烧灼而有所缓解，从而得到了熏烤或烧灼可以治病的启示，于是就发明了灸法。

（二）灸法的发展

灸法自应用于医疗实践以来，传至春秋战国时期已颇为盛行。在文献中可见到最早提及灸法的为《左传》，记载着鲁成公十年（公元前581年）晋景公有病，请秦国的医缓诊治，医缓说："疾不可为也，在肓之上，膏之下，攻之不可，达之不及，药不治焉。"这里所说的"攻"指艾灸，而"达"指针刺。

1973年湖南长沙马王堆汉墓出土的"帛书"中有灸法的记载。《内经》中有关灸法的记载更多，《素问·异法方宜论》还指出了灸的产生与寒冷的环境条件、生活习惯及发病特点有密切关系，述及了灸法的适应证和施灸顺序、剂量、补泻等，并将灸法与针法并提。

随着医疗条件的发展，以后历代出现了许多针灸著作。晋代皇甫谧《针灸甲乙经》，唐代孙思邈《备急千金要方》，都大力提倡针灸并用。唐代王焘《外台秘要》则专门论述灸法而不言针法，可见其对灸法的重视。以后至清代众多医家无不注重灸法。记载灸法的书籍除医经、方书和各种综合性针灸书之外，也出现了不少灸法的专著。远在公元3世纪就有《曹氏灸方》，唐代有《骨蒸病灸方》，宋代有《黄帝明堂灸经》《灸膏肓俞穴法》《备急灸法》，元代有《痈疽神秘灸经》，明清有《采艾编》《太乙神针》《神灸经纶》等。

施灸的材料越来越多样化，除用艾以外，有用硫黄、灯心、桑枝、桃枝、黄蜡、药锭等来施灸的，还有用药末和艾绒混合成艾卷熏熨的雷火神针、太乙神针等。灸法的操作也越来越丰富，有艾炷灸、艾条悬灸，其中艾炷灸从着肤灸发展到隔物灸，还有灯草蘸油点火在患者皮肤上直接烧灼的"灯火灸"，有利用竹筒和苇筒塞入耳中，在筒口施灸以治疗耳病的筒灸等。

第五章

刺灸法各论

【培训目标】

【培训目标】

掌握进针手法、罐法、艾灸法、电针、耳针等操作方法；针灸治疗的适应证与禁忌证，以及针刺意外的处理方法。

熟悉常用针刺补泻手法，头针、穴位注射疗法在临床上的应用。

了解特殊针法在临床上的运用：锋钩针、皮肤针、三棱针、芒针、火针、穴位埋线。

第一节 毫针刺法

一、毫针的构造、规格、检查和保养

（一）毫针的结构

毫针是针刺治病的主要工具，普遍应用于临床。目前临床上所用的毫针，虽然法于古代九针之一的毫针，但不论从制针的原料，针身的粗细、长短，及工艺等，都与古代毫针有较大的差异。目前制针的原料多选用不锈钢为主，也有用金、银等各种金属为原料的。

毫针的结构可分为 5 个部分：

1. 针尖　针的尖端锋锐部分称为针尖。亦名针芒。
2. 针身　指针尖与针柄之间的部分。毫针的长短、粗细规格主要指此而言。
3. 针根　指针身与针柄连接的部分。
4. 针柄　针的一端用金属丝缠绕呈螺旋状以便于持针的部分。
5. 针尾　针柄的末端，一般用金属丝（铜丝或铝丝）缠绕，呈圆筒状。

（二）毫针的规格

毫针的规格，主要指针身的粗细和长短。一般临床以粗细为 26、28、30 号（直径 0.40mm、0.35mm、0.30mm）和长短 1、1.5、2、3 寸（25mm、40mm、50mm、75mm）者最常见。

（三）毫针的检查

毫针在每次使用前，均要严格检查，如发现有损坏等不合格者，应废弃。目前临床多

数使用一次性毫针。

1. 针尖　要端正不偏，无钩曲现象。

2. 针身　检查针身有无斑剥、锈痕、弯曲和上下是否匀称。

3. 针根　检查是否有剥蚀损伤。

4. 针柄　检查金属丝有无松动。

二、针刺的练习

针刺的练习，主要是指力的练习、手法的练习和自身试针。由于毫针针身细软，如果没有一定的指力，就很难力贯针尖顺利进针以减少刺痛，对于手法的操作也不能运用自如，从而影响治疗效果。

（一）指力练习

指力，是指医者持针之手的力度。凡欲施针进行针刺，其手指应有一定的力度，方能将针刺入机体。指力的练习，可先在纸垫上或橡胶块上进行。制作纸垫可用细草纸或毛边纸折叠成长约8cm、宽约5cm、厚2～3cm的纸块，用线扎紧成"井"字形即成。练针时左手执纸垫或橡胶块，右手拇、食、中三指持针柄，如执笔状地持0.5～1.5寸毫针，垂直于纸垫或橡胶块，当针尖抵于纸垫或橡胶块时，手指渐加压力，待针刺透纸垫或橡胶块后，再换一处如前刺之。第二步可在棉团上练针，即用棉花一团，以棉纱线绕扎，内松外紧，做成直径为6～7cm的圆球，外包白布一层，练针时将毫针在棉球中捻转提插，并可按各种针刺手法的姿势和操作要求反复练习。通过练针有了一定的指力和掌握了一些行针手法，才能做到进针不痛，针身不弯，刺入顺利，行针自如，指力均匀，手法熟练，指感敏锐，针感出现快。

（二）手法练习

针刺手法练习是在指力练习的基础上进行的，主要有以下几种：

1. 速刺练习　此法是以左手拇指或食指爪切，右手持针，使针尖迅速刺入2～3cm，反复练习并掌握进针速度，减少疼痛。

2. 捻转练习　捻转练习是以右手拇、食、中三指持针，刺入后，拇指和中指、食指向前、向后在原处不动地来回捻转。要求捻转的角度均匀，运用灵活，快慢自如。

3. 提插练习　提插是以右手拇、食、中三指持针，针刺入后，在原处做上下提插的动作。要求提插的深浅幅度适宜，针体垂直无偏斜。

练到一定程度，可将以上三种方法综合起来练习，使之浑然一体。

（三）自身试针

通过纸垫和棉团练习后，掌握了一定的指力和行针技巧，便可以在自己身上选择一些穴位进行试针，也可彼此相互试针，以体会进针时皮肤的韧性和进针需要用力的大小，以及针刺后的各种感觉。

三、针具的选择

正确选择使用不同规格的针具，是提高疗效和防止医疗事故的一个重要因素。现临床多用不锈钢制成的针具，应按有关要求仔细检查针具的质量。金质、银质的毫针，弹性较差，价格昂贵，故较少应用。现在临床多选用不锈钢所制针具，是因为不锈钢针具有硬度适中、富有弹性和韧性、能防锈、能耐热和可防止化学腐蚀等优点。

选择针具时，除应注意针具的质量外，还应根据病人的性别、年龄的长幼、形体的肥瘦、体质的强弱、病情的虚实、病变部位的表里深浅和所取腧穴所在的部位，选择长短、粗细适宜的针具。《灵枢·官针》中说："九针之宜，各有所为，长短大小，各有所施也。"如男性、体壮、形肥、病变部位较深者，可选用稍粗稍长的毫针；反之，若为女性、体弱、形瘦、病变部位较浅者，就应该选用较短、较细的针具。此外还需根据腧穴所在的具体部位进行选针，一般皮薄肉少之处和针刺较浅的腧穴，选针宜短而针身宜细；皮厚肉多而针刺较深的腧穴宜选用针身较长、较粗的毫针。临床上选针常以将针刺入腧穴应至之深度而针身还露在皮肤上稍许为宜。如应刺入0.5寸，可选1寸的针，应刺入1寸时，可选1.5~2寸的毫针。

四、选 择 体 位

针刺时患者体位选择的是否适当，对腧穴的正确定位、针刺的施术操作、持久的留针以及防止晕针、滞针、弯针甚至折针等，都有很大影响。如病重体弱或精神紧张的病人，采取坐位易使病人感到疲劳，往往易于发生晕针。又如体位如果选择不当，在针刺施术时或在留针过程中，病人常因移动体位而造成弯针、滞针甚至发生断针事故。《标幽赋》中说："大抵取穴之法，必有分寸。先审自意，次观肉分，或伸屈而得之，或平直而安定。"意思是说，取穴必须熟练掌握骨度分寸，还应重视取穴的体位。因腧穴各有其特点，故取穴必须采用不同的姿势，有伸而取之者，有屈而取之者，有宜卧而取之者，有宜坐而取之者，总以平直为好，这样才能自然安定。

（一）选择体位的原则

1. 便于正确取穴及针刺操作。如取尺泽须正坐伸臂仰掌微屈肘；取环跳须侧卧伸下足、屈上足等。

2. 舒适自然，便于持久留针，可防止因体位移动而引起弯针、折针等。

3. 尽量选用一种体位使所取的穴位都能选刺。

4. 考虑体质与病情，如年老体弱、初诊、精神紧张者宜取卧位。肢体畸形的患者选择体位宜灵活掌握。

5. 嘱咐患者在留针过程中不要移动肢体（身体）。

（二）常用体位

仰卧位：适用于头、面、颈、胸、腹部和部分四肢的腧穴，如百会、印堂、膻中、中脘、足三里等穴。

俯卧位：适用于头、项、肩、背、腰、骶和下肢后面、下肢外侧等部位的腧穴，如百会、风府、风池、大椎、背俞穴、承扶、委中、悬钟等。

侧卧位：适用于取侧头、侧胸、侧腹、臀、上下肢外侧部位的腧穴，如头维、太阳、下关、肩髃、外关、风市、阳陵泉等穴。

仰靠坐位：适用于前头、面、颈、胸口部腧穴和上肢的部分腧穴，如上星、印堂、天突、肩髃、曲池等穴。

俯伏坐位：适用于头顶、后头、项、肩、背等部位的腧穴，如风池、风府、肩井、天宗、肺俞等穴。

侧伏坐位：适用于侧头、颈侧部位的腧穴，如头维、太阳、颊车、听宫等穴。

五、消　　毒

针刺治疗前必须严格消毒。消毒包括针具的消毒、医者手指的消毒和施术部位的消毒。

1. 针具器械的消毒　可根据具体情况选择下列一种方法，其中以高压蒸气消毒法为佳。目前临床上多采用一次性针具，可免去针具消毒的步骤。

（1）高压蒸气消毒：将毫针的器具用纱布包扎，或装在试管、针盒里，放在密闭的高压消毒锅内，一般在 $1.0 \sim 1.45 kg/cm^2$ 的压力、$115 \sim 123℃$ 高温下保持 15 分钟以上，即可达到消毒的目的。

（2）煮沸消毒：将毫针等器械放置于清水中，加热待沸腾后，再煮 $10 \sim 15$ 分钟。此法简便易行，无需特殊设备，故也比较常用，但对锋利的金属器械，容易使锋刃变钝。如在水中加入碳酸氢钠使之成为2%的溶液，可以提高沸点至120℃，且可减小沸水对器械的腐蚀作用。

（3）药物消毒：将针具放在75%的乙醇内浸泡30分钟，取出擦干待用。玻璃器具等可放在1:1000的苯扎溴铵溶液内浸泡 $60 \sim 120$ 分钟。直接与毫针接触的针盘、镊子等也应该进行消毒，已消毒的毫针必须放在针盘内。

2. 医生手指消毒　医生手指在针刺前须先用肥皂水洗刷干净，再用75%的乙醇棉球或0.5%的碘伏棉球涂擦，然后方可持针施术。

3. 施术部位消毒　在选取的穴位上，用75%的乙醇棉球或0.5%的碘伏棉球拭擦即可，擦时应由中心点向外绕圈拭擦。采用三棱针放血时，最好先用2%的碘酒涂擦局部皮肤，稍干后再用75%的乙醇棉球脱碘。消毒之处须避免接触污物，以防重新感染。

毫针刺法有着很高的技术要求和严格的操作规程，医生必须熟练地掌握从进针到出针的一系列操作技术。

六、进 针 方 法

（一）刺手与押手

针刺操作分刺手与押手。所谓"刺手"，就是持针的手，临床上多数医生以右手持针，故称右手为"刺手"。持针姿势主要有：①执笔式持针法，即以右手拇指、食指、中指夹持针柄，以无名指抵住针身。②二指持针法，即以右手拇、食二指夹持针。所谓"押手"，是指爪切按压所刺部位或辅助针身的手，多以左手为"押手"。刺手的作用是掌握针具，施行手法操作，进针时，运指力于针尖，使针刺入皮肤，行针时便于左右捻转、上下提插和弹震刮搓，并施行出针时的手法操作。押手的作用，主要是固定腧穴的位置，夹持针身协助刺手进针，使针身有所依附，保持针垂直，力达针尖，以利于进针，减少刺痛，协助调节、控制针感。临床施术时，刺手和押手常配合使用。进针时一边按压，一边刺入，使针尖透入皮肤，然后按照要采用的各种手法进行操作。故《灵枢·九针十二原》中说："右主推之，左持而御之。"《难经·七十八难》说："知为针者信其左，不知为针者信其右。"《针经指南·标幽赋》说："左手重而多按，欲令气散；右手轻而徐入，不痛之因。"充分说明针刺时双手配合使用的重要性。

（二）进针方法

毫针的进针方法主要分为单手进针法、双手进针法和针管进针法。

1. 单手进针法　单手进针法即用刺手将针刺入穴位的方法。常用的单手进针法有插入法和捻入法两种。

插入法：以右手拇指、食指夹持针柄，中指指端靠近穴位，指腹抵住针尖和针身下端，拇指、食指随之屈曲，运用指力不加捻转将针刺入皮肤。

捻入法：右手拇、食两指夹持针柄，针尖抵于腧穴皮肤时，运用指力稍加捻转将针刺入皮肤。

2. 双手进针法　双手进针法即左右手配合将针刺入穴位皮肤的方法。常用的双手进针法有指切进针法、夹持进针法、舒张进针法和提捏进针法四种。

指切进针法：又称爪切进针法。用左手拇指或食指端切按在腧穴位置的旁边，右手持针，紧靠左手指甲面将针刺入腧穴。适用于短针的进针。

夹持进针法：以左手拇、食二指夹持住针身下端，露出针尖，将针尖固定于针刺穴位的皮肤表面，右手持针柄，使针身垂直，在右手指力下压时，左手拇、食两指同时用力，两手协同将针刺入穴位皮肤。适用于长针的进针。

舒张进针法：用左手拇指、食指将所刺腧穴部位的皮肤向两侧撑开，使皮肤绷紧，右手持针，使针从左手拇、食二指中间刺入。此法主要用于皮肤松弛部位的腧穴。

提捏进针法：用左手拇、食二指将针刺腧穴部位的皮肤捏起，右手持针，从捏起皮肤的上端将针刺入。此法用于皮肉浅薄部位的腧穴进针，如印堂穴等。

3. 针管进针法　针管进针法即利用不锈钢、玻璃或塑料等材料制成的针管代替押手进针的方法。针管一般比针短约 5mm，针管直径约为针柄的 2~3 倍。选用平柄针装入针管中，将针尖所在的一端置于穴位之上，左手夹持针管，用右手食指或中指快速叩打针管上端露出针柄的尾端，使针尖刺入穴位，再退出针管，施行各种手法。

七、针刺的角度、方向、深度

在针刺操作的过程中，正确掌握针刺的角度、方向和深度，是增强针感、提高疗效、防止意外事故发生的重要环节。腧穴定位的正确，不应仅限于体表的位置，还必须与正确的针刺角度、方向、深度等有机地结合起来，才能充分发挥其应有的效应。临床上同一腧穴处方，由于针刺的角度、方向、深度不同，所产生的针感强弱、传感的方向和治疗效果常有明显的差异。正确掌握针刺的角度、方向和深度，要根据施术腧穴所在的具体位置、病人的体质、病人的病情需要和针刺手法等具体情况灵活掌握。

（一）针刺的角度

针刺的角度是指进针时针身与皮肤表面所形成的夹角。主要根据腧穴所在部位的解剖特点和医生针刺时所要达到的目的而定。一般分为直刺、斜刺、平刺。

直刺：是针身与皮肤表面呈 90°角左右垂直刺入。此法适用于人体大部分腧穴。

斜刺：是针身与皮肤表面呈 45°角左右倾斜刺入。此法适用于肌肉较浅薄处或内有重要脏器或不宜直刺、深刺的腧穴。

平刺：即横刺，沿皮刺。是针身与皮肤表面呈 15°角左右沿皮刺入。此法适用于皮薄肉少部位的腧穴，如头部腧穴等。

（二）针刺的方向

针刺的方向是指进针时针尖对准的某一方向和部位。一般依经脉的循行方向、腧穴的部位特点和治疗需要而定。

依循行定方向：是根据针刺补泻的需要，为达到"迎随补泻"的目的，在针刺时结合经脉的方向，或顺经而刺，或逆经而刺。一般地说，当补时，针尖须与经脉循行的方向一致；而当泻时，针尖须与经脉循行的方向相反。

依腧穴部位定方向：是根据所刺腧穴所在部位的特点，为保证针刺的安全，某些穴位必须刺向某一特定的方向和部位。如针刺哑门穴时，针尖应朝向下颌方向缓慢刺入；针刺廉泉穴时，针尖应朝向舌根方向缓慢刺入；针刺背部某些腧穴，针尖朝向脊柱方向刺入。

依病情定方向：即根据病情的治疗需要，为使针刺的感应达到病变所在部位，针刺时针尖应朝向病所，也就是说要达到"气至病所"的目的，采用行气手法时须依病变部位决定针刺的方向。

（三）针刺的深度

指针刺入腧穴部位的深浅度数。《素问·刺要论》指出："刺有浅深，各至其理……浅深不得，反为大贼。"说明针刺深浅适当的重要性。掌握针刺的深浅度，一般应以既有针下气至的感应，又不伤及重要脏器为原则。每个腧穴的针刺深度，还必须结合患者的年龄、体质、病情、腧穴部位、经脉循行深浅、时令、医者针刺方法经验和得气的需要等因素综合考虑，灵活掌握。下面仅作原则性的介绍。

年龄：年老体弱及小儿娇嫩之体，宜浅刺；年轻体壮者宜深刺。

体质：身体瘦弱者宜浅刺；身体肥胖者宜深刺。

病情：阳证、新病宜浅刺；阴证、久病宜深刺。

腧穴部位：凡头面及胸背部腧穴及皮薄肉少部位腧穴，宜浅刺；四肢、腹部、臀部及肌肉丰满部位腧穴宜深刺。

经络：凡循行于肘臂、腿膝部位的经脉较深，宜深刺；循行于腕踝、指跖部位的经脉较浅，应浅刺。

针法：用补法宜卧针浅刺；用泻法宜直刺深刺。

时令：时当春夏之时而刺，宜当浅刺；时当秋冬之时而刺，宜当深刺。

得气：施针时针下酸麻胀重感应大、出现快者宜浅刺；针下感应迟钝、出现慢者宜深刺久留针。

针刺的角度、方向、深度，这三者之间有着不可分割的关系。一般来说，深刺多用直刺，浅刺多用斜刺或平刺。

八、行针手法

行针，亦名运针，是指将针刺入腧穴后，为了促使得气、调节针感及进行补泻而施行的各种手法。行针的手法一般分为基本手法和辅助手法两大类。

（一）基本手法

行针的基本手法，是毫针刺法的基本技术，常用的有提插法和捻转法两种。

1. 提插法　是指将针刺入腧穴后，使针在穴内进行上下进退的操作方法。使针从浅层向下刺入深层为插，由深层向上退到浅层为提。对于提插幅度大小，层次的变化，频率的快慢，和操作时间的长短，应根据病人体质、病情、腧穴部位、针刺目的等灵活掌握。使用提插法时指力要均匀一致，幅度不宜过大，提插的幅度一般掌握在3～5分。提插的幅度大，频率快，时间长，刺激量就大；提插的幅度小，频率小，时间短，刺激量就小。

2. 捻转法　是指将针刺入腧穴的一定深度后，以右手拇指和中、食二指夹持针柄，进行一前一后的来回旋转捻动的操作方法。捻转角度的大小、频率的快慢、时间的长短要根据体质、病情、腧穴部位、针刺目的等具体情况而定。使用捻转时，指力要均匀，角度要适当，一般应掌握在180°~360°左右，不能单向捻转，否则针身易被肌纤维等缠绕，引起针刺时疼痛和滞针等。一般认为捻转的角度大，频率快，时间长，刺激量则大；捻转的角度小，频率慢，时间短，刺激量则小。

以上两种基本方法，既可单独应用，也可相互配合运用，在临床上必须根据患者的具体情况灵活掌握，才能发挥其应有的作用。

（二）辅助手法

辅助手法是进行针刺时用以辅助行针的操作方法，常用的有以几种：

1. 循法　是以左手或右手于所刺腧穴的四周或沿经脉的循行部位，进行徐和的循按或叩打的方法。此法在未得气时用之可以通气活血，有行气、催气之功。若针下过于沉紧时，用以宣散气血，使针下徐和。

2. 刮柄法　是指针刺达到一定深度后，用指甲刮动针柄的方法。

用拇指或食指抵住针尾，指甲由下而上或由上而下刮动针柄，或以拇指和中指夹持针根部位用食指从上而下刮动针柄，此法称之为单手刮柄法。用左手拇、食二指夹持针根，用右手的拇指或食指从上而下或从下而上刮动针柄的方法称之为双手刮柄法。本法在不得气时用之以激发经气，如已得气者可以加强针刺感应的传导与扩散。

3. 弹柄法　针刺后在留针过程中，以手指轻弹针尾或针柄，使针体轻轻振动，以加强针感、助气运行的方法，称为弹柄法。操作时用力不可过猛，弹的频率也不可过快，避免引起弯针。此法有激发经气、催气速行的作用。

4. 飞法　将针刺入腧穴后，若不得气，右手拇、食两指夹持针柄，细细搓捻数次，然后张开两指，一搓一放，反复数次，状如飞鸟展翅，故称之为飞法。此法有催气、行气、增强针刺感应的作用。

5. 摇法　是将针刺入腧穴一定深度后，手持针柄进行摇动，如摇橹之状。此法若直立针身而摇，多自深而浅随摇随提，用以出针泻邪；若卧针斜刺或平刺而摇，一左一右，不进不退，如青龙摆尾，可使针感单向传导。

6. 震颤法　是将针刺入腧穴一定深度后，右手持针柄，用小幅度、快频率的提插捻转动作，使针身产生轻微的震颤，以促使得气。

九、得气、候气、催气和守气

针刺之所以能治病，是因为具有"调气"的作用。如《灵枢·刺节真邪》中说："用针之类，在于调气。"《针灸大成》说："宁失其时，勿失其气。"都精辟地论述了"气"在针刺中的重要作用。所以历代医家都十分重视气的得失变化。兹就有关内容分述如下：

（一）得气

"得气"一词首见于《内经》。《素问·离合真邪论》中说："吸则内针，无令气忤，静以久留，无令邪布，吸则转针，以得气为故。"也就是说，当针刺入腧穴后，通过使用捻转提插等手法，使针刺部位产生特殊的感觉和反应，谓之"得气"，亦称为"针感"。当这种经气感应产生时，医者会感到针下有徐和或沉紧的感觉。同时，患者也会在针下出现相应的酸、麻、胀、重等感觉，这种感觉可沿着一定的部位向一定的方向扩散传导。若无经气感应不得气时，医者则感到针下空虚无物，患者亦无酸、麻、胀、重等感觉。正如窦汉卿在《标幽赋》中所说："轻滑慢而未来，沉涩紧而已至……气之至也，如鱼吞钩饵之浮沉，气未至也，如闲处幽堂之深邃。"这是对得气与否的形象描述。得气与否与针刺疗效关系密切，正如《灵枢·九针十二原》中说："为刺之要，气至而有效。"《标幽赋》中说："气速至而速效，气迟至而不治。"都说明针刺必须得气，得气与否直接影响治疗效果。一般地说，得气迅速，疗效就好；得气迟缓，疗效就差；若不得气，就没有治疗效果。但是也应注意，得气的强弱，也须因人、因病而异。

在临床上针刺不得气时，就要分析经气不至的原因。影响得气的因素很多，主要取决于患者体质的强弱和病情的变化（特殊情况，如截瘫等），且与取穴准确与否和施术手法也有关系。如因取穴定位不准确，手法运用不当，或针刺角度有误，深浅失度，就应重新调整腧穴的针刺部位、角度、深度，运用必要的针刺手法，这样再次行针，一般即可得气。如果患者病久体虚，正气虚惫，以致经气不足，或因其他病理因素致感觉迟钝、丧失而不得气时，可采用行针催气，或留针候气，或用温针，或加艾灸，以助经气的来复，而促使得气，或因治疗而随着疾病的向愈，经气可逐步得到恢复，针刺时则可迅速得气。若用上法而仍不得气者，多为脏腑经络之气虚衰已极。《针灸大成·经络迎随设为问答》说："只以得气为度，如此而终不至者，不可治也。"对此，当考虑配合或改用其他治疗方法。

（二）候气

候气是将针置留于所刺腧穴之内，安静地较长时间地留针，亦可间歇地运针，施以提插、捻转等催气手法，直待气至为度。《针灸大成》指出："用针之法，以候气为先。"说明候气法在针法中的重要性。《素问·离合真邪论》说："静以久留，以气至为故，如待所贵，不知日暮。"这就提示了当针刺不得气时，就应耐心地候气，以气至为度。从而表明，候气之法是促使得气的方法之一。

（三）催气

针刺后若不得气，可以均匀地提插、捻转，或轻轻地摇动针柄，亦可用弹、循、刮等方法，以激发经气，促其气至，这就是催气。催气法是促使得气的施术手法。

（四）守气

得气是临床取得疗效的关键，一旦得气就必须谨慎地守护其气，防止其散失，这就是守气。正如《素问·宝命全形论》所说："经气已至，慎守勿失。"此外，应针对体质、病情的虚实状态施以相应的针刺补泻手法。

十、针刺补泻

（一）针刺补泻的原则

针刺补泻，是根据《灵枢·经脉》所载"盛则泻之，虚则补之……"这一针灸治病的基本理论原则而确立的两种不同的治疗方法。其中所说的补、泻，是针灸对虚、实（即不足、有余）不同病证而施以的相应治疗方法。《灵枢·九针十二原》中说："虚实之要，九针最妙，补泻之时，以针为之。"《备急千金要方》也说："凡用针之法，以补泻为先。"这是针刺治病的一个重要环节，也是毫针刺法的核心内容。

（二）针刺补泻的概念

补法，是泛指能鼓舞人体正气，使低下的功能恢复旺盛的方法；泻法，是泛指能疏泄病邪，使亢进的功能恢复正常的方法。针刺补泻就是通过针刺腧穴，采用相应的手法激发经络之气，以补益正气或疏泄病邪而调节人体脏腑经络的功能，促使阴阳平衡而恢复健康。

（三）针刺补泻效果产生的主要因素

《灵枢·百病始生》中说："察其所痛，以知其应，有余不足，当补则补，当泻则泻……是谓至治。"明确指出，补和泻的治疗原则与相应的补泻手法，应根据患者的具体情况，即病理状态和机体的反应性来决定。因此说，针刺补泻手法与患病机体有着不可分割的联系且与所取腧穴的性能也有密切联系。所以，补泻效果产生的主要取决因素有以下三个方面：

1. 功能状态　内因是变化的根据。人体处在不同的病理状态下，针刺可以产生不同的作用而有补或泻的不同效果。如机体处于虚惫状态而呈虚证时，针刺可以起到补虚的作用；若机体处于邪盛状态表现为实热、闭证、实证时，针刺又可以泻邪，有清热、启闭、泻实作用。又如胃肠痉挛疼痛时，针刺可以解痉而使疼痛缓解；胃肠蠕动缓慢时，针刺可以增强胃肠蠕动而使其功能恢复正常。《素问·三部九候论》中说："实则泻之，虚则补之……无问其数，以平为期。"说明针刺补虚泻实的调整作用与机体正气盛衰有着密切关系。如机体的正气充盛，则经气易行；若机体的正气不足，则经气不易激发或数刺乃知。所以《灵枢·终始》说："谷气至者，已补而实，已泻而虚。"

2. 腧穴特性　腧穴的主治功能，不仅具有普通性，而且具有相对的特异性。如有些腧穴适宜于补虚，而有些腧穴适宜于泻实。譬如关元、气海、命门、膏肓、五脏的背俞穴、足三里等能鼓舞人体正气，促进功能旺盛，具有强壮作用，适宜于补虚益损；而水沟、委中、十二井穴、十宣等穴都能疏泄病邪，抑制人体功能亢进，具有泻实的作用，适宜于祛邪泻实。

3. 针刺手法　针刺补泻手法是产生补泻作用从而促使机体内在因素转化的主要手段。

临床观察和实验证明，针刺补泻手法作用于机体时，可以出现补或泻所特有的规律性效应。在临床上为了使针刺产生补泻的作用，古代针灸医家在长期医疗实践中，创造和总结出了不少的针刺补泻手法。一般根据其手法的术式特点，分为单式补泻手法和复式补泻手法两大类。

（四）常用针刺补泻手法

1. 单式补泻手法

捻转补泻：针下得气后，捻转角度小，用力轻，频率慢，操作时间短者为补法；捻转角度大，用力重，频率快，操作时间长者为泻法。拇食指捻转时，补法须以大指向前，食指向后，左转为主；泻法须以大指向后，食指向前，右转为主。

提插补泻：针下得气后，先浅后深，重插轻提，提插幅度小，频率慢，操作时间短者为补法；先深后浅，轻插重提，提插幅度大，频率快，操作时间长者为泻法。

疾徐补泻：针刺得气后，由浅而深徐徐刺入，少捻转，疾速出针者为补法；进针时疾速刺入，多捻转，徐徐出针者为泻法。

迎随补泻：进针时针尖随着经脉循行去的方向刺入为补法；进针时针尖迎着经脉循行的方向刺入为泻法。

呼吸补泻：患者呼气时进针，吸气时出针为补；患者吸气时进针，呼气时出针为泻。

开阖补泻：出针时迅速揉按针孔为补法；出针时摇大针孔而不立即揉按为泻法。

平补平泻：进针得气后均匀地提插、捻转后即可出针。

2. 复式补泻手法　复式补泻手法是单式补泻手法的综合应用，也可以说是由单式补泻手法进一步组合而成，即将操作形式完全不同而其作用相同的手法结合在一起，来达到补泻目的的操作方法。

下面仅介绍烧山火、透天凉两种操作方法。

烧山火：将针刺入腧穴应刺深度的上 1/3（天部），得气后行捻转补法，再将针刺入中 1/3（人部），得气后行捻转补法，然后将针刺入下 1/3 处（地部），得气后行捻转补法。如此反复操作 3 次，即将针紧按至地部留针。在操作过程中，可配合呼吸补泻法的补法。此即为烧山火法。多用于治疗冷痹顽麻，虚寒性疾病等。

透天凉：将针刺入腧穴应刺深度的下 1/3（地部），得气后行捻转泻法，再将针紧提至中 1/3（人部），得气后行捻转泻法，然后将针紧提至上 1/3（天部），得气后行捻转泻法，将针缓缓地按至下 1/3。如此反复操作 3 次，将针紧提至上 1/3 即可留针。在操作过程中，可配合呼吸补泻法中的泻法。此即为透天凉法。多用于治疗热痹、急性痈肿等实热性疾病。

十一、留针与出针

留针与出针，也是毫针刺法的重要内容。留针的时间须视病情而定，出针的操作也有不同的要求。现分述如下。

将针留置于穴内，谓之留针。《素问·离合真邪论》记载："静以久留。"是说当针刺入穴位之后，要安静地多留一些时间，这种静留以待气至的方法，称"静留针"。如果在留针过程中，由于病情的需要，还要继续施用手法，或为加强针感，或为达到补泻目的，称为"动留针"。在临床上留针与否或留针时间的长短不可一概而论，应根据具体情况而定。一般病证可酌情留针 15 ~ 30 分钟。而慢性、顽固性、疼痛性、痉挛性疾病，可适当增加留针时间，如急性腹痛、三叉神经痛、痛经等，留针时间可达数小时。有些病证，只要针下得气，施术完毕即可出针，如感冒、发热等。小儿一般不便留针，刺络放血亦无须留针。还有一些腧穴常用快速针刺法，亦不必留针。

出针法是指行针完毕后，将针拔出的操作方法。《针灸大成》说："指拔者，凡持针欲出之时，待针下气缓，不沉紧，便觉轻滑，用指捻针，如拔虎尾之状也。"指出当穴下轻松，没有沉紧感觉的时候，才能拔针。其动作当仔细，随势提出，不能用强力，粗心大意。拔针时应先以左手拇指、食指或食指、中指固定被刺腧穴周围皮肤，右手持针轻微捻转退至皮下，然后迅速拔出，或将针轻捷地直接向外拔出。出针的快慢，必须结合病情各种补泻手法的需要而定。若拔针后，针孔偶有出血，是由于刺破血管所致，可用消毒干棉球在针孔处轻轻按压片刻即可。出针之后，应核对针数，防止遗漏。

十二、针刺异常情况的处理与预防

针刺治病，虽然比较安全，但如操作不慎，疏忽大意，或犯刺禁，或针刺手法不当，或对人体解剖部位缺乏全面的了解等，有时也会出现一些不应有的异常情况。一旦发生异常情况，应妥善处理，否则将会给患者带来不必要的痛苦，甚至危及生命。为此，应随时注意加以预防。现就常见的针刺异常情况分述如下。

（一）晕针

晕针是在针刺过程中患者发生晕厥的现象。

原因：多见于初次接受治疗的患者，可因精神紧张、体质虚弱、过度劳累、饥饿，或大汗、大泻、大失血之后，或体位不适，或施术手法过重，而致针刺时或留针过程中发生此现象。

现象：患者突然出现头晕目眩，面色苍白，心慌气短，出冷汗，恶心欲吐，精神疲倦，血压下降，脉沉细。严重者会出现四肢厥冷，神志昏迷，二便失禁，唇甲青紫，脉细微欲绝。

处理：立即停止针刺，将已刺之针迅速起出，让患者平卧，头部放低，松开衣带，注意保暖。轻者静卧片刻，给予热茶或温开水饮之，糖水亦可，一般可渐渐恢复。重者在行上述处理后，可选取水沟、素髎、内关、合谷、太冲、涌泉、足三里等穴指压或针刺之，亦可灸百会、气海、关元等穴，即可恢复。若仍人事不省、呼吸细微、脉细弱者，可考虑配合其他治疗或采用急救措施。

预防：主要根据晕针发生的原因加以预防。对于初次接受针灸治疗者和精神紧张者，应先做好解释工作，以消除其疑虑。注意患者的体质，尽量采取卧位，并正确选择舒适自然且能持久的体位。取穴宜适当，不宜过多；手法宜轻，切勿过重。对于饥饿或过度疲劳者，应待其进食或体力恢复后再进行针刺。医者在治疗施术过程中，应思想集中，谨慎细心，密切观察患者的神态变化，询问其感觉。只要做好预防，晕针现象完全可以避免。

(二) 滞针

滞针是指在行针时或留针后医者感觉针下涩滞，捻转、提插、出针均感困难，而患者则感觉疼痛的现象。

原因：患者精神紧张，或因疼痛，或当针刺入腧穴后，患者局部肌肉强烈收缩，或行针手法不当，向单一方向捻针太过，以致肌肉纤维缠绕针体所致。若留针时间过长，有时也可出现滞针。

现象：针在体内捻转不动，提插、出针均感困难，若勉强捻转、提插，患者痛不可忍。

处理：若因患者精神紧张，或肌肉痉挛而引起的滞针，可嘱患者不要紧张，医者用手指在邻近部位做循按动作，或弹动针柄，或在附近再刺一针，以宣散气血，缓解痉挛。若因单向捻转而致者，须向相反方向将针捻回。

预防：对于初诊患者和精神紧张者，要做好解释工作，消除其顾虑。进针时应避开肌腱，行针时手法宜轻巧，不可捻转角度过大，或单向捻转。若用搓法，应注意与提插法配合，则可避免肌纤维缠绕针身，从而防止滞针的发生。

(三) 弯针

弯针是指进针时或将针刺入腧穴后针身在体内形成弯曲的现象。

原因：医者进针手法不熟练，用力过猛过速，或针下碰到坚硬组织，或因患者体位不适，在留针时改变了体位，或因针柄受外力碰击，或因滞针处理不当，而造成弯针。

现象：针柄改变了进针或刺入留针时的方向和角度，伴有提插、捻转和出针困难，而患者感到疼痛。

处理：出现弯针后，便不得再进行提插、捻转等手法。如系轻度弯曲，可按一般拔针法，将针慢慢地退出。若针身弯曲较大，应注意弯曲的方向，顺着弯曲的方向将针退出。如弯曲不止一处，须视针柄扭转倾斜的方向，逐渐分段退出，切勿急拔猛抽，以防断针。如患者体位改变，则应嘱患者恢复原来体位，使局部肌肉放松，再行退针。

预防：医者施术手法要熟练，指力要轻巧，避免进针过猛、过速。患者体位要舒适，留针期间不得随意更换体位。针刺部位和针柄不得受外物碰压。

(四) 断针

断针又称折针，是指针体折断在人体内。若能术前做好针具的检修和施术时加以应有的注意，断针是可以避免的。

原因：多因针具质量不佳，或针身、针根有剥蚀损伤，术前失于检查，或针刺时将针身全部刺入，行针时强力提插、捻转，致肌肉强力收缩，或留针时患者体位改变，或遇弯针、滞针未及时正确处理，并强力抽拔，或外物碰压，均可出现断针。

现象：行针时或出针后发现针身折断，或部分针体浮露于皮肤之外，或全部没于皮肤之下。

处理：医者态度必须从容镇静，嘱患者切勿变动原有体位，以防断针向肌肉深部陷入。

若残端部分针身显露于体外时，可用手指或镊子将针起出。若断端与皮肤相平或稍凹陷于内者，可用左手拇、食二指垂直向下挤压针孔两旁，使断针暴露体外，右手持镊子将针取出。若断针完全深入皮下或肌肉深层时，应在 X 线下定位，手术取出。

预防：为了防止折针，应认真仔细地检查针具，对认为不符合质量要求的针具，应剔除不用。避免过猛、过强地行针。在行针或留针时，应嘱患者不要随意更换体位。针刺时更不宜将针身全部刺入腧穴，应留部分针身在体外，以便于针根断折时取针。在进针行针过程中，如发现弯针，应立即出针，切不可强行刺入、行针。对于滞针等亦应及时正确地处理，不可强行硬拔。

(五) 血肿

血肿是指针刺部位出现皮下出血并引起肿痛。

原因：针尖弯曲带钩，使皮肉受损，或刺伤血管所致。

现象：出针后，针刺部位肿胀疼痛，继则皮肤呈现青紫色。

处理：若为微量的皮下出血而局部小块青紫时，一般不必处理，可自行消退。若局部肿胀疼痛较剧，青紫面积大而且影响到活动功能时，可先做冷敷止血，再做热敷或在局部轻轻揉按，以促使局部瘀血消散吸收。

预防：仔细检查针具，熟悉人体解剖部位，避开血管针刺，出针时立即用消毒干棉球揉按压迫针孔。

(六) 创伤性气胸

针刺引起的创伤性气胸是指针具刺穿了胸腔且伤及肺组织，气体积聚于胸腔，造成气胸。

原因：主要是针刺胸部、背部和锁骨附近穴位时针刺方向、角度和深度不当，针具刺穿了胸腔且伤及肺组织，气体积聚于胸腔。

现象：轻者感胸痛、胸闷、心慌、呼吸不畅；重者则出现呼吸困难、心跳加快、发绀、出汗和血压下降等。体检时可见患侧胸部肋间部肋间隙增宽，触诊可见气管向健侧移位，患侧胸部扣诊呈鼓音，心浊音界缩小，肺部听诊呼吸音明显减弱或消失。X 线胸透可见肺组织被压缩。

处理：一旦发生气胸，应立即出针，采取半卧位休息，要求患者心情平静，切勿恐惧而翻转体位。轻者可对症处理，如咳嗽者给予镇咳药等。同时给予抗菌药，防止感染。一般休息 5 ~ 7 天后，即可自行吸收痊愈。重者需及时采取一系列抢救措施，如胸穿抽气、吸氧、抗休克等。如因条件限制，处理有困难时，必须及时转送有条件医院进行救。

预防：为了有效地防止发生气胸，针刺以上部位时，医者思想必须高度集中，正确为患者选择体位，熟悉解剖部位，掌握好针刺方向、角度和深度。

（七）刺伤脑或脊髓

刺伤脑或脊髓是指针刺颈项、背部腧穴过深，针具刺入脑或脊髓，引起头痛、恶心等现象。

原因：针刺后头部腧穴时，如风府、哑门、大椎，风池等以及背部第一腰椎以上督脉腧穴和华佗夹脊穴时，若针刺过深，或针刺方向、角度不当，均可伤及脑或脊髓，造成严重后果。如针刺风府时，应向下颌方向缓慢刺入 0.5~1 寸，不可向上深刺，以免刺入枕骨大孔，伤及延髓。

现象：如误伤延髓时，可出现头痛、恶心、呕吐、呼吸困难、休克和神志昏迷等，甚至危及生命。如刺伤脊髓，可出现触电样感觉向肢端放射，甚至引起暂时性肢体瘫痪，甚或持久性损伤。处理：当出现上述症状时，应及时出针。轻者，需安静休息，经过一段时间后，可自行恢复。重者则应结合有关科室如神经外科等，进行及时抢救。

预防：凡针刺督脉腧穴（12 胸椎以上的项、背）及华佗夹脊穴，都要认真掌握针刺深度、方向和角度。如针刺风府、哑门穴，针尖方向不可上斜，不可过深；悬枢穴以上的督脉腧穴及华佗夹脊穴，均不可深刺。上述腧穴在行针时只宜捻转手法，避免提插手法，禁用捣刺手法。

（八）刺伤周围神经

刺伤周围神经是指针刺引起的周围神经损伤，出现感觉部位异常、肌肉萎缩等现象。

原因：在有神经干或主要分支分布的腧穴上，行针手法过重，刺激手法时间太长，操作手法不熟练，留针时间过长。

现象：如损伤外周神经，当即出现一种向末梢分散的麻木感，一旦造成损伤，该神经分布区可出现感觉障碍，包括麻木、发热、痛觉、触觉及温度觉减退等。同时，有程度不等的功能障碍、肌肉萎缩。

处理：应在损伤后 24 小时内采取针灸、按摩治疗措施，并嘱病人加强功能锻炼。

预防：在有神经干或主要分支分布的腧穴上，行针手法不宜过重，刺激手法不宜过长，操作手法要熟练，留针时间不宜过长。

十三、针刺注意事项

由于人的生理功能状态和生活环境条件等因素，在针刺治病时，还应注意以下几个方面：

1. 患者在过于饥饿、疲劳、精神过度紧张时，不宜立即进行针刺。对身体瘦弱、气虚血亏的患者，进行针刺时手法不宜过强，并应尽量选用卧位。

2. 妇女怀孕 3 个月者，不宜针刺小腹部的腧穴。若怀孕 3 个月以上者，腹部、腰骶部腧穴也不宜针刺。至于三阴交、合谷、昆仑、至阴等一些通经活血的腧穴，在怀孕期亦应禁刺。妇女行经时，若非为了调经，亦不应针刺。

3. 小儿囟门未合时，头顶部的腧穴不宜针刺。

4. 常有自发性出血或损伤后出血不止的患者，不宜针刺。

5. 皮肤有感染、溃疡、瘢痕或肿痛的部位，不宜针刺。

6. 对胸、胁、腰、背脏腑所居之处的腧穴，不宜直刺、深刺。肝脾肿大、肺气肿患者更应注意。如刺胸、背、腋、胁、缺盆等部位的腧穴，若直刺过深，都有伤及肺脏的可能，使空气进入胸腔，导致创伤性气胸，轻者出现胸痛、胸闷、心慌、呼吸不畅，甚者出现呼吸困难、唇甲发绀、出汗、血压下降等。体检可见患侧胸部肋间变宽，叩诊过度反响，气管向健侧移位，听诊时呼吸明显减弱或消失。X 线胸部透视，可根据气体多少、肺组织受压情况等而确诊。对气胸应及时采取治疗措施。医者在进行针刺过程中精神必须高度集中，令患者选择适当的体位，严格掌握进针的深度、角度，以防事故的发生。

7. 针刺眼区和项部的风府、哑门等穴以及脊椎部的腧穴，要注意掌握一定的角度，更不宜大幅度地提插、捻转和长时间地留针，以免伤及重要组织器官，产生严重的不良后果。

8. 对于尿潴留患者，在针刺小腹部腧穴时，也应掌握适当的针刺方向、角度、深度等，以免误伤膀胱等器官出现意外事故。

第二节 灸　　法

灸法，是用艾绒或其他药物放置在体表的穴位部位上烧灼、温熨，借灸火的温和热力以及药物的作用，通过经络的传导，起到温通气血、扶正祛邪的作用，以达到治病和保健目的的一种外治法。它能治疗针刺效果较差的某些病症，或结合针法应用，更能提高疗效，所以是针灸疗法中的一项重要内容。故《医学入门》说："凡病药之不及，针之不到，必须灸之。"

一、灸法的作用

1. 温经散寒　《素问·异法方宜论》说："北方者，天地所闭藏之域也，其地高陵居，风寒冰冽……藏寒生满病，其治宜灸焫。"《素问·调经论》又说："血气者，喜温而恶寒，寒则泣而不流，温则消而去之。"可见灸法具有温经散寒的作用。临床上多用于治疗寒湿痹痛和寒邪为患、偏于阳虚的胃脘痛、腹痛、泄泻、痢疾等。

2. 扶阳固脱　《素问·生气通天论》说："阳气者，若天与日，失其所则折寿而不彰。"这说明阳气之重要性。阳衰则阴盛，阴盛则寒，为厥，甚则欲脱，当此之时，就可用艾灸来温补，扶助虚脱之阳气。故《扁鹊心书》说："真气虚则人病，真气脱则人死，保命之法，灼艾第一。"《伤寒论》也说："下利，手足逆冷，无脉者，灸之。"可见阳气下陷或欲脱之危证，皆可用灸法。临床上多用于脱证和中气不足、阳气下陷而引起的遗尿、脱肛、阴挺、崩漏、带下、痰饮等。

3. 消瘀散结　《灵枢·刺节真邪》说："脉中之血，凝而留止，弗之火调，弗能取之。"气为血帅，血随气行，气得温则行，气行则血亦行。灸能使气机通调，营卫和畅，故瘀结自散。所以，临床常用于气血凝滞之疾，如乳痈初起、瘰疬、瘿瘤等。

4. 防病保健　《备急千金要方》说："凡入吴蜀地游宦，体上常须两三处灸之，勿令疮暂瘥，则瘴疠瘟疟毒气不能着人也。"《扁鹊心书》说："人于无病时，常灸关元、气海、命门、中脘，虽未得长生，亦可保百余年寿矣。"由此说明灸法可起到防病保健的作用，也就是说无病施灸，可以激发人体的正气，增强抗病的能力，使人精力充沛，长寿不衰。

二、灸用材料

施灸材料主要是艾叶制成的艾绒。关于艾叶的性能，《本草从新》说："艾叶苦辛，生温，熟热，纯阳之性，能回垂绝之阳，通十二经，走三阴，理气血，逐寒湿，暖子宫……以之灸火，能透诸经而除百病。"说明用艾叶作施灸材料，有通经活络、祛除阴寒、回阳救逆等作用。艾叶经过加工，制成细软的艾绒，更有它的优点：第一，便于搓捏成大小不同的艾炷，易于燃烧，气味芳香；第二，燃烧时热力温和，能窜透皮肤，直达深部。又由于艾产于各地，价格低廉，所以几千年来一直为针灸临床所采用。

三、灸法的分类

灸法的种类很多，常用灸法如下：

1. 艾灸

（1）艾炷灸：①直接灸：无瘢痕灸，瘢痕灸；②间接灸：隔姜灸，隔蒜灸，隔盐灸，隔附子饼灸。

（2）艾卷灸：①悬灸：温和灸，雀啄灸，回旋灸；②实按灸：太乙神针，雷火神针。

（3）温针灸。

（4）温灸器灸。

2. 其他灸法

（1）灯火灸。

（2）天灸：蒜泥灸，细辛灸，天南星灸等。

四、灸法的操作方法

（一）艾炷灸

艾炷灸施灸时所燃烧的锥形艾团，称为艾炷。临床上根据不同的灸法，使用大小不同的艾炷。艾炷的制作一般用手捻。将纯净的艾绒放在平板上，用拇、食、中三指边捏边旋转，把艾绒捏紧成规格大小不同的圆锥形艾炷，小者如麦粒大，中者如半截枣核大，大者如半截橄榄大。每燃烧尽一个艾炷，称为一壮。施灸时，即以艾炷的大小和壮数多少来掌握刺激量的轻重。艾炷灸可分为直接灸和间接灸两类。

1. 直接灸　又称明灸、着肤灸，即将艾炷直接置放在皮肤上施灸的一种方法。根据灸后对皮肤刺激的程度不同，又分为瘢痕灸和无瘢痕灸两种。

（1）瘢痕灸：又称化脓灸，即用黄豆大或枣核大艾炷直接放在穴位上施灸，局部组织经烫伤后产生无菌性化脓现象，以改善体质，增强机体的抗病能力，从而起到防治疾病的目的。《针灸资生经》中说："凡着艾得灸疮，所患即瘥，若不发，其病不愈。"说明古代灸法一般要求达到化脓，即所谓"灸疮"，而且把灸疮的发或不发，看成是取得疗效的关键。目前临床上对哮喘、慢性胃肠病、体质虚弱、发育障碍等证多采用本法。其操作方法是：

1）选择体位及点穴：因灸治要将艾炷安放在穴位表面，并且施治时间较长，所以选取的体位要求平正、舒适。待体位选好后正确点穴，可用棉签蘸龙胆紫或用墨笔在穴位上划点标记。《备急千金要方》说："凡点灸法，皆须平直，四肢无使倾倒，灸时孔穴不正，无益于事，徒破皮肉耳。若坐点则坐灸之，卧点而卧灸之……"说明古人对于灸疗时的体位和点穴是十分重视的。

2）艾炷的安放和施灸：艾炷安放时先在穴位上涂少量蒜液或凡士林，以增加黏附性和刺激作用。放好后，用线香点燃艾炷，烧近皮肤时患者有灼痛感，可用手在穴位四周拍打以减轻痛感。灸完1壮后，除去灰烬，方可换炷，每换1壮，即可涂凡士林或大蒜液1次，可连续灸7~9壮。

3）敷贴淡膏药：灸满壮数后，在灸穴上敷贴淡膏药，可每天换贴1次。1周左右，灸穴逐渐出现无菌性化脓反应，如脓液多，膏药应勤换，经30~40天，灸疮结痂脱落，局部留有瘢痕。在灸疮化脓时，局部应注意清洁，避免污染，以免并发其他炎症（正常的无菌性化脓，脓液较淡色白，若感染细菌而化脓，脓色多呈黄绿色）。同时可多吃一些营养较丰富的食物，促使灸疮的正常透发，有利于提高疗效。此灸法有后遗瘢痕，灸前应征求患者同意。

（2）无瘢痕灸：又称非化脓灸，临床上多用中小艾炷。施灸时先在所灸腧穴部位涂少量的凡士林，以使艾炷便于黏附，然后将艾炷放置于腧穴部位点燃施灸，当艾炷燃剩五分之二或四分之一而患者感到微有灼痛时，即可易炷再灸。若用麦粒大艾炷施灸，当患者感到有灼痛时，医者可用镊子将艾炷熄灭，然后继续易炷再灸，待将规定壮数灸完为止。一般应灸至局部皮肤红晕而不起疱为度。因其皮肤无灼伤，故灸后不化脓，不留瘢痕。一般虚寒性疾患均可采用此法。

2. 间接灸　又称隔物灸、间隔灸，是用药物将艾炷与施灸腧穴部位的皮肤隔开进行施灸的方法。古代的隔物灸法种类很多，广泛用于临床各种病证。所隔的物品有动物、植物和矿物，多数属于中药。药物又因病、因、证的不同，既有单方，又有复方。故治疗时既发挥了艾灸的作用，又有药物的功能。有特殊效果且常用的间接灸有以下几种：

1）隔姜灸将鲜生姜切成直径为2~3cm、厚为0.2~0.3cm的薄片，中间用针刺数孔，然后将姜片置于应灸腧穴部位或患处，再将艾炷放姜片上面点燃施灸。当艾炷燃尽，再易炷施灸。灸完规定的壮数，以使皮肤潮红而不起疱为度。常用于因寒而致的呕吐、腹痛、腹泻以及风寒痹痛等。

2）隔蒜灸将鲜大蒜头切成厚为0.2~0.3cm的薄片，中间用针刺数孔（捣蒜如泥亦可），置于应灸腧穴或患处，然后将艾炷放在蒜片上点燃施灸。待艾炷燃尽，易炷再灸，直至灸完规定的壮数。此法多用于治疗瘰疬、肺痨及初起的肿疡等症。

3）隔盐灸用纯净的食盐填敷于脐部，或于盐上再置一薄姜片，上置大艾炷施灸，可防止食盐受火爆起而伤人。一般灸3~7壮。此法有回阳、救逆、固脱之功，但需连续施灸，不拘壮数，以待脉起、肤温、证候改善。临床上常用于治疗急性寒性腹痛、吐泻、痢疾、淋病、中风脱证等。

4）隔附子饼灸将附子研成粉末，以黄酒调和，做成直径约3cm、厚约0.8cm的附子饼，中间留一小孔或用针刺数孔，将艾炷置于附子饼上，放在应灸腧穴或患处，点燃施灸。由于附子辛温大热，有温肾补阳的作用，故多用于治疗命门火衰而致的阳痿、早泄、遗精或疮疡久溃不敛等症。

（二）艾卷灸

又称艾条灸。即用桑皮包裹艾绒卷成圆筒形的艾卷，将其一端点燃，对准穴位或患处灸的一种方法。可分为悬灸和实按灸。有关艾卷灸的最早记载见于明代朱权的《寿域神方》一书，其中有"用纸实卷艾，以纸隔之点穴，于隔纸上用力实按之，待腹内觉热，汗出即瘥"的记载。后来发展为在艾绒内加入药物，再用纸卷成条状艾卷施灸，名为"雷火神针"和"太乙神针"。在此基础上又演变为现代的单纯艾卷灸和药物艾卷灸。

1. 悬灸

（1）施灸穴位：悬灸是一种热刺激，因此宜选择对艾热敏感的腧穴施灸，对艾热敏感的腧穴称之为热敏化腧穴。热敏化腧穴是疾病在体表的特定反应部位，它直接或间接反映疾病的部位、性质和病理变化。不同疾病的热敏穴位分布部位是不同的，热敏穴位的选择宜用粗定位到细定位二步法来探查。

1）热敏穴位的粗定位：在疾病状态下，体表会出现与之相关的热敏化腧穴。不同的疾病，其热敏化腧穴的分布是有一定规律的，即有其高发部位。热敏穴位的粗定位是指，确定与疾病相关的热敏化腧穴的高发部位的大致区域。如感冒、变应性鼻炎的热敏穴位高发部位在上印堂区域；支气管哮喘的热敏穴位高发部位在肺俞区域；面部神经麻痹（面瘫）的热敏穴位高发部位在翳风区域。首先了解这一点，使我们能有针对性地在某一个或几个局部区域对热敏穴位进行探查。

2）热敏穴位的细定位：用点燃的艾条，对准上述热敏穴位高发部位进行悬灸探查（距离皮肤 3cm 左右处），使患者局部感觉温热而无灼痛感。热敏穴位在艾热的刺激下，会产生透热、扩热、传热、局部不（微）热远部热、表面不（微）热深部热、其他非热感觉 6 种灸感，只要出现其中的一种或一种以上灸感就表明该穴位已发生热敏化，即为热敏穴位。

（2）探查手法：常用的悬灸探查手法有回旋灸、循经往返灸、雀啄灸、温和灸 4 种手法。探查热敏穴位可以采用单一手法，灸至皮肤潮红为度，也可采用 4 种手法的组合。采用组合手法时，按上述顺序每种手法操作 1 分钟，反复重复上述手法，灸至皮肤潮红为度，一般 2～3 遍即可。

1）回旋灸：用点燃的艾条，与施灸部位皮肤保持一定距离，均匀地往复旋转施灸，以施灸部位皮肤温热潮红为度，回旋灸有利于温热施灸部位的气血，主要用于胸腹背腰部穴位。

2）雀啄灸：用点燃的艾条，对准施灸部位一上一下地活动施灸，如鸟雀啄食一样，以施灸部位皮肤温热潮红为度。雀啄灸有利于施灸部位进一步加强敏化，从而为局部的经气激发，产生灸性感传奠定基础。

3）循经往返灸：用点燃的艾条在患者体表，距离皮肤 3cm 左右，匀速地沿经脉循行方向往返移动施灸，以施灸路线温热潮红为度。循经往返灸有利于疏通经络，激发经气。

4）温和灸：用点燃的艾条，对准施灸部位，距离皮肤 3cm 左右处施灸，使患者局部感觉温热而无灼痛感，以施灸部位皮肤温热潮红为度。温和灸有利于施灸部位进一步激发经气，发动感传。

（3）施灸手法

1）单点温和灸：将点燃的艾条对准选择的一个热敏穴位，在距离皮肤 3cm 左右施行温和灸法，每 2 分钟插入 30 秒钟的雀啄灸法，以患者温热而无灼痛感为施灸强度。每穴施灸时间以热敏灸感消失为度，不拘固定的时间。此手法既可用于探查穴位，同时也是治疗的常用手法。

2）双点温和灸：同时对两个热敏穴位进行艾条悬灸操作，手法同单点温和灸。每穴施灸时间以热敏灸感消失为度，不拘固定的时间。双点温和灸主要用于左右对称的同名穴位或同一经脉的两个穴位。

3）接力温和灸：如果经气传导不理想，在上述单点温和灸基础上，可以在经气传导路线上的远离施灸穴位的端点再加一单点温和灸，即双点温和灸，这样可以延长经气传导的距离。每次施灸时间以热敏灸感消失为度。接力灸多于传热需通关过节传向病所时采用。

4）循经往返灸：用点燃的艾条在患者体表距离皮肤3cm左右，沿经脉循行方向往返匀速移动施灸，以患者感觉施灸路线温热而无灼痛感为施灸强度。每次施灸时间以热敏灸感消失为度。此手法既可用于探查穴位，又是治疗的常用手法。适用于正气不足，感传较弱的患者。

（4）施灸时间：将点燃的艾条对准选择的施灸部位，在距离皮肤3cm左右施行温和灸法，以患者温热而无灼痛感为施灸强度。每穴的施灸时间不是固定不变的，而是因人因病因穴而不同，是以个体化的热敏灸感消失为度的施灸时间。不同热敏穴位施灸时从热敏灸感产生［透热、扩热、传热、局部不（微）热远部热、表面不（微）热深部热、其他非热感觉］至热敏灸感消失所需要的时间是不同的，这个时间称之为消敏时间，平均消敏时间约为40分钟。

2. 实按灸　施灸时，先在施灸腧穴部位或患处垫上布或纸数层，然后将药物艾卷的一端点燃，趁热按到施术部位上，使热力透达深部，若艾火熄灭，再点再按；或者以布6～7层包裹艾火熨于穴位，若火熄灭，再点再熨。最常用的为太乙针灸和雷火针灸，适用于风寒湿痹、痿证和虚寒证。

太乙神针的通用方：艾绒100g，硫黄6g，麝香、乳香、没药、松香、桂枝、杜仲、枳壳、皂角、细辛、川芎、独活、穿山甲、雄黄、白芷、全蝎各1g。上药研成细末，和匀，以桑皮纸1张，约30cm见方，摊平，先取艾绒24g均匀铺在纸上，次取药末6g，均匀掺在艾绒里，然后卷紧如爆竹状，外用鸡蛋清涂抹，再糊上桑皮纸1层，两头留空3cm，捻紧即成。

雷火神针的药物处方：沉香、木香、乳香、茵陈、羌活、干姜、穿山甲各9g，麝香少许，艾绒100g。其制法与太乙神针相同。

（三）温针灸

温针灸是针刺与艾灸相结合的一种方法，适用于既需要艾灸又需针刺留针的疾病。在针刺得气后，将针留在适当的深度，在针柄上穿置一段长约2cm的艾卷施灸，或在针尾上搓捏少许艾绒点燃施灸，直待燃尽，除去灰烬，再将针取出。此法是一种简而易行的针灸并用的方法，其艾绒燃烧的热力可通过针身传入体内，使其发挥针和灸的作用，达到治疗的目的。用此法应注意防止灰火脱落烧伤皮肤。

（四）温灸器灸

温灸器是一种专门用于施灸的器具，用温灸器施灸的方法称温灸器灸。临床常用的温灸器有温灸盒和温灸筒。施灸时，将艾绒点燃后放入温灸筒或温灸盒里的铁网上，然后将温灸筒或温灸盒放在施灸部位即可。适用于灸治腹部、腰部的一般常见病。

（五）其他灸法

又称非艾灸法，是指以艾绒以外的物品作为材料的灸治方法。常用的有以下几种：

1. 灯火灸　又称灯草焠、灯草灸、油捻灸，也称神灯照，是民间沿用已久的简便灸法。取10～15cm长的灯心草或纸绳，蘸麻油或植物油，浸渍长约3～4cm，点燃起火后用快速动作对准穴位猛一接触，听到"叭"的一声迅速离开，如无爆淬之声可重复1次。此法主要用于小儿疳腮、喉蛾、吐泻、惊风等病证。

2. 天灸 又称药物灸、发疱灸。将一些具有刺激性的药物涂敷于穴位或患处，敷后皮肤可起疱，或仅使局部充血潮红。所用药物多是单味中药，也有用复方者。常用的天灸法有蒜泥灸、细辛灸、天南星灸等数十种。

（1）蒜泥灸：将大蒜捣烂如泥，取3~5g贴敷于穴位上，敷灸1~3小时，以局部皮肤发痒发红起疱为度。如敷涌泉穴治疗咯血、衄血，敷合谷治疗扁桃体炎，敷鱼际穴治疗喉痹等。

（2）细辛灸：取细辛适量，研为细末，加醋少许调和成糊状，敷于穴位上，外覆油纸，胶布固定。如敷涌泉或神阙穴治小儿口腔炎等。

（3）天南星灸：取天南星适量，研为细末，用生姜汁调和成糊状，敷于穴上，外覆油纸，胶布固定。如敷于颊车、颧髎穴治疗面神经麻痹等。

（4）白芥子灸：将白芥子适量研成细末，用水调和成糊状，敷贴于腧穴或患处，外覆以油纸，胶布固定。一般可用于治疗关节痹痛、口眼㖞斜，或配合其他药物治疗哮喘等证。

五、灸法注意事项

（一）体位选择

可采取卧位或坐位，应以体位自然，肌肉放松，施灸部位明显暴露，艾炷放置平稳，燃烧时火力集中，热力易于深透肌肉为准。亦需要便于医生取穴，方便操作，患者能够坚持施灸全过程为佳。

（二）施灸的先后顺序

古人对于施灸的先后顺序有明确的论述。如《备急千金要方》说："凡灸当先阳后阴……先上后下。"《明堂灸经》也指出："先灸上，后灸下；先灸少，后灸多。"这是说应先灸阳经，后灸阴经；先灸上部，后灸下部；就壮数而言，先灸少而后灸多；就大小而言，先灸艾炷小者而后灸大者。但上述施灸的顺序是指一般的规律，临床上需结合病情灵活应用，不能拘执不变。如脱肛的灸治，应先灸长强以收肛，后灸百会以举陷，便是先灸下而后灸上。此外，施灸应注意在通风环境中进行。

（三）灸法补泻

灸法的补泻需根据辨证施治的原则，虚证用补法，实证用泻法。

1. 补法 艾炷点燃放置在穴位，不吹其火，待其徐徐燃尽自灭，火力缓慢温和，久治时间较长，壮数可多，灸毕一炷用手指按一会施灸穴位，以使真气聚而不散。

2. 泻法 艾炷放置穴位点燃，用口吹旺其火，促其快燃，火力较猛，快燃快灭，当患者局部灼痛时，即迅速更换艾炷再灸，灸治时间较短，壮数较少，灸毕不按其穴，即开其穴，以起到驱散邪气的作用。

（四）施灸的禁忌与注意事项

1. 面部穴位、乳头、大血管等处均不宜使用直接灸，以免烫伤形成瘢痕。关节活动部位亦不适宜化脓灸，以免化脓溃破，不易愈合，甚至影响功能活动。

2. 一般空腹、过饱、极度疲劳和对灸法恐惧者，应慎施灸。对于体弱患者，灸治时艾炷不宜过大，刺激量不可过强，以防"晕灸"。一旦发生晕灸，应及时处理。

3. 孕妇的腹部和腰骶部也不宜施灸。

4. 施灸时，应注意安全，防上艾绒脱落，烧损皮肤或衣物。

（五）灸后的处理

施灸后，局部皮肤出现微红灼热的，属正常现象，无需处理，很快即可自行消失。若施灸过量，时间过长，局部出现水疱，只要不擦破，可任其自然吸收，如水疱过大，用注射器从水疱低位刺入，将渗出液吸出后，从原穿刺孔注入适量庆大霉素注射液，并保留5分钟左右，再吸出药液，外用消毒敷料保护，一般数日可愈。瘢痕灸者，在灸疮化脓期间，1个月内慎做重体力劳动，疮面局部勿用手搔，以保护痂皮，并保持清洁，防止感染。

第三节 拔 罐 法

拔罐法是以罐为工具，利用燃烧排出罐内空气，造成负压，使之吸附于腧穴或应拔部位的体表，产生刺激，使被拔部位的皮肤充血、淤血，以达到防治疾病的目的。拔罐法古称角法，又称吸筒法，早在马王堆汉墓出土的帛书《五十二病方》中就有记载，历代中医文献中亦多论述，主要为外科治疗疮疡时，用来吸血排脓。后来又扩大应用于肺结核、风湿病等内科病证。随着医疗实践的不断发展，不仅罐的质料和拔罐的方法不断得到改进和发展，而且治疗的范围也逐渐扩大，外科、内科等都有它的适应证，并经常和针刺配合使用。因此，拔罐法成为针灸治疗中的一种重要方法。

一、罐 的 种 类

罐的种类很多，目前临床常用的有竹罐、陶罐、玻璃罐和抽气罐等。

（一）竹罐

用直径3～5cm坚固无损的竹子，截成6～8cm或8～10cm长的竹管，一端留节作底，另一端作罐口，用刀刮去青皮及内膜，制成形如腰鼓的圆筒，用砂纸磨光，使罐口光滑平正。竹罐的优点是取材容易，经济易制，轻巧，不易摔碎。缺点是容易燥裂漏气，吸附力不大。

（二）陶罐

用陶土烧制而成，罐的两端较小，中间略向外凸出，状如瓷鼓，底平，口径大小不一，口径小者较短，口径大者略长。这种罐的优点是吸力大，但质地较重，容易摔碎损坏。

（三）玻璃罐

玻璃罐是在陶制罐的基础上，改用玻璃加工而成，其形如球状，罐口平滑，分大、中、小三种型号。其优点是质地透明，使用时可直接观察局部皮肤的变化，便于掌握时间，临床应用较普遍。其缺点也是容易破碎。

（四）抽气罐

由硬质塑料制成杯身球底，口缘唇形外翻状，罐体透明，底端阀门排气，使用时可随时调节罐内压力，有多种规格供选择。

二、拔 罐 方 法

拔罐的方法多种，可分为火罐法、煮罐法、抽气法等。

（一）火罐法

利用燃烧时火的热力排出罐内空气，形成负压，将罐吸在皮肤上。具体操作有以下几种：

1. 闪火法　用镊子夹95％的乙醇棉球，点燃后在罐内绕1~3圈再抽出，并迅速将罐子扣在应拔的部位上。这种方法比较安全，是常用的拔罐方法，但须注意的是点燃的乙醇棉球切勿将罐口烧热，以免烫伤皮肤。

2. 投火法　将乙醇棉球或纸片燃着后投入罐内，乘火最旺时迅速将火罐扣在应拔的部位上即可吸住。这种方法吸附力强，但由于罐内有燃烧物质，火球落下很容易烫伤皮肤，故宜在侧面横拔。

3. 贴棉法　取棉花一小方块，略浸乙醇，压平贴在罐内壁的中下段或罐底，用火柴点燃后，将罐子迅速扣在选定的部位上，即可拔住。这种方法须注意棉花浸乙醇不宜过多，否则燃烧乙醇滴下时，容易烫伤皮肤。

4. 架火法　用一不易燃烧和不易传热的物体，如小瓶盖等（其直径要小于罐口），放在应拔的部位上，上置小块乙醇棉球，点燃后迅速将罐子扣上。这种方法吸附力也较强。

5. 滴酒法　在火罐内滴入95％乙醇1~3滴，翻倒之使其均匀地布于罐壁，然后点火燃着，迅速将罐子扣在应拔的部位上。这种方法须注意滴入乙醇要适量，如过少不易燃着，若过多往往滴下会灼伤皮肤。

（二）煮罐法

此法一般是先用5~10枚完好无损的竹罐放在沸水或药液中，煮沸1~2分钟，然后用镊子夹住罐底，颠倒提出水面，甩出水液，迅速用凉毛巾紧扣罐口，立即将罐扣在应拔部位，即能吸附在皮肤上。煮罐时放入适量的祛风活血药物，如羌活、独活、当归、红花、麻黄、艾叶、川椒、木瓜、川乌、草乌等，即称药罐，多用于治疗风寒湿痹等症。

（三）抽气法

此法是将罐紧扣在穴位上，将注射器从橡皮塞刺入瓶内，抽出空气，使其产生负压，即能吸住。或用抽气筒套在塑料杯罐活塞上，将空气抽出，使之吸拔在选定的部位上。以上各种方法，一般留罐10~15分钟，待施术部位的皮肤充血、瘀血时，将罐取下。若罐大吸拔力强时，可适当缩短留罐的时间，以免起疱。

三、拔罐法的应用

临床应用拔罐法时，可根据不同病情，选用不同的拔罐法。常见的拔罐法有以下6种：

（一）留罐

又称坐罐，即拔罐后将罐子吸附留置于施术部位10~15分钟，然后将罐起下。此法一般疾病均可应用，而且单罐、多罐皆可应用。

（二）走罐

又称推罐，一般用于面积较大、肌肉厚的部位，如腰背部、大腿部等。可选用口径较大的玻璃火罐，罐口要平滑，先在罐口或欲拔罐部位涂一些凡士林油膏等润滑剂，再将罐拔住，然后，医者用右手握住罐子，向上、下、左、右需要拔罐的部位往返推动，至所拔部位的皮肤潮红、充血甚或瘀血时，将罐起下。

（三）闪罐

采用闪火法将罐拔住后，又立即起下，再迅速拔住，如此反复多次地拔上起下，起下再拔，直至皮肤潮红为度。

（四）留针拔罐

此法是将针刺和拔罐相结合应用的一种方法。即先针刺待得气后留针，再以针为中心点将火罐拔上，留置 10～15 分钟，然后起罐拔针。

（五）刺血拔罐

此法又称刺络拔罐。即在应拔部位的皮肤消毒后，用三棱针点刺出血或用皮肤针叩打后再行拔罐，使之出血，以加强刺血治疗的作用。一般针后拔罐留置 10～15 分钟。

（六）药罐

此法是指先在抽气罐内盛贮一定的药液，一般为罐子的 1/2 左右，药物常用生姜、辣椒液、两面针酊、风湿酒等，或根据需要配制，然后按抽气罐操作法抽去空气，使罐吸附在皮肤上。

四、拔罐的作用和适用范围

拔罐法具有通经活络、行气活血、消肿止痛、祛风散寒等作用。其适用范围较为广泛，如风湿痹痛，各种神经麻痹，以及一些急慢性疼痛，如腹痛、腰背痛、痛经、头痛等均可应用，还可用于感冒、咳嗽、哮喘、消化不良、胃脘痛、眩晕等脏腑功能紊乱方面的病症。此外，如丹毒、红丝疔、毒蛇咬伤、疮疡初起未溃等外科疾病亦可用拔罐法。

五、起罐方法和注意事项

（一）起罐方法

起罐时，一般先用左手夹住火罐，右手拇指或食指在罐口旁边按压一下，使空气进入罐内，即可将罐取下。若罐吸附过强时，切不可硬行上提或旋转提拔，以轻缓为宜。

（二）注意事项

1. 拔罐时要选择适当的体位和肌肉丰满的部位。若体位不当或有所移动，及骨骼凸凹不平、毛发较多的部位，均不可用。

2. 拔罐时要根据所拔部位的面积大小而选择大小适宜的罐。操作时必须迅速，才能使罐拔紧，吸附有力。

3. 用火罐时应注意勿灼伤或烫伤皮肤。若烫伤或留罐时间太长而皮肤起水疱时，小的无须处理，仅敷以消毒纱布，防止擦破即可。如水疱过大，用注射器从水疱低位刺入，将渗出液吸出后，从原穿刺孔注入适量庆大霉素注射液，并保留 5 分钟左右，再吸出药液，外用消毒敷料保护，一般数日可愈。

4. 皮肤有过敏、溃疡、水肿者，及大血管分布部位，不宜拔罐。高热抽搐者，以及孕妇的腹部、腰骶部，不宜拔罐。

5. 常有自发性出血和损伤性出血不止的患者，不宜使用拔罐法。

第四节 锋钩针、皮肤针、三棱针、芒针、火针、针刀

一、锋 钩 针

（一）针具

锋钩针为不锈钢制成，针长 12cm，中间粗而长，两端细而短，针头勾回，呈 110°角，

针尖锋利呈三棱形，三个棱皆成锋刃。针之两端勾尖、粗细各异，随病选用。

（二）操作方法

1. 选准勾刺穴位后，常规消毒。

2. 以左手食、中指押按穴位，并以相反方向用力绷紧所刺皮肤，两指之间保持 1cm 之宽为宜，右手呈执毛笔式姿势持针，迅速刺入皮下连勾割 3~5 次，以割断肌纤维或出血并发出响声为度，而后用消毒棉球按压穴位片刻。

（三）治疗范围

1. 用于某些慢性疾患而致局部功能障碍，或顽固疼痛久而不愈，如肩周炎、神经性头痛、腰背肌劳损、腱鞘炎、脑血管病后遗症，胃肠疾病。

2. 其他疾病如急性结膜炎、扁桃体炎、急性（或慢性）咽炎、高烧等。

二、皮　肤　针

皮肤针法是以特制的多支短针组成的皮肤针叩刺一定部位或穴位来治疗疾病的一种疗法。

（一）针具

皮肤针，又称"梅花针"、"七星针"，是由古代九针中"镵针"演变而来。《内经》中就有"半刺"、"扬刺"、"毛刺"等刺法的记载。如《灵枢·官针》记载："半刺者，浅内而疾发针，无针伤内，如拔毛状，以取皮气。""扬刺者，正内一，傍内四而浮之，以治寒气之博大者也。""毛刺者，刺浮痹皮肤也。"上述诸法同属浅刺皮肤的针刺方法。《素问·皮部论》中说："凡十二经脉者，皮之部也。是故百病之始生也，必先于皮毛。"说明十二皮部与脏腑、经络联系密切，运用皮肤针叩刺皮部可激发、调节脏腑经络功能，达到防治疾病的目的。

皮肤针的针头呈小锤形，针柄一般长 15~19cm，一端附有莲蓬状的针盘，针盘下面散嵌着不锈钢短针。根据所嵌不锈钢短针的数目不同，可分别称为梅花针（五枚针）、七星针（七枚针）、罗汉针（十八枚针）等。现代又创用了滚刺筒，即用金属制成的筒状皮肤针，具有刺激面积广、刺激量均匀、使用方便等优点。

（二）操作方法

1. 持针姿势　手握针柄后部，食指压在针柄上。

2. 叩刺法　将针具及皮肤消毒后，针尖对准叩刺部位，使用手腕之力，将针尖垂直叩打在皮肤上，并立即提起，反复进行。

3. 叩刺的部位　皮肤针叩刺的部位一般分为循经、穴位、局部叩刺 3 种。

（1）循经叩刺：是指循着经脉进行叩刺的一种方法，常用于项背腰骶部的督脉和足太阳膀胱经。督脉为阳脉之海，能调节一身阳气；五脏六腑之背俞穴皆分布于膀胱经，故其治疗范围广泛。其次是四肢肘膝以下部位，因其分布着各经的原穴、络穴、郄穴等，可治疗各相应脏腑经络的疾病。

（2）穴位叩刺：是指在穴位上进行叩刺的一种方法。主要是根据穴位的主治作用，选择适当的穴位予以叩刺治疗。临床上常于各种特定穴、华佗夹脊穴、阿是穴等处进行叩刺。

（3）局部叩刺：是指在患部进行叩刺的一种方法。如扭伤后局部的瘀肿疼痛、顽癣等，可在局部进行围刺或散刺。

4. 叩刺的强度　叩刺强度是根据刺激的部位、患者的体质和病情的不同而决定的，一般分轻、中、重3种。

轻刺激：用较轻腕力进行叩刺，以局部皮肤略有潮红，病人无疼痛感为度。适用于老、弱、妇、儿、虚证患者和头面、五官及肌肉浅薄处。

中等刺激：介于轻重刺激之间，局部皮肤潮红，但无渗血，患者稍觉疼痛。适用于一般疾病和多数患者，除头面等肌肉浅薄处外，大部分部位都可用此法。

重刺激：用较重腕力进行叩刺，局部皮肤可见隐隐出血，患者有疼痛感觉。适用于体强、实证患者和肩、背、腰、骶部等肌肉丰厚处。

5. 治疗时间　每日或隔日1次，10次为1个疗程，疗程可间隔3～5日。

（三）适用范围

皮肤针的适用范围很广，临床各种病证均可应用，如近视、视神经萎缩、急性扁桃体炎、感冒、咳嗽、慢性胃肠疾病、便秘、头痛、失眠、腰痛、皮神经炎、斑秃、痛经等。

（四）注意事项

1. 针具要经常检查，注意针尖有无钩曲，针尖是否平齐，滚刺筒是否转动灵活。
2. 叩刺时动作要轻捷，正直无偏斜，以免造成患者疼痛。
3. 局部如有溃疡或损伤者不宜使用本法，急性传染性疾病和急腹症也不宜使用本法。
4. 要严格消毒，以防感染。
5. 滚刺筒不宜在骨骼突出部位处滚动，以免产生疼痛和出血。

三、三 棱 针

三棱针法是指使用三棱针刺破患者身体上的一定穴位或浅表血络，放出少量血液治疗疾病的方法。亦称"刺络法"。

三棱针是点刺放血的工具，取法于古代九针中的"锋针"，早在《内经》中就有记载。如《灵枢·九针十二原》中说："锋针者，刃三隅，以发痼疾。"《灵枢·小针解》说："宛陈则除之者，去血脉也。"故现今有人称三棱针法为"放血疗法"。《灵枢·官针》中还记载："病在经络痼痹者……病在五脏固居者，取以锋针。"另外，《内经》中还有"络刺"、"赞刺"、"豹纹刺"等具体方法的论述，表明三棱针法已成为临床刺络放血的常用针法。

（一）针具

三棱针一般用不锈钢制成，全长6.5cm，针柄呈圆柱体，针身呈三棱锥体，三棱为刃，针尖锋利，常用规格有大号、小号两种。

（二）操作方法

1. 持针姿势　右手拇指、食指持住针柄，中指扶住针尖部，露出针尖2～3mm，以控制针刺深浅度。针刺时左手捏住指（趾）部，或夹持、舒张皮肤，右手持三棱针针刺。

2. 常用刺法

（1）腧穴点刺：先在腧穴部位上下推按，使血聚集穴部，用2%碘酒棉球消毒，再用75%乙醇棉球脱碘，针刺时左手拇、食、中三指夹紧施术部位，右手持针对准穴位迅速刺入3mm左右，立即出针，轻轻按压针孔周围，使出血少许，然后用消毒干棉球按压针孔。此法多用于四肢末端放血，如十宣、十二井穴等处。

（2）散刺法：亦称豹纹刺，是对病变局部周围进行点刺的一种方法。根据病变部位大小的不同，可刺 10～20 针以上，由病变外缘环形向中心点刺以促使瘀血或水肿得以排出，达到祛瘀生新、通经活络的目的。此法多用于局部瘀血、血肿或水肿、顽癣等。针刺深浅根据局部肌肉厚薄、血管深浅而定。

（3）刺络法：先用带子或橡胶皮管结扎在针刺部位上端（近心端），然后迅速消毒，针刺时，左手拇指按压在被针刺部位下端，右手持三棱针对准针刺部位的静脉，刺入脉中立即将针退出，使其流出少量血液，出血停止后，再用消毒棉球按压针孔。在其出血时，也可轻轻按压静脉上端，以助瘀血外出，毒邪得泻。此法多用于曲泽、委中等穴，治疗急性吐泻、中暑发热等。

（4）挑刺法：用左手按压施术部位两侧，或夹起皮肤，使皮肤固定，迅速消毒后，右手持针迅速刺入皮肤 1～2mm，随即将针身倾斜挑破皮肤，使之出少量血液或少量黏液；也可再刺入 35mm 左右深，将针身倾斜并使针尖轻轻提起，挑破皮下部分纤维组织，然后出针，覆盖敷料。此法常用于血管神经性头痛、肩周炎、失眠、胃脘痛、颈椎病、支气管哮喘等。

（三）适用范围

三棱针刺络放血具有通经活络、开窍泻热、调和气血、消肿止痛等作用，各种实证、热证、瘀血、疼痛等均可应用。目前较常用于某些急症和慢性病，如厥、痧疾、痔疮、久痹、头痛、丹毒、指（趾）麻木等。

（四）注意事项

1. 对患者要做必要的解释工作，以消除其思想上的顾虑。

2. 操作时手法宜轻、宜稳、宜准、宜快，不可用力过猛，防止刺入过深，创伤过大，损害其他组织，更不可伤及动脉。

3. 注意严格消毒，防止感染。

4. 对体弱、贫血、低血压者及怀孕和产后妇女等，均要慎重使用。凡是凝血机制不好的患者和血管瘤患者，不宜使用本法。

5. 三棱针法刺激较强，治疗过程中须注意患者体位，以防晕针。

6. 每日或隔日治疗 1 次，1～3 次为 1 疗程，出血量多者，每周 1～2 次，一般每次出血量以数滴至 3～5ml 为宜。

四、芒　针

芒针疗法，是用针身细长，形如麦芒的针具（芒针）深刺腧穴治疗疾病的方法。

（一）针具

芒针是一种特制的长针，一般用较细而富有弹性的不锈钢丝制成，因形状细长如麦芒，故称为芒针。芒针的结构与毫针相同，分为针尖、针身、针柄、针尾 4 个部分，但针身较长，用弹性韧性好的细不锈钢丝制成。芒针的长短、粗细规格主要是指针身而言。长短有 7cm（5 寸）、20cm（6 寸）、23cm（7 寸）、26cm（8 寸）、33cm（1 尺）、50cm（1.5 尺）、66cm（2 尺）甚至更长。临床上以 17～26cm（5～8 寸）的较为常用。

（二）操作方法

1. 进针　进针时要避免疼痛，尽量达到无痛进针。进针时押手的中、无名、小三指屈曲于皮肤上，用力固定，再以拇、食二指夹住针体。刺手执针柄，使针尖抵触穴位，与押手配合，利用指力和腕力，压捻结合，迅速刺过表皮。穿皮时手法动作要敏捷，以减轻病人痛感。捻转宜轻巧，幅度不宜过大。最好在180°～360°之间。

2. 出针　出针时先缓慢将针提至皮下，再轻轻抽出，以免出血或疼痛。如出针后血液从针孔迅速溢出或喷射者，为针尖刺破小动脉所致，应立即以干棉球按压出血处，直到出血停止。

3. 捻转　当进针达到一定深度后，可以施行捻转手法。在针体进出过程中，始终使针处于捻转之下的转动状态。在捻转时务必轻捻慢进，左右交替，不能只向一方向捻转，不然会使肌纤维缠绕针身，造成患者疼痛或滞针现象。另外，按一定的规律捻转，结合轻重、快慢的不同要求，可以起到一定的补泻作用。

4. 辅助手法　在针刺达到一定深度后，为寻求应有的针感可采用一些辅助方法。这主要靠押手的动作以及刺手的灵巧配合。方法是押手食指轻轻向下循按针身，如雀啄之状；同时刺手略呈放射状变换针刺方向，以扩大针感。

5. 特殊方法　由于芒针针体较长，故在使用中有一些适合本身特点的刺法。主要有弯刺和透刺。

（1）弯刺：某些穴位由于其解剖位置特殊，不能直刺到一定深度，故需采取弯刺，即变换针刺方向的刺法。如刺天突穴时，可先直刺0.5寸左右，然后使针尖向下，沿胸骨后缘进针，可深刺4～5寸。这种刺法要求根据穴位的不同解剖特点，相应地改变押手所掌握的进针角度，以使针尖沿着变换的方向顺利刺入。

（2）透刺：透刺是芒针常用方法，采用此法可收到一针双穴，或一针多穴之效，如地仓透颊车，阳陵泉透阴陵泉，秩边透气冲。有人治疗小儿麻痹症、脑炎后遗症等，沿背部督脉自下而上进行皮下透刺，第1针由长强透至命门，第2针由命门透至至阳，第3针由至阳透至大椎。

（三）适用范围

本法的适用范围与毫针刺法一样，范围较广。因针体长、刺入深，因而特别适用于可以深刺的疾病。临床上可用于治疗多发性神经炎、脊髓侧索硬化、风湿及类风湿关节炎、半身不遂、肺炎、支气管哮喘、无名热、面神经麻痹、面神经痉挛、三叉神经痛、吞咽困难、舌强语謇、坐骨神经痛、肩周炎等。

（四）注意事项

1. 对初次接受治疗的患者，要做必要的解释工作，以消除其思想上的顾虑。

2. 对于惧针的患者，应注意针刺顺序，可先选择不易被患者看到的穴位，后选择容易被看到的穴位施术。

3. 选穴宜少，操作时手法宜轻，双手协同。操作时宜缓慢，不可用力过猛，切忌快速提插，以免损伤血管、神经或内脏。

4. 由于芒针针体长，刺入深，进针后嘱患者不可移动体位，以免滞针、弯针或断针。

5. 过饥、过饱、过劳、醉酒、年老体弱、孕妇儿童，以及某些难以配合治疗的患者忌针。

五、火　针

火针是用火烧红的针尖迅速刺入穴内，以治疗疾病的一种方法。早在《灵枢·官针》中就有记载："淬刺者，刺燔针则取痹也。"《伤寒论》中也论述了火针的适应证和不宜用火针医治的病候。《千金翼方》有"处疔痈疽，针惟令极热"的论述。

（一）针具

多选用钨合金所制的火针，针柄以耐热的非金属材料制成。针体较粗，针头较钝。常用的有单头火针、三头火针。单头火针根据粗细不同，又可分为细火针（针头直径约为0.5mm）和粗火针（针头直径约为1.2mm）。

（二）操作方法

1. 选穴与消毒　火针选穴与毫针选穴的基本规律相同，根据病症不同而辨证取穴，选穴宜少。选定穴位后要采取适当体位以防止患者改变姿势而影响取穴的准确性。取穴应根据病情而定，一般宜少，实证和青壮年患者取穴可略多。选定穴位后进行严密消毒。消毒方法宜先用碘酒消毒，后用乙醇棉球脱碘，以防感染。

2. 烧针　烧针是使用火针的关键步骤，《针灸大成·火针》说"灯上烧，令通红，用方有功。若不红，不能去病，反损于人。"因此，在使用前必须把针烧红，才能起作用。

3. 针刺与深度　针刺时，用烧红的针具，迅速刺入选定的穴位内，即迅速出针。关于针刺深度，《针灸大成·火针》中说：刺针"切忌太深，恐伤经络，太浅不能去病，惟消息取中耳。"火针针刺的深度要根据病情、体质、年龄和针刺部位的肌肉厚薄、血管深浅而定。一般四肢、腰腹针刺稍深，可刺2~5分深，胸背部穴位针刺宜浅，可刺1~2分深，夹脊穴可刺3~5分深。

（三）适用范围

火针有温经通络、祛风散寒的作用。主要用于痹证、胃下垂、胃脘痛、泄泻、痢疾、阳痿、瘰疬、风疹、月经不调、痛经、小儿疳积及扁平疣、痣等。

（四）注意事项

1. 面部应用火针要慎重。《针灸大成·火针》说："人身诸处，皆可行火针，惟面上忌之。"因火针刺后，有可能遗留小瘢痕，因此除治疗面部小块白癜风、痣和扁平疣外，一般面部不用火针。

2. 对于血管和主要神经分布部位亦不宜施用火针。

3. 在针刺后，局部呈现红晕或红肿未能完全消失时，则应避免洗浴，以防感染。

4. 针后局部发痒，不能用手搔抓，以防感染。

六、针　　刀

小针刀是由金属材料做成的在形状上似针又似刀的一种针灸用具，是在古代九针中的镵针、锋针等基础上，结合现代医学外科用手术刀而发展形成的，是与软组织松解手术有机结合的产物。小针刀已有十多年的历史，并有进一步发展的趋势，为世人所重视。

（一）针具

小针刀多为自行制作，现有专门制作的厂家。其形状和长短略有不同，一般为10~15cm，直径为0.4~1.2mm不等。分手持柄、针身、针刀三部分。针刀宽度一般与针体直径相等，刃口锋利。也有的是用外科小号刀片改制，有的是用牙科探针改制而成。

（二）操作方法

1. 体位的选择以医生操作时方便、患者被治疗时自我感觉体位舒适为原则。如在颈部治疗，多采用坐位；头部可根据病位选择仰头位或低头位。

2. 在选好体位及选好治疗点后，做局部无菌消毒，即先用乙醇消毒，再用碘酒消毒，乙醇脱碘。医生戴无菌手套，最后确认进针部位，并做以标记。对于身体大关节部位或操作较复杂的部位可敷无菌洞巾，以防止操作过程中的污染。为减轻局部操作时引起的疼痛，可做局部麻醉，阻断神经痛觉传导。常用的注射药物有：

（1）每个进针点1%普鲁卡因2~5ml。

（2）每个进针点2%利多卡因5ml左右。

（3）2%利多卡因5ml，确炎松A1ml，混匀后分别注入2~3个治疗点。

3. 常用的剥离方式

（1）顺肌纤维或肌腱分布方向做铲剥，即针刀尖端紧贴着欲剥的组织做进退推进动作（不是上下提插），使横向粘连的组织纤维断离、松解。

（2）做横向或扇形的针刀尖端的摆动动作，使纵向粘连的组织纤维断离、松解。

（3）做斜向或不定向的针刀尖端划摆动作，使无一定规律的粘连组织纤维断离松解。剥离动作视病情有无粘连而采纳，注意各种剥离动作，切不可幅度过大，以免划伤重要组织如血管、神经等。

4. 每次每穴切割剥离2~5次即可出针，一般治疗1~5次即可治愈，两次相隔时间可视情况5~7天不等。

（三）小针刀的应用指征

1. 病人自觉某处有疼痛症状。

2. 医生在病变部位可触到敏感性压痛。

3. 触诊可摸到皮下有条索状或片状或球状硬物，结节。

4. 用指弹拨病变处有响声。

（四）注意事项

1. 由于小针刀疗法是在非直视下进行操作治疗，如果对人体解剖特别是局部解剖不熟悉，手法不当，容易造成损伤，因此医生必须做到熟悉欲操作穴位深部的解剖知识，以提高操作的准确性和提高疗效。

2. 选穴一定要准确，即选择阿是穴作为治疗点的一定要找准痛点的中心进针，进针时保持垂直（非痛点取穴可以灵活选择进针方式），如偏斜进针易在深部错离病变部位，易损伤非病变组织。

3. 注意无菌操作，特别是做深部治疗，重要关节如膝、髋、肘、颈等部位的关节深处切割时尤当注意。必要时可在局部盖无菌洞巾，或在无菌手术室内进行。对于身体的其他部位只要注意无菌操作便可。

4. 小针刀进针法要速而捷，这样可以减轻进针带来的疼痛。在深部进行铲剥、横剥、纵剥等法剥离操作时，手法宜轻，不然会加重疼痛，甚或损伤周围的组织。在关节处做纵向切剥时，注意不要损伤或切断韧带、肌腱等。

5. 术后对某些创伤不太重的治疗点可以做局部按摩，以促进血液循环和防止术后出血粘连。

6. 对于部分病例短期疗效很好，1~2个月后或更长一些时间，疼痛复发，又恢复原来疾病状态，尤其是负荷较大的部位如膝关节、肩肘关节、腰部等。应注意下述因素：病人的习惯性生活、走路姿势、工作姿势等造成复发；手术解除了局部粘连，但术后创面因缺乏局部运动而造成粘连；局部再次遭受风、寒、湿邪的侵袭所致。因此，生活起居尤当特别注意。

第五节　电　针

电针法是在针刺腧穴"得气"后，在针上通以接近人体生物电的微量电流以防治疾病的一种疗法。它的优点是：在针刺腧穴的基础上，加以脉冲电的治疗作用，针与电两种刺激相结合，故对某些疾病能提高疗效；能准确地掌握刺激参数；代替手法运针，节省人力。

（一）电针仪器

电针的种类很多，只要是能控制输出电压、电流到所需强度的器械均可用作电针器。但应注意最大输出电压和电流量的关系。例如，最大输出电压在 40 伏以上者，最大输出电流应限制在 1 毫安以内，以免发生触电危险。由于近年电子工业发展迅速，电针器的种类越来越多，而且不断更新。现将目前最常用的两种电针器的性能介绍如下：

1. G-6805 型电针治疗仪　本机的性能比较稳定，交直流两用电源，可输出连续波、疏密波、断续波。连续波频率为 160～5000 次/分，疏密波和断续波为 14～26 次/分。正脉冲幅度为 50V，负脉冲为 35V。正脉冲波宽为 500μs，负脉冲为 250μs。仪器顶部有 5 个小型输出插孔，对应于面板上 5 个控制旋钮，调节控制旋钮能改变输出强度。各插孔可插入针夹电极插头或电极板插头。面板中间的旋钮用以选择不同的输出波形，可控制输出连续波、疏密波、断续波。右侧的旋钮用于连续波的频率调节，左侧的旋钮用于疏密波、断续波的频率调节。拨动开关是选择交流电源或直流电源用的。氖灯指示各种波形的频率。

2. WQ-10A 型多用电子穴位测定电针仪　本机采用电子集成电路，结构小巧，功能多，内装直流 9V 电池或外接电源，可发出多种波形脉冲电，达到不同治疗作用。负载为 250Ω 时，峰值电流 0～60V，脉冲宽度：300μs，频率范围 2～100Hz。调制方式是连续波 2～100Hz 可调。簇形每移发出 2 串脉冲，脉冲频率 15～100Hz 可调。疏密波是疏波（2Hz）和密波（15～100Hz）脉冲交替出现，每种波形持续 2.5s。其输出为双路，四电极。双路同步刺激或交替刺激，每对电极的输出持续 5s。

（二）操作方法

1. 先将毫针刺入腧穴，有了所需要的"得气"感应。

2. 把输出电位器旋钮调到零位。

3. 将电针器上每对输出的两个电极分别接在两根毫针上，负极接主穴，正极接配穴；也可不分正负极，将两根导线任意接在两根针上。

4. 打开电源开关，选择适当的频率和波形。

5. 逐步调高输出电流至所需强度。

6. 一般通电时间为 5～20 分钟，有些病人可延长至几小时不等。

7. 结束时将输出电位器调到零位，然后关闭电源，取下导线。

8. 单穴使用电针时，可选取有神经干通过的穴位，将针刺入，接上电针器的一根导线，另一个电极接在浸湿的纱布上，固定在同侧经络的皮肤上。

（三）电针的选穴

电针的选穴与毫针刺法的选穴方法大致相同，即循经选穴、局部选穴、经验选穴与按神经分布选穴。但须选取两个穴位以上，一般以取用同侧肢体 1～3 对穴位（即用 1～3 对导线）为宜，不可过多，过多则会刺激太强，患者不易接受。

（四）电针刺激参数的选择

1. 脉冲电流的作用和刺激的强度

（1）脉冲电流的作用：人体组织是由水分、无机盐和带电生物胶体组成的复杂的电解质导体。当一种波形、频率不断变换的脉冲电流作用于人体时，组织中的离子会发生定向运动，消除细胞膜极化状态，使离子浓度和分布发生显著变化，从而影响人体组织功能。离子浓度和分布的改变，是脉冲电流治疗作用最基本的电生理基础。

（2）脉冲电流的刺激强度：当电流开到一定强度时，患者会有麻刺感，这时的电流强度称为"感觉阈"。如电流强度再稍增加，患者则会产生刺痛感，能引起疼痛感觉的电流强度称为电流的"痛阈"。脉冲电流的"痛阈"强度因人而异，在各种病态情况下差异也较大。一般情况下，感觉阈和痛阈之间的电流强度，是治疗最适宜的强度。但此区间范围较窄，须仔细调节。超过"痛阈"以上的电流强度，患者不易接受，应以病人能耐受的强度为宜。

2. 波形、频率及节律　常用的电针刺激波形有3种，即尖波、方波、正弦波。每种波形又有单向和双向之分，也有正向是矩形波（方波），负向是尖波的。根据临床实际需要，单个脉冲可采用不同方式组合而形成连续波、疏密波、断续波等。电针的频率有每分钟几十次至每秒钟几百次不等。频率快的叫密波（或叫高频），一般为50～100次/秒；频率慢的叫疏波（或叫低频），一般为2～5次/秒。频率与节律配合调节可以形成疏密波、断续波等。目前使用的各种脉冲电针机输出的波形，大体上是相似的，一般都是不对称的双向脉冲。根据临床治疗和麻醉需要，现将常用的波组及作用介绍如下：

（1）连续波：指的是电针机输出的电脉冲是某一单一固定频率的脉冲序列，它是没有经过调制的波。

密波：能降低神经的应激功能，先对感觉神经起抑制作用，接着对运动神经也产生抑制作用。常用于止痛，镇静，缓解肌肉和血管痉挛，针刺麻醉等。

疏波：其刺激作用较强，能引起肌肉收缩，提高肌肉的张力，对感觉和运动神经的抑制发生较迟。常用于治疗痿证及各种肌肉、关节、韧带、肌腱的损伤等。

（2）疏密波：是疏波和密波自动交替出现的一种波形。疏、密交替持续的时间各约1.5秒，能克服单一波形易产生适应的缺点。疏密波动力作用较大，治疗时兴奋效应占优势，能促进代谢，促进气血循环，改善组织营养，消除炎性水肿。常用于治疗疼痛、扭挫伤、关节周围炎、气血运行障碍、坐骨神经痛、面瘫、肌无力、局部冻伤等。

（3）断续波：是指有节律地时断时续自动出现的一种波形。断时，在1.5秒时间内无脉冲电流输出，续时，是脉冲电连续工作1.5秒。对于断续波机体不易产生适应，其动力作用颇强，能提高肌肉组织的兴奋性，对横纹肌有良好的刺激收缩作用。常用于治疗痿证、瘫痪等。

（4）锯齿波：是脉冲波幅按锯齿形自动改变的起伏波，每分钟16～25次不等，其频率接近人体的呼吸节律，故可用于刺激膈神经（相当于天鼎穴）做人工呼吸，抢救呼吸衰竭。锯齿波还有提高神经肌肉兴奋性、调整经络功能、改善气血循环等作用。

（五）电针的适用范围

电针的适用范围和毫针刺法基本相同，其治疗病证较广泛。临床常用于治疗各种痛症，痹证，痿证，心、胃、肠、胆、膀胱、子宫等器官的功能失调，癫狂，肌肉、韧带、关节的损伤性疾病等，也可用于针刺麻醉。

（六）注意事项

1. 电针器在使用前须检查性能是否良好，输出是否正常。治疗后须将输出调节旋钮全部退至零位，随后关闭电源，撤去导线。

2. 调节输出电流量时，应逐渐由小到大，切勿突然增强，以防引起肌肉强烈收缩，致患者不能忍受，或造成弯针、断针、晕针等意外。

3. 心脏病患者，应避免电流回路通过心脏。在接近延髓、脊髓部位使用电针时，电流输出量宜小，切勿通电太强，以免发生意外。孕妇亦当慎用电针。

4. 温针灸用的毫针，针柄因氧化而不导电；有的毫针针柄是用铝丝绕制而成，并经氧化处理镀成金黄色，氧化铝绝缘不导电。以上两种毫针应将电针器输出导线夹在针体上。

第六节 穴位注射与埋线法

一、穴 位 注 射

穴位注射是用注射器的针头代为针具刺入穴位，在得气后注入药液来治疗疾病的方法。它是把针刺与药理及药水等对穴位的渗透刺激作用结合在一起发挥综合效能，故对某些疾病能提高疗效。

（一）用具及常用药液

1. 用具使用消毒的注射器和针头。根据药物的剂量大小和针刺的深度选用不同的注射器和针头。常用的注射器规格为 1ml、2ml、5ml、10ml、20ml；常用的针头为 5～7 号普通注射针头，牙科用 5 号长针头，以及封闭用的长针头。

2. 常用药物凡是可供肌内注射用的药物，都可供穴位注射用。常用的药物有以下 3 类：

（1）中草药制剂：复方当归注射液、川芎嗪注射液、生脉注射液、人参注射液、鱼腥草注射液、银黄注射液、柴胡注射液、板蓝根注射液、威灵仙注射液等。

（2）维生素类制剂：维生素 B_1 注射液、维生素 B_6 注射液、维生素 B_{12} 注射液、维生素 C 注射液。

（3）其他常用药：5%～10% 葡萄糖注射液、0.9% 生理盐水、注射用水、三磷酸腺苷、辅酶 A、神经生长因子、硫酸阿托品、山莨菪碱、加兰他敏、泼尼松龙、盐酸普鲁卡因、利多卡因等。

（二）穴位的选择

一般可根据针灸治疗时的处方原则辨证取穴；也可结合经络、经穴的触诊法选取阳性反应点进行治疗；软组织损伤者先取最明显的压痛点。选穴宜精炼，以 1～2 个穴位为宜，最多不超过 4 个穴位，并宜选用肌肉丰满的部位进行穴位注射。

（三）操作方法

1. 操作程序 根据所选穴位处方选取舒适、持久的体位，按注射药量的不同选用注射器和针头。局部皮肤常规消毒后，用无痛快速进针法将针刺入皮下组织，然后慢慢推进或上下提插，探得酸胀等"得气"感应后，回抽一下，如无回血，即可将药物注入。一般疾病用中等速度推入药液；慢性病或体弱者用轻刺激，将药液缓慢推入；急性病或体强者，可用强刺激，快速推入药液。如需注入药液较多时，可由深至浅，边推药液边退针，或将注射针头向几个方向刺入注射药液。

2. 注射剂量 穴位注射的用药剂量决定于注射部位及药物的性质和浓度。小剂量注射时，可用原药物常规剂量的 1/5 ~ 1/2。一般以穴位部位来分，头面部可注射 0.3 ~ 0.5ml，耳穴可注射 0.1ml，四肢部可注射 0.5 ~ 2ml，胸背部可注射 0.5 ~ 1ml，腰臀部可注射 2 ~ 5ml 或 5% ~ 10% 葡萄糖注射液 10 ~ 20ml。

3. 疗程 急症每日 1 ~ 2 次，慢性病一般每日或隔日 1 次，6 ~ 10 次为 1 疗程。反应强烈者，可隔 2 ~ 3 日 1 次，穴位可左右交替使用。每疗程间可休息 3 ~ 5 日。

（四）适用范围

穴位注射法的适用范围非常广泛，凡是针灸的适应证大部分都可用本法治疗，如痹证、中风、痿证、扭挫伤、面瘫、三叉神经痛、坐骨神经痛、头痛、失眠、心悸、心痛、高血压、眩晕、感冒、咳嗽、哮喘、胃痛、腹痛、泄泻、痢疾、乳痈、肠痈、淋病、风疹、痤疮、银屑病、目赤肿痛、咽喉肿痛、中耳炎、鼻炎、痛经、不孕症、月经不调、崩漏、带下、小儿麻痹后遗症等。

（五）注意事项

1. 治疗时应对患者说明治疗的特点和注射后的正常反应，如注射后局部可能有酸胀感，48 小时内局部有轻度不适，有时持续时间较长，但一般不超过 1 日。如因消毒不严而引起局部红肿、发热等，应及时处理。

2. 严格无菌操作，防止感染。

3. 注意药物的性能、药理作用、剂量、配伍禁忌、副作用、过敏反应、药物的有效期、药物有无沉淀变质等情况。凡能引起过敏反应的药物，如青霉素、链霉素、普鲁卡因等，必须做皮试，阳性反应者不可应用此药。副作用较强的药物，使用亦当谨慎。

4. 一般药液不宜注入关节腔、脊髓腔和血管内，否则会导致不良后果。此外，应注意穴位注射法，避开神经干，以免损伤神经。

5. 孕妇的下腹部、腰骶部和三阴交、合谷等穴不宜用穴位注射，以免引起流产。年老体弱者，选穴宜少，药液剂量应酌减。

二、穴位埋线

穴位埋线是将羊肠线等埋入穴位，一方面利用肠线作为异性蛋白埋入穴位可提高机体应激、抗炎能力；同时，肠线在组织中被分解吸收对穴位起到持续刺激作用，以达到治病的目的。

（一）埋线用具

皮肤消毒用品、洞巾、注射器、镊子、埋线针或经改制的 9 ~ 12 号腰椎穿刺针（将针芯前端磨平）、持针器、0 ~ 1 号铬制羊肠线、0.5% ~ 1% 盐酸普鲁卡因或 1% 的利多卡因、剪刀、消毒纱布及敷料等。埋线针是坚韧特制的金属钩针，长 12 ~ 15cm，针尖呈三角形，底部有一缺口。如用切开法需备尖头手术刀片、手术刀柄、三角缝针等。

（二）操作方法

埋线选穴 多选肌肉比较丰满部位的穴位，以背腰部及腹部穴最常用。如哮喘取肺俞，胃病取脾俞、胃俞、中脘等。选穴原则与针刺疗法相同。但取穴要精简，每次埋线 1 ~ 3 穴，间隔 2 ~ 4 周治疗一次。操作程序如下：

（1）穿刺针埋线法：常规消毒局部皮肤，镊取一段 1~2cm 长已消毒的羊肠线，放置在腰椎穿刺针针管的前端，后接针芯，左手拇食指绷紧或捏起进针部位皮肤，右手持针，刺入到所需的深度；当出现针感后，边推针芯，边退针管，将羊肠线埋植在穴位的皮下组织或肌层内，针孔处覆盖消毒纱布。

（2）简易埋线法：可用 8 号注射针针头作套管，28 号 2 寸长的毫针剪去针尖作针芯，将 0 号羊肠线 1~1.5cm 放入针头内埋入穴位，操作方法如上。临床常用此法。

（3）特制的埋线针埋线：用特制的埋线针埋线时，局部皮肤消毒后，以 0.5%~1% 盐酸普鲁卡因做浸润麻醉，剪取羊肠线一段（一般1cm左右），套在埋线针尖缺口上，两端用血管钳夹住。右手持针，左手持钳，针尖缺口向下以 15°~40° 方向刺入，当针头缺口进入皮内后，左手即将血管钳松开，右手持续进针直至肠线头完全埋入皮下，再进针 0.5cm，随后把针退出，用棉球或纱布压迫针孔片刻，再用纱布敷盖保护创口。

（4）三角针埋线法：在距离穴位两侧 1~2cm 处，用龙胆紫作进出针点的标记。皮肤消毒后，在标记处用 0.5%~1% 的盐酸普鲁卡因作皮内麻醉，用持针器夹住带羊肠线的皮肤缝合针，从一侧局麻点刺入，穿过穴位下方的皮下组织或肌层，从对侧局麻点穿出，捏起两针孔之间的皮，紧贴皮肤剪断两端线头，放松皮肤，轻轻揉按局部，使肠线完全埋入皮下组织内。敷盖纱布 3~5 天。每次可用 1~3 个穴位，一般 20~30 天埋线一次。

（5）切开埋线法：在选定的穴位上用 0.5% 盐酸普鲁卡因做浸润麻醉，用刀尖刺开皮肤（0.5~1cm），先将血管钳探到穴位深处，经过浅筋膜达肌层探找敏感点按摩数秒钟，休息 1~2 分钟。然后用 0.5~1cm 长的羊肠线 4~5 根埋于肌层内。羊肠线不能埋在脂肪层或过浅，以防止不易吸收或感染。切口处用丝线缝合，盖上消毒纱布，5~7 天后拆去丝线。

（三）适用范围

多用于哮喘、胃炎、胃痛、腹泻、遗尿、尿失禁、糖尿病、面瘫、癫痫、腰腿痛、痿证以及脊髓灰质炎后遗症、神经官能症等。

（四）注意事项

1. 严格无菌操作，防止感染。三角针埋线时操作要轻、准，防止断针。

2. 埋线最好埋在皮下组织与肌肉之间，肌肉丰满的地方可埋入肌层，羊肠线不可暴露在皮肤外面。

3. 根据不同部位，掌握埋线的深度，不要伤及内脏、大血管和神经干（不要直接结扎神经和血管），以免造成功能障碍和疼痛。

4. 皮肤局部有感染或有溃疡时不宜埋线。肺结核活动期、骨结核、严重心脏病或妊娠期等均不宜使用本法。

5. 羊肠线用剩后，可浸泡在 70% 乙醇中，或用新洁尔灭处理，临用时再用生理盐水浸泡。

6. 在一个穴位上做多次治疗时应偏离前次治疗的部位。

7. 注意术后反应，有异常现象应及时处理。

（五）术后反应

1. 正常反应　由于刺激损伤及羊肠线（异性蛋白）刺激，在 1~5 天内，局部可出现红、肿、痛、热等无菌性炎症反应。少数病例反应较重，切口处有少量渗出液，亦属正常现象，一般不需处理。若渗液较多凸出于皮肤表面时，可将乳白色渗液挤出，用 70% 乙醇棉球擦去，覆盖消毒纱布。施术后患肢局部温度也会升高，可持续 3～7 天。少数病人可有全身反应，即埋线后 4～24 小时内体温上升，一般在 38℃ 左右，局部无感染现象，持续 2～4 天后体温恢复正常。埋线后还可有白细胞总数及中性多形核细胞计数的增高现象，应注意观察。

2. 异常反应

（1）少数病人因治疗中无菌操作不严或伤口保护不好，造成感染。一般在治疗后 3～4 天出现局部红肿、疼痛加剧，并可能伴有发烧。应予局部热敷及抗感染处理。

（2）个别病人对羊肠线过敏，治疗后出现局部红肿、瘙痒、发热等反应，甚至切口处脂肪液化，羊肠线溢出，应适当做抗过敏处理。

（3）神经损伤，如感觉神经损伤，会出现神经分布区皮肤感觉障碍；运动神经损伤，会出现所支配的肌肉群瘫痪，如损伤坐骨神经、腓神经，会引起足下垂和足踇趾不能背屈。如发生此种现象，应及时抽出羊肠线，并给予适当处理。

第七节　头　针

头针，又称头皮针，是在头部特定的穴线进行针刺来防治疾病的一种方法。本法是在传统针灸理论的基础上结合现代医学知识创用的。

（一）标准头穴线的定位及主治

标准头穴线均位于头皮部位，按颅骨的解剖名称分额区、顶区、颞区、枕区 4 个区，14 条标准线（左侧、右侧、中央共 25 条）。兹将定位及主治分述如下：

1. 额正中线（MS1）

［定位］　在头前部，从督脉神庭穴（DU24）向下引一直线，长 1 寸（3cm）。

［主治］　癫痫，精神失常，鼻病。

2. 额旁 1 线（MS2）（胸腔区）

［定位］　在头前部，从膀胱经眉冲穴（BL13）向前引一直线，长 1 寸（3cm）。

［主治］　冠心病，心绞痛，支气管哮喘，支气管炎，失眠。

3. 额旁 2 线（MS3）（胃区、肝胆区）

［定位］　在头前部，从胆经头临泣穴向前引一直线，长 1 寸（3cm）。

［主治］　急慢性胃炎，胃和十二指肠溃疡，肝胆病等。

4. 额旁 3 线（MS4）（生殖区、肠区）

［定位］　在头前部，从胃经头维穴（ST8）内侧 0.75 寸起向下引一直线，长 1 寸（3cm）

［主治］　功能性子宫出血，阳痿，遗精，子宫脱垂，尿频，尿急等。

顶区（5 条线）

5. 顶中线（MS5）

［定位］　在头顶部，即从督脉百会穴（DU20）至前顶穴（DU21）之段。

［主治］　腰腿足病，如瘫痪、麻木、疼痛，以及皮质性多尿，脱肛，小儿夜尿，高血压，头顶痛等。

6. 顶颞前斜线（MS6）（运动区）

［定位］　在头顶部、头侧部，从头部经外奇穴前神聪（EX-HN）（督脉百会穴前 1

寸）至颞部胆经悬厘穴（GB6）引一斜线。

　　［主治］　全线分5等份，上1/5治疗对侧下肢和躯干瘫痪，中2/5治疗上肢瘫痪，下2/5治中枢性面瘫、运动性失语、流涎、脑动脉粥样硬化等。

　　7. 顶颞后斜线（MS7）（感觉区）

　　［定位］　在头顶部、头侧部，顶颞前斜线之后1寸与其平行的线，即从督脉百会穴（DU20）至颞部胆经曲鬓穴（GB7）引一斜线。

　　［主治］　全线分5等份，上1/5治疗对侧下肢和躯干感觉异常，中2/5治疗上肢感觉异常，下2/5治疗头面部感觉异常。

　　8. 顶旁1线（MS8）

　　［定位］　在头顶部，督脉旁1.5寸，从膀胱经通天穴（B17）向后引一直线，长1.5寸（4.5cm）。

　　［主治］　腰腿病症，如瘫痪、麻木、疼痛等。

　　9. 顶旁2线（MS9）

　　［定位］　在头顶部，督脉旁开2.25寸（约6.75cm），从胆经正营穴（GB17）向后引一直线，长1.5寸，至承灵穴（GB18）。

　　［主治］　头痛，偏头痛，肩、臂、手等部位的病症，如瘫痪、麻木、疼痛等颞区（2条线）

　　10. 颞前线（MS10）

　　［定位］　在头的颞部，从胆经的颔厌穴（GB4）至悬厘穴（GB6）连一直线。

　　［主治］　偏头痛，运动性失语，周围性面瘫，口腔疾病等。

　　11. 颞后线（MS11）

　　［定位］　在头的颞部，从胆经率谷穴（GB8）向下至曲鬓穴（GB7）连一直线。

　　［主治］　偏头痛，耳鸣，耳聋，眩晕等。

　　12. 枕上正中线（MS12）

　　［定位］　在后头部，即督脉强间穴（DU18）至脑户穴（DU17）之段。

　　［主治］　眼病，颈项强痛，癫狂，痫证。

　　13. 枕上旁线（MS13）（视区）

　　［定位］　在后头部，由枕外粗隆督脉脑户穴（DU17）旁开0.5寸（1.5cm）外起，向上引一直线，长1.5寸（4.5cm）。

　　［主治］　皮质性视力障碍，白内障，近视眼等。

　　14. 枕下旁线（MS14）（平衡区）

　　［定位］　在后头部，从膀胱经玉枕穴（B16）向下引一直线，长2寸。

　　［主治］　小脑疾病引起的平衡障碍；后头痛等。

　　（二）头针的适应证

　　头针主要治疗脑源性疾病，如中风偏瘫，肢端麻木，失语，皮质性多尿，眩晕，耳鸣，舞蹈病，癫痫，脑瘫，小儿弱智，震颤麻痹，假性球麻痹等。此外，也可以治疗头痛、脱发、脊髓性截瘫、高血压病、精神病、失眠、眼病、鼻病、肩周炎、腰腿痛、各种疼痛性疾病等常见病和多发病。

　　（三）操作方法

　　1. 选穴方法　单侧肢体病，选用对侧穴线；两侧肢体病，选用双侧穴线；内脏、全身性疾病或不易区别左右的疾病，可选用双侧穴线。一般根据疾病选用相应的穴线，并可选用有关穴线配合治疗。如下肢瘫痪选顶颞前斜线和顶旁1线。

2. 体位　根据病情，明确诊断，选定刺激区，取得病人合作后，让病人采取坐位或卧位，分开头发，常规消毒。

3. 快速进针　选用26～28号1.5～2.5寸不锈钢针，针身与头皮呈30°夹角快速将针刺入皮下，当针尖达到帽状腱膜下层时，指下感到阻力减小，然后使针与头皮平行，将针快速推进到相应的深度。

4. 快速捻转　术者肩、肘、腕、拇指固定，食指半屈曲，用拇指第1节的掌侧面与食指第1节的桡侧面捏住针柄，以食指的指掌关节不断屈伸，使针体来回旋转，捻转速度每分钟200次左右，每次左右旋转各两转。连续捻转2～3分钟，然后静留针5～10分钟，再重复捻转，用同样的方法再捻转两次，即可出针。快速捻转使患者的针感增强，有些病例可提高疗效。捻针时或留针时，家属协助患者（或患者自己）活动肢体，加强患肢功能锻炼，有助于提高疗效。一般经3～5分钟刺激后，部分患者病变部位（患肢或内脏）可出现热、麻、胀、凉、抽动等感觉，这种病人的疗效常比较好。也可用电针代替手捻治疗。

5. 出针　押手固定穴线周围头发，刺手夹持针柄轻轻转动针身，如针下无沉紧感，可快速出针。出针后必须用消毒干棉球按压针孔片刻，以防出血。

6. 疗程　一般每日或隔日针治1次，10～15次为1疗程，隔5～7天后，再继续下一疗程。

（四）注意事项

1. 头部长有头发，因此尤须做到严格消毒，以防感染。

2. 毫针推进时，术者针下如有抵抗感，或患者感觉疼痛，应停止进针，将针往后退，然后改变角度再进针。

3. 由于头针刺激感强，刺激时间较长，医者必须注意观察患者病情，以防晕针。

4. 婴幼儿由于颅骨缝骨化不完全，不宜采用头针治疗。

5. 对脑出血患者，须待病情及血压稳定后方可做头针治疗。凡并发高热、心力衰竭等症者，不宜立即采用头针。

6. 由于头皮部位血管丰富，行头针治疗容易出血，故出针时必须用干棉球按压针孔1～2分钟。

第八节　耳　　针

耳针是指用针或其他方法刺激耳廓上的穴位来防治疾病的一种方法。

耳廓与人体各部存在着一定的生理联系。望耳的形态、色泽可以辅助诊断疾病，刺激耳部穴位可以防治疾病，这些在古代的医学著作中已有不少记载。近几十年来在继承前人利用外耳诊治疾病的经验基础之上，又进行了大量的临床实践和实验研究，使耳针有了更大的发展。

（一）耳廓的表面解剖

耳廓分为凹面的耳前和凸面的耳背。

耳轮：耳廓卷曲的游离部分。

耳轮结节：耳轮后上部的膨大部分。

耳轮脚：耳轮深入耳甲的部分。

对耳轮：与耳轮相对呈"丫"字形的隆起部，由对轮体、对耳轮上脚和对耳轮下脚三部分组成。

对耳轮体：对耳轮下部呈上下走向的主体部分。

对耳轮上脚：对耳轮向上分支的部分。

对耳轮下脚：对耳轮向下分支的部分。

三角窝：对耳轮上脚、对耳轮下脚与相应耳轮之间的三角形凹窝。

耳舟：耳轮与对耳轮之间的凹沟。

耳屏：耳廓前方呈瓣状的隆起。

屏上切迹：耳屏与对耳屏之间的凹陷处。

对耳屏：耳垂上方与耳屏相对的瓣状隆起。

屏间切迹：耳屏与对耳屏之间的凹陷处。

轮屏切迹：对耳轮与对耳屏的凹陷处。

耳垂：耳廓下部无软骨的部分。

耳甲：部分耳轮与对耳轮、对耳屏、耳屏及外耳门之间的凹窝。由耳甲艇、耳甲腔两部分组成。

耳甲腔：耳轮脚以下的耳甲部。

耳甲艇：耳轮脚以上的耳甲部。

外耳门：耳甲腔前方的孔窍。

（二）耳穴的分布

耳穴是指分布在耳廓上的一些特定区域。人体发生疾病时，常会在耳廓的相应部位出现压痛敏感、皮肤电特异性改变和变形、变色等反应。可参考这些现象来诊断疾病，并可通过刺激这些部位防治疾病。

耳穴在耳廓的分布有一定规律，其分布图好像一个倒置的胎儿，头部朝下，臀部朝上。其分布规律是：与头面部相应的耳穴在耳垂和耳垂的邻近；与上肢相应的耳穴在耳舟；与躯干和下肢相应的耳穴在对耳轮和对耳轮上脚、对耳轮下脚；与内脏相应的耳穴多集中在耳甲艇和耳甲腔；消化道的耳穴环形排列在耳轮脚周围。

（三）耳穴的定位及主治

按《耳穴名称与部位》所规定，耳廓上有 91 个耳穴，现将定位及主治病症分述如下：

1. 耳轮穴位

（1）耳中

［定位］ 在耳轮脚处。

［主治］ 呃逆，荨麻疹，皮肤瘙痒症，小儿遗尿，咯血，出血性疾病。

（2）直肠

［定位］ 在耳轮脚棘前上方的耳轮处。

［主治］ 便秘，腹泻，脱肛，痔疾。

（3）尿道

［定位］ 在直肠穴上方，位于与对耳轮下脚下缘相平的耳轮处。

［主治］ 尿频，尿急，尿痛，尿潴留。

（4）外生殖器

［定位］　在与对耳轮下脚上缘相平的耳轮处。

［主治］　睾丸炎，附睾炎，外阴瘙痒症。

（5）肛门

［定位］　在对耳轮下脚上缘与对耳轮上脚前缘之间的耳轮处。

［主治］　肛裂，痔疮。

（6）耳尖

［定位］　在耳廓向前对折的上部尖端处。

［主治］　发热，高血压，急性结膜炎，睑腺炎，牙痛，失眠。

（7）结节

［定位］　在耳轮结节处。

［主治］　头晕，头痛，高血压。

（8）轮1~4

［定位］　从耳轮结节下缘至轮垂切迹之间分成4个等份，自上而下依次为轮1、轮2、轮3、轮4。

［主治］　发热，扁桃体炎，上呼吸道感染。

2. 耳舟穴位

为了便于取穴，将耳舟自上到下依次分为6个等份，即耳舟1~6区。

（1）指

［定位］　在耳舟顶中，即耳舟1区。

［主治］　甲沟炎，手指疼痛麻木。

（2）腕

［定位］　在指区的下方，即耳舟2区。

［主治］　腕部疼痛。

（3）风溪

［定位］　在耳轮结节前方，指区与腕区之间，即耳舟1区、2区交界处。

［主治］　荨麻疹，皮肤瘙痒症，过敏性鼻炎。

（4）肘

［定位］　在腕区的下方处，即耳舟3区。

［主治］　肱骨外上髁炎，肘部疼痛。

（5）肩

［定位］　在肘区的下方处，即耳舟4区、5区。

［主治］　肩关节周围炎，肩部疼痛。

（6）锁骨

［定位］　在肩区下方处，即耳舟6区。

［主治］　肩关节周围炎。

3. 对耳轮上脚穴位

为了便于取穴，将对耳轮上脚从上到下依次分为上、中、下3等份。

（1）跟

［定位］　在对耳轮上脚顶部，即对耳轮上脚上1/3处前上端。

［主治］ 足跟痛。

（2）趾

［定位］ 在耳尖下方的对耳轮上脚后上部，即对耳轮上脚上 1/3 处后上端。

［主治］ 甲沟炎，趾部疼痛。

（3）踝

［定位］ 在趾、跟区下方处，即对耳轮上脚上 1/3 的下半部。

［主治］ 踝关节扭伤。

（4）膝

［定位］ 在对耳轮上脚中 1/3 处。

［主治］ 膝关节疼痛，坐骨神经痛。

（5）髋

［定位］ 在对耳轮上脚下 1/3 处。

［主治］ 髋关节疼痛，坐骨神经痛，腰骶部疼痛。

4. 对耳轮下脚穴位

为了取穴方便，将对耳轮下脚分为前、中、后 3 等份。

（1）臀

［定位］ 在对耳轮下脚后 1/3 处。

［主治］ 坐骨神经痛，臀筋膜炎。

（2）坐骨神经

［定位］ 在对耳轮下脚前 2/3 处。

［主治］ 坐骨神经痛，下肢瘫痪。

（3）交感

［定位］ 在对耳轮下脚端与耳轮内侧缘相交处。

［主治］ 胃肠痉挛，心绞痛，胆绞痛，输尿管结石，自主神经功能紊乱。

5. 对耳轮穴位

为了方便取穴，将对耳轮体从对耳轮上下脚分叉处至轮屏切迹分为 5 等份。

（1）腰骶椎

［定位］ 在对耳轮上 2/5 处。

［主治］ 腰骶部疼痛。

（2）腹

［定位］ 在对耳轮上 2/5 处，腰骶椎前侧的耳甲腔缘。

［主治］ 腹痛，腹泻，腹胀，急性腰扭伤，痛经，产后宫缩痛。

（3）胸椎

［定位］ 在对耳轮中 2/5 处。

［主治］ 胸痛，经前乳房胀痛，乳腺炎，产后泌乳不足。

（4）胸

［定位］ 在对耳轮中 2/5，胸椎前侧耳腔缘。

［主治］ 胸肋疼痛，肋间神经痛，胸闷，乳腺炎。

（5）颈椎

［定位］ 在对耳轮下 1/5 处。

［主治］ 落枕，颈椎综合征。

（6）颈

［定位］ 在对耳轮下 1/5，颈椎前侧耳腔缘。

［主治］ 落枕，颈项疼痛。

6. 三角窝穴位

为了便于取穴，将三角窝由耳轮内缘至对耳轮上下脚分叉处分为前、中、后 3 等份。

（1）角窝上

［定位］ 在三角窝前 1/3 处的前上方。

［主治］ 高血压。

（2）内生殖器

［定位］ 在三角窝前 1/3 处的下部。

［主治］ 痛经，月经不调，白带过多，功能性子宫出血，阳痿，遗精，早泄。

（3）角窝中

［定位］ 在三角窝中 1/3 处。

［主治］ 哮喘。

（4）神门

［定位］ 在三角窝后 1/3 的上部。

［主治］ 失眠，多梦，戒断综合征，癫痫，高血压，神经衰弱，痛症。

（5）盆腔

［定位］ 在三角窝后 1/3 的下部。

［主治］ 盆腔炎，附件炎。

7. 耳屏穴位

为了便于取穴，将耳屏的外侧面和内侧面各分 2 等份。

（1）上屏

［定位］ 在耳屏外侧面上 1/2 处。

［主治］ 咽炎，鼻炎。

（2）下屏

［定位］ 在耳屏外侧面下 1/2 处。

［主治］ 鼻炎，鼻塞。

（3）外耳

［定位］ 在屏上切迹前方近耳轮部。

［主治］ 外耳道炎，中耳炎，耳鸣。

（4）屏尖

［定位］ 在耳屏游离缘上部尖端。

［主治］ 发热，牙痛，斜视。

（5）外鼻

［定位］ 在耳屏外侧中部，即上屏与下屏之间。

［主治］ 鼻前庭炎，鼻炎。

（6）肾上腺

［定位］ 在耳屏游离缘下部尖端。

［主治］　低血压，风湿性关节炎，腮腺炎，链霉素中毒，眩晕，哮喘，休克。

（7）咽喉

［定位］　在耳屏内侧面上 1/2 处。

［主治］　声音嘶哑，咽炎，扁桃体炎，失语，哮喘。

（8）内鼻

［定位］　在耳屏内侧面下 1/2 处。

［主治］　鼻炎，上颌窦炎，鼻衄。

（9）屏间前

［定位］　在屏间切迹前方耳屏最下部。

［主治］　咽炎，口腔炎。

8. 对耳屏穴位

（1）缘中

［定位］　在对耳屏外侧面的前下方。

［主治］　偏头痛，头晕。

（2）屏间

［定位］　在屏间切迹后方对耳屏前下部。

［主治］　额窦炎。

（3）颞

［定位］　在对耳屏外侧面的后部。

［主治］　头晕，头痛，癫痫，哮喘，神经衰弱。

（4）枕

［定位］　在对耳屏外侧面的后方。

［主治］　头晕，头痛，癫痫，哮喘，神经衰弱。

（5）皮质

［定位］　在对耳屏的内侧面。

［主治］　痛症，间日疟，神经衰弱，假性近视，失眠。

（6）对屏尖

［定位］　在对耳屏游离缘的尖端。

［主治］　哮喘，腮腺炎，睾丸炎，附睾炎，神经性皮炎。

（7）缘中

［定位］　在对耳屏游离缘上，对耳屏尖与轮屏切迹之中点处。

［主治］　遗尿，内耳眩晕症，尿崩症，功能性子宫出血。

（8）脑干

［定位］　在轮屏切迹处。

［主治］　眩晕，后头痛，假性近视。

9. 耳甲腔穴位

（1）口

［定位］　在耳轮脚下方前 1/3 处。

［主治］　面瘫，口腔炎，胆囊炎，胆石症，戒断综合征，牙周炎，舌炎。

（2）食道

[定位]　在耳轮脚下方中 1/3 处。

[主治]　食管炎，食管痉挛。

（3）贲门

[定位]　在耳轮脚下方后 1/3 处。

[主治]　贲门痉挛，神经性呕吐。

（4）胃

[定位]　在耳轮脚消失处。

[主治]　胃痉挛，胃炎，胃溃疡，失眠，牙痛，消化不良，恶心呕吐，前额痛。

（5）脾

[定位]　在耳甲腔后上方。

[主治]　腹胀，腹泻，便秘，食欲不振，功能性子宫出血，白带过多，内耳眩晕症。

（6）心

[定位]　在耳甲腔正中凹陷中。

[主治]　心动过速，心律不齐，心绞痛，无脉症，神经衰弱，癔病，口舌生疮。

（7）气管

[定位]　在心区与外耳门之间。

[主治]　哮喘，支气管炎。

（8）肺

[定位]　在心、气管处周围，即心区的上、外、下三面。

[主治]　哮喘，胸闷，声音嘶哑，皮肤瘙痒症，荨麻疹，便秘，戒断综合征。

（9）三焦

[定位]　在外耳门后下，肺与内分泌区之间。

[主治]　便秘，腹胀，上肢外侧疼痛。

（10）内分泌

[定位]　在屏间切迹内，耳甲腔的前下部。

[主治]　痛经，月经不调，更年期综合征，痤疮，间日疟，甲状腺功能减退或亢进症。

10. 耳甲艇穴位

（1）十二指肠

[定位]　在耳轮脚上方后 1/3 处，耳甲艇内。

[主治]　十二指肠溃疡，胆囊炎，胆石症，幽门痉挛。

（2）小肠

[定位]　在耳轮脚上方中 1/3 处，耳甲艇内。

[主治]　消化不良，腹痛，心动过速，心律不齐。

（3）大肠

[定位]　在耳轮脚上方前 1/3 处，耳甲艇内。

[主治]　腹泻，便秘，咳嗽，牙痛，痤疮。

（4）阑尾

[定位]　在小肠与大肠区之间交界处。

［主治］　单纯性阑尾炎，腹泻。

（5）艇角

［定位］　在对耳轮下角下方前部。

［主治］　前列腺炎，尿道炎。

（6）膀胱

［定位］　在对耳轮下脚下方中部。

［主治］　膀胱炎，遗尿，尿潴留，腰痛，坐骨神经痛。

（7）肾

［定位］　在对耳轮下脚下方的后部，即小肠穴直上方。

［主治］　腰痛，耳鸣，神经衰弱，肾盂肾炎，遗尿，哮喘，月经不调，阳痿，遗精，早泄。

（8）输尿管

［定位］　在肾区与膀胱区之间。

［主治］　输尿管结石绞痛。

（9）胰胆

［定位］　在耳甲艇的后上方，即肾区与肝区之间，左侧为胰，右侧为胆。

［主治］　胆囊炎，胆石症，胆道蛔虫症，偏头痛，带状疱疹，中耳炎，耳鸣，急性胰腺炎。

（10）肝

［定位］　在耳甲艇的后下方，胃及十二指肠的后方。

［主治］　胁痛，眩晕，经前期紧张症，月经不调，更年期综合征，高血压，假性近视，单纯性青光眼。

（11）艇中

［定位］　在小肠与肾区之间，即耳甲艇中央。

［主治］　腹痛，腹胀，胆道蛔虫症。

11. 耳垂部穴位

为了便于取穴，将耳垂分为9个区。在耳垂上缘至耳垂下缘最低点之间划两条等距离平行线，于第2水平线上引两条垂直等分线，即由前至后依次分为9个区。

（1）牙

［定位］　在耳垂正面前上部，即耳垂1区。

［主治］　牙痛，牙周炎，低血压。

（2）舌

［定位］　在耳垂正面中上部，即耳垂2区。

［主治］　舌炎，口腔炎。

（3）颌

［定位］　在耳垂正面后上部，即耳垂3区。

［主治］　牙痛，颞颌关节炎。

（4）垂前

［定位］　在耳垂正面前中部，即耳垂4区。

［主治］　神经衰弱，牙痛。

（5）眼

［定位］ 在耳垂正面中央，即耳垂5区。

［主治］ 急性结膜炎，电光性眼炎，睑腺炎，假性近视。

（6）内耳

［定位］ 在耳垂正面后中部，即耳垂6区。

［主治］ 内耳性眩晕症，耳鸣，听力减退，中耳炎。

（7）面颊

［定位］ 在耳垂正面与内耳区之间，即耳垂5区、6区交界处。

［主治］ 周围性面瘫，三叉神经痛，痤疮，扁平疣，面肌痉挛，腮腺炎。

（8）扁桃体

［定位］ 在耳垂正面下部，即耳垂8区。

［主治］ 扁桃体炎，咽炎。

12. 耳背穴位

为了便于取穴，将耳背分为5个区。即以对耳轮上下脚分叉处耳背对应点和轮屏切迹耳背对应点分别作两条水平线，将耳背分上、中、下3部，再将中部分为内、中、外3部。

（1）耳背心

［定位］ 在耳背上部。

［主治］ 心悸，失眠，多梦。

（2）耳背肺

［定位］ 在耳背中内部。

［主治］ 哮喘，皮肤瘙痒症。

（3）耳背脾

［定位］ 在耳前中央部。

［主治］ 胃痛，消化不良，食欲不振。

（4）耳背肝

［定位］ 在耳背中外部。

［主治］ 胆囊炎，胆石症，胁痛。

（5）耳背肾

［定位］ 在耳背下部。

［主治］ 头晕，头痛，神经衰弱。

（6）耳背沟

［定位］ 在对耳轮沟和上下脚沟处。

［主治］ 高血压，皮肤瘙痒症。

13. 耳根部穴位

（1）上耳根

［定位］ 在耳根最上处。

［主治］ 鼻衄。

（2）耳迷根

［定位］ 在耳轮脚后沟的耳根处。

［主治］ 胆囊炎，胆石症，胆道蛔虫症，鼻塞，心动过速，腹痛，腹泻。

（3）下耳根

［定位］ 在耳根最下处。

［主治］ 低血压，下肢瘫痪，小儿麻痹后遗症。

（四）耳穴的临床应用

1. 耳穴处方的选穴原则

（1）按疾病的相应部位选穴：如胃病选胃穴，阑尾炎选阑尾穴，肩痛选肩穴，咽喉痛选咽喉穴等。

（2）按中医理论选穴：根据脏腑经络学说的理论结合疾病所出现的症状辨证取穴。如耳鸣选肾穴，因为"肾开窍于耳"；目病选肝穴，因"肝开窍于目"；失眠选心穴，因"心主神"，失眠多与心神不宁有关；皮肤病选肺穴，因"肺在皮毛"等。

（3）按现代医学知识选穴：如高血压选降压沟，十二指肠溃疡选十二指肠、交感，心律失常选心穴，月经不调选子宫穴，输液反应选肾上腺穴等。

（4）根据临床经验选穴：如目赤肿痛选耳尖，癫狂选神门，牙痛选齿穴等。

选穴须注意精炼，一般以选用2～3穴为宜。一侧有病取同侧，两侧病或脏腑病选双侧穴，也可左病取右，右病取左。

（5）常见病症选穴处方举例

感冒：肺、内鼻、肾上腺。

中暑：心、枕、脑干。

咳嗽：支气管、肺、神门。

哮喘：对屏尖、肺、肾上腺、交感。

眩晕：肾、神门、缘中。

胃痛：胃、神门、交感、脑干。

月经不调：角窝中、肾上腺。

痛经：角窝中、肾、内分泌、交感。

急惊风：心、神门、缘中、交感。

遗尿：肾、膀胱、缘中、交感。

输液反应：对屏尖、肾上腺。

扭伤：相应部位、神门、缘中。

2. 耳穴的探查方法 临床常用的耳穴探查方法主要有3种：

（1）直接观察法：就是利用肉眼或借助放大镜，在自然光线下，对耳部由上而下，从内到外，直接观察有无变形、变色征象，如脱屑、水疱、丘疹、充血、硬结、疣赘、软骨增生、色素沉着以及血管的形状、颜色的变异等。

（2）按压法：诊断明确后，在病人耳部相应部位用探针、火柴梗、毫针柄等物用轻、慢、用力均匀的压力寻找痛点。一般在疾病相应部位的耳廓部从周围向中心探压，或自上而下、自外而内对整个耳廓进行普查，耐心细致地找压痛点。当压到敏感点时，病人会出现皱眉、呼痛、躲闪等反应。挑选最明显的一点作为耳针的治疗点。

（3）电阻测定法：当人体发生疾病时，多数患者相应耳穴的电阻下降。这些电阻下降的耳穴，皮肤导电量必然增高，故又称为"良导点"。这种良导点，就可以作为耳针治疗的刺激点。测定时用特制的电子仪器测定耳穴皮肤的电阻、电位、电容等变化，方法是病人一手握电极，医生手执探测头，在病人耳廓上进行探查，当电极探头触及敏感点时，如电阻低的耳穴，可以通过指示信号、音响或仪表反映出来。这种电测定法具有操作简便、准确性高等优点。

3. 耳穴治疗操作方法

（1）毫针刺法

1）定穴与消毒：诊断明确后，用探棒或耳穴探测仪将所测得的敏感点或耳穴作为针刺点。行针刺之前必须严格消毒耳穴，先用2%碘酒消毒，再用75%的乙醇脱碘，待乙醇干后施术。

2）体位与进针：一般采用坐位，如年老体弱、病重或精神紧张者宜采用卧位。针具选用28～30号0.3～0.5寸长的不锈钢毫针。进针时左手拇、食二指固定耳廓，中指托着针刺部位的耳背，这样既可掌握针刺的深度，又可以减轻针刺疼痛。然后用右手拇、食二指持针，在刺激点针刺即可。用快速插入的速刺法或慢慢捻入的进针法均可。刺入深度应视患者耳廓局部的厚薄灵活掌握，一般刺入皮肤2～3分，以达软骨后毫针站立不摇晃为准。刺入耳穴后，如患部感应强烈，患者症状有即刻减轻感；如局部无针感，应调整针刺的方向、深度和角度。刺激强度和手法依病情、体质、证型、耐受程度等综合考虑。

3）留针与出针：留针的时间一般为15～30分钟，慢性病、疼痛性病留针时间适当延长，儿童、年老者不宜多留。留针期间为提高疗效，可每隔10分钟运针1次。治疗结束出针时，医者左手托住耳部，右手迅速将毫针垂直拔出，再用消毒干棉球压迫针孔，以免出血。

（2）埋针法：是将皮内针埋入耳穴治疗疾病的方法，适用于慢性病和疼痛性疾病，起到持续刺激、巩固疗效和防止复发的目的。使用本法时，左手固定常规消毒后的耳廓，右手用镊子夹住皮内针的针柄，轻轻刺入所选穴位，再用胶布固定。一般埋患侧耳廓，必要时埋双耳。每日自行按压3次，每次留针3～5日，5次为1疗程。

（3）电针法：是毫针与脉冲电流刺激相结合的一种疗法。临床上更适用于神经系统疾病、内脏痉挛、哮喘诸证。针刺获得针感后，接电针机上的两根输出导线，具体操作参照电针法。电针器旋钮要慢慢旋动，逐渐调至所需刺激量，切忌突然增强刺激，以防发生意外。通电时间一般以10分钟为宜。

（4）压丸法：即在耳穴表面贴敷压丸替代埋针的一种简易疗法。此法既能持续刺激穴位，又安全无痛，无副作用，目前广泛应用于临床。压丸所选用材料就地取材，如王不留行籽、油菜籽、绿豆、小米、白芥子等，临床现多用王不留行籽，因其表面光滑，大小和硬度适宜。应用前用沸水烫洗2分钟，晒干装瓶备用。应用时将王不留行籽贴附在0.6cm×0.6cm的胶布中央，用镊子夹住贴敷在选用的耳穴上。每日自行按压3～5次，每次每穴按压30～60秒，3～7日更换1次，双耳交替。刺激强度依患者情况而定，一般儿童、孕妇、年老体弱者、神经衰弱者用轻刺激法，急性疼痛性病症宜用强刺激法。

（5）穴位注射法：用微量药物注入耳穴，通过注射针对穴位的刺激和药物的药理作用，协同调整机体功能，促进疾病恢复，达到防治疾病的目的。

一般使用1ml注射器，依病情吸取选用药物，左手固定耳廓，右手持注射器刺入耳穴的皮内或皮下，行常规皮试操作，缓缓推入0.1～0.3ml药物，使皮肤成小皮丘，耳廓有胀、红、热等反应，注射完毕后用消毒干棉球轻轻压迫针孔。隔日1次。

（五）适用范围

1. 疼痛性疾病如各种扭挫伤、头痛、神经性疼痛等。

2. 炎症性疾病及传染病，如牙周炎、咽喉炎、扁桃体炎、流感、腮腺炎、百日咳、急慢性结肠炎、菌痢等。

3. 功能紊乱和变态反应性疾病，如眩晕、高血压、心律不齐、神经衰弱、荨麻疹、哮喘、鼻炎、紫癜等。

4. 内分泌代谢紊乱性疾病，如甲状腺功能亢进或低下、糖尿病、肥胖症、更年期综合征等。

5. 其他。耳针有催产、催乳、预防和治疗输液或输血反应等作用，同时还有美容、戒烟、戒毒、延缓衰老、防病保健等作用。

（六）注意事项

1. 严格消毒，防止感染。因耳廓在外，表面凸凹不平，结构特殊，针刺前必须严格消毒，有伤面和炎症部位禁针，针刺后如针孔发红、肿胀应及时涂 2.5% 碘酒，防止化脓性软骨膜炎的发生。

2. 对扭伤和有运动障碍者，进针后宜适当活动，有利于提高疗效。

3. 对习惯性流产的孕妇应禁针。

4. 患有严重器质性病变和伴有高度贫血者不宜针刺，对严重心脏病、高血压患者不宜行强刺激。

5. 耳针治疗时亦应注意防止发生晕针，发生时应及时处理。

第六章

推拿手法

 【培训目标】

掌握推拿手法的定义、分类与基本要求。

掌握㨰法、一指禅推法、按揉法、弹拨法、摩法、擦法、捏法等常用手法的动作要领与操作。

熟悉点法、压法、推法、拿法、扫散法、运肩法、摇法、拔伸法的临床运用。

第一节　推拿手法总论

手法，是指按特定技巧和规范化动作在受术者体表操作，用于治疗疾病和保健强身的一项临床技能。施术时一般多以手，也可因需要而用除手以外的腕、臂、肘、膝、足等部位进行操作，甚至借助一定的工具，延伸手的功能进行操作，因以手操作较多，故名手法。

手法是推拿学的主体内容之一。以手法治疗疾病，其疗效的判定，在诊断、取穴及施治部位无误的情况下，关键取决于手法操作的准确性，应用熟练程度和功力的深浅。"一旦临证，机触于外，巧生于内，手随心转，法从手出。"只有规范地掌握手法要领，操作娴熟并经过长期的功法训练和临床实践，才能极尽手法的运用之妙。

手法的种类名称很多，其中有些是名同法异，有些是法同名异。手法根据其动作形态，可归纳为摆动类、摩擦类、振动类、挤压类、叩击类和运动关节类等六类手法，每类各有数种手法组成。目前，主要根据手法的作用、运动形式、运动特点及小儿手法操作的特殊性，将手法分为基本手法、复合式手法、运动关节类手法和小儿推拿手法四大类，其中基本手法、复合式手法、运动关节类手法主要应用于成年人，又称为成人推拿手法。

凡手法动作单一，仅为一种运动形式，且临床起基础治疗作用或主要治疗作用，应用频度又较高的一类手法，称为基本手法。由两种或两种以上单式手法复合而成的手法为复合式手法。基本手法主要包括㨰法、一指禅推法、揉法、摩法、推法、擦法等近20种手法。复合式手法包括按揉法、拿揉法、牵抖法等。基本手法的操作要求是持久、有力、均匀、柔和与深透。所谓持久，是指单一手法能够持续操作一定的时间而不间断、不乏力；有力，即有力量，且这种力量不可以是蛮力和暴力，而是一种含有技巧的力量；均匀，是指手法操作的节律、速率和压力等能够保持均匀一致，而非忽慢忽快，忽轻忽重；柔和，是指手法轻而不浮，重而不滞，刚中有柔，柔中有刚；深透，则指手法具备了持久、有力、均匀、柔和这四项要求，从而具备渗透力，这种渗透力，可透皮入内，能深达内腑及组织深层。

使关节在生理活动范围内进行屈伸或旋转、内收、外展及伸展等被动活动，称为运动关节类手法。其手法操作明快而对某些病症有即时效果，常使用于脊柱和四肢，主要包括摇法、扳法和拔伸法。运动关节类手法的操作要求可概括为"稳、准、巧、快"四字。稳，即手法操作要平稳自然，因势利导，避免生硬粗暴；准，即选择手法要有针对性，定位要准；巧，即手法施术时要用巧力，以柔克刚，以巧制胜，不可使用蛮力；快，即手法操作时用力要疾发疾收，用所谓的"短劲"、"寸劲"，发力不可过长，发力时间不可过久。

第二节　推拿手法各论

一、滚　法

（一）定义

以第5掌指关节背面吸定于体表，用手背近尺侧部分在受术部位进行不间断的往返滚动的手法。

（二）操作要领

手指自然屈曲，小指、无名指的掌指关节屈曲约达90°，余指屈曲的角度则依次减小，如此则使手背沿掌横弓排列呈弧面，使之形成滚动的接触面。以第5掌指关节背侧附着于施术部位上，前臂主动做推旋运动，带动腕关节做较大幅度的屈伸和一定的旋转活动，使手背面偏尺侧部在施术部位上进行不间断的往返滚动（图6-1）。每分钟操作120～160次。

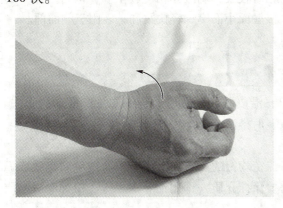
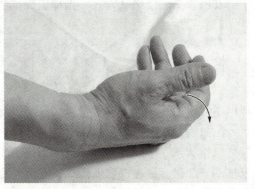

图6-1　滚法

（三）适用部位

滚法接触面广，适用部位无论肌肉丰厚或薄弱均可，多用于项、背、腰臀及四肢部，一般不用于腹部。

二、一指禅推法

（一）定义

以拇指端或螺纹面着力于施术部位，通过前臂的往返摆动带动拇指做屈伸运动的手法。

（二）操作要领

肩、肘关节放松，拇指伸直，余指的掌指关节和指间关节自然屈曲，以拇指端或螺纹面着力于体表施术部位上，前臂做主动的横向摆动运动，带动拇指掌指关节或拇指指间关节做有节律的屈伸运动（图6-2）。每分钟操作120～160次。传统上，上述动作要求简述为"沉肩、垂肘、悬腕、指实、掌虚"。一指禅推法操作时，往往边推边根据临床需要沿一定的方向移动，要求摆动的频率较快而移动的速度较慢，称为"紧推慢移"。

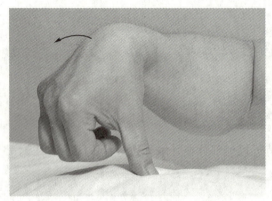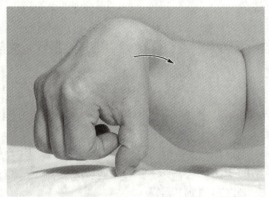

图6-2 一指禅推法

（三）适用部位

一指禅推法接触面小，刺激强度中、弱，如以指端操作，其接触面小，易于施力，刺激相对较强，而如以螺纹面操作，则接触面相对较大，刺激亦相对较平和，两者多用于躯干部及四肢部的经络腧穴。一指禅偏锋推法接触面小而窄、轻快柔和，多用于颜面部。

三、推 法

（一）定义

以指、掌、拳或肘等着力于施术部位上，沿皮肤表面做单向直线或弧形推动的手法。根据术者着力部位的不同有指推法、掌推法、肘推法、分推法等。

（二）操作要领

以指、掌、拳或肘等置于施术部位上，保持均衡的压力，沿皮肤表面做单向直线或弧形推动。如果直接在皮肤上操作，必要时需要涂抹介质（即用油、水、膏、粉等润滑物质作为介质后，再做手法操作）。

1. 指推法

（1）拇指推法：术者四指扶持肢体，用拇指螺纹面着力，向前直线推动；或虎口张开，四指并拢，拇指向中指方向做对掌运动式直线推动（图6-3）。

（2）拇指侧推法：以拇指桡侧缘着力，向食指指尖方向做对掌运动式直线推动。可单手也可双手交替操作。

（3）剑指推法：食、中二指并拢伸直，其余三指屈曲，成"剑指"状，以螺纹面着力于施术部位，腕关节伸直，依靠肘关节的屈伸带动手指运动，使手指掌面沿皮肤表面做单向直线推动，频率每分钟 200～240 次。

2. 掌推法　要求以手掌掌面或手掌掌面掌根部着力于施术部位，手指伸直；以肘关节的屈伸运动，带动掌面沿皮肤表面做单方向的直线或弧线运动（图6-4）。

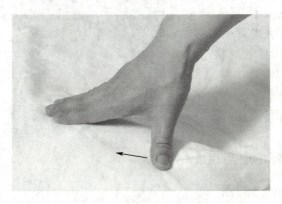

图6-3　拇指指腹推法

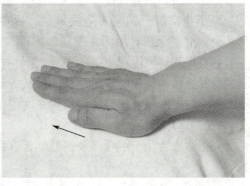

图6-4　掌推法

（1）全掌推法：用全掌心着力推动者称为全掌推法。

（2）掌根推法：仅以掌根着力推动者称为掌根推法。

（3）虎口推法：虎口张开，以手掌近虎口部（第1、2掌骨部）着力推动者，称为虎口推法。

3. 肘推法　要求屈肘，以尺骨鹰嘴突起部着力于施术部位，以肩关节的屈伸运动为主，带动肘部，沿皮肤表面做单向直线推动。

4. 分推法　用双手拇指的螺纹面（或双手鱼际），从受术部位的中点向两旁对称分开推动。

（三）适用部位

指推法接触面小，推动距离短，施力柔中含刚，与"摸诊"结合易于查找小的病灶部位，并予操作治疗，故常用于足部、手部、项部和面部，亦可用于局部穴位；掌推法接触面大，推动距离长，力量柔和而沉实，多用于背腰部，胸腹部及四肢部。肘推法，因施力刚猛，故一般只用于背部脊柱两侧及股后侧。

四、拿　　法

（一）定义

拇指与其余手指的掌面相对用力，捏住并提起皮肤和经筋等软组织的手法（图6-5）。有三指拿、五指拿法等。

（二）操作要领

腕关节适度放松，以单手或双手的拇指与其余手指掌面相对用力，捏住施术部位的皮肤等软组织，捏紧后将皮肤等软组织上提再慢慢放下，再捏紧、提起、放下，反复操作。

操作时，所捏住的皮肤等软组织，在放下时不可完全放松，手要保持一定的紧张度捏住受术部位。双手拿两侧肩井时，往往交替操作，即一手提起，另一手放下。

1. 三指拿法　腕关节适度放松，以单手或双手的拇指与食中二指掌面相对用力，捏住施术部位的皮肤等软组织，捏紧后将皮肤等软组织上提再慢慢放下，再捏紧、提起、放下，反复操作。操作时，所捏住的皮肤等软组织，在放下时不可完全放松，手要保持一定的紧张度捏住受术部位。

2. 五指拿法　腕关节适度放松，以单手或双手的拇指与其余四指掌面相对用力，捏住施术部位的皮肤等软组织，捏紧后将皮肤等软组织上提再慢慢放下，再捏紧、提起、放下，反复操作。操作时，所捏住的皮肤等软组织，在放下时不可完全放松，手要保持一定的紧张度捏住受术部位。

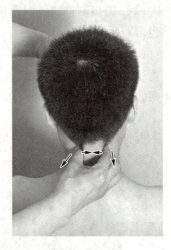

图 6-5　拿法

（三）适用部位

三指拿法常用于颈项部及四肢部，五指拿法还可用于头部。

五、按　　法

（一）定义

以指、掌等部位垂直按压施术部位的手法。包括指按法、掌按法和肘按法等。

（二）操作要领

1. 指按法　以拇指端或螺纹面置于施术部位上，余四指张开，置于相应位置以支撑助力，腕关节悬屈，拇指掌指关节屈曲施力，做与施术部位相垂直的按压。当按压力达到所需的力量后，要稍停片刻，即所谓的"按而留之（参见清·张振鋆《厘正按摩要术》）"，然后松劲撤力，再做重复按压，使按压动作既平稳又有节奏性（图6-6）。必要时，也可双手拇指重叠进行按压。

2. 掌按法　以单手或双手掌面置于施术部位，利用身体上半部的重量，通过上臂、前臂及腕关节传至手掌部，由轻而重垂直向下按压，施力原则同指按法。操作时，也可双手掌重叠按压（图6-7）。

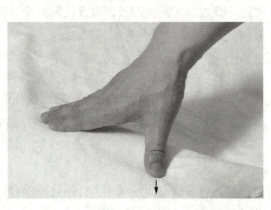

图 6-6　指按法

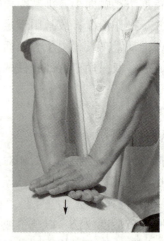

图 6-7　叠掌按法

3. 肘按法 屈肘，以肘的尺骨上端及鹰嘴部为着力部位，并可借用身体上半部的重量由轻而重进行节律性的按压。

（三）适用部位

指按法接触面积小，刺激较强，一般多用于面部，亦可用于肢体穴位；掌按法面积较大，沉实有力，舒缓自然，多用于背腰部、下肢后侧、胸部及上肢部。肘按法力大而刺激量大，可用于腰、臀、下肢肌肉丰厚处。

六、摩 法

（一）定义

用手指掌面或手掌在体表做环形运动的手法。包括指摩法、掌摩法等。

（二）操作要领

1. 指摩法 手指自然伸直，食指、中指、无名指和小指并拢，腕关节略屈，以食指、中指、无名指及小指掌面着于施术部位，前臂做主动摆动，通过腕关节，带动手指在体表做环形运动（图6-8）。顺时针和逆时针方向均可，每分钟操作100~120次。

2. 掌摩法 手掌自然伸直，腕关节略背伸，将手掌平置于施术部位上，前臂做主动摆动，通过腕关节，带动手掌在体表做环形运动（图6-9）。顺时针和逆时针方向均可，每分钟操作100~120次。

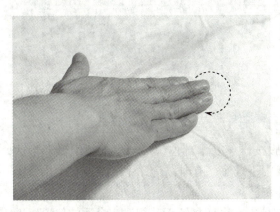

图6-8 指摩法

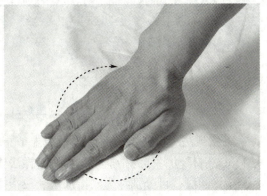

图6-9 掌摩法

（三）适用部位

指摩法接触面较小，适用于颈项、面部、四肢等部位，而掌摩法接触面大，多适用于胸腹、腰背等部位。

七、揉 法

（一）定义

以一定力按压在施术部位，带动皮下组织做环形运动的手法。根据施术者接触部位的不同，可分为掌揉法、指揉法、肘揉法。掌揉法有掌根揉法、鱼际揉法和掌心揉法，指揉法有拇指揉法、中指揉法和多指揉法。

（二）操作要领

1. 掌揉法 以鱼际或掌心部垂直按于体表并带动皮下组织做环旋、上下、左右揉动，称为掌揉法。可分为以掌根为主的掌根揉法、以掌心为主的全掌揉法和以鱼际为主的鱼际揉法。根据鱼际揉法的运动形式，可分为摆动式鱼际揉法和环旋式鱼际揉法。

（1）掌根揉法：肘关节微屈，腕关节放松并略背伸，手指自然弯曲，以掌根部附着于施术部位上，前臂做主动运动，带动腕掌做小幅度的环形运动，使掌根部在施术部位上环形运动，带动皮肤和皮下组织（图 6-10），每分钟操作 120~160 次。

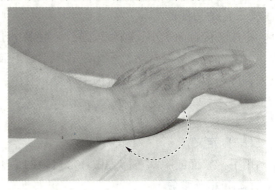

图 6-10　掌根揉法

（2）鱼际揉法：肩部放松，屈肘成 120°~140°，肘部外翘，腕关节放松，呈微屈或水平状，以手的鱼际部着力于施术部位上，前臂做主动的横向摆动，使鱼际部环形运动，带动皮肤和皮下组织（图 6-11），每分钟操作 120~160 次。

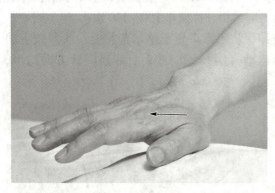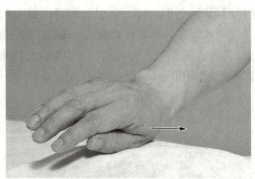

图 6-11　鱼际揉法

2. 指揉法　以拇指、食指或中指末节指腹按压于受术部位，带动皮下组织做环形或上下、左右揉动，称为指揉法，如拇指揉法或中指揉法。有时以食、中二指或食、中、无名三指做揉法，可分别称为二指揉法、三指揉法。

（1）拇指揉法：以拇指螺纹面置于施术部位上，余四指置于其相对或合适的位置以助力，腕关节微屈或伸直，拇指主动做环形运动，带动皮肤和皮下组织（图 6-12），每分钟操作 120~160 次。

（2）中指揉法：中指指间关节伸直，掌指关节微屈，以中指螺纹面着力于施术部位上，前臂做主动运动，通过腕关节使中指螺纹面在施术部位上做轻柔灵活的小幅度的环形运动，带动皮肤和皮下组织（图 6-13），每分钟操作 120~160 次。为加强揉动的力量，可以食指螺纹面搭于中指远侧指间关节背侧进行操作。指揉法还可以食指或食指、中指、无名指并拢进行操作，前者称食指揉法，后者为三指揉法，其动作要领均同中指揉法。临床上在某些不便操作的部位或特殊的体位，也采用自下而上用力的指揉法，称为勾揉法或托揉法。

3. 肘揉法　以前臂近肘部着力按压于受术部位，带动皮下组织做环形或上下、左右揉动。

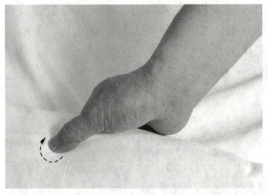

图 6-12 拇指揉法

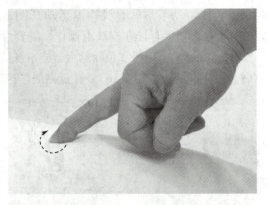

图 6-13 中指揉法

（三）适用部位

指揉法接触面小，力弱，适于头面部；鱼际揉法，适用于腹部、面部、颈项部及四肢部；掌根揉法面积较大，力沉稳适中，多用于背、腰、臀、躯干部。

八、抹　法

（一）定义

用拇指螺纹面或手掌掌面着力于施术部位，沿皮肤表面做任意方向移动的手法。包括指抹法和掌抹法。

（二）操作要领

1. 指抹法　以单手或双手拇指螺纹面紧贴于施术部位上，余指置于相应的位置以固定助力，拇指主动运动，做上下或左右，直线往返或弧形曲线的移动（图 6-14）。或做拇指平推然后拉回，或做分推、旋推及合推，可根据施术部位的不同而灵活运用，但用力较推法为轻。如果直接在皮肤上操作，需要涂抹介质，各种抹法均要遵循这一要求。

2. 掌抹法　以单手或双手掌面紧贴于施术部位上，以肘关节的屈伸运动带动掌面，做上下或左右直线往返或弧形曲线的移动。

（三）适用部位

指抹法活动范围小，多用于头面部、颈项部、手足部；掌抹法抹动的范围较大，一般多用于胸背腰腹等部。

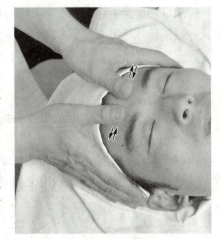

图 6-14 指抹法

九、擦　法

（一）定义

在体表做直线往返摩擦的手法。根据着力部位的不同，可分为掌擦法、鱼际擦法和侧擦法等。

（二）操作要领

1. 掌擦法　用手掌面着力于施术部位，稍用力下压，腕关节保持伸直，以肩关节和肘关节屈伸带动手掌做直线往返运动（图6-15）。操作时，来回用力均匀。每分钟操作100次左右。如果直接在皮肤上操作，需要涂抹介质，以下各种擦法均要遵循这一要求。

2. 鱼际擦法　用手掌鱼际着力于施术部位，稍用力下压，以肩关节和肘关节屈伸带动手掌做直线往返运动（图6-16）。往返路线、速度与压力保持不变，每分钟操作100次左右。

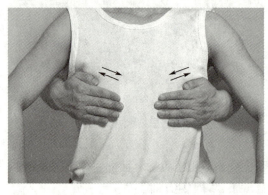
图 6-15　掌擦法

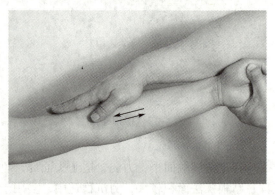
图 6-16　鱼际擦法

3. 侧擦法　又称小鱼际擦法。用手掌小鱼际着力于施术部位，稍用力下压，腕关节保持伸直，以肩关节和肘关节屈伸带动手掌做直线往返运动（图6-17）。往返路线、速度与压力保持不变，每分钟操作100次左右。

（三）适用部位

擦法可用于全身各部位。掌擦法多适用于胸腹、胁肋、腰背等部位；鱼际擦法适用于四肢；侧擦法用于脊柱、骨盆和下肢。

十、搓　　法

（一）定义

用双手掌面置于肢体两侧做交替搓动的手法。

（二）操作要领

以双手掌面置于施术部位两侧，令受术者肢体放松，前臂与上臂部主动施力，做相反方向的较快速搓动，并同时做由上而下移动或上下往返运动（图6-18）。

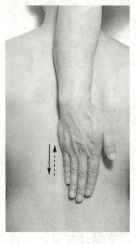
图 6-17　小鱼际擦法

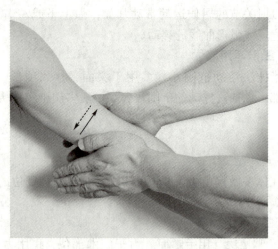
图 6-18　搓法

（三）适用部位

搓法具有明显的疏松肌筋，调和气血的作用。常用于四肢和胸胁部、背部，尤以上肢部应用较多，常作为推拿治疗的结束手法。

十一、点　　法

（一）定义

以指端、指间关节背侧或肘尖垂直按压或冲击施术部位的手法。点法由按法演化而来。包括指点法（图6-19）和肘点法（图6-20）。

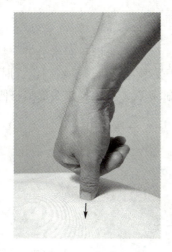

图6-19　指点法

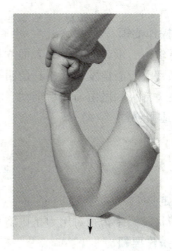

图6-20　肘点法

（二）操作要领

以拇指指端、中指指端、拇指指间关节背侧或食指指间关节背侧等部位着力于施术部位，垂直用力按压，使力向深部传导；或者，以拇指指端、中指指端等部位自施术部位上部，快速冲击施术部位。点法还可借用器具来操作，如点穴棒等。

（三）适用部位

点法接触面小，刺激强，易于取穴，故适用于全身各部穴位。

十二、拨　　法

（一）定义

以拇指或肢体其他部位深按于施术部位，垂直肌束、肌腱或韧带走行方向进行单向或往返的推动手法，又名弹拨法。常用拇指等手指拨动，称指拨法。用肘部拨动，称肘拨法。

（二）操作要领

拇指伸直，以指端着力于施术部位，余四指置于相应的位置以助力，拇指下压至一定的深度，再做与肌纤维或肌腱、韧带成垂直方向的单向或来回推动（图6-21）。若单手

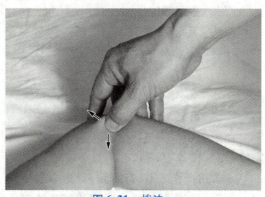

图6-21　拨法

指力不足时，亦可以双手拇指重叠进行操作。除拇指以外，也可用其他手指指端、指间关节或肘等部位施力。

（三）适用部位

适用于全身各部位的肌肉、肌腱、韧带等组织。

十三、扫　散　法

（一）定义

以拇指桡侧缘及其余四指指端着力于施术部位，做自头颞部向耳后的单向弧形推动的手法。

（二）操作要领

受术者坐位，术者面对受术者而立，一手扶头，另一手拇指和四指分开，拇指伸直，拇指桡侧缘紧贴于额角发际处，其余四指微屈，置于受术者耳后。手型固定，肘关节屈伸带动手指在头部一侧做由前向后推动，动作轻快，约50次，换手操作头部另一侧。

（三）适用部位

适用于头部。

十四、捏　　法

（一）定义

用拇指与其余手指相对用力挤压施术部位的手法。

（二）操作要领

1. 捏法　用拇指和食指、中指螺纹面或拇指与其余四指螺纹面相对用力夹住施术部位肢体或肌肤，相对挤压，随即放松，再挤压、再放松，重复以上挤压、放松动作并如此不断循序移动（图6-22）。

2. 捏脊法　用拇指指端桡侧缘向头部方向顶住脊柱或脊柱两侧皮肤，食、中指前按，三指相对轻捏皮肤，双手交替捻动向前推进，从龟尾处到大椎穴。或者食指屈曲，用食指中节背侧紧贴脊柱两侧皮肤，拇指前按，两指相对轻捏皮肤，双手交替捻动向前推进，从龟尾处到大椎穴。

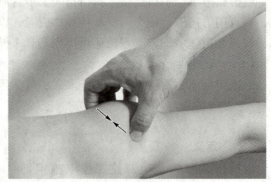

图6-22　捏法

（三）适用部位

捏法常用于颈项部、四肢部。捏脊法适用于脊柱及脊柱两侧膀胱经。

十五、捻　　法

（一）定义

用拇指和示指捏住受术者的手指或足趾并做捻线状搓动，称为捻法。

（二）操作要领

术者用拇指末节螺纹面与食指中节桡侧（或末节螺纹面）相对捏住受术者的手指或足趾，做方向相反的搓动，频率约每分钟200次（图6-23）。

（三）适用部位

手指和足趾。

十六、拍   法

（一）定义

用手掌及手指拍打体表的手法，称为拍法，也称掌拍法。

（二）操作要领

术者五指并拢，掌指关节微屈，掌心微凹成虚掌，腕关节放松，以肘关节的屈伸发力，以手掌平稳地拍打受术部位（图6-24）。

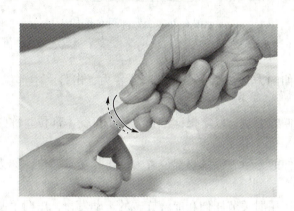

图6-23 捻法

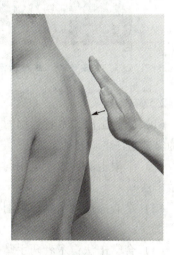

图6-24 拍法

（三）适用部位

拍法的接触面积大，多用于肩背部、腰骶部以及下肢。

十七、击   法

（一）定义

用手或工具叩击体表的手法，称为击法。叩击体表时，根据手的不同形态和部位，称为拳击法、掌击法和指击法，使用桑枝棒者称为棒击法。

（二）操作要领

1. 拳击法

（1）拳眼击法：手握空拳，拇指置于掌心，腕关节放松，以肘关节的屈伸主动用力，用下拳眼，即小鱼际及小指尺侧部位，捶打受术部位，称为拳眼击法，也称拳侧击法。

（2）拳心击法：手握空拳，拇指置于掌心，腕关节放松，以肘关节的屈伸主动用力，用拳心，鱼际、小鱼际和四指指背部位，捶打受术部位。称为拳心击法，也称卧拳击法。

（3）拳背击法：手握拳，拇指置于掌心，腕关节放松，以肘关节的屈伸主动用力，用握拳的拳背部位，捶打受术部位，称为拳背击法（图6-25），叩击时腕关节挺直，不能有屈伸动作。如在上背部用拳背击法（图6-26）

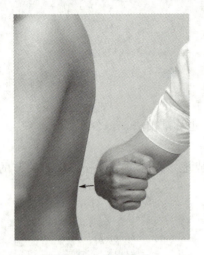

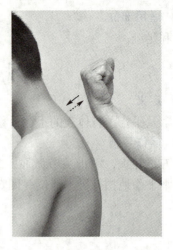

图 6-25　拳背击法　　　　　　　　　　图 6-26　上背部用拳背击法

2. 掌击法

（1）掌侧击法：术者运用肘关节屈伸的力量，以手掌尺侧部位着力，击打受术部位，称为掌侧击法。

（2）掌根击法：术者运用肘关节屈伸的力量，以掌根部位着力，击打受术部位，称为掌根击法。

（3）掌心击法：术者运用肘关节屈伸的力量，以掌心部位着力，击打受术部位，称为掌心击法。

（4）合掌击法：术者两手掌合拢，运用肘关节屈伸和前臂旋转的运动发力，以两手掌尺侧部位着力，击打受术部位，称为合掌击法。

3. 指击法

（1）五指指端击法：术者手指略弯曲，五指分开成爪形，以腕关节的屈伸发力，五指指端同时叩击受术部位，称为五指指端击法（图6-27）。

（2）二指侧击法：术者两掌相合，两手的无名指和小指互相屈曲交叉而食、中二指伸直并拢，以前臂的旋转发力，以两手的中指尺侧部位，叩击受术部位，称为二指侧击法。

4. 棒击法　术者手握特制的桑枝棒的一端，用棒体平稳击打受术部位，称为棒击法（图6-28）。

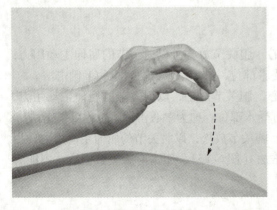

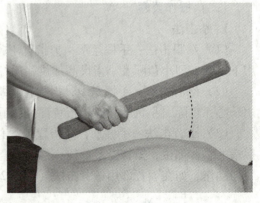

图 6-27　五指指端击法　　　　　　　　图 6-28　棒击法

（三）适用部位

击法多应用于肩背、四肢。常有拳击肩胛上部、拳击腰背部、拳击四肢部、拳背击大椎、掌根击肩胛间部、合掌击项部、合掌击肩胛上部、五指击头顶、棒击下肢等操作法。

十八、抖　　法

（一）定义

单手或双手握住受术者四肢肢体的远端，做小幅度的连续抖动，称为抖法。

（二）操作要领

1. 抖上肢　受术者坐位或仰卧。术者用双手或单手握住受术者的手腕部或手掌部，将其上肢慢慢地向前外侧抬起约60°，然后稍用力做连续、小幅度、频率较高的上下抖动，将抖动波逐渐传递到肩部。频率每分钟200～250次（图6-29）。也可单手握手做横向抖动，将抖动波逐渐传递到肱三头肌。

2. 抖下肢　受术者仰卧位，下肢放松伸直。术者站于其脚后方，用双手握住受术者的踝部，并略提起离开床面，然后做连续、小幅度的上下抖动，使抖动波传递到股四头肌和髋部。频率每分钟100次左右（图6-30）。

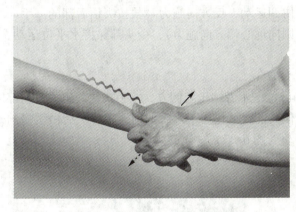
图6-29　抖上肢

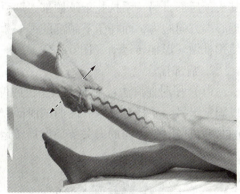
图6-30　抖下肢

（三）适用部位

抖法适用于四肢，以上肢为常用。通常作为一个部位的结束手法。

十九、振　　法

（一）定义

以手在体表做快速振颤的手法，称为振法。又名振颤法。有掌振法和指振法两种。

（二）操作要领

1. 掌振法　受术者取坐位或卧位，术者将手掌面自然轻放于受术部位，意念集中于掌心，主要靠前臂肌肉强烈地做静止性收缩，使手臂发出快速而强烈的振颤，使振动波通过掌心传递到受术部位。频率要求每分钟300次以上（图6-31）。

2. 指振法　受术者取坐位或卧位，术者以中指端轻放于受术部位，示指和无名指屈曲并夹住中指，意念集中于指端，前臂和手部的肌肉强烈地做静止性收缩，使手臂发出快速而强烈的振颤，使振动波通过指端传递到受术部位。频率要求每分钟 300 次以上。也可将示指叠于中指上做指振法。

（三）适用部位

掌振法可用于腹部、背部、肩部和腰骶部等，指振法适用于全身腧穴。常有掌振腹部、掌振八髎、掌振肩部、掌振肩胛间区、指振印堂、指振翳风等操作法。

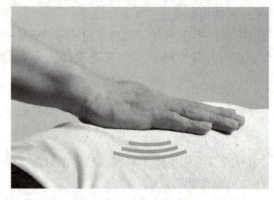

图 6-31　掌振法

二十、摇　法

（一）定义

以关节为轴心，将肢体做被动环转运动的手法。

（二）操作要领

1. 颈椎摇法　受术者坐位，颈项部放松，略前屈。术者立于其侧后方。以一手扶按其头顶后部，另一手扶托于下颌部，两手协调运动，反方向施力（扶按头顶后部的一手向近心端方向施力，而托于下颌部的另一手则向远心端方向施力），令头部保持水平位运动，使颈椎做环形摇转运动（图 6-32）。

2. 肩部摇法

（1）托肘摇肩法：受术者取坐位或仰卧位。术者站于其侧方，一手扶住其肩关节上部以固定，另一手托起受术者屈曲的肘部，使其前臂放松搭于术者的前臂上，然后做缓慢的顺时针或逆时针方向的肩关节环形摇转运动（图 6-33）。

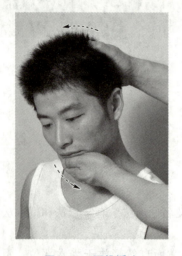

图 6-32　颈椎摇法

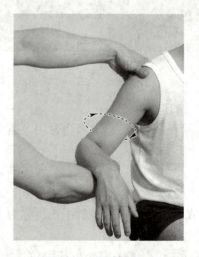

图 6-33　托肘摇肩法

（2）大幅度摇肩法：又称运肩法。受术者坐位或站立位，两上肢自然下垂并放松。术者于其前外方，两足前后开立呈前弓步。令其一侧上肢向前外上方抬起，以一手反掌托于其腕部，另一手扶压其上呈夹持状。将其上肢慢慢向前外上方托起，位于下方一手应逐渐翻掌，当上举至160°左右时，即可虎口向下握住其腕部。另一手随上举之势由腕部沿前臂、上臂外侧滑移至肩关节上方。略停之后，两手协调用力，使按于肩部的一手将肩关节略向下方按压并予以固定，握腕一手则略上提，使肩关节伸展。随即握腕一手握腕摇向后下方，经下方至其前外方45°位稍停，此时扶按肩部一手已随势沿其上臂、前臂滑落于腕部，呈两手夹持其腕部状。然后将其手臂上抬经术者胸前运转至初始位，此过程中握腕一手应逐渐变成手掌托腕，另一手则经其腕部的下方交叉滑移回返至其腕关节的上方。此为肩关节大幅度的摇转一周，可反复摇转数次。在大幅度摇转肩关节时，术者要配合脚步的移动，以调节身体重心。即当肩关节向上、向后外方摇转时，前足进一小步，身体重心在前；当向下、向前外下方摇转时，前足退一小步，身体重心后移（图6-34）。

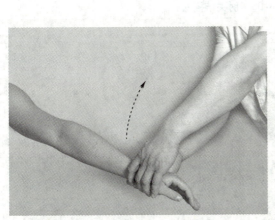

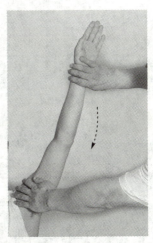

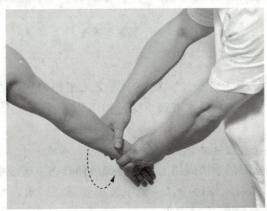

图 6-34　大幅度摇肩法

3. 肘关节摇法　受术者取坐位或仰卧位，屈肘约45°。术者一手托住其肘部，另一手握住腕部，做肘关节的环转运动（图6-35）。

4. 腕关节摇法　受术者坐位或仰卧位。术者一手握住患肢腕关节的上端，另一手握住其手掌或手指，先做腕关节的拔伸，而后将腕关节做双向环转摇动（图6-36）。或术者一手握住受术者的前臂，另一手五指分开与受术者的五指相扣，将其腕关节做双向环转摇动。

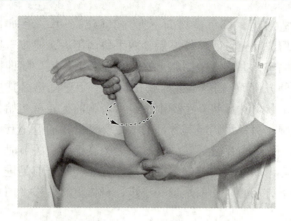

图 6-35 肘关节摇法

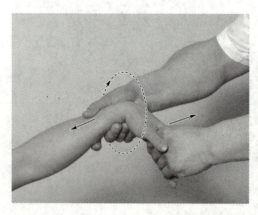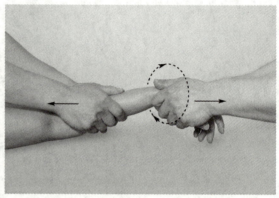

图 6-36 腕关节摇法

5. 腰椎摇法

（1）坐位腰椎摇法：受术者坐位，双手十指交叉相扣勾住枕项部。术者站于其侧后方，一手按住其腰部，另一手从受术者腋下穿过扣住其项部，两手协同用力，缓缓摇转其腰部。

（2）俯卧位腰椎摇法：受术者俯卧，两下肢伸直。术者一手掌按其腰部，一手从其双膝下穿过将下肢抬起，然后两手协同用力，在腰部后伸状态下缓缓摇转其腰部。

6. 髋关节摇法　受术者取仰卧位，一侧下肢屈髋屈膝。术者站于其体侧，一手扶住其膝部，另一手握住其足踝部或足跟部，将其髋、膝关节屈曲角度均调整到 90°左右后，两手协同用力，使髋关节环转摇动（图 6-37）。或一手从受术者腘窝下穿过而肘及前臂托住其踝及小腿，双手抱住受术者膝部，做托踝抱膝的髋关节环转摇动。

7. 膝关节摇法　受术者俯卧位，一侧下肢屈膝。术者侧立位，一手扶按于股后部以固定，另一手握住其足踝部，做膝关

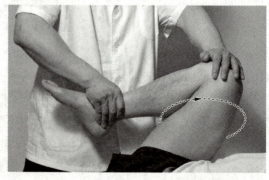

图 6-37 握踝扶膝髋关节摇法

节的环形摇动。本法亦可在仰卧位情况下操作，即使被操作下肢屈髋屈膝，以一手托扶其腘窝处，另一手握其足踝部，进行环转摇动（图6-38）。

8. 踝关节摇法　受术者取仰卧位，下肢伸直。术者站于其足后，一手托住受术者足跟以固定，另一手握住足趾部，在略做踝关节拔伸的同时，做踝关节的环转摇动（图6-39左图）。本法亦可在俯卧位情况下操作，即被操作下肢屈膝约90°，一手扶按足跟，另一手握住足趾部，两手协调施力，做踝关节的环转摇动（图6-39右图）。

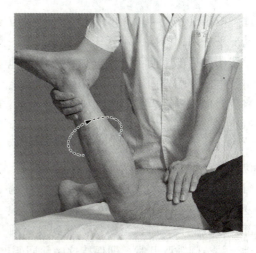

图6-38　膝关节摇法

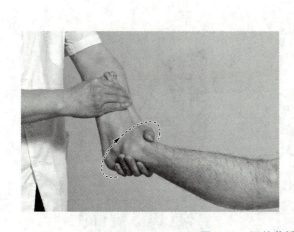
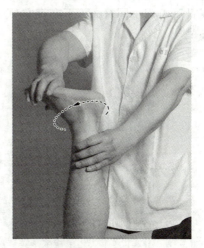

图6-39　踝关节摇法

（三）适用部位

适用于颈、腰与四肢关节。

二十一、扳　　法

（一）定义

用双手向同一方向或相反方向用力，使受术关节向某一特定方向运动的手法。

（二）操作要领

术者用一手固定住施术关节的近端，另一手作用于关节的远端，然后双手做相反方向或同一方向用力，使关节慢慢被动活动至有阻力时，再做一短促、稍增大幅度、有控制的、突发性的扳动。

1. 颈椎扳法

（1）颈椎斜扳法：受术者坐位，颈项部放松，头略前倾或中立位，术者立于其侧后方。以一手扶按其头顶部。另一手扶托下颌部，两手协同操作，使其头部向一侧旋转，当旋转至有阻力时，略停顿片刻，随即做一短促扳动，常可听到"喀"的弹响声，但不强求

此弹响声（图6-40）。本法亦可在仰卧位
情况下施用，即以一手托于下颌部，另一
手置于枕后部，两手协调施力，先缓慢地
将颈椎向头端方向牵引，在牵引的基础上
将头转向一侧，当遇到阻力时略停片刻，
然后如上法进行扳动。

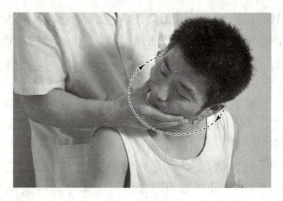

图6-40　颈椎斜扳法

（2）颈椎旋转定位扳法：受术者坐
位，颈项部放松，术者站于其左侧后方
（以左侧扳法为例）。以右手拇指顶按住病
变颈椎棘突右旁，左手托住其左侧下颌
部，令其低头，屈颈至拇指下感到棘突活
动、关节间隙张开时，即保持这一前屈幅度，再使其头向左侧慢慢旋转带前屈至最大限度
有阻力时，略停顿一下，随即做一短促扳动（图6-41），常可听到"喀"的弹响声，但不
强求此弹响声，同时拇指下有棘突弹跳感（向右侧扳法，术者站立位置及两手操作方法则
相反）。

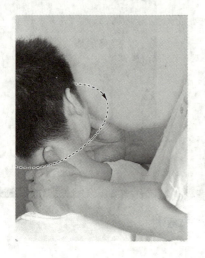
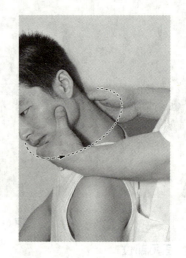

图6-41　颈椎旋转定位扳法

2. 胸椎对抗复位法　受术者坐位，两手抱于枕后部并交叉扣住，术者立其后方。两
手臂自其腋下伸入并握住其两前臂下段，一侧膝部抵顶病变胸椎棘突处。然后握住前臂的
两手用力下压，两前臂则用力上抬，使颈椎前屈并将其脊柱向上向后牵引，而抵顶病变胸
椎的膝部也同时向前向下用力，与前臂的上抬形成对抗牵引。持续牵引片刻后，两手、两
臂与膝部协同用力，做一短促的扳动（图6-42），常可闻及"喀"的弹响声。

3. 腰椎扳法

（1）腰部斜扳法：术者侧卧位，在上一侧的下肢屈髋屈膝，在下一侧的下肢自然伸
直。术者站在其面向侧的床边，以位于受术者头向侧的肘或手抵住其肩前部，另一肘部或
手抵于其臀部，两肘或两手做相反方向协调施力。施术时，应先做数次腰部小幅度的扭转
活动，即按于肩部的肘或手同按于臀部的肘或手同时施用较小的力使其肩部向后方、臀部
向前方按压，一压一松，使腰部形成连续的小幅度扭转而放松。待腰部完全放松后，再使

腰部扭转至有明显阻力位时，略停片刻，然后做一短促的扳动（图6-43），常可闻及"喀"的弹响声。

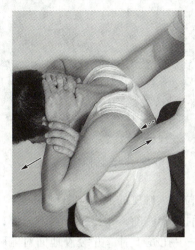

图6-42 胸椎对抗复位法

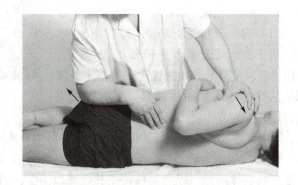

图6-43 腰部斜扳法

（2）腰椎旋转复位法：受术者坐位，腰部放松，两臂自然下垂。以右侧病变向右侧旋转扳动为例。助手位于其左前方，用两下肢夹住其左侧小腿部，两手按压于左下肢股部以固定，术者半蹲于其后侧右方，以左手拇指端或螺纹面顶按于腰椎偏歪的棘突侧方，右手臂从其右腋下穿过并以右掌按于颈后项部。右掌缓慢下压，并嘱其做腰部前屈配合，至术者左拇指下感到棘突活动，棘间隙张开时则其腰椎前屈活动停止并保持这一前屈幅度。然后右手臂缓缓的施力，以左手拇指所顶住腰椎偏歪的棘突为支点，使其腰部向右屈至一定幅度后，再使其向右旋转至最大限度，略停片刻后，右掌下压其项部，右肘部上抬，左手拇指则同时用力向对侧顶推偏歪的棘突，两手协调用力，做一短促的扳动（图6-44），常可闻及"喀"的弹响声。

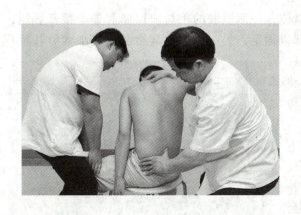

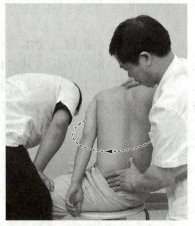

图6-44 腰椎旋转定位扳法

（3）后伸扳腰法：受术者俯卧。术者站于腰椎棘突偏凸侧，一手掌根按于偏凸之棘突，另一手托住对侧大腿远端向上扳到弹性限制位，然后做一突发有控制的扳动，扩大腰椎后伸幅度 3°～5°，掌根同时推压棘突。本法也可用一手按住腰骶部，另一手前臂从大腿下方托起两腿，边做摇动边后伸至限制位，再向上做一突发有控制的扳动（图 6-45）。

4. 肩关节扳法

（1）肩关节外展扳法：受术者坐位，术者半蹲于侧。将受术者手臂外展 45°左右，然后将其肘关节上方处搁置于一侧肩上，以两手从其肩部两侧扣住锁紧。术者缓缓立起，使其肩关节外展，至有阻力时，略停片

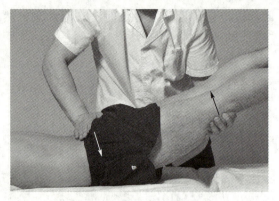

图 6-45　腰部后伸扳法

刻，术者双手与身体及肩部协同施力，做一肩关节外展位增大幅度的扳动（图 6-46）。

（2）肩关节内收扳法：受术者坐位，一侧手臂屈肘置于胸前，手搭扶于对侧肩部，术者立于其身体后侧。以一手扶按于其肩部以固定，另一手托握于肘部并缓慢地向对侧胸前上托，至有阻力时，做一增大幅度的内收位的扳动（图 6-47）。

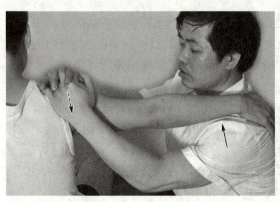

图 6-46　肩关节外展扳法

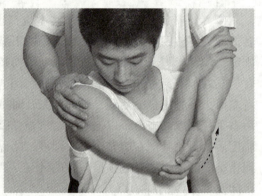

图 6-47　肩关节内收扳法

（3）肩关节旋内扳法：受术者坐位，一侧上肢的手与前臂屈肘置于腰部后侧，术者立于其侧后方。以一手扶按其肩部以固定，另一手握住其腕部将其小臂沿其腰背部缓缓上抬，以使其肩关节逐渐内旋，至有阻力时，做有控制的上抬其小臂动作，以使其肩关节产生内旋位的扳动（图 6-48）。

（4）肩关节上举扳法：受术者坐位，两臂自然下垂，术者立于其后方。以一手握住其一侧上肢的前臂下段，并自前屈位或外展位缓缓向上抬起，至 120°～140°时，以另一手握住其前臂近腕关节处。两手协调施力，向上逐渐拔伸牵引，至有阻力时，做一有控制的向

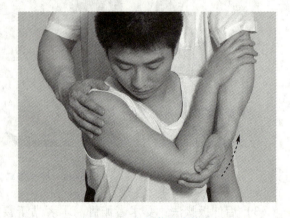

图 6-48　肩关节旋内扳法

上方扳动（图6-49）。

5. 肘关节扳法　受术者仰卧位，一侧上肢的上臂平放于床面，术者置方凳坐于其侧。以一手托握其肘关节上部，另一手握住前臂远端，先使肘关节做缓慢的屈伸活动，然后视其肘关节功能障碍的具体情况来决定扳法的施用。如系肘关节屈曲功能受限，则在其屈伸活动后，将肘关节置于屈曲位，缓慢地施加压力，使其进一步屈曲，向功能位靠近。当遇到明显阻力时，以握前臂一手施加一个稳定而持续压力，达到一定时间后，两手协调用力，做一个短促的扳动。如为肘关节伸直功能受限，则向反方向依法扳动（图6-50）。

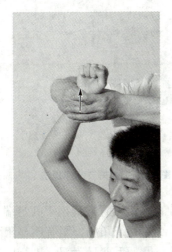

图6-49　肩关节上举扳法

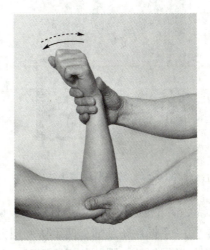

图6-50　肘关节扳法

6. 腕关节扳法

（1）屈腕扳法：受术者坐位，术者立于其对面。以一手握住前臂下端以固定，另一手握住指掌部，先反复做腕关节的屈伸活动，然后将腕关节置于屈曲位加压，至有阻力时，做一短促的扳动，可反复为之。

（2）伸腕扳法：受术者坐位，术者立其对面。以两手握住指掌部，两拇指按于腕关节背侧，先做拔伸摇转数次，然后将腕关节置于背伸位，不断加压背伸，至有阻力时，做一稍增大幅度的扳动，可反复为之（图6-51）。

7. 膝关节扳法

（1）膝关节伸膝扳法：受术者仰卧位，术者立于其侧方。以一手按于其一侧下肢膝部，一手置于其小腿下端后侧，两手相对协调用力，至有阻力时，做一稍增大幅度的伸膝扳动。

（2）膝关节屈膝扳法：受术者俯卧位，术者立于其侧方。以一手扶于股后部以固定，另一手握住足踝

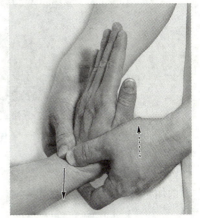

图6-51　腕关节伸腕扳法

部，使其膝关节屈曲，至阻力位时，做一增大幅度的快速下压。膝关节扳法亦可一手抵按膝关节内侧或外侧，另一手拉足踝部，向其内侧或外侧进行扳动（图6-52）。

8. 踝关节扳法

（1）踝关节背伸扳法：受术者仰卧位，两下肢伸直，术者置方凳坐于其足端。以一手托住其足跟部，另一手握住其跖趾部，两手协调用力，尽量使踝关节背伸，至有明显阻力时，做一增大幅度的背伸扳动（图6-53）。

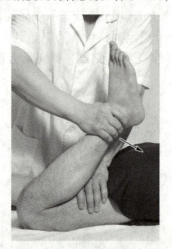

图 6-52　膝关节屈膝扳法

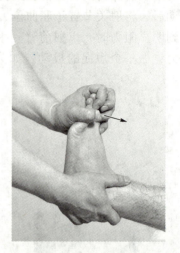

图 6-53　踝关节背伸扳法

（2）踝关节跖屈扳法：受术者仰卧位，两下肢伸直，术者置方凳坐于其足端。以一手托足跟部，另一手握住跖趾部，两手协调用力，尽量使踝关节跖屈，至有明显阻力时，做一增大幅度的跖屈扳动。踝关节扳法还可一手握足跟，另一手握足跗部，进行内翻或外翻扳动（图6-54）。

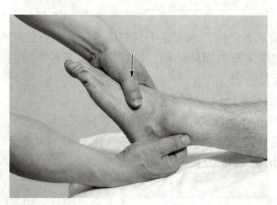

图 6-54　踝关节跖屈扳法

（三）适用部位

适用于脊柱和四肢各关节。

二十二、拔 伸 法

（一）定义

固定关节或肢体的一端，沿纵轴牵拉另一端的手法。

（二）操作要领

1. 颈椎拔伸法

（1）颈椎掌托拔伸法：受术者坐位，术者立于其后方。以双手拇指端及螺纹面分别顶抵住其枕骨下方的两侧风池穴处，两掌分置于两侧下颌部以托夹助力，两小臂置于其两侧肩上部的肩井穴内侧。两手臂部协调用力，即拇指上顶，双掌上托，同时前臂下压，缓慢地向上拔伸1~2分钟（图6-55）。

（2）颈椎肘托拔伸法：受术者坐位，术者立于其后方。以一手扶于其枕后部以固定助力，另一侧上肢的肘弯部托住其下颏部，手掌则扶住对侧头顶以加强固定。两手协同用力，向上缓慢地拔伸1~2分钟（图6-56）。

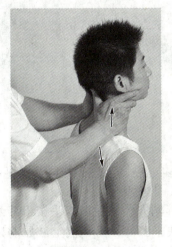

图 6-55 颈椎掌托拔伸法

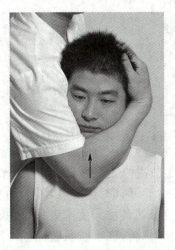

图 6-56 颈椎肘托拔伸法

颈椎拔伸亦可在受术者仰卧位时操作。术者置方凳，坐于受术者头端，一手扶托其枕后部，另一手托于其下颏部，两手协调施力，水平方向向其头端拔伸。

2. 腰椎拔伸法 受术者俯卧位，双手抓住床头（或由助手拉住受术者两腋部）。术者站于其足后，两臂伸直，双手分别握住受术者两踝部抬起，使其小腿与床面约成20°角，膝部稍微抬离床面，然后术者身体后倾，利用足蹬（或膝顶）和躯干腰背肌力量，将受术者下肢向远端牵拉（图6-57），持续1~2分钟。

3. 肩部拔伸法

（1）肩关节对抗拔伸法：受术者坐位，术者立于其侧方。以两手分别握住其腕部和前臂上段，将肩关节外展45°~60°位时逐渐用力牵拉，同时嘱其身体向对侧

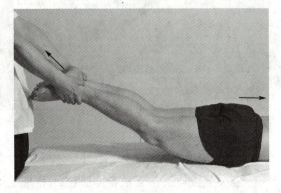

图 6-57 腰椎拔伸法

倾斜或有助手协助固定其身体上半部，以与牵拉之力相对抗（图6-58），持续拔伸1~2分钟。

（2）肩上举拔伸法：受术者坐于低凳上。术者站于其侧后方，双手握住其前臂，慢慢向上做上举运动至最大限度停止，使肩部保持向上持续性牵拉，停留片刻。如凳子较高，术者可双手握住上臂下段近肘部拔伸。

4. 肘关节拔伸法　受术者坐位，术者位于其侧方。将其上肢置于外展位，助手两手握住其上臂上段以固定，术者一手握其腕部、另一手握其前臂下段进行拔伸（图 6-59）。

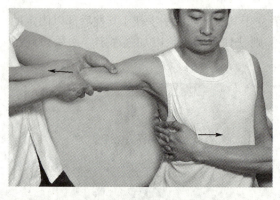
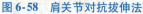
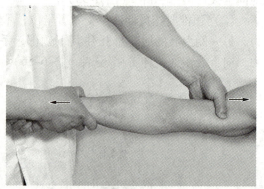

图 6-58　肩关节对抗拔伸法　　　　　图 6-59　肘关节拔伸法

5. 腕关节拔伸法　受术者坐位，术者位于其侧方。以一手握住其前臂中段，另一手握其手掌部，两手同时逐渐用力向反方向拔伸腕部（图 6-60）。

6. 髋关节拔伸法　受术者仰卧位，术者立于其侧方，助手以双手按于其两髂前上棘以固定。将其一侧下肢屈髋屈膝，术者以一手扶于膝部，另一侧上肢屈肘以前臂部托住其腘窝部，胸胁部抵住其小腿。两手及身体协调施力，将其髋关节向上拔伸（图 6-61）。

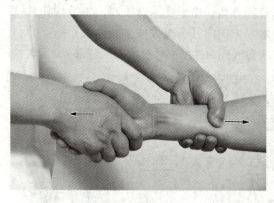
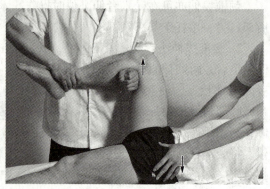

图 6-60　腕关节拔伸法　　　　　图 6-61　髋关节拔伸法

7. 膝关节拔伸法　受术者仰卧位，术者立其足端，助手以双手合握住其一侧下肢股部中段以固定。术者以两手分别握住其足踝部和小腿下段，身体后倾，向其足端方向拔伸膝关节（图 6-62）。

8. 踝关节拔伸法　受术者仰卧位，术者立其足端。以一手握其小腿下段，另一手握住跖趾部，两手对抗用力，持续拔伸踝关节（图 6-63）。

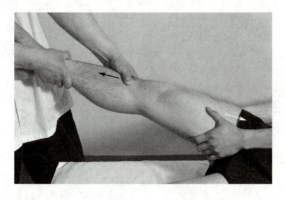

图 6-62 膝关节拔伸法

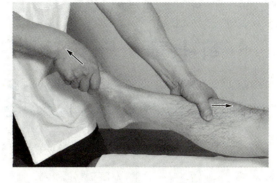

图 6-63 踝关节拔伸法

（三）适用部位

适用于脊柱和四肢各关节。

第七章

推 拿 功 法

【培训目标】

掌握推拿功法训练的意义与特点。

掌握推拿与导引的区别与联系。

掌握推拿功法的作用与锻炼注意事项。

了解推拿功法易筋经十二势。

第一节　推拿功法总论

一、功法与推拿功法

"练功"是我国古代劳动人民所创造的一种锻炼身体增强体质的方法。"练"就是锻炼。经过不间断的刻苦锻炼，日积月累，便能产生"功"。"功"是人体中精、气、神三宝合而为一的总和（精与气合、气与神合、神与人合）。"练功"是一种通过特定的形体姿势动作并配合呼吸运动来强健身体，锻炼功夫的方法。"推拿练功"采用了传统练功法的某些方法，或加以改进、发展，旨在培养和加强自身的专业工作能力。推拿练功是一种整体性锻炼，其中某些方法也适用于病人锻炼，以扶正祛邪，调整阴阳，疏通经络，有利于疾病的康复。其主要特点是动静结合，意气相依，内外兼修。

"功法"是中国传统强身、防病、治病的一种锻炼方法。其特点是形体动作与呼吸调节、意念活动相互结合。功法在推拿学的应用，既是推拿医生作为增强体质、提高推拿持续操作力量、负荷能力及有助于掌握手法技巧的自我锻炼手段，也是借以指导和帮助病员进行功能训练，防治疾病的手段。"推拿功法训练"是根据推拿临床医疗的需要，由推拿医务人员自己及指导患者进行功法训练，以巩固、延伸临床的治疗效果。

二、推拿与导引

唐代之前常常将"导引"和"推拿"联系在一起。1973 年，长沙马王堆出土的帛画《导引图》描绘 44 种导引姿势，其中有捶背、抚胸、按压等动作，并注明了各种动作所防治的疾病。这些动作，就是自我推拿的方法。湖北省江陵县张家山出土的简书《引书》是一部导引术专著，其中也描写了治疗颞下颌关节脱位的口内复位法、治疗落枕（急性斜颈）的仰卧位颈椎拔伸法、治疗肠澼（痢疾）的腰部踩踏法和腰部后伸扳法、治疗喉痹的颈椎后伸扳法，将推拿按摩方法用于骨伤科疾病的诊治。同时，先秦时期的推拿还应用于临床急救，《周礼注疏》一书中说："扁鹊治虢太子暴疾尸厥之病，使子明炊汤，子仪脉神，子术按摩"，描述了春秋战国时期，名医扁鹊运用推拿等方法成功地抢救了尸厥病人一事。

隋唐时期将"导引"和"按摩"逐步分开称谓。导引，唐代王冰解释为"摇筋骨、动支节"，是自动还是他动，是自摇还是他摇，王氏未加详说；唐代慧琳在《一切经音义》中则认为导引是一种"自摩自捏，伸缩手足，除劳去烦"的方法，提出了自我操作的特点；《庄子·刻意》提出"吹呴呼吸，吐故纳新，熊经鸟伸，为寿而已矣，此道引之士，养形之人，彭祖寿考者之所好也。"强调了呼吸运动的要求。从这些古代文献中可以概括地认为，"导引"是一种配合呼吸，进行自我手法操作，自主活动的防治疾病和强身保健的方法，它与现在的功法训练相类似。"推拿"则是一种可以配合呼吸，既自动又他动地进行手法操作的防病治病的方法。因此，导引和推拿也是两种密切相关的疗法。尤其是自我手法操作，既可谓之推拿，也可称之导引。

三、推拿功法的作用

推拿功法的作用，大致有以下两点，一是强身增力，二是却病延年。这两点作用的产生，是通过三个方面的练习达到的，即动作姿势锻炼（调形）、呼吸锻炼（调息）和意念锻炼（调神）。

推拿练功动静结合、意气相随。推拿练功中动功与静功密切结合，在练习动功时要"动中求静"，即在进行练功动作的同时，要求呼吸自然、全神贯注，保持精神的宁静；在练习静功时要求"静中有动"，即在体表安静的状态下，保持气息运动的和谐。

推拿练功医练结合，增强疗效。在推拿临床工作中，不仅重视治病，而且更注重于防病，推拿练功中的一些练功方法可以强壮身体，预防疾病的发生和发展。推拿练功对于人体的影响是整体的，无论是医生还是患者都可以通过推拿功法的练习培育人体正气，达到"正气存内、邪不可干"的目的。现代研究表明：推拿练功可以使心肌发达、心脏收缩力加强，促进血液循环；推拿练功时呼吸深而慢，可以提高肺活量；推拿练功中许多动作都有动有静，有起有伏，有虚有实，这样不仅对改善机体的控制能力起到锻炼作用，而且对神经系统能产生良好调节作用，并能使其功能有序化；推拿练功中，消化器官中的腺体分泌更多的消化液，胃肠道的蠕动加强，利于机体对食物的消化和吸收；推拿练功可以使肌纤维增多、变粗，肌酶原及肌红蛋白储量增加，从而使肌肉发达，强壮有力；推拿练功可使骨骼增粗，骨皮质加厚，关节活动灵活，能够承受较大的负荷；练功能促进新陈代谢，减轻关节骨质增生和韧带肌肉的退行性变化，推迟肌肉酸痛关节僵直、动作呆滞以及容易发生骨折等老年性变化。推拿练功对人体内分泌系统也有着很大的作用，它能增强肾上腺皮质功能，从而对人体内部蛋白质、脂肪、无机盐和水等各种物质代谢有利，它能通过甲状腺素来提高细胞的新陈代谢，它还能通过脑垂体所分泌的促生长激素加速蛋白质的合成和骨的成长，此外，推拿练功尚可刺激胰岛素的分泌，有利于增进糖的氧化过程；推拿练功还可以通过改变皮肤的结构和功能达到提高身体对冷、热的适应能力，进一步增强防御"外邪"入侵的能力，保障皮肤的健康。

四、推拿功法习练事项

1. 要有安静宽敞的室内环境，供锻炼使用。锻炼时，要关闭门窗，慎防受风。

2. 穿着衣服要适宜，以不影响手足舒展为宜。鞋以平跟软底为佳。

3. 动作姿势力求正确，眼不旁观，平心静气集中注意力。

4. 饮食不宜过于饥饱。过饥，则使人体力不足，易于虚脱；过饱，则影响气机升降，易于出现胸闷不舒等症。

5. 锻炼前，要保持一定精力，避免剧烈运动，免得在练功时体力不足，以致虚脱。

6. 练功要持之以恒，循序渐进。

第二节　推拿功法各论

一、易　筋　经

易筋经的功法名称最初见于明朝天启年间的同名书《易筋经》，后世又称为《内功图说》。现存最为完整的资料是清朝后期周述官编撰的《增演易经洗髓内功图说》。

易筋经之"易"是取义于我国传统文化中《易经》之"易"，有"变易"、"变化"、"变换"之义；"筋"，泛指人身的经络、经筋等系统。如《易筋经》"易筋洗髓名义"中所言："按秘书说日月为易，象阴阳也。《易·系辞》生生之为易。阴阳转易已成化生，是易为变化之总名，改换之殊称。"又云："筋乃人身之经络，骨节之外，肌肉之内，四肢百骸，无处非筋，无处非络，联络周身，通行血脉而为精神之外辅……"可见，"筋"是指全身上下的软组织，包括肌腱、肌肉、肌膜、血管等及其功能。"经"是指经典，即古来载一事一艺之专书。所以"易筋经"主要是指通过一些特定的方法来锻炼身体，促进人体气血运行，并增强肢体的力量和改善人体各种组织器官的生理功能。易筋经作为一种传统养生健身功法，从其特点而言，包含外强及内壮两个方面，如《易筋经》"内壮论"篇所述："内壮言坚，外强言勇。坚而能勇，是真勇也；勇而能坚，是真坚也。"说明了两者之间的相辅相成，要达到"易筋"的目的，应注重内、外两个方面的锻炼。

《易筋经》的内容，大致可分为三部分，第一部分为"易筋经"、"洗髓经"两篇原文和一些相关论述，亦即是易筋经的功法理论。"易筋经"一篇又分为"总论"、"膜论"、"内壮论"等数篇，阐述了何谓筋以及易筋的目的和原理等。如"筋为联络形骸之物，故先易筋，筋易而无处不易矣"，"其所言易筋者，易之为言大矣哉，易者乃阴阳之道也，易即变化之易也"，"俾筋挛者易之以舒，筋弱者易之以强，筋弛者易之以和，筋缩者易之以长，筋靡者易之以壮"等，对其功理功法颇多妙论，其中还论及易筋之功的效果："使气清而平，平而和，和而畅达，能行于筋，串于膜，以至通身灵动，无处不行，无处不到，气至则膜起，气行则膜张，能起能张则膜与筋齐坚齐固矣。"另外，"洗髓经"一篇总分六节，叙述了"易筋"与"洗髓"的关系实有相辅相成之功，以及洗髓的方法效验。其文多作梵语之偈文形式。第二部分为练功图式，总称十二图式，此为各种姿势的导引行气功法以及后世演化的各家功法，其中最常见的就是流传甚广"韦陀劲十二式图"。第三部分为易筋经的辅助功法、辅助器具以及各种外功和药物等。自易筋经功法在世上流传以来，后世很多流派取其部分姿势动作及内容，或称得其诀法，或取而翻刻流布，皆各成其支流，至今已形成一个流派体系。其中最早的当为清代潘蔚的《卫生要术》（王祖源于清光绪七年据此翻刻名为《内功图说》）；清末周述官编著《增演易筋洗髓内功图说》是现存最详尽的版本；其他还有如1962年人民体育出版社出版的《易筋经》，收录了三种古本易筋经，其中有十二式易筋经即韦陀十二式（本衙藏版）；有十二式"易筋经图说"，又名"文易筋经"即十二大劲图式（光绪初年梁世昌跋）；还有一种二十二式《全图易筋经》，即十二大劲加上另两套，各五式（为宣统三年版，梁士贤序）。书中还收录了今人编创的"熊氏易筋经"两套。

（一）韦陀献杵（第一势）

1. 名称解释　韦驮，是佛教中所信奉的一个神的名字，他是诸神世界中的一名护法神。因其力大无穷，善于除魔，故又称降魔天尊。杵，是古代的一种兵器。韦驮献杵势即是模仿韦驮以上肢架持兵器等姿势动作，其中也含有"扶正却邪"的意思。

2. 动作姿势　韦驮献杵第一势（图7-1），动作姿势如下：

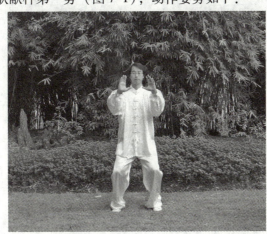

图7-1　韦驮献杵第一势

立正准备。

（1）左足向左或右足向右平跨一步，两足之间距离等同自身两肩宽度。

（2）两上肢在中立位缓缓向前提起，两手前平举。

（3）两肩外展并屈肘，腕略背伸内旋，虎口在近胸处相对。两臂围成近似环状，两掌形成抱球状姿势。

（4）口微开，舌抵上齿龈中，两眼平视，头如顶物。

3. 锻炼要求

（1）两足平行，保持相等距离。

（2）臂要与肩相平。

（3）身体正直，不挺腹凸臀，不低头仰头。

（4）先练3分钟，逐渐增加到15分钟。

4. 文献摘录

（1）《内功图说》："立身期正直，环拱手当胸。气定神皆敛，心澄貌亦恭"。

（2）《易筋经》："定心息气，身体立定，两手如拱，存心静极。"

5. 按语　锻炼时手足自然放松，随意呼吸，但不可以有呼吸声，更不要屏气，以避免因气机不畅而产生胸胁不舒的感觉。

（二）韦陀献杵（第二势）

1. 动作姿势　韦驮献杵第二势（图 7-2），动作姿势如下：

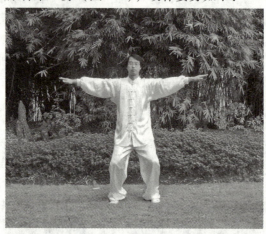

图 7-2　韦驮献杵第二势

立正准备，仰掌于腰待势。

（1）两仰掌前推，并渐渐向左右两侧移动至两手侧平举位。

（2）掌心向上，虎口张开（也有采取腕背伸，掌心向外侧，手指向上者）。

（3）两足跟渐渐地提起离地，足趾着地，支撑身体。

2. 锻炼要求

（1）身直微前倾，足不移动。

（2）两臂肩平如直线。

（3）眼睁大，唇微开。

（4）先练 1 分钟，逐渐增至 3 分钟。

3. 文献摘录　《内功图说》："足趾挂地，两手平开，心平气静，目瞪口呆。"

4. 按语　本功是模仿鸟起飞时的动作姿态。久练后，可以增强下肢肌（特别是腓肠肌和足趾）的耐受力，有助于踩跷法的应用。此外，本功亦是锻炼平衡力的好方法。

（三）韦陀献杵（第三势）

1. 动作姿势　韦驮献杵第三势（图 7-3），动作姿势如下：

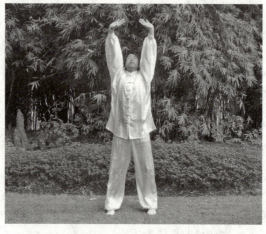

图 7-3　韦驮献杵第三势

立正准备，仰掌于腰待势。

（1）左足向左或右足向右平跨一步，两足之间距离同自身两肩宽。

（2）两掌缓缓自腰部前移，在近胸处上提至过头后。两臂内旋，指端指向身后方，此时两臂伸直，掌心朝上。

（3）在仰头注视掌背同时，两足跟渐渐提离地面约10cm，稍停片刻。

（4）将两掌改为两拳，此时，两眼视拳缓缓下落，在接近头部时，两眼注视前方。

（5）两足跟同时随拳的下落速度渐渐着地，待拳到达腰部时，正好足跟着地，恢复原势。

2. 锻炼要求

（1）尽可能足尖着地。

（2）上举要举至两胁有牵拉感，舌抵上齿龈。

（3）咬紧牙齿、闭紧口唇，尽力坚持。

3. 文献摘录　《内功图说》："掌托天门目上观，足尖着地立身端。力周骸胁浑如植，咬紧牙关不放宽。舌可生津将腭抵，鼻能调息觉心安。两拳缓缓收回处，用力还须挟重看"。

4. 按语　本功是韦驮献杵中难度较高的一种锻炼方法，在足尖支撑身体同时，上下肢、头部及掌拳的改变均须协同动作，且动作要严密。经常锻炼本功，能增加足趾趾力和肩臂力。本法不仅是应用踩跷法、举法的基础功，而且也是锻炼维持身体平衡力的基础功之一。

（四）摘星换斗式

1. 名称解释　古代人们由于对自然环境气候变化现象不够认识，而将星辰日月、气候变化等情况加以神化，并且认为这些变化都是管理这些职能的神即二十八宿力量显示的结果。

本功是模仿二十八宿中西方七宿的首宿，奎星执笔姿态和神力作名称，摘星换斗的名称，含有扶正却邪、振衰起懦的意思。

2. 动作姿势　摘星换斗势（图7-4），动作姿势如下：

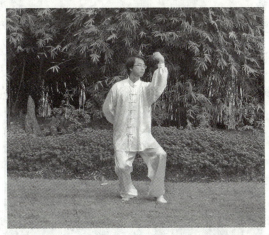

图7-4　摘星换斗势

立正准备。

（1）左足向左前方斜跨少许，足跟与右足弓之间距离约一拳宽，形成"前丁后八"式。

（2）屈膝下蹲，左足跟离地，舌抵上腭。

（3）右手屈肘内旋，握松拳在腰后相靠。左手上举屈肘，上臂略高于肩，覆掌，五指紧捏。

（4）两眼注视左掌心，此时，肘内收，腕外展，站立数分钟。

（5）左足收回右足旁，右足向右前方斜跨少许，足跟与左足弓之间的距离，约一拳宽，形成"前丁后八"式。

（6）屈膝下蹲，右足跟离地。舌抵上腭。

（7）左手屈肘内旋，握松拳在腰后相靠。右手上举屈肘，上臂略高于肩，覆掌，五指紧捏。

（8）两眼注视左掌心，此时，肘内收，腕外展，站立数分钟，恢复原势。

3. 锻炼要求

（1）身体重心在后足，前足形同虚设。

（2）肩肘内收，腕掌外展。

（3）呼吸随意，眼视掌心。

（4）左右变换姿势要快，手足动作协调准确，换手有力。

（5）先练1分钟，渐渐增至10分钟（指一侧时间要求）。

4. 文献摘录

（1）《内功图说》："双手擎天掌复头，更从掌内注双眸，鼻端吸气频调息，用力收回左右侔"。

（2）《易筋经》："单手高举，掌须下复。目注两掌，吸气不呼，鼻息调匀。用力收回，左右同之"。

5. 按语　对初练者应着重在形态而不是调息，因此不应强调吸气不呼的复杂呼吸要求，而应采取平时的呼吸形式。对体质较差者，可适当减少锻炼时间。通过本功的锻炼，可以增强手足肌力及持久力。

（五）倒拽九牛尾势

1. 名称解释　意想或虚设身前有九头牛挡道，你要拽住九头牛尾巴，用力将九头牛拉开。本功也是模仿人在生活中挑水时或拉纤时的动作姿势。倒拽九牛尾名称，含有增力强身的意思。

2. 动作姿势　倒拽九牛尾势（图7-5），练习方法多种，现在介绍两种练法如下：

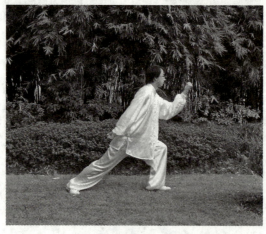

图 7-5　倒拽九牛尾势

第一法：立正准备，握拳护腰。

（1）左足向左或右足向右平跨一步，两足之间距离约与两肩宽度相同，屈膝屈髋下蹲成马步。两拳分别由腰同时做弧形向裆前下按，拳面近地，腕背伸，两拳相对置于两足之间。此时上身前倾，头抬起，眼睛前视。

（2）两拳由近地处屈肘上提到上胸处，拳换为掌。此时，两臂如环拱，两掌形成抱球状，腰直头平。

（3）两臂外旋到指朝上和掌心相对时，四指并拢，拇指外分，形成立掌。然后渐渐向左右两侧移动到两手侧平举，由掌改为拳，同时身体向左转，屈左膝，伸右膝，形成左弓右箭势（即弓步）。

（4）左上肢在前面，屈肘屈腕旋臂。右上肢在身后，屈腕旋臂，尺骨鹰嘴及拳面朝上，站立数分钟。

（5）左弓右箭步改为右弓左箭势（即右弓步）。右上肢在前面，屈腕臂外旋。左上肢在身后，屈腕旋臂，尺骨鹰嘴及拳面朝上，站立数分钟。

第二法：立正准备。

（1）两手"抱拳"于胸前，两臂如环拱，拳面向前，向左右两侧外展成侧平举位。

（2）"冲天炮"，右上肢快速下落经胸前上举，左上肢由侧上举向胸前快速下落于裆前。蹬右足，提起左足，以右下肢着地支撑身体。

（3）"扑步"。左下肢向左着地前伸，足不离地。右下肢屈髋屈膝下蹲，足不离地身略前倾。

（4）屈左膝，伸右膝，形成左弓步。左上肢提起，屈肘屈腕，左拳高度平鼻，拳与头距离6寸左右。眼睛注视拳面。右上肢下落身后，屈腕内旋，肘微屈。站立数分钟。

（5）将左弓步改为右弓步，右上肢在前，屈腕屈肘臂外旋。左上肢在身后，屈腕旋臂，拳面朝上，站立数分钟收势，恢复立正位。

3. 锻炼要求

（1）两拳用力紧握，两臂用力对称。

（2）左右换势要快，眼视前拳。

（3）先练1分钟，逐渐增至左右各10分钟。

4. 文献摘录

（1）《内功图说》："两腿后伸前屈，小腹运气空松。用力在于两膀，观拳须注双瞳"。

（2）《易筋经》："小腹运气空松，前跪后腿伸直。二目观拳，两膀用力"。

5. 按语　本功是锻炼臂力和对抗力的方法之一，可以增强手法的刺激量和时间，为使用一指禅推法、滚法等奠定基础。

在锻炼时，扳拉锻炼者手臂就可测知其是否用力。

（六）出爪亮翅势

1. 名称解释　本功是以某一动物和鸟做动作（伸爪展翅）时的姿势作为名称的功，有益身健体、却病延年的作用。

《后汉书·华佗传》载："我有一术，名五禽之戏……体有不快，起作一禽之戏，怡而汗出，因以着粉，身体轻便而欲食"。

2. 动作姿势　出爪亮翅势（图7-6），动作姿势如下：

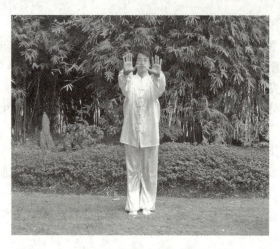

图 7-6　出爪亮翅势

立正姿势。两足跟分开，足趾紧贴地面（如站桩拱桥脚），仰掌于腰待势。

（1）两仰掌自中立位屈肘上提过头，两臂内旋，两腕背伸，指端指向身后侧，继续上举至肘直。此时两虎口相对，两手中指相连接。

（2）仰头注视中指。两臂外旋，掌心朝上、指端指向前。两上肢分别向左右侧缓缓下收，在腰部改仰掌为俯掌。

（3）两上肢取中立位将俯掌由腰向前推出，推出时十指分开。推至肘直，腕背伸，指端朝上，掌心向前。此时，眼睛注视掌指，舌抵上齿龈，停留片刻。

（4）两手握拳，仍在上肢中立位缓缓用力屈肘回收至腰，再俯掌伸出，重复动作 7 次后，由腰部俯掌下按收势。

3. 锻炼要求

（1）两上肢要同时动作。

（2）身直，睁大眼睛似发怒。

4. 文献摘录

（1）《内功图说》："挺身兼怒目，推手向当前。用力收回处，功须七次全"。

（2）《易筋经》："掌向上分，足趾挂地。两胁用力，并腿立直。鼻已调匀，目观天门。牙咬，舌抵上腭。十指用力，腿直，两拳收回，如挟物然。"（章氏辑本）

5. 按语　"拱桥脚"，即足底中间上凹，足趾用力内屈，紧贴地面的形态，似拱形石桥，故称拱桥脚。

本功是锻炼指（趾）力的基础功，有利于踩跷、按、推、揉、拿、一指禅推法的练习和使用。

（七）青龙探爪势

1. 名称解释　龙，是古时人们理想中的一种动物，其形体似蛇，鳞似鱼，角似鹿，爪似鸡，须似鲤，眼似牛，口鼻似马。龙的种类很多，以颜色分类，有青龙、黄龙、白龙、赤龙、黑龙（又称乌龙）。龙常含有吉祥和权力至高无上的意思。本势就是仿龙在运动时的动作姿态而作的功，属于仿生物动作一类的锻炼方法，有却邪延年、益身健体的作用。

2. 动作姿势　青龙探爪势（图7-7），动作姿势如下：

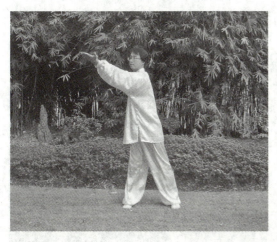
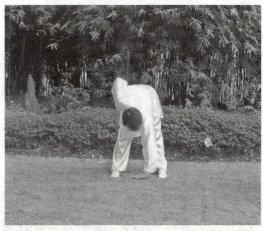

图 7-7 青龙探爪势

立正准备，仰拳于腰待势。

（1）左足向左或右足向右平跨一步，两足之间的距离略大于自身两肩宽。身正直，头端平，两眼前视。

（2）左拳改为仰掌，屈曲拇指，四指并拢，向前右上方向推出。左肩内收位，左掌的高度超过头部。

（3）身体向右侧转，面向右方，足不移动，两眼注视左掌指。

（4）左臂内旋，掌心向地，俯身弯腰。左上肢自右向下移过右膝，将掌推按至地面。此时，抬头前视，膝直勿屈，足跟不离地，稍停片刻。

（5）左手继续向左侧方向并上提至左肩外展 90°位，屈肘仰掌收回腰时，将仰掌改为仰拳于腰。

（6）右仰掌屈拇指向左前上方向推出，其动作姿势同左手，最后俯掌下按，恢复原势。

3. 锻炼要求

（1）必须推掌至地，膝直勿屈。

（2）将掌推出时掌要平，肩背有牵拉感。

（3）转身时，两足勿移动。

4. 文献摘录

（1）《内功图说》："青龙探爪，左从右出，修士效之。掌平气实，力周肩背，围收过膝。两目注平，息调心谧"。

（2）《易筋经》："肩背用力，平掌探出。至地围收，两目注平"。

5. 按语　探掌至地，在初练时不一定作为要求，但应该推掌过膝，以后再逐渐做到推掌至地面。锻炼本功须防跌扑，高龄之体，锻炼此功，尤应慎重，切勿勉强锻炼。本功是锻炼肩背力的方法之一，可以作为冻结肩、漏肩风及腰痛病人锻炼方法。

（八）三盘落地势

1. 名称解释　三盘是指动作姿势练习过程中的三个似盘状动作姿势，也有人将练功者的头部、肩部、大腿比作"三个盘子"，可以放盛满水的杯子而不落地，故名为三盘落地。

2. 动作姿势　三盘落地势（图7-8），动作姿势如下：

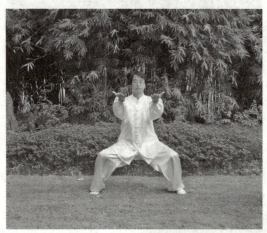 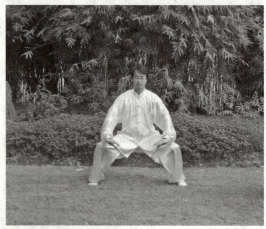

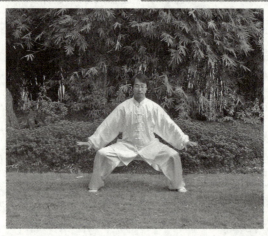

图7-8　三盘落地势

立正准备。

（1）左足向左或右足向右平跨一步，屈膝下蹲，两手虎口叉腰。

（2）两臂似环，十个手指互相交叉相握。掌背向前，掌心向胸，虎口朝上，"似一盘子"放于胸前。

（3）两臂外旋成仰掌，掌心向上。两手分离向下移至腹，然后自腹近侧渐渐上托，上托高度不过眉毛。此时肩臂相平，仰掌向身体方向倾斜（二盘平肩）。

（4）两臂内旋成俯掌，用力将掌下按于两膝上端，此时四指置于股内侧（三盘在腿）。

3. 锻炼要求

（1）背如弓，头端平，眼睛向前注视，舌抵上齿龈。

（2）两大腿平行可放杯，起立时两足不移动。

（3）自1分钟增至3分钟。

4. 文献摘录

（1）《内功图说》："上腭坚撑舌，张眸意注牙。足开蹲似踞，手按猛如拿。两掌反齐起，千斤重有加。瞪睛兼闭口，起立足无斜。"

（2）《易筋经》："目注牙龇，舌抵上腭，睛瞪口裂，两腿分跪。两手用力抓地，反掌托起，如托千金，两腿收直"。

5. 按语　本功姿势有较大的难度，锻炼时应该具备恒心和耐心，否则将不能达到本功的练习要求。

三盘落地势是锻炼平衡力和全身增力的良好方法，同时也有利于踩跷、按、推、托举手法的应用。

本功锻炼方法较多，民间有很多人参加类似三盘落地的练习。另有一种练法是借助小凳，锻炼者将骶部靠于小凳边缘进行三盘落地的练习，这一方法适宜体弱者和老年人锻炼。

（九）九鬼拔马刀势

1. 名称解释　本功是将武士在争斗前的拔刀动作，加以神化，故名为九鬼拔马刀势。同时也属于仿生（即仿人生活中）动作姿势的一种锻炼方法，有益身健体、却病延年的作用。

2. 动作姿势　九鬼拔马刀势（图7-9），动作姿势如下：

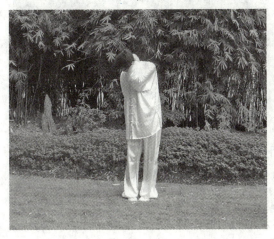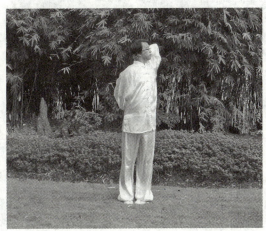

图7-9　九鬼拔马刀势

立正准备。两足跟分开，足趾相靠待势。

（1）两腕以尺侧桡侧交叉依靠，在近胸处立掌，指端向上，四指并拢，拇指分开。

（2）左上肢屈肘内旋，前臂及掌背自腰后移到上背部，此时，掌背紧贴上背，指端向上。

（3）在左上肢做屈肘内旋等动作的同时，右上肢开始向右上方向上提过头，此时屈肘肩外展，俯掌抱项，头偏右。

（4）头部用力做后伸抬头动作的同时，右臂用力压项枕，与头做抗阻力动作7次。

（5）交换左右上肢位置，如上法亦做抗阻力动作7次。

3. 锻炼要求

（1）收势时，处于项部的手应自头部下落，与另一手于胸处立掌下按。

（2）手头抗争用力。

4. 文献摘录

（1）《内功图说》："侧首弯肱，抱顶及颈。自头收回，弗嫌力猛。左右相轮，身直气静"。

（2）《易筋经》："单膀用力，夹抱颈项。自头收回，鼻息调匀。两膝立直，左右同之"。

5. 文献摘录　本功的头项与手臂对抗用力，开始锻炼时应少许用力，久练后逐渐增加所用的力量。但是，也应该慎防颈项损痛。

（十）卧虎扑食势（饿虎扑食势）

1. 名称解释　虎属猫科动物，素有山中王之称。本势是模仿老虎在捕捉动物时的动作姿势，故以饿虎扑食命名。饿虎扑食势又名卧虎扑食势，属于仿生物动作的功。有强身延年的作用。

2. 动作姿势　卧虎扑食势（图7-10），动作姿势如下：

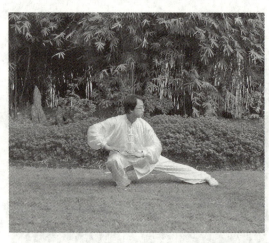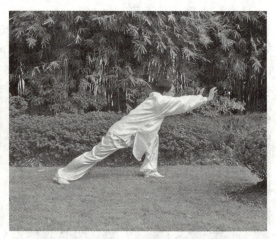

图7-10　卧虎扑食势

立正准备。

（1）左下肢向前跨一步，屈膝。身体前俯将手掌着地于左足前面，两手掌之间距离约大于肩宽。右下肢后伸，以足趾着地，然后将左下肢后伸，搁于右足跟上。

（2）身体开始向后退缩，此时姿势呈臀高背低，两上肢伸直，约与地面呈45°左右的角度。右足伸直，不可屈膝，足趾不移动。

（3）上身背部下沉近地面，两肘屈曲，用力将身体向前缓缓伸出前探，整个身体低于两肘高度，然后用力伸直两肘，将身体撑起。这样重复多次动作后，更换下肢姿势。左足趾着地，将右下肢搁在左足跟上，再如以上动作后缩前伸多次，起立收势。

（4）先锻炼掌撑，以后逐渐锻炼五指撑、三指撑、拳撑和一指撑动作。

3. 锻炼要求

（1）头抬起，眼睛前视，舌抵上腭。

（2）身体下沉到低于肘肩。

（3）撑起时腰勿下塌，身体如板。

（4）身体向前推伸要慢，撑起要快。

4. 文献摘录

（1）《内功图说》："两足分蹲身似倾，屈伸左右腿相更，昂头胸作探前势，偃背腰还似砥平；鼻息调元均出入，指尖着地赖支撑，降龙伏虎神仙事，学得真形也卫生"。

（2）《易筋经》："膀背十指用力，两足蹲开，前跪后直，十指挂地，腰平头昂，胸向前探，鼻息调匀，左右同之"。

5. 按语　为便于饿虎扑食的锻炼，可以先自己练习俯卧撑，为锻炼饿虎扑食势打下基础。

锻炼饿虎扑食势应该在清洁的室内地板上练习，如果有条件的话，最好在清洁的地毯上锻炼，这样可以避免初次练习者因为臂力不支跌扑而引起的下颏伤痛。

本功是锻炼臂力、指力的好方法，对推拿手法刺激量的增强和应用有较大的帮助。

（十一）打躬势

1. 名称解释　本功是把人们在生活中接待亲友的打躬动作夸张化，并以此作为动作姿势的一种仿生练法，故以打躬姿势作名称。

2. 动作姿势　打躬势（图7-11），动作姿势如下：

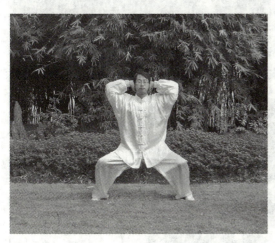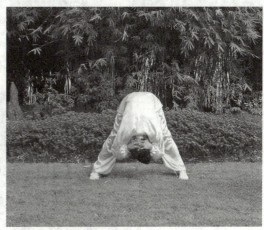

图7-11　打躬势

（1）左下肢向左平跨一步，两足之间距离略大于自身肩宽。

（2）两仰掌侧平举，掌心朝上，屈肘抱持枕部，十指交叉，掌根掩盖两耳。

（3）弯腰身前俯，膝直勿屈。

（4）两掌用力将头压向胯裆下。

（5）叩齿，舌抵上腭。

3. 锻炼要求

（1）两耳掩紧，鼻息调匀。

（2）闭唇，足跟不离地。

4. 文献摘录

（1）《内功图说》："两手齐持脑，垂腰至膝间。头惟探胯下，口更啮牙关。掩耳聪教塞，调元气自闲。舌尖还抵腭，力在肘双弯"。

（2）《易筋经》："两肘用力挟抱后脑，头前用力探出。牙咬舌抵上腭，躬身低头至腿。头耳掩紧，鼻息调匀"。

5. 按语　打躬势不但有动摇身体、屈伸肢节，而且还有调息、叩齿及掩耳动作要求，是较典型的导引功动作。锻炼打躬势，既有益身延年的作用，又有柔软腰节的功效。由于本功活动幅度较大，不适合老年人、高血压及头眩患者锻炼。

（十二）掉尾势

1. 名称解释　掉尾势是模仿动物摇头摆尾动作的功，故以此作为名称。

2. 动作姿势　掉尾势（图7-12），动作姿势如下：

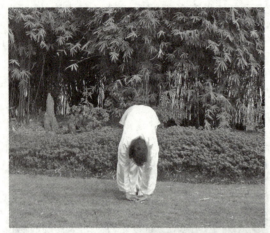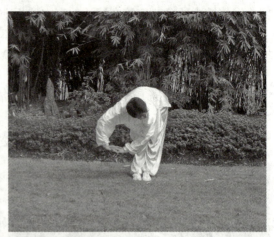

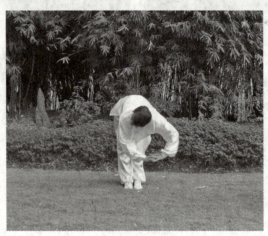

图7-12　掉尾势

（1）左足向左平跨一步，两足之间距离同自身肩宽。

（2）两仰掌由近胸处缓慢上举过头，两臂内旋，十指交叉。此时两肘欲直，两眼平视。

（3）将身体后仰，目上视，足不移动。

（4）俯身弯腰，推掌至地。抬头瞪眼前视，膝直勿屈。

（5）在俯身弯腰姿势中推掌至地，向左足方向和向右足方向各推7次，起立时，足跟做着地离地动作21次。

（6）最后取坐势，盘膝静坐，闭目调息，待心神静定后，起立结束练习。

3. 锻炼要求

（1）自然呼吸，不可有呼吸声。

（2）坐要端正，不可依物。

4. 文献摘录　《内功图说》："膝直膀伸，推手自地，瞪目昂头，凝神壹志；起而顿足，二十一次，左右伸肱，以七为志；更作坐功，盘膝垂眦，口注于心，息调于鼻，定静乃起"。

5. 按语　掉尾势又称工尾势，整个动作姿势及要求含有较典型的吐纳和导引的混合内容。锻炼掉尾势有益身延年、柔软肢节等作用。由于本功活动幅度较大，不适合老年人及高血压、头眩患者锻炼。

二、少林内功

"少林内功"是以佛教少林寺院名作名称的一套功夫。它同"易筋经"一样，都有比较悠久的历史，但是具体年代未能考证。

"少林内功"的内容，分为裆势和内功姿势两部分。裆势共有 10 个，即站裆势、并裆势、马裆势、弓箭裆势等。它们的姿势，有的与武术中的步法相同，如马裆势即马步，并裆势即并步等。有的裆势也可以说是功，如"内家拳"中的站桩功之一的蛇盘桩，就来自"少林内功"中的站裆势。

内功姿势有 18 个，各个姿势的要求虽然不同，但也有些相似之处。锻炼"少林内功"常强调"霸力"，所谓霸力即是指突然发生的强大的力，也就是平时所指的爆发力，从组织生理学方面认为，爆发力是肌肉中红肌纤维收缩的结果。"少林内功"与"易筋经"都具有益身健体、却病延年、强筋增力等作用，这些作用与推拿专业关系密切，不但有利于推拿手法的练习和应用，而且能增强医师的自身体质，还可用于治病。指导病人练少林内功，可以根据病人年龄和病症的不同，分别选择 2～3 个动作进行锻炼，用于治疗肺气肿、气喘、头痛、不寐、胃痛、月经失调、痛经、腰背痛、腰腿痛等多种病症，尤其对肺部疾患及一些功能性疾病更为适用。节选四个姿势加以介绍。

（一）前推八匹马

1. 名称解释　本势是假设在你前面有八匹马挡道，让你用两手将八匹马推开。前推八匹马，含有健身增力的意思。

2. 动作姿势　前推八匹马（图 7-13），动作姿势如下：

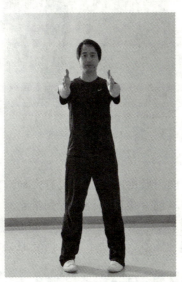

图 7-13　前推八匹马

站裆势准备。

（1）将伸臂撑掌改为两掌于胁部直掌，四指并拢，拇指上翘，两上肢由中立位缓慢地用力向前推出，推至肘直后，稍停片刻，屈肘回收到胁。重复多次，俯掌自胁下按。

（2）头端平，眼前视，呼吸随意。

3. 锻炼要求

（1）两手动作一致，两臂肩平。

（2）先练1分钟，逐渐增至10分钟。

4. 按语　"先练形而后练息"，锻炼前推八匹马，应先强调动作姿势的正确性。不要对初练者要求随意呼吸，只要求呼吸自然，不得有声即可。

本功是擦法和锻炼腰臂力的基础功，也是一种强身功。并且经常作为气喘、不寐、腰痛、胃病、高血压等病人及体虚者的锻炼治病用。

经常练习前推八匹马，能够舒胸理气、健脾益胃、开通关节、畅流百脉，使人精神振奋，精力充沛。

（二）倒拉九头牛

1. 名称解释　本势指假设在你面前有九头牛阻挡着，让你用力将九头牛拉开。倒拉九头牛的名称，含有健身增力的意思。

2. 动作姿势　倒拉九头牛（图7-14），动作姿势如下：

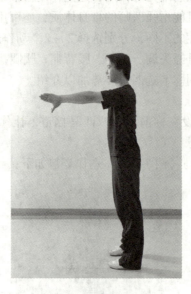

图7-14　倒拉九头牛

站裆势准备。

（1）屈肘，直掌于两胁。两上肢由中立位缓慢有力地向前推出，指端向前，两掌心相对，拇指上翘。在推出运动中，前臂缓慢内旋，等到推至肘直，正好拇指朝地。

（2）两手用力握拳，两臂外旋至中立位后，再缓缓屈肘并用力回收，在两胁将拳改为直掌。这样动作多次，由直掌为俯掌，自胁下按，恢复原来裆势。

3. 锻炼要求

（1）两手用力，肩臂相平，动作快慢一致。

（2）头端平，眼前视。

（3）先练1分钟，逐渐增至10分钟。

4. 按语　倒拉九头牛是锻炼两臂悬劲和掌力、握力的主要功法，也是擦、拿、点、运诸法应用的基础功。久练本功，能够疏通经络、调和气血、平衡阴阳、补肺益肾，有内外坚固的作用。本功常结合前推八匹马、单掌拉金环、霸王举鼎锻炼，用于治疗肩痛、指麻木、气喘、肺气肿、失眠、体虚等病症。

（三）力劈华山

1. 名称解释　是以神话故事"劈山救母"中沉香劈开华山救出其母时的劈山动作为名称的功。力劈华山的名称，含有增力强身，扶正祛邪的意思。

2. 动作姿势　力劈华山（图7-15），动作姿势如下：

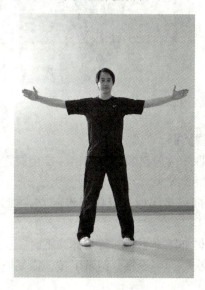

图 7-15　力劈华山

马裆势或大裆势准备，两肘屈曲，左腕尺侧与右腕桡侧在近上胸处交叉立掌。

（1）两掌缓缓向左右侧分推，推到侧平举位，肘微屈，四指并拢，拇指外分，掌心向前。

（2）两肩用力做上下摆动（劈动）7次，两臂外旋位，仰掌屈肘，两肩内收，仰掌于腰，恢复原势。

3. 锻炼要求

（1）头端平，眼平视。

（2）劈动用力。

4. 按语　力劈华山是锻炼四肢、腰背力的基础功，着重于肩臂力的锻炼。病人锻炼可治疗肩痛、腰痛、失眠等病症，并有强身增力的作用。

（四）三起三落

1. 名称解释　三起三落是指通过锻炼，使人具有百折不挠的精神和毅力，含有锻炼意志的意思。本势以动作次数为姿势名称。

2. 动作姿势　三起三落（图7-16），动作姿势如下：

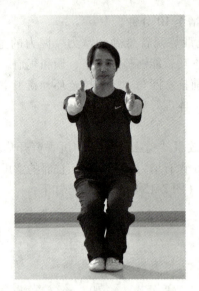

图 7-16　三起三落

低裆势准备，腰微直，胸微挺，仰掌于腰。

（1）两仰掌改为直掌，取中立位自腰向前推出，推至肘直，肩臂平，稍停片刻，屈肘回收到腰。这样，往返动作做 3 次。

（2）在两直掌做第 4 次向前推出时，身体慢慢起立，推到上肢前平举时，正好身体直立。

（3）两手缓缓回收，身体亦随之下蹲，待身体蹲下时，正好两直掌到腰。

（4）再推出收回反复 3 次，仰掌于腰，俯掌下按，恢复原势。

3. 锻炼要求

（1）立蹲动作与手的动作同步进行。

（2）拇指用力。

（3）重复推出回收 3 次。

4. 按语　三起三落是锻炼拇指力和下肢力的基础功，对按、点推、压、抹、踩跷的手法应用有帮助。有滑利关节、引邪外出的作用，是肩膝肘关节功能障碍者锻炼关节功能的方法之一。

下篇　治疗篇

第八章

针灸治疗总论

掌握针灸的治疗作用与原则、临床诊治特点、处方配穴方法。

第一节　针灸治疗作用和治疗原则

一、治疗作用

历代医家总结出针灸具有疏通经络、调和阴阳、扶正祛邪的作用。

（一）疏通经络

疏通经络是指通过针灸推拿治疗，使瘀阻的经络通畅而发挥正常的生理功能。这是针灸推拿最基本和最直接的治疗作用。

《素问·调经论》言："血气不和，百病乃变化而生。"经络不通，气血运行受阻，其临床常表现为疼痛、麻木、肿胀、瘀斑等症状。针灸治疗主要是通过选择相应的经络、腧穴或特定部位、针灸方法，使经络通畅，气血运行正常，达到治疗疾病的目的。在具体针灸方法上，可选择相应的腧穴，采用毫针刺、三棱针点刺出血、梅花针叩刺、拔罐等。

（二）调和阴阳

调和阴阳是指通过针灸治疗，使机体从阴阳失衡状态向平衡状态转化，是针灸治疗最终要达到的根本目的。疾病的发生，其本质是机体阴阳失去相对平衡，出现"阴胜则阳病、阳胜则阴病"的偏盛偏衰现象。《灵枢·根结》曰："用针之要，在于知调阴与阳，调阴与阳，精气乃光，合形与气，使神内藏。"这些均说明调和阴阳是针灸治疗的根本目的。

针灸调和阴阳的作用，也是通过经络、腧穴配伍和相应的针灸方法来实现的。如中风后出现的足内翻，根据经络辨证，为阳（经）缓而阴（经）急，治疗时可采用补阳经泻阴经的方法平衡阴阳。

（三）扶正祛邪

扶正祛邪是指针灸推拿可扶助机体正气及祛除病邪。疾病的发生、发展及其转归过程，实质上是正邪相争的过程。扶正祛邪既是疾病向良性方向转归的基本保证，也是针灸治疗疾病的作用过程。

《素问·刺法论》说："正气存内，邪不可干。"针灸治病必须坚持扶正祛邪的原则，通过相应的腧穴配伍和针灸推拿的补虚泻实的方法来实现。

二、针灸治疗原则

针灸的治疗原则可概括为补虚泻实、清热温寒、三因制宜和标本缓急。

（一）补虚泻实

补虚就是扶助正气，泻实就是祛除邪气，补虚泻实是针灸治疗的基本原则。《灵枢·经脉》曰："盛则泻之，虚则补之……陷下则灸之，不盛不虚以经取之。"《灵枢·九针十二原》说："凡用针者，虚则实之，满则泻之，宛陈则除之，邪盛则虚之……虚实之要，九针最妙，补泻之时，以针为之。"都是针对虚证、实证制定的补虚泻实的治疗原则。

1. 虚则补之　即虚证采用补法治疗。针灸治疗虚证，一方面是通过腧穴的选择和配伍，如应用具有偏补性能的关元、气海、命门、肾俞等穴，并采用适宜的手法，可起到补益正气的作用；另一方面是通过针灸手法中的补法来实现，如针刺采用提插补法、捻转补法等。

此外，对于气虚下陷证，针灸治疗又常以灸治为主，即"陷下则灸之"。如久泄、久痢、崩漏、脱肛、子宫脱垂及其他内脏下垂等，多灸百会、气海、关元、脾俞、足三里等穴以补中益气、升阳举陷。

2. 实则泻之　即实证采用泻法治疗。针灸治疗实证，一方面是通过腧穴的选择和配伍，如应用具有偏泻性能的水沟、十宣、十二井穴、素髎等穴，可达到泻实祛邪的目的；另一方面是通过针灸手法中的泻法来实现，如针刺采用提插泻法、捻转泻法，或用三棱针放血，或用皮肤针重叩出血。

此外，对络脉瘀阻而引起的病证，应以三棱针点刺出血，即"宛陈则除之"。例如，由于闪挫扭伤、毒虫咬伤、丹毒等引起的红肿热痛、青紫肿胀，即可选用局部络脉或瘀血部位以及尺泽、委中、十二井、十宣等施行三棱针点刺出血法，以活血化瘀、消肿止痛。又如腱鞘囊肿、小儿疳疾的点刺放液也属此类。

3. 补泻兼施　即对虚实夹杂的病证，治疗上应补泻并用。例如，肝郁脾虚证治疗时应泻足厥阴肝经和足少阳胆经，同时补足太阴脾经。

此外，《灵枢·禁服》中又有"不盛不虚，以经取之"的治则，是指在脏腑、经络的虚实表现不甚明显的情况下，治疗时多按本经取穴，针刺手法宜用平补平泻，使本经的气血调和，脏腑功能恢复正常。

（二）清热温寒

清热是指热证治疗用清法，温寒是指寒证治疗用温法，这是针对热性病证和寒性病证而制定的治疗原则。

1. 热者清之　这是治疗热性病证的主要法则。针刺治疗热性病证应遵循《灵枢·经脉》"热则疾之"的原则，采取浅刺疾出或点刺出血的方法，手法宜轻而快，可以不留针或短留针，针用泻法，以清泻热毒。例如，风热感冒者，常取大椎、曲池、合谷、外关等穴浅刺疾出，即可达到清热解表的目的。

2. 寒者温之　这是治疗寒性病证的主要法则。针刺治疗寒性病证应遵循"寒则留之"的原则，深刺而久留针，以达温经散寒的目的；或加用艾灸，更能助阳祛寒。如寒邪在表，留于经络者，艾灸法较为适宜；若寒邪在里，凝滞脏腑，则针刺应深而久留，或配合"烧山火"针刺手法，或加用艾灸，以温针法最为适宜。

（三）三因制宜

三因制宜，是指因人、因时、因地制宜。即根据治疗对象、季节（包括时辰）、地理环境的不同情况而制定适宜的治疗方法。

1. 因人制宜　是指根据患者的体质、性别、年龄等不同特点制定适宜的治疗方法。如治疗妇人病时要多考虑调理冲脉（血海）、任脉；患者的年龄、体质差异更是决定针灸治疗方法的重要因素。

2. 因时制宜　是指根据不同季节、时辰的特点，制定适宜的治疗方法。春夏之季，针刺宜浅；秋冬之季，针刺宜深。

人体气血流注盛衰还呈现出与每天不同时辰相应的变化规律，历代医家据此创立了子午流注针法、灵龟八法、飞腾八法。此外，因时制宜还包括针对某些疾病发作或加重的规律性，选择有效的治疗时机。如痛经治疗也应在经前1周开始。

3. 因地制宜　是指根据不同的地理环境特点制定适宜的治疗方法。如在寒冷的地区，治疗多用温灸，而且施灸壮数较多、灸量较重；在温热地区，灸法则较少应用，如需施灸，壮数宜少，灸量宜轻。

（四）治病求本

治病求本，就是针对疾病发生的根本原因进行治疗，是中医临床辨证论治所遵循的基本准则。

1. 急则治标　急则治标是指在标病紧急，如不及时处理可危及生命，或影响本病的治疗时，应首先治疗标病。例如，不论任何原因所引起的抽搐，都应当首先针刺或掐拿水沟、大椎、合谷、太冲等穴，以息风止痉。

2. 缓则治本　在大多数情况下，治疗疾病都要坚持治病求本的原则，尤其对于慢性病和急性病的恢复期具有重要的指导意义。如脾肾阳虚引起的五更泻，治宜灸关元、肾俞、脾俞、命门，阳气足而泻自止。

3. 标本兼治　标本兼治是标病与本病并重时的治疗原则。如治疗体虚感冒，当益气（治本）解表（治标），治宜补足三里、关元，泻合谷、风池、列缺等。

第二节　针灸临床诊治特点

在针灸临床诊治过程中，具有辨证与辨经结合、辨证与辨病结合、调神与调气并重的诊治特点。

一、辨证与辨经结合

辨证，即运用中医理论，将四诊所搜集到的有关疾病的各种症状和体征，加以分析、综合，判断为某种性质的"证候"，亦即"证"。辨经，即运用经络理论，根据患者的各种症状和体征来辨别其病变经络脏腑归属，从而选择相应的经络腧穴进行治疗。辨证与辨经都是针灸临床辨证论治的核心。经络理论是指导针灸推拿临床应用的核心理论，针灸推拿治病就是直接作用于经脉循行部位或腧穴，通过经络的传导和调节，以达到治病的目的。因此，针灸临床诊治必须在八纲辨证、脏腑辨证的基础上，进一步明确辨经。

《灵枢·经脉》将不同的病候按十二经脉系统予以分类，成为历代针灸推拿临床辨证归经的依据。根据经络的循行部位和脏腑联系进行辨证，复杂的证候即有所归属，从而有的放矢地指导循经取穴。如肝气郁结型的乳痈，因厥阴之脉布于胸胁，达于乳部，本病由肝郁化火，循经上乳，结聚成痈所致，辨经当归肝经，故可循经选取行间、期门等穴进行治疗。

二、辨证与辨病结合

辨病在这里是指西医学对疾病的诊断及其相应鉴别诊断。如果说辨证是中医临诊的关键，那么辨病则是西医临诊的核心。辨病和辨证是两种必不可少的辨识疾病病位、性质的方法，两者相互联系、相互补充。如胃痛，中医辨证可分为实寒、气滞、食积、虚寒等证，但引起胃痛的原因众多，如胃炎、胃下垂、消化道溃疡及肝胆病等均可致胃痛，不同疾病引起的胃痛其预后、疗程长短又有不同，因此治疗方案当有所别，故要辨证与辨病紧密结合，针对不同病因病机特点选择腧穴，并考虑相应的操作方法，方能发挥针灸的最佳疗效。

三、调神与调气并重

《素问·宝命全形论》说："凡刺之真，必先治神。"所谓调神，一是指在针灸推拿施治前注重调治患者的精神状态；二是指在针灸推拿操作过程中，医者专一其神，意守神气，患者神情安定，意守感传。调神贯穿于针灸推拿治病的全过程之中。所谓调气就是采用补虚泻实等针刺推拿手法使经气调和。《灵枢·刺节真邪》说："用针之类，在于调气。"针灸治病就是通过采用各种刺灸方法，刺激一定的腧穴以激发经气，调节气血运行，从而使偏盛偏衰的脏腑功能趋于和谐平衡，这就是"调气"。

《素问·针解》说："制其神，令气易行。"《灵枢·官能》指出："工之用针也，明于调气。"说明调气和调神是密不可分、相互促进的。重视调神，强调调气，是针灸有别于中医其他学科的诊治特色。

第三节 针灸处方

针灸处方是以中医理论尤其是经络学说为指导，在辨证立法的基础上，选取腧穴并进行配伍，进而确立刺灸推拿方法而形成的治疗方案。

一、选 穴 原 则

针灸选穴原则包括近部选穴、远部选穴、辨证选穴和对症选穴。近部选穴和远部选穴是针对病变部位而确定腧穴的选穴原则，辨证选穴和对症选穴是针对疾病表现出的证候或症状而选取穴位的原则。

（一）近部选穴

近部选穴是指选取病变局部或邻近部位的腧穴，又称局部选穴。这是根据一切腧穴都能治疗病变局部和邻近部位病证这一共同主治特点而提出的，是腧穴近治作用的体现，即"腧穴所在，主治所在"。应用范围非常广泛，适用于几乎所有病证，更多用于治疗局部症状比较明显的病证，如鼻病取迎香，胃痛取中脘、梁门，牙痛取颊车、下关等。"以痛为腧"，取阿是穴，皆属近部选穴。

近部选穴不受经脉制约，凡是病变局部或邻近的穴位，无论属于哪条经脉均可选取。

（二）远部选穴

远部选穴是指在病变部位所属和相关的经络上，距病位较远的部位选取腧穴，又称远端选穴。这是根据十四经腧穴，尤其是十二经中位于四肢肘、膝关节以下的腧穴具有循经远治作用这一基本规律提出来的，是"经络所过，主治所及"治疗规律的体现，是针灸处方选穴的基本方法。

远部选穴通常以肘膝关节以下的穴位为主，治疗脏腑病、头面、五官、躯干疾患时常常根据本原则进行选穴。应用时可取本经腧穴，也可取表里经或其他有关经脉的腧穴。如肺病咳喘取太渊、孔最，牙痛取合谷、内庭等。《四总穴歌》之"肚腹三里留，腰背委中求，头项寻列缺，面口合谷收"，是远部选穴法的具体应用。

（三）辨证选穴

辨证选穴是指根据疾病的证候特点，针对病因病机而选取腧穴的方法。如胃痛属肝郁气滞者取期门、太冲，属脾胃虚寒者取气海、关元、脾俞、胃俞等。八会穴中，气病胸闷、气逆取膻中，血虚、血瘀取膈俞等，均是辨证选穴的应用。根据其病因病机选取穴位也是治病求本原则的体现。

临床上对于发热、多汗、盗汗、失眠、虚脱、昏迷等无明显局限的病变部位而呈现的全身症状，因无法辨病位，不能应用上述按部位选穴的方法，就需审证求因，辨证选穴。如心肾不交导致的失眠选心俞、肾俞；外感发热，取大椎、合谷、曲池。辨证选穴的取穴原则是根据某些腧穴具有特殊治疗作用的特点提出来的。

（四）对症选穴

对症选穴是指针对疾病的某些突出症状而选取腧穴的方法，是腧穴的特殊治疗作用及临床经验在针灸推拿处方中的具体运用，又称经验选穴。如发热取大椎，哮喘选定喘穴，落枕取外劳宫，目赤取耳尖等。对症选穴所用的是大部分奇穴的主治特点。

现代针灸临床，对于某些疾病还常根据西医学的神经解剖理论而选择穴位，其观点是位于神经干上的穴位可以治疗该神经分布范围的病证。如根性坐骨神经痛、带状疱疹均常选择相应的夹脊穴等。

二、配 穴 方 法

配穴方法是在选穴原则的指导下，根据不同病证的需要，选择具有相辅相成、协同作用的若干腧穴进行配伍应用的方法。临床常用配穴方法总体可归纳为按部配穴和按经配穴两大类。

（一）按部配穴

按部配穴是根据腧穴在人体上分布的部位进行穴位配伍的方法，主要包括远近配穴法、上下配穴法、前后配穴法、左右配穴法。

1. 远近配穴法　是以病变部位为依据，在病变局部和远部同时选穴配伍组方的方法，临床应用最为广泛。如癃闭取中极、关元、三阴交、阴陵泉相配。

2. 上下配穴法　是指将人体上肢、腰以上腧穴和下肢、腰以下腧穴配合应用的方法。如胁痛可上取支沟、下取阳陵泉；脱肛可上取百会、下取长强。八脉交会穴的配对应用也属上下配穴法。

3. 前后配穴法　是指将人体前部和后部的腧穴配合应用的方法，又称"腹背阴阳配穴法"，《内经》称之为"偶刺"。本法常用于治疗脏腑病，如肺病咳喘，前取中府，后取肺俞。此法还用于治疗一些躯干病证，如脊柱强痛，前取水沟，后取脊中等。俞募配穴属于本配穴法的典型实例，是最为常用的前后配穴法。

4. 左右配穴法　是指将人体左侧和右侧的腧穴配合应用的方法。本法是基于人体十二经脉左右对称分布和部分经脉左右交叉的特点总结而成的。临床上为了加强腧穴的协同作用，常左右双穴同取，如郁证取双侧神门、内关、太冲等。但左右配穴法并不局限于选双侧同一腧穴，如左侧偏头痛可选同侧的太阳、头维和对侧的外关、足临泣。另外，左右配穴法既可以左右同取，也可以左病取右、右病取左，《灵枢·官针》中的"缪刺"、"巨刺"，属于左右配穴的范畴。

（二）按经配穴

按经配穴是根据经脉理论及其相互之间的联系进行配穴的方法，主要包括本经配穴法、表里经配穴法、同名经配穴法和子母经配穴法。

1. 本经配穴法　是指某一脏腑、经脉发生病变时，即选该经脉的腧穴配成处方。如肺病咳嗽，既可近取中府，又可远取肺经的尺泽、太渊；肝郁气滞导致的胁痛，可在足厥阴肝经上近取期门，远取该经的原穴太冲。

2. 表里经配穴法　是以脏腑、经脉的阴阳表里配合关系为依据的配穴方法。当某一脏腑、经脉发生疾病时，取该经及与其相表里经脉上的腧穴配合成方。如肝病取期门、太冲配阳陵泉。《灵枢·五邪》载："邪在肾，则病骨痛，阴痹……取之涌泉、昆仑。"另外，原络配穴法是表里经配穴法在临床上的具体应用。

3. 同名经配穴法　是将手足同名经的腧穴相互配合的方法。本法基于同名经"同气相通"，即名称相同的经络相互沟通、交会的理论。如少阳头痛、胁痛可取手少阳经的中渚、外关配足少阳经的侠溪、阳陵泉；失眠、多梦，取手少阴神门配足少阴太溪。

4. 子母经配穴法　是根据脏腑、经脉的五行属性，基于"虚则补其母，实则泻其子"的理论而选取穴位的配穴方法。如肺虚咳嗽，除取肺经穴和肺俞等以外，可同时配用脾经的太白和胃经的足三里，以培土生金。

三、刺灸方法选择

（一）针灸方法的选择

针灸方法的选择是指针对患者的病情和具体情况而选择适宜的治疗手段。毫针刺法、灸法、拔罐法、耳针疗法、推拿疗法等，其作用各有所长，临床应用时应根据具体病情和病人，在确定腧穴后，酌情选择治疗方法，考虑是用针、用灸或针灸并用，还是用推拿法或针推并举，或兼以拔罐法、皮肤针法、耳针法等。只有选用正确的刺灸疗法，才能取得应有的效果。

（二）操作方法的选择

各种针灸疗法均因其操作方法的不同而产生不同的治疗作用，针灸推拿操作方法与处方的作用密切相关。当疗法确立之后，必须对疗法的具体操作进行说明，如毫针刺法是用补法还是泻法，针刺深浅、方向有无特殊要求，留针与否以及方式（动留法或静留法）；艾灸用艾条灸、艾炷灸还是温针灸等。

四、治 疗 时 间

一般来说，针灸推拿治疗疾病没有特殊、严格的时间要求，但对某些疾病在治疗时机的选择上有其重要意义。如痛经在月经来潮前几日开始治疗，直到月经过去为止；女性不孕症，宜在排卵前后几天连续施治；失眠宜选择在下午或晚间治疗等均有助于提高疗效。

此外，针灸推拿治疗疾病可每日 1 次或隔日 1 次，间隔时间及疗程等应根据疾病的具体情况而定。

第九章

针灸治疗各论

第一节　内科病证

中　风

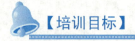【培训目标】

掌握中风病的病因病机、临床特点、诊断与鉴别诊断以及针灸治疗。

问题导入

邢某，男，70岁。因"右侧肢体活动不利2个月"就诊。

问题1：根据上述描述，还需要了解哪些相关病史资料？进行哪些体检？需做哪些辅助检查？

问题2：该病人的初步诊断是什么？如何进行鉴别诊断？

问题3：该病人如何进行针灸治疗？

一、概　　述

中风病是以偏瘫、神志昏蒙、言语謇涩或不语、偏身感觉异常、口舌歪斜为主要症状的一类疾病。相当于西医学脑卒中的范畴，是指急性起病，由于脑局部血液循环障碍所导致的神经功能缺损综合征，包括缺血性脑卒中（脑梗死）以及出血性脑卒中（脑出血和蛛网膜下腔出血）。临床特点是突然晕倒、不省人事，伴口角㖞斜、语言不利、半身不遂，或不经昏仆仅口角㖞斜、半身不遂。因发病急骤，症见多端，病情变化迅速，与风之善行数变特点相似，故名中风。

二、病因病机

中风是多种因素所导致的复杂病理过程，脑腑为其病位，风、火、痰、瘀是主要病因。长期起居失宜、情志不调、饮食不节、劳逸无度造成下焦肝肾亏虚，阴阳失调，最终发展至窍闭神匿、神不导气，元神无所附，肢无所用。中风病分为中脏腑（有意识障碍）和中经络（无意识障碍）。中风的基本病机为瘀血、肝风、痰浊等病理因素蒙蔽脑窍致"窍闭神匿，神不导气"。

三、诊断要点

1. 主症　偏瘫，神志昏蒙，言语謇涩或不语，偏身感觉异常，口舌歪斜。
2. 次症　头痛，眩晕，瞳神变化，饮水发呛，目偏不瞬，共济失调。
3. 起病方式　急性起病，发病前多有诱因，常有先兆症状。
4. 发病年龄　多在40岁以上。

具备2个主症以上，或1个主症、2个次症，结合起病、诱因、先兆症状、年龄即可确诊；不具备上述条件，结合影像检查结果亦可确诊。

脑　梗　死

参照中华医学会神经病学分会脑血管病学组编著的《中国急性缺血性脑卒中诊治指南2010》。

1. 急性起病。
2. 局灶性神经功能缺损，少数为全面神经功能缺损。
3. 症状和体征持续数小时以上。
4. 脑CT或MRI排除脑出血和其他病变。
5. 脑CT或MRI有责任梗死病灶。

脑　出　血

参照中华医学会编著的《临床诊疗指南——神经病学分册》（人民卫生出版社，2006年）。

1. 急性起病，在起病10~30分钟进行性加重。出现头痛伴或不伴意识障碍，并伴有局灶症状和体征者。
2. 头颅CT证实脑内出血改变。

蛛网膜下腔出血

参照中华医学会神经病学分会制定的《蛛网膜下腔出血治疗指南》（人民卫生出版社，2006年）。

1. 多在情绪激动或用力等情况下急骤发病。
2. 突发剧烈头痛，持续不能缓解或进行性加重；多伴有恶心、呕吐；可有短暂的意识障碍及烦躁、谵妄等精神症状，少数出现癫痫发作。
3. 脑膜刺激征明显，眼底可见玻璃体膜下出血，少数可有局灶性神经功能缺损的征象。
4. CT显示蛛网膜下腔内高密度影可确诊。脑血管造影诊断颅内动脉瘤阳性率达95%。
5. 均匀血性脑脊液是蛛网膜下腔出血的特征性表现。

四、鉴别诊断

中医鉴别诊断：应与痫症鉴别。

西医鉴别诊断：脑梗死与脑出血应相互鉴别，此外还应与感染性脑炎、脑膜炎、脑膜脑炎、脑肿瘤、脑外伤鉴别。

五、辨 证 要 点

（一）中经络

以半身不遂，舌强语謇，口角㖞斜等为主症。兼见面红目赤，眩晕头痛，心烦易怒，口苦咽干，便秘，尿黄，舌红或绛，苔黄或燥，脉弦有力，为肝阳暴亢；肢体麻木或手足拘急，头晕目眩，苔白腻或黄腻，脉弦滑，为风痰阻络；口黏痰多，腹胀便秘，舌红，苔黄腻或灰黑，脉弦滑大，为痰热腑实；肢体软弱，偏身麻木，手足肿胀，面色淡白，气短乏力，心悸自汗，舌黯，苔白腻，脉细涩，为气虚血瘀；肢体麻木，心烦失眠，眩晕耳鸣，手足拘挛或蠕动，舌红，苔少，脉细数，为阴虚风动。

（二）中脏腑

以神志恍惚，迷蒙，嗜睡，或昏睡，甚者昏迷，半身不遂为主症。兼见神昏，牙关紧闭，口噤不开，肢体强痉，为闭证；面色苍白，瞳神散大，手撒口开，二便失禁，气息短促，多汗腹凉，脉散或微，为脱证。

六、治 疗

（一）基本治疗

1. 中经络

治法：醒脑开窍、滋补肝肾、疏通经络。

处方：主穴Ⅰ：内关（双侧）、水沟、三阴交（患侧）

主穴Ⅱ：内关（双侧）、印堂、上星、百会、三阴交（患侧）

配穴：极泉（患侧）、尺泽（患侧）、委中（患侧）

上肢不遂（患侧）：肩髃、肩髎、曲池、外关、合谷、八邪

下肢不遂（患侧）：足三里、阳陵泉、阴陵泉、太冲

主方Ⅱ主要作为主方Ⅰ的替换穴位施用，多用于中风恢复期。

操作：

主方Ⅰ：先刺内关，直刺0.5～1寸，捻转提插泻法1分钟；水沟在鼻中隔下向上斜刺0.3寸，施雀啄泻法，以眼球湿润或流泪为度；三阴交沿胫骨内侧后缘进针1～1.5寸，针尖与皮肤呈45°角向后斜刺，提插补法至患侧下肢抽动3次为度。

主方Ⅱ：内关操作同主方Ⅰ；再刺印堂穴，向鼻根斜刺，进针0.3～0.5寸，轻雀啄泻法，以流泪或眼球湿润为度；继刺上星，选3寸毫针沿皮平刺透向百会，小幅度高频率捻转补法1分钟；三阴交操作同主方Ⅰ。

极泉在原穴下1寸处，直刺1～1.5寸，提插泻法，以患侧上肢抽动3次为度；尺泽屈肘成120°，直刺0.5～1寸，提插泻法，以患侧前臂及食指抽动3次为度；委中仰卧位直腿抬高取穴，直刺0.5～1.5寸，提插泻法，以患侧下肢抽动3次为度。

其余穴位，直刺1寸，平补平泻法，留针30分钟。

辨证配穴：肝阳暴亢证，加太溪，捻转泻法；风痰阻络证，加丰隆，提插泻法；痰热腑实证，加行间、丰隆，捻转泻法；气虚血瘀证，加气海、血海，气海施捻转补法，血海施提插泻法；阴虚风动证，加太溪、风池，提插补法。

2. 中脏腑（闭证）

治法：开窍启闭。

处方：内关、水沟、十二井穴

操作：内关、水沟刺法同主方Ⅰ；十二井穴以三棱针点刺出血。

3. 中脏腑（脱证）

治法：回阳固脱、醒神开窍。

处方：内关、水沟、气海、关元、神阙、太冲、内庭、气舍

操作：内关、水沟刺法同主方Ⅰ；气海、关元、神阙用雷火针或隔盐灸、隔姜灸、隔附子饼灸法，持续4~8小时，不以壮数为限，神志转清楚为度；太冲、内庭直刺0.5~1寸，捻转提插补法1分钟；气舍直刺1~1.5寸，施捻转补法，连续运针1~3分钟，待其恢复自主呼吸。若呼吸较弱，且有间歇时，应继续运针，也可加电针刺激，直至呼吸均匀。

4. 中风并发症

治法：疏通经络、通关利窍。

（1）改善椎-基底动脉供血

处方：风池、完骨、天柱

操作：双侧风池、完骨、天柱，直刺1~1.5寸，均施小幅度、高频率捻转补法1分钟。双手同时操作，留针20~30分钟。

（2）吞咽障碍

处方：风池、翳风、完骨，咽后壁点刺

操作：双侧风池、翳风、完骨均向结喉方向斜刺，进针2~2.5寸，小幅度、高频率捻转补法1~3分钟。双手同时操作，留针20~30分钟。咽后壁点刺数次，不出血或微出血。

（3）语言謇涩或舌强不语

处方：上廉泉、金津和玉液点刺放血

操作：上廉泉位于任脉走行线上，舌骨上缘至下颌之间1/2处，针向舌根部斜刺，进针2寸，施提插泻法以舌根部麻胀感为度；金津、玉液用三棱针点刺放血，以出血1~3ml为度。

（4）手指握固

处方：合谷、八邪

操作：合谷直刺1~1.5寸，刺向三间处，提插泻法以患侧食指伸直为度；八邪斜刺0.5~0.8寸，提插泻法以患侧手指抽动为度。

（5）足内翻

处方：丘墟透照海

操作：自丘墟穴进针向照海部位透刺，透刺应缓慢前进，从踝关节的诸骨缝隙间逐渐透过，进针2~2.5寸，以照海穴部位见针尖蠕动即可，施用作用力方向的捻转泻法，即左侧逆时针；右侧顺时针捻转用力，针体自然退回，行手法30秒，手法结束后，将针体提出1~1.5寸，留针30分钟。

（6）便秘

处方：丰隆、左水道、左归来、左外水道、左外归来

操作：先取双侧丰隆穴，直刺 1～1.5 寸，捻转泻法；左水道、左归来、左外水道（左水道外开 1.5 寸）、左外归来（左归来外开 1.5 寸）均直刺 1.5～3 寸，捻转泻法 1 分钟。

（7）癃闭

处方：中极、秩边透水道

操作：中极直刺 1.5～2 寸，施提插泻法，令胀感传至会阴；秩边直刺 2.5～3 寸，针尖方向透向水道，施提插泻法，令胀感达前阴。

（8）小便失禁

处方：关元、中极、曲骨

操作：关元、中极直刺 1.5～2 寸，施用呼吸补法，行手法 1 分钟，针后加温针灸，以 1.5cm 长的艾条插入针柄，点燃至燃尽。曲骨直刺 1～1.5 寸，施以捻转平补平泻手法 1 分钟。留针 20～30 分钟。

（9）血管性痴呆

处方：百会、四神聪、四白、太冲

操作：百会、四神聪均向后平刺 0.3～0.5 寸，捻转平补平泻 1 分钟，留针 20～30 分钟；四白直刺 0.8～1 寸，小幅度、高频率捻转补法 1 分钟，留针 20～30 分钟；太冲直刺 0.8～1 寸，施用作用力方向的捻转泻法，即左侧逆时针，右侧顺时针捻转用力，针体自然退回，行手法 1 分钟，留针 20～30 分钟。

（10）视物障碍

处方：天柱、睛明、球后

操作：天柱直刺 1～1.5 寸，施捻转补法；睛明、球后直刺 0.5～1 寸，不施手法。

（11）共济障碍

处方：风府或哑门、颈部夹脊穴

操作：风府、哑门两穴直刺 1～1.5 寸，施捻转补法；颈部夹脊穴直刺 0.3～0.5 寸，捻转补法。

（12）高血压

处方：人迎、合谷、太冲、曲池、足三里

操作：均取双侧，人迎直刺 1～1.5 寸，视针体随动脉搏动而摆动，施用小幅度、高频率捻转补法，即捻转幅度小于 90°，捻转频率为 120～160 转/分钟，行手法 1 分钟，留针 30 分钟；合谷、太冲分别直刺 0.8～1 寸，施用作用力方向的捻转泻法，即左侧逆时针，右侧顺时针捻转用力，针体自然退回，行手法 1 分钟，留针 30 分钟；曲池、足三里分别直刺 1～1.5 寸，施用作用力方向的捻转补法，即左侧顺时针、右侧逆时针捻转用力，针体自然退回，行手法 1 分钟，留针 30 分钟。

（二）其他疗法

1. 头针法　选顶颞前斜线、顶颞后斜线、顶旁 1 线及顶旁 2 线。

2. 耳针法　选心、肝、肺、肾、三焦区，毫针刺，或埋针，或王不留行籽压丸。

3. "靳三针"针法　颞三针：耳尖直上入发际 2 寸处为颞Ⅰ针，在其前后各旁开 1 寸分别为颞Ⅱ针、颞Ⅲ针；四神针：以百会为中心，向前、后、左、右各旁开 1.5 寸取穴。

急性期：中经络：取偏瘫侧上肢肩三针：肩Ⅰ针：肩峰下凹陷中；肩Ⅱ针、肩Ⅲ针：肩Ⅰ针的前后方向各旁开约 2 寸处；手三针：曲池、外关、合谷；足三针：足三里、三阴交、太冲。中脏腑：取水沟、四关穴（合谷、太冲穴）、涌泉穴、百会、关元。

恢复期：弛缓性偏瘫者，取偏瘫侧上肢肩三针：肩Ⅰ针：肩峰下凹陷中；肩Ⅱ针、肩Ⅲ针：肩Ⅰ针的前后方向各旁开约 2 寸处；手三针：曲池、外关、合谷；足三针：足三里、三阴交、太冲。痉挛性偏瘫者，取上肢挛三针：极泉、尺泽、内关；下肢挛三针：鼠蹊、阴陵泉、三阴交。

七、按 语

1. 针灸治疗中风，对于神经功能的康复如肢体运动、吞咽功能等有良好的促进作用，一般而言，针灸介入越早效果越好。目前脑卒中强调康复训练，常用神经发育和运动再学习疗法，针刺治疗期间宜配合功能康复训练。

2. 中风最严重的功能障碍是瘫痪，开始是弛缓性（肌张力低下，腱反射降低或消失），被称为软瘫期；以后肌张力逐渐增高，腱反射活跃或亢进，称为痉挛期。一般说来，越灵活的肢体部分的运动功能恢复越难，所以肢体远端功能的恢复比近端为慢；上肢比下肢功能恢复为慢；上肢中又以手运动的恢复最难。

3. 本病重在预防，平素应注意中风危险因素的控制，才能减少中风病的复发几率。要注意调情志，避风寒，节饮食，有疾病先兆及时就诊。

病 案 举 例

邢某，男，70 岁，退休工人。因"右侧肢体活动不利 2 个月"入院。既往高血压病史 20 年，平素血压控制不佳。患者于 2 个月前无明显诱因突然出现右侧肢体活动不利，神志清，无头痛头晕及胸闷憋气、二便失禁等症，经休息后未缓解，遂就诊于某医院，查头 CT 示：未见新鲜出血，予疏血通治疗，经治病情无明显变化，后转至另一家医院，查头 MRI：左侧基底节梗死灶，经静点舒血宁治疗，病情平稳。今为进一步系统诊治收入我病区。患者乘轮椅入病房，现症：神清，精神可，呼吸平稳，语言不清，右口喝，持续右侧肢体活动不利，右侧肢体可抬离床面 15°，腕指活动差，精细动作差，右侧肢体感觉异常，心悸气短，纳少，睡眠正常，二便调。舌暗红，苔薄黄，脉细涩。神经系统检查：右侧肢体肌力 3 级，右巴氏征（+）。辅助检查头 MRI 示：左侧基底节梗死灶。

（一）诊断依据

1. 患者老年男性，既往高血压病史。

2. 右侧肢体活动不利 2 个月。

3. 右侧肢体肌力 3 级，右巴氏征（+）。

4. 头 MRI 示：左侧基底节梗死灶。

（二）鉴别诊断

患者发病过程中无神昏及二便失禁，属中风中经络，故可与中脏腑相鉴别；患者无四肢抽搐，角弓反张，双目上视，口吐涎沫等症，故可与痫证相鉴别。

（三）辨证要点

气虚血瘀证：久病耗损，气虚推动无力，瘀血内停，瘀阻络脉，窍闭神匿，神不导气，发为中风。

（四）诊断

中医诊断：中风，中经络；证型：气虚血瘀证

西医诊断：脑梗死

（五）针灸治疗

1. 毫针

（1）治法：醒脑开窍，疏通经络，滋补肝肾，益气活血。

（2）取穴：人中、内关(双)、三阴交(右)、极泉(右)、委中(右)、尺泽(右)、风池(双)、百会、四神聪、肩髃(右)、肩髎(右)、曲池(右)、外关(右)、合谷(右)、八邪(右)、气海、梁丘(右)、血海(右)、丰隆(右)、足三里(右)、阳陵泉(右)、阴陵泉(右)、太冲(右)、咽后壁点刺、翳风(双)。

（3）操作：人中向鼻中隔方向斜刺 0.5 寸，施用雀啄泻法，以眼球湿润为度；内关直刺 1~1.5 寸，施用提插泻法 1 分钟；三阴交斜刺 1 寸，施用提插补法 1 分钟；极泉在原穴下 1 寸处，直刺 1~1.5 寸，提插泻法，以患侧上肢抽动 3 次为度；尺泽屈肘成 120° 直刺 0.5~1 寸，提插泻法，以患侧前臂及食指抽动 3 次为度；委中仰卧位直腿抬高取穴，直刺 0.5~1.5 寸，提插泻法，以患侧下肢 3 次抽动为度，风池直刺 1.5 寸，百会、四神聪向后平刺 1 寸，均用小幅度高频率捻转补法 1 分钟；足三里直刺 1 寸，施用捻转补法 1 分钟；气海直刺 1.5 寸，施用提插补法 1 分钟；血海直刺 1 寸，提插泻法 1 分钟；合谷直刺 1~1.5 寸，刺向三间处，提插泻法以患侧食指伸直为度；八邪斜刺 0.5~0.8 寸，提插泻法以患侧手指抽动为度；咽后壁长针点刺，以微出血为度。其余穴位直刺 1 寸，平补平泻法，留针 30 分钟。

（4）方义：内关，为八脉交会穴之一，通于阴维，属厥阴心包经络穴，有养心安神、疏通气血之功。人中，为督脉、手足阴阳之合穴，督脉起于胞中，上行入脑达巅，故泻水沟可调督脉，开窍启闭。三阴交，系足太阴脾、足厥阴肝、足少阴肾经之交会，补肾滋阴生髓。百会位于巅顶部，是足三阳经、肝经、督脉等多经的交会部位，与四神聪合用具调和阴阳、平肝息风、填精益髓、醒神开窍之功。风池可补益脑髓，疏风通络。极泉、尺泽、委中共奏开窍醒神、疏经通络之效。血海穴为足太阴脾经腧穴，可活血化瘀，气海可益气助阳，双穴合用，共筑活血益气之功。其余腧穴如肩髃、肩髎、手三里、八邪、足三里发挥腧穴局部治疗作用，提高患肢肌力，改善运动功能。

2. 耳穴压丸法：选心、肝、肺、肾、三焦区。

眩　晕

【培训目标】

掌握眩晕的病因病机、临床特点、诊断与鉴别诊断以及针灸治疗。

问题导入

王某，男，68 岁。因"眩晕耳鸣 2 天，加重 1 天"就诊。

问题 1：根据上述描述，还需要了解哪些相关病史资料？进行哪些体检？需做哪些辅助检查？

问题 2：该病人的初步诊断是什么？如何进行鉴别诊断？

问题 3：该病人如何进行针灸治疗？

一、概　　述

眩晕是自觉头晕眼花、视物旋转动摇的一种症状。病位主要在脑髓清窍。轻者发作短暂，平卧闭目片刻即安；重者如乘坐舟车，旋转起伏不定，以至难于站立，恶心呕吐；或时轻时重，兼见他证而迁延不愈，反复发作。

眩晕是最常见的临床综合征，按其病因可分为周围性眩晕（如梅尼埃病、迷路炎、前庭神经炎等）、中枢性眩晕（如椎-基底动脉供血不足、颅内肿瘤、颅内感染等）和其他原因引起的眩晕。本节重点讨论其他原因引起的眩晕中血压性眩晕和颈性眩晕。

二、病因病机

眩晕多与忧郁恼怒、恣食厚味、劳伤过度等有关。情志不舒，气郁化火，风阳升动，或急躁恼怒，肝阳暴亢，而致清窍被扰；恣食肥甘厚味，滞脾而痰湿中阻，清阳不升，浊阴上蒙清窍；素体薄弱，或病后体虚，气血不足，清窍失养；过度劳伤，肾精亏耗，脑髓不充，均可致眩晕。

三、诊断要点

考虑眩晕是临床最常见综合征之一，故临证时首先应遵循以下原则：

1. 详细询问患者的现病史，包括发作前情况及发作情况，仔细分析眩晕的病位、病性、程度、发作时间及持续时间，诱发、缓解及加重因素及伴发症状等。

2. 了解患者职业、生活习惯、烟酒嗜好，有无耳部疾病及手术史、药物应用史、脑外伤，有无晕车、晕船等情况。

3. 详细体格检查，重点检查头部、耳部、颈部和神经系统。必要时进行听力、眼震以及耳咽管、半规管和耳石功能等方面的检查。

4. 选择合适的辅助检查进行鉴别，测血压，查血红蛋白，红细胞计数及心电图，电测听，脑干诱发电位，眼震电图及颈椎 X 线摄片，经颅多普勒等有助明确诊断。有条件做 CT、磁共振检查。

5. 应注意除外肿瘤、严重血液病等。

附：眩晕乃系病人自身的一种主观感觉，对其程度的评估往往比较难，也很难定量评定。为此，只好根据眩晕对人们日常生活的影响程度予以评定。

眩晕的分级：0 级，无眩晕发作或发作已停止；Ⅰ级，眩晕发作中和过后的日常生活均不受影响；Ⅱ级，发作中的日常生活被迫停止，过后很快完全恢复；Ⅲ级，过后大部分日常生活能自理；Ⅳ级，过后大部分日常生活不能自理；Ⅴ级，过后全部日常生活不能自理，且需别人帮助。

周围性眩晕

常见的周围神经疾病引起的眩晕有以下几种：

1. 良性阵发性位置性眩晕（Benigh Positional Proxysmal Vertigo，BPPV）　这种眩晕症十分常见，好发于老年人，常有特殊的诱发体位，若停止不动，眩晕症停止，但是若位置再度改变，则眩晕症又会发作，发作时间小于 1 分钟。不予任何治疗，6 个月症状也会自行缓解。这种疾病的成因，是内耳掌管平衡的耳石退化脱落，形成游离状的小颗粒，当姿势改变时，就会影响内淋巴的流动，造成眩晕症。

2. 梅尼埃病（Meniere's disease） 由解剖学的证据已知梅尼埃病的主要病变在于不明原因的内淋巴局部水肿，听神经及半规管细胞被破坏。病人会感到耳鸣、耳朵胀痛、听力丧失、眼球震颤。发作呈现阵发性，每次持续数分钟至数小时，而后逐渐缓解。而后的数个月内不定时的发作，每发作一次，听力就丧失一些，最后可能完全耳聋。

3. 急性迷路炎（Acute labyrinthitis） 急性迷路炎常与病毒感染有关，这样的情形通常是先有上呼吸道感染的症状，之后缓慢出现晕眩，大约过 3 天后出现最严重的晕眩，之后大约 3~6 周的时间会慢慢复原。

4. 听神经瘤（Acoustic neuroma） 是第八对脑神经的良性肿瘤，会压迫到神经造成神经学症状。前庭部位的神经网路相当复杂而重要，因此，压迫听神经，就会造成听力丧失，压迫前庭，就会造成眩晕症，压迫小脑，就会有平衡感失调的症状，如果侵犯小脑与脑桥交界 ［cerebellopontile（C-P）angle］，许多脑干的症状就会出现。一般来说，肿瘤性疾病所造成的症状会随着时间越来越严重，开刀的困难度也越高。因此，早期发现，早期治疗，所造成的后遗症越小。通常病人等到有症状的时候，肿瘤已经很大了。

中枢性疾病

常见的中枢神经疾病引起的眩晕有以下几种：

1. 多发性硬化症（Multiple sclerosis，MS）这是一种中枢神经系统渐进性脱髓鞘疾病，若影响到前庭神经，就会造成眩晕症，此外，也会影响许多脑干部位神经的病变及相关症状，视神经的病变相当常见。起初疾病发作后会缓解，但是往后每发作一次，病人的状况就越差，缓解也不会回到原来的状况，病程呈现阶梯式下降的曲线。

2. 椎底动脉循环障碍（Vertebrobasilar insufficiency，VBI） 这种类型的眩晕症是因为脑部血管循环障碍所造成，所以发作的时候，偶尔会伴随着类似中风的相关症状，例如语言障碍、视觉障碍、感觉神经麻痹、肢体无力或麻痹等。若症状在 24 小时内缓解，称为短暂性脑缺血发作（Transient Ischemic Attacks，TIA）。若症状轻微，数分钟缓解，则诊断为后循环缺血。

3. 中枢神经药物（Central acting agents） 许多中枢神经抑制的药物过量服用就会导致眩晕症。适当的药物浓度监测是必要的。

颈 性 眩 晕

颈性眩晕是由颈椎病所引起，大部分是有椎-基底动脉缺血，神经受激惹，交感神经兴奋和抑制失衡所造成。随着颈椎病的治愈，这些症状也随之消失。颈性眩晕诊断标准：

1. 多于 40 岁以上发病。

2. 眩晕发病常与颈部体位改变有关。颈部做后仰，旋转动作时，可诱发眩晕或恶心感。

3. 可伴有神经根性症状。

4. 突然发病，常于起床或转头突然出现眩晕，往往伴有眼球水平震颤。

5. 颈椎检查，颈部活动受限，患病椎体棘突偏歪，椎旁有压痛，颈 2 棘突偏歪多见，因椎动脉进入横突孔后，垂直上升，从第 2 颈椎到进入枕骨大孔之前椎动脉在此段发生多个弯曲，椎动脉血流受阻碍也多发生于此。

6. 脑血流图，枕乳导联，椎-基底动脉供血不足，扭颈试验阳性。

7. 颈椎 X 线平片，正侧片，左右斜位及张口位片示，颈椎生理曲线变直，反张，成角或中断，骨质增生，寰椎后结节上翘，齿状突距两侧块距离不等宽。

四、鉴 别 诊 断

依据患者是单次或反复眩晕发作、单侧或双侧的前庭损害、症状与头位变化的关系等可鉴别周围性疾病和中枢性疾病引起的眩晕。此外，还须与脑血管性眩晕（椎-基底动脉供血不足）、心血管性眩晕、神经官能性眩晕等疾病相鉴别。常见眩晕的鉴别见表9-1。

表9-1　周围性眩晕与中枢性眩晕的鉴别表

鉴别点	周围性眩晕	中枢性眩晕
眩晕类型	突发性旋转性	旋转或非旋转性
眩晕程度	较剧烈	程度不定
伴发耳部症状	伴耳胀满感、耳鸣、耳聋	多无耳部症状
伴发前庭神经症状	常前庭反应协调	常前庭反应分离
体位及头位影响	头位或体位变动时眩晕加重	与变动体位或头位无关
发作持续时间	持续数小时到数天，可自然缓解或恢复	持续时间长，数天到数月
意识状态	无意识障碍	可有意识丧失
中枢神经系统症状	无	常有
自发性眼震	水平旋转或旋转性与眩晕方向一致	粗大，垂直或斜行，方向多变
冷热试验	可出现前庭共振现象	可出现前庭减振或反应分离

五、辨 证 要 点

（一）辨脏腑

眩晕病位虽在清窍，但与肝、脾、肾三脏功能失常关系密切。肝阴不足，肝郁化火，均可导致肝阳上亢，其眩晕兼见头胀痛，面潮红等症状。脾虚气血生化乏源，眩晕兼有纳呆，乏力，面色㿠白等症状；脾失健运，痰湿中阻，眩晕兼见纳呆，呕恶，头重，耳鸣等症状；肾精不足之眩晕，多兼腰酸腿软，耳鸣如蝉等症状。

（二）辨虚实

眩晕以虚证居多，夹痰夹火亦兼有之；一般新病多实，久病多虚，体壮者多实，体弱者多虚，呕恶、面赤、头胀痛者多实，体倦乏力、耳鸣如蝉者多虚；发作期多实，缓解期多虚。病久常虚中夹实，虚实夹杂。

（三）辨体质

面白而肥多为气虚多痰，面黑而瘦多为血虚有火。

（四）辨标本

眩晕以肝肾阴虚、气血不足为本，风、火、痰、瘀为标。其中阴虚多见咽干口燥，五心烦热，潮热盗汗，舌红少苔，脉弦细数；气血不足则见神疲倦怠，面色不华，爪甲不荣，纳差食少，舌淡嫩，脉细弱。标实又有风性主动，火性上炎，痰性黏滞，瘀性留着之不同，要注意辨别。

<h1 style="text-align:center">六、治　疗</h1>

（一）毫针

实证

1. 治疗原则　平肝化痰，定眩。以足少阳、督脉和手、足厥阴经穴为主。

2. 主方　风池、百会、内关、太冲

3. 刺灸方法　毫针泻法。风池向对侧眼球刺，约1寸深；百会沿皮向后刺，令针感向四周扩散，直至整个巅顶发胀；内关直刺1寸，针感向下放射至中指；太冲斜刺，针感传至足背。

4. 配穴　肝阳上亢者，加行间、侠溪、太溪；痰湿中阻者，加头维、丰隆、中脘、阴陵泉；高血压病者加曲池、足三里；耳源性眩晕者加合谷、太阳、曲池；颈性眩晕者加风府、天柱、颈夹脊。

5. 方义　肝经为风木所寄，与胆经相表里，取胆经风池和肝经太冲，清泄肝胆，平抑肝阳。内关宽胸理气，和中化痰止呕。百会用泻法，可清利脑窍而定眩。

虚证

1. 治疗原则　益气养血，定眩。以足少阳、督脉和背俞穴为主。

2. 主方　风池、百会、肝俞、肾俞、足三里

3. 刺灸方法　风池、百会用平补平泻法，肝俞、肾俞向棘突斜刺1～1.5寸，施以捻转补法，足三里直刺1.5～2寸，用补法，令针感放射。

4. 配穴　气血两虚者，加气海、脾俞、胃俞；肾精亏虚者，加太溪、悬钟、三阴交；贫血者加膏肓、膈俞；神经衰弱者加神门、内关、三阴交。

（二）其他治疗

1. 头针法　选顶中线，沿头皮刺入，快速捻转，每日1次，每次留针30分钟。

2. 耳针法　选肾上腺、皮质下、额。肝阳上亢者，加肝、胆；痰湿中阻者，加脾；气血两虚者，加脾、胃；肾精亏虚者，加肾、脑。毫针刺或用王不留行籽贴压。

<h1 style="text-align:center">七、按　语</h1>

1. 针灸治疗眩晕具有较好的临床疗效，但应查明原因，明确诊断，注意原发病的治疗。

2. 眩晕发作时，嘱患者闭目或平卧，保持安静，如伴呕吐应防呕吐物误入气管。

3. 痰湿较重者，应少食肥腻之品。

<h2 style="text-align:center">病案举例</h2>

王某，男，68岁，退休，有饮酒，吸烟史30年。患者近1周来家务繁忙，少寐多梦，2天前晨起突感眩晕耳鸣，头胀且痛，口苦咽干，自测血压150/100mmHg，服心痛定一粒，休息后无好转。第二天感头晕加重，左下肢乏力，不能站立，恶心欲呕，来我院就诊。当时血压160/100mmHg，整个发病过程神清，无四肢抽搐、两便失禁。查体：T：37.0℃，P：88次/分，R：20次/分，BP：160/100mmHg。神志清，面红耳赤，两肺呼吸音清，HR：78次/分，律齐，腹软，无压痛，反跳痛。双下肢无浮肿。舌红，苔黄，脉弦。未见其他阳性体征。患者近两年来时有眩晕，多于情绪激动或劳累后发作，休息可缓

解。辅助检查：血胆固醇 7mmol/L。心电图示：左室高电压。

（一）诊断依据

1. 患者老年男性，眩晕耳鸣 2 天，伴头胀且痛，口苦咽干，第二天感头晕加重，左下肢乏力，不能站立，恶心欲呕。患者近两年来时来时有眩晕，多于情绪激动或劳累后发作，休息可缓解。

2. BP：160/100mmHg.

3. 血胆固醇 7mmol/L。心电图示：左室高电压。

4. 有高血压病史。

（二）鉴别诊断

应与颈椎病、梅尼埃病、迷路炎等相鉴别。

（三）辨证要点

1. 辨脏腑　患者眩晕耳鸣，伴有头胀痛，兼有口苦咽干、面红耳赤、舌红、苔黄、脉弦，属肝阳上亢型，辨脏腑在肝。

2. 辨标本虚实　患者老年男性，有眩晕发作史 2 年，近来少寐多梦，属本虚。此次眩晕发作期，证见头胀痛、口苦咽干、面红耳赤、舌红、苔黄、脉弦，属标实。

（四）诊断

中医：眩晕（肝阳上亢）。西医：①短暂性脑缺血发作，椎-基底动脉供血不足；②原发性高血压病 2 级，中危。

（五）针灸治疗

1. 毫针

（1）治则：平肝潜阳，滋养肝肾。

（2）取穴：风池、百会、内关、太冲、行间、太溪、曲池、足三里。

（3）操作：1.5 寸毫针针刺，风池向对侧眼球刺，泻法；百会沿皮向后刺，泻法；太冲斜刺，泻法；余穴平补平泻。

（4）方义：肝经与胆经相表里，取胆经风池和肝经太冲，清泄肝胆，平抑肝阳。内关宽胸理气，和中化痰止呕。百会用泻法，可清利脑窍而定眩。太冲、曲池协同平肝潜阳，太溪滋补肝肾，足三里扶正祛邪。

2. 耳穴压丸：采用耳穴王不留行籽压丸，选肝、肾、神门、皮质下。

头　痛

【培训目标】

掌握头痛的病因病机、临床特点、诊断与鉴别诊断以及针灸治疗。

问题导入

刘某，女，42 岁。因"头痛间作 2 年余"就诊。

问题 1：根据上述描述，还需要了解哪些相关病史资料？进行哪些体检？需做哪些辅助检查？

问题2：该病人的初步诊断是什么？如何进行鉴别诊断？

问题3：该病人如何进行针灸治疗？

一、概　　述

头痛是患者自觉头部疼痛的一类病证。包括头的前、后、偏侧部或整个头部不同性质的疼痛。

头痛是常见病变，病因复杂。按照国际头痛协会（International Headache Society, IHS）的分类方法，主要分成原发性头痛（如偏头痛、紧张型头痛、丛集性头痛）和继发性头痛（如缘于血管病变、缘于颅内占位性病变、颅脑外伤或颅外病变神经痛等多种疾病）。本节重点讨论原发性头痛的偏头痛和紧张型头痛。

二、病因病机

按照针灸学的理论，头为诸阳之会，清明之府；督脉，手、足三阳经和足厥阴肝经均循行于头面。因此，各种外感和内伤因素导致头部经络功能失常、气血失调致脉络不通或脑窍失养等，均可导致头痛。

三、诊断要点

由于头痛是临床最常见的病症之一，故临证之时首先应遵循以下原则对头痛进行诊断：

1. 详细询问患者头痛的现病史，仔细分析头痛的部位、性质、程度、发作时间及持续时间，诱发、缓解及加重因素、先兆症状及伴发症状等。

2. 了解既往史、家族史、药物应用史和工作情况、生活状态以及睡眠、心理等情况。

3. 详细体格检查，重点检查头面部、颈部和神经系统。对神经系统局灶症状和体征应予以高度重视，如视乳头水肿等。

4. 选择合适的辅助检查进行鉴别，如颅脑 CT 或 MRI、腰椎穿刺、经颅多普勒超声、脑电图、血液检查等。

偏 头 痛

偏头痛分为六个亚型：无先兆偏头痛、有先兆偏头痛、常为偏头痛前驱的儿童周期性综合征、视网膜性偏头痛、偏头痛并发症、可能的偏头痛。其中最常见的为无先兆偏头痛和有先兆偏头痛。

（一）无先兆偏头痛的诊断标准

1. 符合下述 2 ~ 4 项，发作至少 5 次以上。

2. 如果不治疗，每次发作持续 4 ~ 72 小时。

3. 具有以下特征，至少 2 项。

（1）单侧性；

（2）搏动性；

（3）中或重度疼痛；

（4）日常活动（如走路或爬楼梯）会加重头痛或头痛时避免此类活动。

4. 头痛过程中至少伴随下列一项

（1）恶心和（或）呕吐；

（2）畏光和畏声。

5. 不能归因于其他疾病。

（二）典型先兆性偏头痛的诊断标准

1. 至少有符合标准 2～4 的 2 次发作。

2. 先兆至少有下列的一种表现、没有运动无力症状。

（1）完全可逆的视觉症状，包括阳性症状（如闪烁的光、点、线）及（或）阴性症状（视觉丧失）；

（2）完全可逆的感觉症状，包括阳性症状（如针刺感）及（或）阴性症状（麻木感）；

（3）完全可逆的语言功能障碍。

3. 至少满足下列的两项

（1）同向视觉症状及（或）单侧感觉症状；

（2）至少一个先兆症状逐渐发展的过程 ≥5 分钟，和（或）不同先兆症状接连发生，过程 ≥5 分钟；

（3）每个症状持续 5～60 分钟。

4. 在先兆症状同时或在先兆发生后 60 分钟内出现头痛，头痛符合无先兆偏头痛诊断标准的 2～4 项。

5. 不能归因于其他疾病。

紧张型头痛

紧张型头痛有四个亚型：偶发性紧张型头痛、频发性紧张性头痛、慢性紧张型头痛、可能的紧张型头痛。

（一）发作性紧张型头痛诊断标准

1. 至少有符合标准 2～4 的 10 次发作。具体分型根据此类头痛的发作频率划分。偶发性紧张型头痛：平均每月头痛发作不到 1 天（每年头痛 <12 天）；频发性紧张型头痛：至少 3 个月每月头痛发作 1～14 天（每年头痛 ≥12 天，<180 天）。

2. 每次头痛持续 30 分钟～7 天。

3. 至少有下列中的 2 项头痛特征

（1）双侧性；

（2）压迫/紧缩（非搏动）性；

（3）轻中度；

（4）不会因走路、爬楼等日常体力活动而加重。

4. 符合下列 2 项

（1）无恶心和呕吐（可有厌食症状）；

（2）无畏光和畏声，或仅有其中之一。

5. 不能归因于其他疾病。

（二）慢性紧张型头痛诊断标准

1. 头痛符合标准 2～4，且至少 3 个月平均每月头痛超过 15 天（每年头痛 ≥180 天）。

2. 头痛持续数小时或持续不断。

3. 至少有下列中的 2 项头痛特征

（1）双侧性；

（2）压迫/紧缩（非搏动）性；

（3）轻中度；

（4）不会因走路爬楼等日常体力活动而加重。

4. 符合下列 2 项

（1）无畏光、畏声及轻度恶心症状，或仅有其中之一；

（2）无中重度恶心、无呕吐。

5. 不能归因于其他疾病。

四、鉴 别 诊 断

应与继发性头痛和原发性头痛中的偏头痛、紧张性头痛等相鉴别。常见原发性头痛的鉴别见表 9-2。

表 9-2　常见原发性头痛的鉴别表

鉴别诊断	偏头痛	紧张型头痛	丛集性头痛
家族史	多有	可有	多无
性别	女性远多于男性	女性多于男性	男性远多于女性
周期性	部分女性与月经有关		有丛集发作期，期间发作，频率为隔天 1 次到每日 8 次
持续时间	头痛持续 4~72 小时	时间不定	头痛持续 15~180 分钟
头痛部位	多单侧	多双侧	固定单侧眶部、眶上、颞部
头痛性质	搏动性	压迫、紧缩、钝痛	锐痛、钻痛、难以言表
头痛程度	中重度	轻中度	重度或极重度
活动加重头痛	多有	多无	多无，常躁动不安
伴随症状	多有恶心、呕吐、畏光、畏声	多无，可伴食欲不振、对光线、声音可觉轻度不适	同侧结膜充血和（或）流泪、鼻塞和（或）流涕、眼睑水肿、额面部出汗、瞳孔缩小及（或）眼睑下垂

五、辨 证 要 点

（一）辨经络

后头痛属太阳头痛，侧头痛属少阳头痛，前额痛为阳明头痛，巅顶痛属厥阴头痛。首如裹，头部沉坠箍胀而痛通常属太阴头痛。

（二）辨外感、内伤

1. 外感头痛　有外感史，症见痛连项背、恶寒、脉浮紧属风寒头痛，头痛而胀、甚头痛欲裂、发热或恶风、面红目赤、脉浮数属风热头痛；头痛如裹、肢体困倦、苔白腻、脉濡属风湿头痛。

2. 内伤头痛　症见头痛目眩、心烦易怒、舌红苔黄、脉弦数属肝阳上亢头痛；头痛伴眩晕耳鸣、神疲乏力、腰膝酸软属肾虚头痛；头痛头昏、面色苍白无华、心悸、舌淡、脉细属血虚头痛；头痛昏蒙、胸脘痞闷、呕吐痰涎、苔白腻、脉滑属痰浊头痛；头痛迁延日久，或头有外伤史、痛有定处如锥刺、舌质暗、脉细涩属瘀血头痛。

六、治　疗

（一）基本治疗

1. 治法　通经活络止痛。

2. 主穴　风池、头维、率谷、太阳、阿是穴、合谷、太冲。

3. 刺灸方法　1.5 寸毫针针刺，风池朝向鼻尖直刺捻转补法，头维、率谷、太阳、阿是穴、合谷、太冲平刺捻转泻法。阿是穴或太阳穴可三棱针点刺放血，头部穴位可加电针。

4. 配穴

（1）依据经络辨证配穴：太阳头痛加天柱、后顶；少阳头痛加完骨、丝竹空、外关；阳明头痛加阳白、攒竹、内庭；厥阴头痛加百会、通天、行间；太阴头痛加丰隆。

（2）依据病因辨证、脏腑辨证配穴：外感风寒头痛加列缺、风门；外感风热头痛加大椎、外关；肝阳上亢头痛加百会、悬颅；痰浊头痛加中脘、阴陵泉、丰隆；瘀血头痛加血海、三阴交；血虚头痛加脾俞、足三里；肾虚头痛加完骨、天柱、肾俞、悬钟、太溪。视疼痛程度及情志因素可加内关、人中。

（二）其他疗法

1. 头针法　前额痛：选对侧感觉区下 2/5；后头痛：选对侧感觉区上 1/5 配运动区、足运感区。

2. 耳针法　选枕、额、脑、神门。用毫针刺，或埋针，或压丸法。顽固性头痛可在耳背静脉点刺放血。

3. 皮肤针法　外感头痛时，可用皮肤针叩刺太阳、印堂及头痛处，使少量出血。

4. 穴位注射法　适用于顽固性头痛。可选风池穴，用 1% 的盐酸普鲁卡因或维生素 B_{12} 注射液，每穴 0.5~1ml，每日或隔日一次。

七、按　语

1. 针灸治疗头痛有较好疗效。但头痛原因复杂，对于多次治疗无效，或头痛持续加重者，应查明原因，考虑颅脑病变的可能。

2. 目前认为偏头痛是不可治愈的疾病，但针灸治疗可明显减轻症状，降低发作频率。

3. 头痛患者在治疗期间，应禁烟酒，适当加强体育锻炼，避免过劳和精神刺激，生活规律，注意休息。积极开展患者教育，可配合认知行为治疗和放松训练。

病案举例

刘某，女，42 岁，公务员。因"头痛间作 2 年余"就诊。2 年前无明显诱因开始出现头痛，疼痛呈全头压迫性胀痛为主，疼痛程度为轻度，可忍受，未曾服用止痛药物，未曾因头痛而向工作单位请假。每月头痛时间 20 天左右，每次持续 5~6 个小时，遇紧张劳累则发作频繁且持续时间延长。平素常觉头部沉重感，肢体困重，情绪可，月经尚规律，食欲不振，二便调，睡眠欠安。既往无高血压、冠心病等其他病史。否认头部外伤史。家族史无特殊。舌淡红，苔白腻，脉滑。专科检查：神经系统查体未见异常。辅助检查：头颅

MRI 及经颅多普勒超声检查提示未见异常，血常规及生化检查未提示明显异常。

（一）诊断依据

1. 患者青年女性，否认其他病史及头部外伤史。

2. 头痛间作 2 年余，疼痛呈全头压迫性胀痛为主，疼痛程度为轻度，每月头痛时间 20 天左右，每次持续 5~6 个小时。

3. 神经系统查体未见异常。

4. 头颅 MRI 及经颅多普勒超声检查提示未见异常，血常规及生化检查未提示明显异常。

（二）鉴别诊断

应与继发性头痛和原发性头痛中的偏头痛、紧张性头痛等相鉴别。

（三）辨证要点

1. 辨经络　患者头痛为全头压迫性胀痛为主，平素常感头部沉重，属太阴头痛。

2. 辨外感、内伤　患者无明显诱因而头痛，无外感史，属内伤头痛。平素常感头部沉重，肢体困重，食欲不振，舌淡红，苔白腻，脉滑，属内伤头痛中的痰浊头痛。

（四）诊断

中医：头痛（痰浊头痛）；西医：紧张型头痛。

（五）针灸治疗

1. 毫针

（1）治法：化痰通络，清利头窍。

（2）取穴：风池、头维、率谷、太阳、百会、合谷、太冲、中脘、阴陵泉、丰隆。

（3）操作：1.5 寸毫针针刺，风池朝向鼻尖斜 0.8~1.2 寸，捻转补法，余穴捻转泻法。

（4）方义：风池、头维、率谷疏通头部经络，清利头目。百会醒脑开窍。合谷、太冲调畅气机。中脘、丰隆、阴陵泉健脾化痰。

2. 耳穴压丸法：采用耳穴王不留行籽压丸法，选枕、额、脑、脾、神门。

面　瘫

【培训目标】

掌握面瘫的病因病机、临床特点、诊断与鉴别诊断以及针灸治疗。

问题导入

张某，男，35 岁。因"右侧口眼㖞斜 4 天"就诊。

问题 1：根据上述描述，还需要了解哪些相关病史资料？进行哪些体检？需做哪些辅助检查？

问题 2：该病人的初步诊断是什么？应与哪些疾病相鉴别？

问题 3：该病人如何进行针灸治疗？

一、概　述

面瘫是以口角歪斜于一侧、目不能闭为主要表现的病症，相当于西医学的面神经麻痹，亦称面神经炎、贝尔麻痹。其临床特点是发病不受年龄限制，无明显季节性，发病急速，以一侧面部发病多见。

二、病因病机

中医学认为本病病位在经筋，正气不足，脉络空虚，卫外不固，风寒或风热之邪乘虚入中面部经络，气血痹阻，经筋功能失调，筋肉失于约束，则出现㖞僻。足太阳经筋为"目上冈"，足阳明经筋为"目下冈"，故眼睑不能闭合为足太阳和足阳明经筋功能失调所致；口颊部主要为手太阳和手、足阳明经筋所主，因此，口歪主要是该三条经筋功能失调所致。

三、诊断要点

1. 起病突然，春秋为多，常有受寒史或有一侧面颊、耳内、耳后完骨处的疼痛或发热。
2. 一侧面部板滞，麻木，流泪，额纹消失，鼻唇沟变浅，眼不能闭合，口角向健侧牵拉。
3. 一侧不能做闭眼，鼓腮，露齿等动作。
4. 肌电图可表现为异常。

四、鉴别诊断

本病应与中枢性面瘫鉴别。

五、辨证要点

（一）病因辨证
1. 风寒证　口眼歪斜，兼见面部有受寒史，舌淡苔薄白，脉浮紧。
2. 风热证　口眼歪斜，继发于感冒发热，或咽部感染史，舌红苔黄腻，脉浮数。

（二）经络辨证
根据《灵枢·经筋》的记载："足阳明之筋……其病……卒口僻，急者目不合，热则筋纵，目不开，颊筋有寒，则急引颊移口，有热则筋弛纵缓，不胜收故僻"及"足之阳明，手之太阳，筋急则口目为噼"，足太阳之筋为"目上冈"等记载，从经筋的分布特点和临床实际情况，本病主要归属足太阳、足阳明、手阳明筋病证，因此面瘫可进行经络辨证。眼部肌肉（上组表情肌）症状主要归属足太阳和足阳明经筋病证，面部（下组表情肌）症状可归属手、足阳明和手太阳经筋病证。

六、治　疗

（一）基本治疗
1. 治法　疏通经络。
2. 主穴　地仓、颊车、阳白、太阳、翳风、颧髎、下关、合谷（健侧）。

3. 刺灸方法　面部穴位取患侧，地仓、颊车、太阳、颧髎采用透穴法（地仓透颊车、太阳透颧髎），阳白四透，其余穴位合谷、翳风、下关采用常规针刺。

急性期匀速进出针，面部穴位浅刺，用平补平泻法，轻度刺激，针刺深度 0.1 ~ 0.3 寸，留针 20 分钟，留针过程中不行针；恢复期、后遗症期匀速进出针，提插捻转得气后平补平泻法，中度刺激，留针 30 分钟，出针后按压针孔以防出血。

辨证加减：肝阳暴亢证，加太冲、太溪，捻转泻法；风痰阻络证，加丰隆、合谷，提插泻法；痰热腑实证，加行间、丰隆，捻转泻法；气虚血瘀证，加气海、血海，气海施捻转补法，血海施提插泻法；阴虚风动证，加太溪、风池，提插补法。

4. 配穴　鼻唇沟变浅加迎香；抬眉困难加攒竹；人中沟歪斜加口禾髎；颏唇沟歪斜加承浆。风寒证加风池；风热证加曲池；后遗症期加足三里。

（二）其他疗法

1. 拔罐法　选取阳白、太阳、颧髎、地仓、颊车、翳风，用闪火法，留罐时间 3 ~ 5 分钟，每日或隔日一次。

2. 灸法　适用于风寒证，选取太阳、下关、翳风、承浆、阳白、鱼腰、承泣、四白、地仓、颊车、印堂、巨髎、夹承浆等面部穴位，采用温和灸、回旋灸、雀啄灸、温针灸或者热敏灸等方法。每次施灸约 20 分钟。

七、按　　语

1. 针灸治疗由特发性面神经麻痹所导致的周围性面瘫有很好的疗效，是目前治疗本病安全有效的首选方法。治疗期间应避免风寒，面部可配合热敷、理疗及按摩；因眼睑闭合不全，灰尘容易侵入，每日点眼药水 2 ~ 3 次，以预防感染。

2. 本病预后与面神经损伤程度、患者年龄等有密切关系，一般约 80% 的患者可在数周或 1 ~ 2 个月内恢复，1 周内味觉恢复提示预后良好，但 6 个月以上无恢复迹象者，预后将较差；不完全性面瘫 1 ~ 2 个月内可恢复或痊愈，而完全性面瘫一般需要 2 ~ 8 个月甚至 1 年时间的恢复，且常遗留后遗症；年轻患者预后良好，老年患者伴乳突疼痛或合并糖尿病、高血压、动脉硬化、心肌梗死等预后较差。肌电图可作为面神经损伤程度的辅助检查。

病案举例

张某，男，35 岁，工人。因"右侧口眼㖞斜 4 天"就诊。患者 4 天前外出游玩受寒后突发头痛、右侧耳后乳突部疼痛，遂卧床休息，醒后出现右侧口角㖞斜，流涎，右侧眼睑闭合不全。就诊于某医院，予泼尼松，维生素 B_1、维生素 B_{12} 口服，未见明显好转，遂就诊于我院。既往体健，无相关病史。纳可，味觉减弱，寐安，小便调，大便干燥，2 ~ 3 日一行。舌淡，苔薄白，脉浮紧。

查体及实验室检查：右侧额纹消失，不能皱眉，眼裂闭合不全，右侧鼻唇沟消失、口角下垂，示齿左偏，鼓腮吹气漏气，食物残渣留于右颊内。肌电图提示面神经中度损伤。

（一）诊断依据

1. 患者中年男性，既往体健，无相关病史。

2. 右侧口眼㖞斜 4 天。

3. 右侧额纹消失，不能皱眉，眼裂闭合不全，右侧鼻唇沟消失、口角下垂，示齿左偏，鼓腮吹气漏气，食物残渣留于右颊内。

4. 肌电图提示面神经中度损伤。

（二）鉴别诊断

应与中枢性面瘫鉴别。

（三）辨证要点

面部有受寒史，舌淡苔薄白，脉浮紧，为风寒证。额纹消失，眼裂闭合不全为足太阳、足阳明经筋病证，口角下垂，鼓腮漏气可归属手、足阳明和手太阳经筋病证。

（四）诊断

中医诊断：面瘫，证型：风寒证。

西医诊断：周围性面瘫。

（五）针灸治疗

1. 毫针

（1）治法：祛风散寒，疏通经络。

（2）取穴：地仓$_{(右)}$、迎香、四白、颧髎、下关、颊车、攒竹、鱼腰、翳风、风池、合谷$_{(左)}$，阳白。

（3）操作：浅刺地仓$_{(右)}$、迎香、四白、颧髎、下关、颊车、攒竹、鱼腰，针刺翳风、风池、合谷$_{(左)}$，阳白向鱼腰、攒竹、丝竹空三个方向透刺。症状缓解后加面颊局部毫针毛刺。

（4）方义：本病病位在颜面，多属阳明经循行所过，故宜取手足阳明之穴为主。急性期针刺手法宜轻，针刺数量宜少。翳风、风池祛风活络，合谷为手阳明之合穴，"面口合谷收"，又可与风池相伍疏散风邪。地仓、迎香等穴舒缓局部气血。诸穴合用，共奏疏风清热、通经活络之功。

2. 拔罐法　每次选 2 穴，如阳白、颊车、地仓等，施予刺络拔罐法。

面　　痛

【培训目标】

掌握面痛的病因病机、临床特点、诊断与鉴别诊断以及针灸治疗。

问 题 导 入

林某，女，42 岁。因"左侧面部疼痛 10 天"就诊。

问题 1：根据上述描述，还需要了解哪些相关病史资料？进行哪些体检？

问题 2：该病人的初步诊断是什么？如何进行鉴别诊断？

问题 3：该病人如何进行针灸治疗？

一、概　　述

面痛是以眼、面颊部出现的放射性、烧灼样抽掣样疼痛为主要表现的疾病，中医又称为"面风痛"、"面颊痛"，属西医学中三叉神经痛的范畴。其临床特点是疼痛呈突发性、短暂性、剧烈性，发作间歇期完全正常，且有疼痛的"扳机点"，触动某一部位后便可诱发疼痛。

二、病因病机

"头为诸阳之会"、"清阳之府"，面为阳明所主，五脏六腑气血精华皆上注于头面。外感邪气、情志不舒、外伤等致面部经络气血痹阻，清窍被扰，是面痛的主要病机。

三、诊断要点

1. 疼痛的特征　突发的（发作前无先兆，如闪电式）、短暂的（历时数秒钟，最多不超过 2 分钟）、剧烈的（如电击样、针刺样、刀划样、撕裂样、烧灼样）疼痛，发作间歇期完全正常。

2. 疼痛的部位　可以长期固定在三叉神经的某一支，尤以第二、三支的发生率最高。多为单侧，以面颊、上颌、下颌及舌部最明显，稍触动即可诱发，所以称为"触发点"或"扳机点"。严重者刷牙、洗脸、讲话、咀嚼、吞咽均可诱发。

3. 痛性抽搐　某些病人疼痛发作时反射性面肌抽搐，口角牵向患侧，并有面部发红、眼结膜和鼻黏膜充血、流涕、流泪和流涎。

4. 发作频度　早期的发作次数较少，可数日 1 次，大多数病情逐渐加重，疼痛发作频繁。甚至数分钟 1 次，病程可呈周期性发作。

四、鉴别诊断

本病应与牙痛、额窦或上颌窦炎、蝶腭神经痛、舌咽神经痛鉴别。

五、辨证要点

（一）病因辨证

1. 风寒证　面部有受寒史，遇寒则甚，得热则轻，鼻流清涕，舌淡苔薄白，脉浮紧。
2. 风热证　痛处有灼热感，流涎，目赤流泪，舌红苔黄腻，脉浮数。
3. 气血瘀滞证　有外伤史，或病变日久，舌暗或有瘀斑，脉细涩。

（二）经络辨证

1. 足太阳经证　眉棱骨部位呈电灼样或针刺样疼痛，为三叉神经第 1 支即眼支痛。
2. 手足阳明及手太阳经证　上颌、下颌部呈电击样疼痛，为三叉神经第 2、第 3 支痛。
3. 手三阳经证　面部呈持续性烧灼样或痉挛性痛，范围弥漫，并可波及头、肩、上肢部，为非典型面痛。

六、治　疗

（一）基本治疗

1. 治法　活血化瘀、通络止痛。
2. 主穴　下关、四白、风池、翳风。
3. 刺灸方法　风池针患侧，针尖向舌根方向进针 1.5 寸，翳风张口取穴，向面颊方向沿皮刺 1.5~2 寸，捻转泻法 1 分钟，令面颊胀麻感。攒竹横刺 1~1.5 寸，直透鱼腰，捻转泻法 1 分钟，针感至眉弓、上额。下关直刺，1~1.5 寸，捻转泻法 1 分钟，面部胀感。四白直刺 1~1.5 寸，直达眶下孔，捻转泻法，针感至面颊。

4. 配穴　第一支痛加攒竹、太阳；第二支痛加颧髎；第三支痛加颊车、迎香。

（二）其他疗法

1. 刺络拔罐法　每次选取痛点 1~2 个部位，用三棱针点刺 3~5 点，速用闪火罐法，令每个部位出血 3~5ml，留罐时间 5~10 分钟。

2. 皮内针法　面部寻找扳机点。将撤针刺入，外以胶布固定。2~3 日更换 1 次。

七、按　　语

1. 针灸治疗原发性三叉神经痛有一定止痛效果，但此病较为顽固，需要坚持较长时间的针灸治疗。

2. 针刺治疗三叉神经痛，宜先取远端穴位并采用重手法激发经气，配合局部穴位浅刺以疏通面部经络气血，以达到通络止痛之效，同时又避免触及扳机点诱发患者疼痛发作。

病 案 举 例

林某，女，42 岁，公司职员。因"左侧面部疼痛 10 天"就诊，患者 10 天前受风后出现面部紧箍感，随后面部疼痛不适，自行热敷后疼痛未见缓解，遂就诊于我院，既往体健，无相关病史。症见左侧面颊上下颌部电击样疼痛，伴有灼热感，每次持续 2~3 分钟，每日数次，常因触及口角部扳机点诱发。舌红，苔薄黄，脉弦。

查体及实验室检查：左侧面部剧烈电击样疼痛，突发突止，口角部存在扳机点。神经系统检查无阳性体征。

（一）诊断依据

1. 患者中年女性，既往体健，无相关病史。

2. 左侧面部疼痛 10 天。

3. 左侧面颊上下颌部电击样疼痛，伴有灼热感，每次持续 2~3 分钟，每日数次，常因触及口角部扳机点诱发。

4. 神经系统检查无阳性体征。

（二）鉴别诊断

与继发性三叉神经痛、牙痛、额窦或上颌窦炎、蝶腭神经痛、舌咽神经痛鉴别。

（三）辨证要点

面部有受风史，疼痛伴有灼热感，舌红，苔薄黄，为风热证。面颊上下颌部电击样疼痛，为手足阳明及手太阳经证。

（四）诊断

中医诊断：面痛，证型：风热证、手足阳明及手太阳经证。

西医诊断：三叉神经痛。

（五）针灸治疗

1. 毫针

（1）治法：疏通经络，祛风止痛。

（2）取穴：患侧四白、颧髎、迎香、下关、夹承浆、颊车、大迎；双侧风池、合谷、列缺、太冲。

（3）操作：患者取仰卧位，针刺上述穴位，采用捻转泻法，远端穴位行强刺激手法，局部穴位轻刺。

（4）方义：四白、颧髎、迎香、下关、夹承浆、颊车、大迎均为局部取穴，可疏通面部经络，通络活血；同时局部穴为阳明、少阳经穴"多血多气"，以疏调气血。风池为少阳、阳维之会，疏散风邪止痛。合谷、太冲平调阴阳，加强面部穴位通络止痛之效。"头项寻列缺"，列缺为八脉交会穴，别走手阳明，为治疗头面疾病之经验穴。

2. 刺络拔罐法　每次选取痛点 1～2 个部位，用三棱针点刺 3～5 点，速用闪火罐法，令每个部位出血 3～5ml，留罐 5～10 分钟。

痹 证

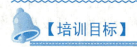【培训目标】

掌握痹证的病因病机、临床特点、诊断与鉴别诊断以及针灸治疗。

问 题 导 入

戴某，女，45 岁，干部。因"周身关节疼痛 5 年，近 1 个月加重"就诊。

问题 1：根据上述描述，还需要了解哪些相关病史资料？进行哪些体检？需做哪些辅助检查？

问题 2：该病人的初步诊断是什么？如何进行鉴别诊断？

问题 3：该病人如何进行针灸治疗？

一、概　　述

痹证是以肢体关节肌肉酸痛、麻木、重着、屈伸不利或关节灼热、肿大变形等为主要临床表现的病症。西医学的风湿热、风湿性关节炎、类风湿关节炎、强直性脊柱炎、痛风性关节炎、骨性关节炎等病可有此证。古代痹证的概念比较广泛，包括肢体痹和内脏痹，本节主要讨论类风湿关节炎和膝骨关节炎两种肢体的痹证。

二、病 因 病 机

本病与外感风、寒、湿、热等邪及人体正气不足有关。风、寒、湿、热之邪侵入机体，痹阻关节肌肉经络，导致气血痹阻不通，产生本病。其风胜则行痹，寒盛则痛痹，湿盛则着痹，热盛则热痹。

三、诊 断 要 点

1. 本病不分年龄、性别，但青壮年和体力劳动者、运动员以及体育爱好者易于罹患。同时，发病及病情的轻重与寒冷、潮湿、劳累以及天气变化、节气等有关。

2. 本病以关节肌肉疼痛，屈伸不利为主症。

3. 辅助检查实验室和 X 线等检查常有助于痹病诊断。

类风湿关节炎

类风湿关节炎诊断要点：依据美国风湿病学会 1987 年类风湿关节炎（RA）分类标准。符合下列 7 项中的 4 项可确诊。此标准适用于典型及中晚 RA 患者。

1. 关节晨僵持续至少 1 小时且病程持续大于 6 周。

2. 双近端指间关节、掌指关节及腕、肘、膝、距小腿和跖趾关节等 14 个关节区中至少有 3 个同时出现肿胀或积液（不是单纯的骨质增生），持续至少 6 周。

3. 腕、掌指关节及近端指间关节至少有 1 处肿胀，且持续 6 周。

4. 双侧相同关节区同时受累（近端指间关节或掌指关节可不完全对称），持续至少 6 周。

5. 伸侧、关节周围或骨突出部分有皮下结节的类风湿结节。

6. 类风湿因子阳性。

7. 手及腕部前后 X 线有骨质侵蚀或骨质疏松。

对早期及不典型的患者，仅出现 1 或 2 个关节不对称肿胀疼痛特别是腕、掌指关节和近端指间关节尤其是腕背部肿胀，应进一步检查类风湿因子、风湿全项以提高早期诊断。

膝骨关节炎

膝骨关节炎诊断要点：依据美国风湿病学会诊断标准，临床标准如下。

（一）临床诊断标准

1. 近 1 个月大多数时间有膝痛。

2. 有骨摩擦音。

3. 晨僵最多 30 分钟。

4. 年龄至少 38 岁。

5. 有骨性膨大。

符合 1、2、3、4 条或 1、2、5 条或 1、4、5 条可临床诊断。

（二）临床加放射学标准

1. 近 1 个月大多数时间有膝痛。

2. 有骨摩擦音。

3. 晨僵最多 30 分钟。

4. 年龄至少 40 岁。

5. X 线示骨赘形成。

6. 关节液检查符合骨性关节炎。

符合 1、5 条或 1、2、3、6 条或 1、2、3、4 条者可诊断。

四、鉴别诊断

类风湿关节炎、膝骨关节炎和痛风性关节炎可相鉴别诊断，除此外还应与系统性红斑狼疮、银屑病关节炎等相鉴别。常见关节炎的鉴别见表 9-3。

五、辨证要点

行痹：关节、肌肉疼痛，屈伸不利，疼痛呈游走性，多见于上肢关节，初起可见恶风、发热等表证，舌淡，苔薄白，脉浮或浮滑。

表9-3　类风湿关节炎、膝骨关节炎和痛风性关节炎鉴别诊断

鉴别诊断	类风湿关节炎	膝骨关节炎	痛风性关节炎
家族史	多有	多无	多有
性别	男女均可，女性多发	男女均可	男性多见
发作特点	隐匿性起病，部分急性起病	起病隐匿，进展缓慢	常午夜发作，1天内达到高峰
持续时间	4周以上	时间不定	一般1周
疼痛部位	以腕、掌指关节及近端指间关节及足关节多见，其次肘、肩、距小腿、膝关节等，关节对称且关节3个或以上	膝关节	多为第一跖趾关节，其次为距小腿、膝、腕、指、肘等，单侧
疼痛程度	中度	轻中度	中重度
功能活动	早期功能活动正常，晚期关节变形障碍	早期功能活动正常，晚期关节变形障碍	发作时功能障碍
伴随病症	皮肤、心血管、肺脏病变	其他骨关节骨质增生	高血压、高血糖、高脂血症
血液检查	RF阳性，ESR增快、CRP和血清IgG、IgM、IgA升高	发作时ESR、CRP可增高	血尿酸高
X线检查	手及腕部前后X线有骨质侵蚀或骨质疏松	骨赘形成	非特征性软组织肿胀，慢性或反复发作者软骨缘破坏，见到典型的骨质破坏，关节面不规则；典型者可见到尿酸盐沉积征象
诱发因素			饱餐饮酒、过度疲劳、紧张、关节局部损伤、手术、受冷受潮

痛痹：关节、肌肉疼痛，遇寒则剧，得热痛减，关节拘紧，屈伸不利，疼痛固定而怕冷，舌质淡，苔薄白，脉弦紧。

着痹：关节、肌肉疼痛酸楚，重着麻木，肿胀明显，关节活动受限，阴雨天加重或发作，多见于下肢关节，舌质淡，苔白腻，脉濡缓。

热痹：关节、肌肉疼痛呈游走性，局部灼热红肿，痛不可触，得冷则舒，关节活动不利，可见皮下结节或红斑，伴有发热，恶风，口渴烦闷，舌质红，苔黄或黄腻，脉滑数或浮数。

痰瘀痹阻：痹证日久，关节、肌肉疼痛如刺，固定不移，或关节紫暗、肿胀，肌肤顽麻或重着，或关节僵硬，有硬结、瘀斑，面色暗黑，眼睑水肿，或胸闷多痰，舌质紫暗或有瘀斑、瘀点，苔白腻，脉弦涩或弦滑。

肝肾两虚：日久不愈，关节、肌肉疼痛，屈伸不利，或变形，形体消瘦，腰膝酸软，或畏寒肢冷，阳痿遗精，或骨蒸劳热，心烦口渴，舌质淡红，苔薄白或少津，脉沉细弱或细数。

六、治　　疗

（一）基本治疗

1. 治法　通经活络，通痹止痛。取局部穴位为主，配合循经及辨证选穴。

2. 主穴　肩部：阿是穴　肩髃　肩髎　肩贞　臑俞

　　　　　肘部：阿是穴　曲池　天井　尺泽　少海

　　　　　腕部：阿是穴　阳池　外关　阳溪　腕骨

　　　　　脊背：阿是穴　大杼　身柱　腰阳关　夹脊

　　　　　髀部：阿是穴　环跳　居髎　秩边　髀关

　　　　　膝部：阿是穴　血海　梁丘　膝眼　阳陵泉

　　　　　踝部：阿是穴　申脉　照海　昆仑　丘墟

3. 刺灸方法　各穴常规针刺。可加用电针、灸法。行痹、痛痹、着痹针用泻法；热痹只针不灸，泻法。

4. 配穴　行痹配膈俞、血海；痛痹配肾俞、关元；着痹配阴陵泉、足三里；热痹配大椎、合谷；痰瘀痹阻者配公孙；肝肾两虚者配肝俞、肾俞。另可根据痹痛部位循经远端取穴。

（二）其他疗法

1. 三棱针法　选大椎、心俞、膈俞、尺泽、委中、阿是穴等穴，用三棱针刺络放血或刺络拔罐，主要用于急性发作期或实证、热证者。

2. 火针法　可选用膈俞、胆俞、肾俞、脾俞、三焦俞、膀胱俞、风门、肺俞、大椎、身柱、至阳、脊中、腰阳关、阿是穴等火针点刺，热证不用。

3. 穴位注射法　每次取主穴中的 2～3 穴。选用当归注射液或威灵仙注射液，每穴注入药液 0.5～1ml。

七、按　　语

1. 针灸治疗对缓解关节炎性疼痛症状有良好的疗效。给予及时和合理的治疗方案，一般预后良好。

2. 类风湿关节炎除积极治疗外，应注意关节功能活动锻炼，防止肌肉萎缩和关节强直；加强营养，饮食富含蛋白质及维生素；多晒太阳，避免潮湿；适当应用中药外洗、推拿、功能锻炼等。膝骨关节炎为保护膝关节，应避免关节过度负重、受凉、过劳、久站、久坐，适当休息；主动加强股四头肌锻炼，改善其肌力；适当减轻体重，以减轻膝关节负担。

病 案 举 例

戴某，女，45 岁，干部。周身关节疼痛 5 年，近 1 个月加重。患者于 5 年前发现右膝关节疼痛，屈伸受限，未予治疗。1976 年 8 月以后因迁居潮湿之所，病情发展，四肢各关节均疼痛、活动受限，曾到市属某医院查血沉，抗"O"均正常，类风湿因子（+），诊断为类风湿。自 2 年前服用地塞米松达 5 个月后改服中药，至去年 10 月病情进一步加重，关节疼痛难忍，活动困难，手指小关节变形而来我院住院治疗。查体：患者体胖，满月脸，四肢关节肿胀，肘膝以下为甚，轻度变形，肢体浮肿，双上臂不能抬举，手指屈伸困难，两手不能握固，腕关节也不能屈伸。舌淡，苔白腻，脉沉。辅助检查：血沉 136mm/h，尿蛋白（±）类风湿因子（+）。

（一）诊断依据

1. 周身关节疼痛 5 年，近 1 个月加重。

2. 查体：四肢关节肿胀，肘膝以下为甚，轻度变形，肢体浮肿，双上臂不能抬举，手指屈伸困难，两手不能握固，腕关节也不能屈伸。舌淡，苔白腻，脉沉。

3. 辅助检查：血沉 136mm/h，尿蛋白（±）类风湿因子（+）。

（二）鉴别诊断

应与膝骨关节炎和痛风性关节炎等相鉴别诊断。

（三）辨证要点

患者素体正虚，营卫失调，加之居处潮湿，寒湿之邪侵渍经络，痹阻血脉，留注肢节则见证如上。湿邪浸淫，寒邪沉凝，迁延日久，伤及筋骨，加之失于濡养故关节疼痛变形。

（四）诊断

中医：痹证（肝肾两虚）；西医：类风湿关节炎。

（五）针灸治疗

毫针

（1）治法：滋补肝肾，祛寒通络。

（2）取穴：阿是穴，外关，合谷，阳池，鹤顶，阳陵泉，阴陵泉，内外膝眼（加灸），曲池，肩髃，尺泽，肝俞、肾俞、膈俞，大杼，三阴交。

（3）操作：肩髃抬臂直刺向极泉方向进针 1.5 寸深。内外膝眼屈膝取穴，针向膝关节腔内刺入 1.2 寸，加灸。诸穴均施捻转补法，令局部酸胀为度。

（4）方义：外关、合谷、阳池、阳池、曲池、鹤顶、内外膝眼（加灸）疏通上下肢经络，祛寒止痛；阳陵泉、阴陵泉连关节，除湿痹；肝俞、肾俞、三阴交、膈俞滋补肝肾，活血化瘀。

腰 痛

【培训目标】

掌握腰痛的病因病机、临床特点、诊断与鉴别诊断以及针灸治疗。

问题导入

钟某，男，56 岁，企业家。因"突发腰痛 2 天"就诊。

问题 1：根据上述描述，还需要了解哪些相关病史资料？进行哪些体检？需做哪些辅助检查？

问题2：该病人的初步诊断是什么？如何进行鉴别诊断？

问题3：该病人如何进行针灸治疗？

一、概　　述

腰痛是指由外感、外伤或内伤等致病因素，导致腰部经络气血运行不畅，或腰府失养，出现腰部一侧、两侧或腰脊正中部位疼痛的病证。

腰痛为临床常见病症，涉及疾病范围极广，包括先天性、退变性、外伤性、炎症性和肿瘤性疾患等均可致腰痛。本节主要讨论急性腰扭伤、腰椎间盘突出症、慢性腰肌劳损等。

二、病因病机

腰为肾之府，肾与膀胱相表里，督脉行于脊中，膀胱经夹脊络肾，故腰痛与肾经、膀胱经、督脉关系密切。

外感风寒湿邪，如汗出当风、地处湿冷、冒雨受寒等均可发为腰痛；风寒湿邪蕴久化热可转为湿热；用力不当、跌扑闪挫等可以导致腰部经络受损，气血运行不畅，发生腰痛；老年人肾精渐惫，或久病肾气亏虚，或劳欲过度，致精血不足，无以濡养腰府筋骨，也可出现腰痛。

三、诊断要点

1. 详细询问患者腰痛的现病史，仔细分析腰痛部位、性质、程度、发作时间及持续时间，诱发、缓解及加重因素，放射痛性质，以及伴发症状等。

2. 了解既往史、家族史、治疗史和工作性质、生活习惯等情况。

3. 详细体格检查，重点检查腰部肌肉骨骼及神经系统。如腰部活动范围、脊柱曲度、脊柱关节排列、压痛、叩痛及放射痛部位、直腿抬高试验、股神经牵拉试验、下肢感觉测试、肌力和深部腱反射等。

4. 选择合适的辅助检查进行鉴别，如腰部 X 线平片、CT 或 MRI 等。

急性腰扭伤

1. 突然发病，有明确外伤、弯腰负重或腰部用力不当史。

2. 多见于青壮年，好发于下腰段。

3. 显著腰痛，活动时加剧，休息后不能消除。查体患侧保护性腰肌痉挛，局部可触及条索状硬块，压痛和牵涉痛，腰部活动受限，脊柱侧凸。

4. 影像学检查。主要与腰椎骨折鉴别，X 线片排除骨折、肿瘤、结核等，关节扭伤时可见小关节位置改变。

腰椎间盘突出症

1. 腰骶部疼痛或腰腿痛（腰痛与坐骨神经痛并存），咳嗽、喷嚏时症状加重，休息后有缓解。多数病人有臀部、下肢外侧疼痛或麻木。

2. 有脊柱侧弯、腰部活动受限、压痛、叩痛及骶棘肌痉挛等。直腿抬高试验及加强试验、股神经牵拉试验阳性。

3. 神经系统表现　病程长者按神经根分布区域表现为肌肉萎缩，肌力下降，感觉障碍，膝、跟腱反射减弱或消失等。

4. 影像学检查　腰椎 X 线平片可见腰椎间隙变窄、椎体边缘增生等退行性改变。CT 检查可见椎间盘突出部位、大小、形态和神经根、硬脊膜囊受压移位情况，及椎板、黄韧带肥厚、小关节增生肥大、椎管及侧隐窝狭窄等情况。MRI 检查可见椎间盘突出的形态及其与硬膜囊、神经根等周围组织的关系等。

慢性腰肌劳损

1. 病程长。多发生于长期弯腰，腰部肌肉经常处于紧张状态，积累损伤；或因急性扭伤治疗不彻底，反复发作；或风寒湿邪侵袭，腰骶肌肉、筋膜和韧带紧张痉挛而变性。

2. 腰部酸胀疼痛，时轻时重，常因劳累、受凉或阴雨天加重，休息减轻。

3. 腰部活动正常，压痛点广泛，以棘突两侧、腰椎横突及髂后上棘为最多见，无放射痛。

4. X 线检查可见脊柱生理弧度的改变，或见第 5 腰椎骶化或第 1 骶椎腰化。老年患者可有椎体骨质增生。

慢性腰肌劳损急性发作时，可伴有剧痛和腰部活动障碍。

四、鉴 别 诊 断

应与强直性脊柱炎、增生性脊柱炎等相鉴别。常见腰痛疾病的鉴别见表 9-4。

表 9-4　5 种常见腰痛疾病鉴别诊断

鉴别诊断	急性腰扭伤	腰椎间盘突出症	慢性腰肌劳损	强直性脊柱炎	增生性脊柱炎
发作特点	急性或亚急性	慢性	慢性	慢性	慢性
疼痛部位	腰部一侧或两侧，牵涉痛	下腰部并向下肢放射	腰部一侧或两侧	腰骶部	腰部
疼痛程度	中重度	中重度	轻中度	中重度	轻中度
功能活动	受影响	受影响	功能活动正常	早期活动正常晚期功能障碍	均匀性腰部活动受限
体位关系	强迫体位	站立加剧、平卧减轻	久卧久坐起身困难	翻身困难、晨僵，活动后好转	晨起痛、劳累加重
X 线检查	生理曲度改变，脊柱侧凸	腰椎侧弯、椎间隙变窄	无异常	脊椎小关节模糊甚至竹节	椎节不稳、椎间隙窄、骨质增生等
CT/MRI	脊柱改变不明显	可显示椎间盘突出部位	无异常	骶髂关节模糊改变	CT 阳性发现率较高

除以上 5 种腰痛疾病鉴别诊断外，还应与腰椎结核、腰椎管狭窄、纤维肌痛综合征、骨质疏松症等相鉴别。

五、辨 证 要 点

1. 辨虚实

（1）实证：寒湿腰痛：腰部冷痛重着，转侧不利，遇气候变化或阴雨天加剧，舌苔白腻，脉沉而迟缓；湿热腰痛：局部有热感，暑湿阴雨天症状加重，身体困重，口渴，小便短赤，舌红，苔黄腻，脉濡数；气滞瘀血：腰痛如刺，痛处固定、拒按，俯仰转侧、行走加重，痛处日轻夜重，舌紫暗或有瘀斑，脉弦或涩。

（2）虚证：腰痛反复发作，或酸痛，遇劳加重，休息则减，时伴头晕、耳鸣、足跟疼痛、遗精阳痿或月经不调、白带淋漓。肾阳虚者兼有面色㿠白，手足不温，舌淡而胖，脉沉细；肾阴虚者兼有心烦失眠，口燥咽干，手足心热，舌红，脉弦细数。

2. 辨缓急 急性腰痛痛有定处，痛而拒按，可自觉伤时有响声，随即出现剧痛，甚至卧床不起，活动艰难；慢性腰痛多反复发作，多在气候变化或劳累后加重，休息后减轻，病程迁延，也可由急性腰痛失治转变而成。

六、治 疗

（一）基本治疗

1. 治法 疏经通络止痛。

2. 主穴 以足太阳膀胱经经穴和阿是穴为主。肾俞、大肠俞、腰阳关、委中、昆仑、阿是穴。

3. 刺灸方法 肾俞、腰阳关毫针平补平泻法；委中、昆仑、阿是穴毫针泻法。急性腰扭伤、腰椎间盘突出症可三棱针刺络拔罐。

4. 配穴

（1）辨病配穴：急性腰扭伤，可配合强刺人中或腰痛点，委中刺络拔罐；慢性腰肌劳损，局部穴位施以温针；腰椎间盘突出症，加夹脊、环跳、秩边、阳陵泉，接电针治疗仪留针20分钟。

（2）辨证配穴：寒湿腰痛者，加三焦俞、关元，配合艾灸和火罐；湿热者，加阴陵泉、三阴交；气滞血瘀者，局部刺络拔罐；肾虚者去昆仑，阴虚加太溪、行间，阳虚加关元、命门。

（二）其他治疗

1. 耳针法 取腰骶椎、肾、神门。毫针刺并嘱患者活动腰部；或用揿针埋藏；或用王不留行籽贴压。

2. 穴位注射法 取脾俞、膀胱俞、大肠俞、肾俞等穴，药物用当归、丹参注射液等，辨证选1~2对穴，每穴注射0.5~1ml。

3. 皮肤针法 寒湿腰痛，腰痛部位梅花针轻度叩刺后拔罐。

七、按 语

1. 针灸治疗腰痛疗效显著，急性腰扭伤可以痊愈，腰肌劳损、椎间盘突出引起的腰痛可去除或明显缓解症状。

2. 治疗期间应注意休息，保持良好姿势，坐硬板凳卧硬床；腰椎间盘突出症急性发作时必须绝对卧床休息。

病 案 举 例

钟某，男，56岁，企业家。因"突发腰痛2天"就诊。患者2天前弯腰负重时突然闪腰，疼痛剧烈，休息一晚后晨起翻身困难，并出现腿痛，疼痛沿右臀部放射至大腿后侧，小腿外侧，站立时加重，不能行走。家族史无特殊。苔白腻，脉沉涩。专科检查：腰部外观无红肿，腰椎曲度平直；脊柱运动屈曲、伸展、侧弯、旋转均受限，腰4～5椎棘突下及椎旁压痛，直腿抬高试验左阴性右阳性。辅助检查：腰椎正、侧位X线平片示：腰椎侧弯，凸面向右，生理弯曲变直，第4～5椎体间隙变窄，3～5椎体前上缘均有唇状增生。进一步腰椎MRI平扫提示：腰4～5椎间盘突出。

（一）诊断依据

1. 患者中年男性，有腰扭伤史。

2. 剧烈腰痛2天，伴右下肢放射痛，站立、行走困难。

3. 腰椎曲度平直，脊柱运动受限，腰4～5椎旁有明显压痛点，直腿抬高试验阳性。

4. 腰椎MRI平扫提示：腰4～5椎间盘突出。

（二）鉴别诊断

应与急性腰扭伤、慢性腰肌劳损急性发作鉴别。

（三）辨证要点

1. 辨虚实 腰痛由外伤而起，疼痛剧烈，痛处固定、拒按，行走、转侧受限，脉沉涩，当属腰痛实证瘀血腰痛，为用力不当，损及腰部经络，气血瘀阻，经气不畅。

2. 辨缓急 病来急骤，当属急症。

（四）诊断

中医：腰痛（瘀血腰痛）；西医：腰椎间盘突出症。

（五）针灸治疗

1. 毫针

（1）治法：行气活血，通络止痛。

（2）取穴：肾俞、腰阳关、环跳、阳陵泉、委中、昆仑、阿是穴（腰4～5夹脊）。

（3）操作：1.5寸毫针针刺，双侧肾俞平补平泻，其余均右侧取穴，毫针刺用泻法；右侧环跳穴3寸长针刺用泻法，令针感向下肢放散；委中刺络拔罐。

（4）方义：腰痛点穴是治疗扭伤致腰痛的有效奇穴，肾俞、大肠俞、阿是穴疏调腰部经气，配合委中刺络拔罐活血祛瘀。

2. 耳穴压丸法 采用耳穴王不留行籽压丸法，选腰骶椎、肾、神门、皮质下。

3. 症状缓解后适当增加腰肌力量锻炼。

痿 证

【培训目标】

掌握痿证的病因病机、临床特点、诊断与鉴别诊断以及针灸治疗。

问题导入

袁某，男，17岁。因"双眼睑下垂伴四肢无力半年"就诊。

问题1：根据上述描述，还需要了解哪些相关病史资料？进行哪些体检？需做哪些辅助检查？

问题2：该病人的初步诊断是什么？如何进行鉴别诊断？

问题 3：该病人如何进行针灸治疗？

一、概　　述

痿证是以肢体筋脉弛缓、软弱无力，日久因不能随意运动而致肌肉萎缩的一种病症。临床以下肢痿弱较为多见，故称"痿躄"。西医学的吉兰-巴雷综合征、重症肌无力、运动神经元病、周围神经损伤、急性感染性多发性神经根炎、脑瘫、外伤性截瘫等，均属于"痿证"范畴。本节主要讨论吉兰-巴雷综合征的一种亚型——急性炎性脱髓鞘性多发神经根神经病和重症肌无力。

二、病因病机

中医学认为，本病与外邪侵袭（湿热毒邪）、饮食不节、久病体虚等因素有关。外感湿热毒邪，或高热不退，或病后余热燔灼，伤津耗气，使肺热叶焦，不能输布津液；坐卧湿地或冒雨、涉水，湿邪浸淫，郁而化热，湿热阻闭经络；饮食不节，脾胃虚弱，气血津液生化不足；或久病体虚，或劳伤过度，精血亏虚均可使经络阻滞，筋脉功能失调，筋肉失于气血津液的濡养而成痿证。

三、诊断要点

1. 以肢体软弱无力、筋脉弛缓，甚至瘫痪或肌肉萎缩为主症。
2. 缓慢起病，或急性发作者。
3. 具有感受外邪与内伤积损的病因，或有反复发作史者。
4. 西医学神经系统检查肌力降低，肌萎缩，或肌电图、肌活检与酶学检查，符合神经、肌肉系统相关疾病诊断者。

急性炎性脱髓鞘性多发神经根神经病

急性炎性脱髓鞘性多发神经根神经病是一类免疫介导的急性炎性周围神经病。任何年龄、任何季节均可发病。常见有腹泻和上呼吸道感染。急性起病，病情多在 2 周左右达到高峰。弛缓性肢体肌肉无力是其核心症状。

诊断标准：

1. 常有前驱感染史，呈急性起病，进行性加重，多在 2 周左右达高峰。
2. 对称性肢体和延髓支配肌肉、面部肌肉无力，重症者可有呼吸肌无力，四肢腱反射减低或消失。
3. 可伴有轻度感觉异常和自主神经功能障碍。
4. 脑脊液出现蛋白-细胞分离现象。
5. 电生理检查提示远端运动神经传导潜伏期延长、传导速度减慢、F 波异常、传导阻滞、异常波形离散等。
6. 病程有自限性。

重症肌无力

重症肌无力（MG）是一组神经肌肉接头传递障碍的自身免疫性疾病。眼外肌无力所致非对称性上睑下垂和（或）双眼复视是 MG 最常见的首发症状，可见于 80% 以上的 MG 患者，可出现交替性上睑下垂、双侧上睑下垂、眼球活动障碍等，但瞳孔大小正常。面肌受累可致鼓腮漏气、眼睑闭合不全、鼻唇沟变浅、苦笑或呈面具样面容。咀嚼肌受累可致咀嚼困难。咽喉肌受累可出现构音障碍、吞咽困难、鼻音、饮水呛咳及声音嘶哑等。颈部肌肉受累以屈肌为著。

诊断标准：

1. 临床表现　某些特定的横纹肌群肌力表现出波动性和易疲劳性，通常以眼外肌受累最常见，肌无力症状晨轻暮重，持续活动后加重，经休息后缓解。

2. 药理学特征　肌内注射胆碱酯酶抑制药甲基硫酸新斯的明后，以改善最显著时的单项绝对分数计算相对评分，各单项相对评分中有 1 项阳性者，即为新斯的明试验阳性。

3. 血清学特征　可检测到 AChRAb 或抗 - MuSK 抗体。

4. 电生理特征　低频 RNS（重复神经电刺激）检查发现波幅递减 10% 以上；SFEMG（单纤维肌电图）测定的"颤抖"增宽，伴有或不伴有阻滞。

5. 影像学特征　胸部 X 线摄片或胸腺 CY 检查，常可见胸腺增生或伴发胸腺肿瘤。

根据临床表现、药理学和（或）神经电生理学以及血清学特征，可确诊。

四、鉴 别 诊 断

应与脊髓炎、周期性麻痹、多发性肌炎、脊髓灰质炎、急性横纹肌溶解症、重症肌无力、吉兰-巴雷综合征等相鉴别。

五、辨 证 要 点

（一）辨虚实

凡起病急，发展快，病程短，起于热病、外伤、久卧湿地、感冒雨露者，病多实；凡起病缓，发展慢，病史较长，或因七情内伤，或房事过度，或久病耗损者，病多属虚，或虚实夹杂。凡症见发热、咳嗽、咽痛、肢体肿胀、麻木、疼痛、舌有瘀斑瘀点、苔黄或白腻，脉滑数或涩者，多属虚；凡症见面色不华，疲乏无力，腰膝酸软，筋脉弛纵不收，脉虚乏力，多属虚。临证时亦有虚实夹杂，虚中夹实，实中夹虚，需仔细分辨。

（二）辨证候

1. 肺热津伤　热病后突然出现肢体软弱无力，皮肤干燥，心烦口渴，呛咳咽燥，便干，尿短黄。舌质红，舌苔黄，脉细数。

2. 湿热浸淫　肢体逐渐痿软无力，下肢尤重，四肢肿胀，麻木不仁。或发热，小便赤涩疼痛。舌质红，舌苔黄腻，脉濡数。

3. 脾胃虚弱　起病缓慢，渐见下肢痿软无力，时好时差，甚则肌肉萎缩。神倦，气短自汗，食少便溏，面色少华。舌淡，舌苔白，脉细缓。

4. 瘀阻脉络　四肢痿软，麻木不仁，肌肤甲错，时有拘挛，或有外伤史。舌紫暗，舌苔薄白，脉细涩。

5. 肝肾亏虚　病久肢体痿软不用，肌肉萎缩，形瘦骨立，腰膝酸软，头晕耳鸣，或二便失禁。舌质红绛少苔，脉细数。

六、治　　疗

（一）基本治疗

1. 治法　实证宜清热利湿；虚证宜益气健脾、滋补肝肾，并应重视"治痿独取阳明"的原则。

2. 主穴

实证：以手阳明经穴和华佗夹脊穴为主。曲池、合谷、阴陵泉、足三里、华佗夹脊穴。

虚证：以任脉、足少阴肾经经穴和华佗夹脊穴为主。中脘、关元、气海、太溪、足三里、华佗夹脊穴。

3. 刺灸方法　毫针虚补实泻，可加电针，虚证可加灸。

4. 配穴　上肢不利者，加肩髃、外关；下肢不利者加环跳、髀关、伏兔、解溪；肺热伤津者，加尺泽、肺俞、二间；湿热袭络者，加阴陵泉、内庭、脾俞；脾胃虚弱者，加太白、脾俞、胃俞；瘀阻络脉加地机、血海；肝肾亏虚者，加肝俞、肾俞、悬钟、太溪；上肢肌肉萎缩配手阳明经排刺；下肢肌肉萎缩配足阳明经排刺；眼睑下垂加阳白、攒竹。

（二）其他疗法

1. 头针法　选取顶中线、顶颞前斜线、顶旁 1 线，用 28～30 号长 1.5 寸毫针刺入头皮下，快速捻转 2～3 分钟，每次留针 5～10 分钟，留针期间可配合活动患者。

2. 皮肤针法　沿膀胱经、手足阳明经循经和华佗夹脊穴与萎缩肌肉局部叩刺。

3. 穴位注射法　以维生素 B_1 或维生素 B_{12}，或当归注射液，选取主穴 2～4 个，进行穴位注射治疗。

七、按　　语

1. 针灸治疗重症肌无力在改善症状、延缓病程、改善患者生活质量、减少西药用量及其不良反应、增强体质等方面有较好的治疗作用。

2. 卧床患者应保持四肢功能体位，以免造成足下垂或内翻，必要时可用护理架及夹板托扶。还应采取适当活动体位等措施，避免发生褥疮。在治疗的同时，最好配合主动和被动的肢体功能锻炼，以助及早康复。

病案举例

袁某，男，17 岁，学生。双眼睑下垂伴四肢无力半年。双目睁眼困难半年余，晨轻午后重，某医院神经科诊为重症肌无力（眼肌型），予新斯的明 200mg，每日 1 次，初用有效。近 1 个月来，疗效不显著，并自觉体力下降，四肢无力明显。

查体：形体消瘦，发育较差，懒言，语言低微，双眼睑下垂，眼裂变小，眼球活动灵活，四肢肌肉萎缩，肌力减弱，肌张力低下，生理反射均减少，病理反射未引出，舌质淡，苔薄白，脉细弱。

（一）诊断依据

1. 双眼睑下垂伴四肢无力半年，晨轻午后重。

2. 双眼睑下垂，眼裂变小，四肢肌肉萎缩，肌力减弱，肌张力低下，生理反射均减少。

3. 形体消瘦，发育较差，懒言，语言低微舌质淡，苔薄白，脉细弱。

（二）鉴别诊断

应与吉兰-巴雷综合征、多发性肌炎、眼咽型肌营养不良、眶内占位病变、脑干病变等引起的眼睑下垂相鉴别。

（三）辨证要点

中焦受气取汁化赤而为血，肝主宗筋，筋赖血养，脾胃虚弱，失去约束之力故上胞下垂。脾主四肢，脾运不健，气血生化乏源，不能为胃行其津液，故四肢肌肉消瘦，无力。中气不足致神疲乏力，少气懒言，语声低微，舌淡苔白，脉细弱。

（四）诊断

中医：痿证（脾胃虚弱）；西医：重症肌无力。

（五）针灸治疗

毫针

（1）治法：健运脾胃，补益中气。

（2）取穴：脾俞、胃俞、足三里、气海、鱼腰、睛明、四白、阳白、攒竹、曲池、委中、三阴交。

（3）操作：足三里直刺进针 1.5 寸，施捻转补法，针后加艾灸；脾俞、胃俞均向横突进针 1.5 寸，施捻转补法；睛明穴嘱患者闭目，将眼球推向外侧，然后沿眼眶上缘缓慢进针 1～1.5 寸，施小幅度捻转手法，令局部及眼球发胀为度，行针 15 分钟将针取下。余穴常规操作。

（4）方义：脾俞、胃俞、足三里、气海补脾健胃，益气生血。鱼腰、睛明、四白、阳白、攒竹疏通眼周经络气血，调畅气机。曲池、委中、三阴交健运四肢。

哮 喘

 【培训目标】

掌握哮喘的病因病机、临床特点、诊断与鉴别诊断以及针灸治疗。

问题导入

蒋某，女，61 岁。因"喘不得卧 5 日余"就诊。

问题 1：根据上述描述，还需要了解哪些相关病史资料？进行哪些体检？需做哪些辅助检查？

问题 2：该病人的初步诊断是什么？如何进行鉴别诊断？

问题 3：该病人如何进行针灸治疗？

一、概　　述

哮喘是一种以发作性喉中哮鸣、呼吸困难甚则喘息不得平卧为特点的过敏性病症，常见于西医学的支气管哮喘、喘息性支气管炎和阻塞性肺气肿等疾病。"哮"为喉中痰鸣有声，"喘"为气短不足以息。哮以声响言，喘以气息言，临床所见哮必兼喘，喘未必兼哮，常两者同时发生，其病因病机也大致相同，故常合称。本节重点讨论支气管哮喘。

二、病因病机

本病之基本病因为痰饮内伏。小儿每因反复感受时邪而引起；成年者多由久病咳嗽而形成。亦有脾失健运，聚湿生痰，或偏食咸味、肥腻或进食虾蟹鱼腥，以及情志、劳倦等，均可引起肺经蕴伏之痰饮。痰饮阻塞气道，肺气升降失常，而发为痰鸣哮喘。本病之基本病因为痰饮内伏。发作期可气阻痰壅，阻塞气道，表现为邪实证；如反复发作，必致肺气耗损，久则累及脾肾，故在缓解期多现虚象。

三、诊　断　要　点

支气管哮喘

临床表现：多数患者在发作前可出现鼻咽发痒、咳嗽、喷嚏、胸闷等先兆症状。典型发作时突然胸闷、呼吸困难，喉中哮鸣，呼气延长，不得平卧，烦躁、汗出，甚则发绀，发作可持续数分钟、数小时或更长时间。发作将停时，常咳出较多稀薄痰液，随之气促减轻，哮喘缓减。发作时胸部多较饱满。叩诊呈过度反响，听诊两肺布满哮鸣音。

诊断标准：

1. 反复发作喘息、气急、胸闷或咳嗽，多与接触变应原、冷空气、物理性刺激、化学性刺激、病毒性上呼吸道感染、运动等有关。

2. 发作时在双肺可闻及散在或弥漫性、以呼吸相为主的哮鸣音，呼气相延长。

3. 上述症状可经治疗缓解或自行缓解。

4. 除外其他疾病所引起的喘息、气急、胸闷和咳嗽。

5. 临床表现不典型者（如无明显喘息或体征）应有下列 3 项中至少 1 项阳性：

（1）支气管激发试验阳性；

（2）支气管舒张试验阳性，FEV_1 增加≥12%，且 FEV_1 增加绝对值≥200ml；

（3）昼夜 PEF 变异率≥20%。

符合 1~4 条或 4、5 条者，可以诊断为支气管哮喘。

四、鉴　别　诊　断

本病应与左心衰竭引起的喘息样呼吸困难、慢性阻塞性肺疾病、上气道阻塞、变态反应性肺浸润等引起的呼吸困难相鉴别。

五、辨　证　要　点

（一）辨发作期与缓解期

1. 发作期　发作时常起病突然，可见鼻痒、喷嚏、咳嗽、胸闷等先兆。喉中有明显哮鸣声，呼吸困难，不能平卧，甚至面色苍白，唇甲发绀，约数分钟或数小时后缓解，缓解期如常人，或稍感疲劳、食欲缺乏。但病程日久，反复发作，导致正气亏虚，可常有轻度哮鸣，甚至在大发作时持续难平，出现喘脱。

2. 缓解期　气短声低，喉中时有轻度哮鸣，痰多质稀，色白，平素自汗，怕风，常易感冒，每因气候变化而诱发。发作前喷嚏频作，鼻塞流清涕。舌苔薄白，脉濡为肺脾亏虚；短气息促，动则为甚，吸气不利，咳痰质黏起沫，脑转耳鸣，腰酸腿软，心慌，不耐劳累，或五心烦热，颧红，口干，舌质红少苔，脉细数，或畏寒肢冷，面色苍白，舌苔淡白，质胖，脉沉细为肺肾两虚。

（二）辨虚实

本病属邪实正虚，发时以邪实为主，未发时以正虚为本。但久病正虚者，发时每多虚实错杂，故又当按病程新久及全身症状以辨别其主次。虚证应审其阴阳之偏虚实，区别脏腑之所属。

六、治　疗

（一）基本治疗

1. 实证

（1）治法：祛邪肃肺，化痰平喘。以手太阴经穴及相应腧穴为主。

（2）主穴：列缺、尺泽、膻中、肺俞、定喘。

（3）刺灸方法：毫针泻法。风寒者可合用灸法，定喘穴刺络拔罐。

（4）配穴：风寒者，加风门；风热者，加大椎、曲池；痰热者，加丰隆；喘甚者，加天突。

2. 虚证

（1）治法：补益肺肾，止哮平喘。以相应背俞穴及手太阴、足太阴经经穴为主。

（2）主穴：肺俞、膏肓、肾俞、定喘、太渊、太溪、足三里。

（3）刺灸方法：定喘用刺络拔罐，余穴用毫针补法。可酌用灸法或拔火罐。

（4）配穴：肺气虚者，加气海；肾气虚者，加阴谷、关元。

（二）其他疗法

1. 皮肤针法　取两侧胸锁乳突肌、第 7 颈椎至第 2 腰椎旁开 1.5 寸处足太阳膀胱经、鱼际至尺泽穴手太阴肺经。每个部位循序叩刺，以皮肤潮红或微渗血为度。适用于发作期。

2. 穴位敷贴法　取肺俞、膏肓、膻中、脾俞、肾俞。用白芥子、甘遂、细辛、肉桂等药制成膏药，在"三伏"期间贴敷。适用于缓解期。

3. 耳针法　取对屏间，肾上腺、气管、肺、皮质下、交感。每次选 3 穴，毫针强刺激，留针 30 分钟。发作期每日 1~2 次；缓解期用弱刺激，每周 2 次。

4. 穴位注射法　发作期选天突、定喘，每穴注入 0.1% 肾上腺素 0.2ml，每日 1 次；缓解期选第 1~7 胸椎夹脊、肺俞、膏肓、脾俞、肾俞，每次选用 2~3 穴，用胎盘组织液、黄芪注射液按 1:2 比例混合，每穴注入 0.5ml，每周 2~3 次。

七、按　语

1. 哮喘不能根治，但通过治疗和有效管理，可以实现哮喘控制。针灸治疗哮喘在急性发作期以控制症状为主；在缓解期以扶助正气、提高抗病能力、控制或延缓急性发作为主。针灸治疗可显著改善哮喘患者的临床症状，一定程度提高肺功能，具有一定的远期疗效。

2. 锻炼身体，增强体质，提高抗病能力；戒烟酒；确定并减少危险因素接触；通过哮喘控制测试（ACT）、哮喘控制问卷（ACQ）、哮喘治疗评估问卷（ARAQ）等进行评估和监测；缓解期可以灸风门、肺俞、膏肓、脾俞、肾俞、关元、气海、足三里等穴位作为防治手段。

病 案 举 例

蒋某，女，61 岁，干部。喘不得卧 5 日余。患者哮喘 10 余年，常突然发病，每次发作数天至数十天不等，经常服红霉素、复方氨茶碱片等药，甚至吸氧方得缓解。本月 17 日哮喘发作，动则哮剧，自服氨茶碱、海珠喘息片等无效，至 19 日喘剧憋气，脸色发青、呼吸困难、昼夜难眠，而于今晨来我院就诊。

查体：神清合作，痛苦面容，呼吸困难，面色晦暗，强迫体位，口唇发绀，心音被掩盖，两肺布满哮鸣音，舌质暗红，苔黄而剥，脉弦细而数。

（一）诊断依据

1. 喘不得卧 5 日余，既往有哮喘病史。

2. 查体见呼吸困难，面色晦暗，强迫体位，口唇发绀，心音被掩盖，两肺布满哮鸣音。

3. 舌质暗红，苔黄而剥，脉弦细而数。

（二）鉴别诊断

本病应与左心衰竭引起的喘息样呼吸困难、慢性阻塞性肺疾病、上气道阻塞、变态反应性肺浸润等引起的呼吸困难相鉴别。

（三）辨证要点

患者起居不慎，邪入于肺，郁而生热，肺气为之所闭，肃降失常，故喘息费力。肺主一身之气，朝百脉，故肺气不宣，血脉不行，气不帅血故见青紫舌暗等血瘀之象。

（四）诊断

中医：哮喘（发作期）；西医：支气管哮喘。

（五）针灸治疗

毫针

（1）治法：清肺、泻热、平喘。

（2）取穴：大椎、风门、肺俞、膈俞、华佗夹脊穴（第 2、3、5、7 对）。

（3）操作：华佗夹脊穴直刺 1～1.5 寸，令针感向前胸或上、下方向放射，施捻转补法 1～3 分钟。大椎、风门、肺俞、膈俞每次选 1～2 对，用三棱针点刺放血，然后加拔火罐，出血量 3～5ml 为度。

（4）方义：大椎、风门、肺俞宣肺降逆、清泄邪热、止咳平喘；膈俞、华佗夹脊穴开胸利气、散热行血。

呃　逆

【培训目标】

掌握呃逆的病因病机、临床特点、诊断与鉴别诊断以及针灸治疗。

问题导入

冯某，男，35 岁。因"反复发作呃逆 10 天"就诊。

问题 1：根据上述描述，还需要了解哪些相关病史资料？进行哪些体检？需做哪些辅助检查？

问题 2：该病人的初步诊断是什么？如何进行鉴别诊断？

问题3：该病人如何进行针灸治疗？

一、概　　述

呃逆（Singultus），中医称"哕"，又称"哕逆"。是因气逆动膈，致喉间呃呃有声，声短而频，不能自控的病症。相当于西医学的膈肌痉挛，是反复、不随意的痉挛性膈肌及肋间肌收缩，随后突然声门闭合产生一个特有的声音。在开始膈肌收缩35毫秒后声门闭合并持续1秒。在呼吸周期任何瞬间，包括呼气期都可发生呃逆，但典型呃逆是在吸气峰值后产生，其发生次数是2~60次/分钟。

呃逆的时间过程按发作的持续时间分成单发性或一阵性（hiccup bout），数分钟至48小时以内，为暂时性。持久性（pesistent）或延迟性（protracted）为48小时以上，慢性（chronic）为7天以上。难治性或顽固性（intractable）为1个月以上。

根据原发病因，主要分为功能性疾病和器质性疾病引起的膈肌痉挛。

按病变部位，其病因分为：

1. 中枢性　呃逆反射弧抑制功能丧失，器质性病变部位以延脑最重要，包括脑肿瘤、脑血管意外、脑炎、脑膜炎，代谢性病变有尿毒症、酒精中毒，其他如多发性硬化症等。

2. 外周性　呃逆反射弧向心路径受刺激。膈神经的刺激包括纵隔肿瘤、食管炎、食管癌、胸主动脉瘤、肝硬化晚期等。膈肌周围病变如肺炎、胸膜炎、心包炎、心肌梗死、膈下脓肿、食管裂孔疝等，迷走神经刺激有胃扩张、胃肠神经官能症、胃炎、胃癌、胰腺炎等。

3. 药物、全身麻痹、手术后、精神因素等，内耳及前列腺病变亦可引起呃逆。

二、病因病机

本病病位在膈，基本病机为气逆动膈。手、足阳明、少阳经和手太阳经、足厥阴肝经引起上、中、下三焦气机上逆，经络功能失常，或脏腑冲气上逆均可动膈均而致呃逆。如上焦肺气或虚或郁，失于肃降；中焦胃气失于和降，或胃肠腑气不通，浊气上逆；下焦肝气郁结，怒则气上；肾不纳气，虚则厥逆等均可动膈。临床以胃气上逆动膈最为常见。多由饮食不当、情志不舒和突然吸入冷空气而引发。

三、诊断要点

由于呃逆是临床最常见的病症之一，故临证之时首先应遵循以下原则对呃逆进行诊断：

1. 详细询问患者呃逆的现病史，仔细分析呃逆的性质、程度、发作诱因及持续时间、缓解及加重因素、伴发症状等。

2. 了解既往史、家族史、药物应用史和工作情况、生活状态以及睡眠、心理等情况。

3. 详细体格检查，重点检查腹部等。

4. 选择合适的辅助检查进行鉴别：如腹部B超、胸部CT、颅脑CT或MRI、脑电图、心电图、内镜检查、血液检查等。

四、鉴别诊断

应与干呕和嗳气等相鉴别，见表9-5。

表9-5 干呕、嗳气、呃逆的鉴别

鉴别诊断	干呕	嗳气	呃逆
病机	胃气上逆	胃气上逆	胃气上逆动膈
主症	有声无物的呕吐或仅呕的少量涎沫	声音沉缓，多伴酸腐味	喉中呃呃连声，声短而频，不能自制
预后	良好	良好	若见于疾病的危重阶段，多难治

五、辨 证 要 点

（一）辨生理病理

生理现象：一时性气逆，发作短暂，无兼夹证，可不药而愈。

病理现象：持续性或反复发作，兼证明显或为其他疾病的并发症，需服药治疗。

（二）辨虚实寒热

1. 实证 若呃声沉缓有力，膈间及胃脘不舒，得热则减，食欲减少，恶食冷凉，喜饮热汤，苔白润，脉迟缓，证属胃中寒冷；呃逆声音洪亮，冲逆而出，口臭烦躁，渴饮冷饮，小便短赤，大便秘结，苔黄，脉滑数，证属胃火上逆；呃逆连声，常因情志不畅而诱发或加重，胸胁满闷，脘腹胀满，嗳气纳减，肠鸣矢气，苔薄白，脉弦，证属气机郁滞。

2. 虚证 若呃声低弱无力，气不得续，面色萎黄，泛吐清水，脘腹不舒，喜温喜按，四肢倦怠，食少纳呆等，证属脾胃阳虚；呃声短促而不连续，口干舌燥，烦躁不安，口渴不欲饮，大便干燥，舌红少津或有裂纹，证属胃阴不足。

（三）辨病深临危

老年正虚、重证后期、急危患者之呃逆持续不继，呃声低微，气不得续，饮食难进，脉细沉伏，多为病情恶化，胃气将绝之危候。

六、治 疗

（一）基本治疗

1. 治法 和胃降逆止呃为主，以任脉穴、胃经、心包经及相应背俞穴为主。

2. 主穴 膈俞、内关、中脘、天突、膻中、足三里。

3. 刺灸方法 诸穴常规针刺；膈俞、期门等穴不可深刺，以免伤及内脏；胃寒积滞、脾胃阳虚者，诸穴可用艾条灸或隔姜灸；中脘、内关、足三里、胃俞亦可用温针灸，并可加拔火罐。

4. 配穴加减 胃寒积滞、胃火上逆、胃阴不足者加胃俞和胃止呃；脾胃阳虚者加灸脾俞、胃俞温补脾胃；肝郁气滞者加期门、太冲疏肝理气。此外，可用治疗呃逆的经验穴位：乳根及尺泽与侠白之间，尺泽上方两寸许。

（二）其他疗法

1. 耳针法 取膈、胃、神门、相应病变脏腑（肺、脾、肝、肾）。毫针强刺激；也可埋针法或用压丸法。

2. 穴位贴敷法 麝香粉0.5g，放入神阙穴内，伤湿止痛膏固定，适用于实证呃逆，尤其以肝郁气滞者取效更捷；吴茱萸10g，研细末，用醋调成膏状，敷于双侧涌泉穴，胶布或伤湿止痛膏固定，可引火下行。适用于各种呃逆，对肝、肾气逆引起的呃逆尤为适宜。

3. 穴位注射法　适用于顽固性呃逆。可选足三里穴（痰多者加丰隆穴），用胃复安或维生素 B_{12} 注射液、盐酸氯丙嗪、山莨菪碱，每穴 0.5~1ml，每日或隔日一次。

4. 鼻疗取嚏　猪牙皂角（或白胡椒）研末放于瓶内密贮备用。用时开瓶，让患者鼻孔对准瓶口用力吸嗅数次，取嚏为度。

5. 拔罐法　膈俞、肝俞、胆俞、脾俞、期门、中脘、膻中。先在背部腧穴拔火罐4~6个，然后再拔腹部腧穴，留罐15~20分钟。

6. 指针法　翳风、攒竹（相当于眶上神经处）、鱼腰、天突。任取一穴，用拇指或中指重力按压，以患者能耐受为度，连续按揉1~3分钟，使局部产生较强的酸胀感。同时令患者有节律的深吸气后屏住呼吸，常能立即止呃。

7. 牵舌法　患者取仰卧位或半卧位，张口，伸舌，术者用消毒纱布裹住舌体前1/3~1/2部分，轻轻向外牵拉，以患者稍有痛感为度，持续30秒钟左右后松手使舌体复位。此法可重复操作。

七、按　语

1. 单纯膈肌痉挛引起的呃逆针灸治疗有显著疗效，轻症往往能针到呃止；呃逆的原发病较多，尤其是年老体弱和慢性久病患者出现呃逆，往往是胃气衰败、病情加重之象，针灸疗效欠佳。

2. 治疗期间患者应禁烟酒，生活有规律，注意调情绪及保暖。

病案举例

冯某，男，35岁，文艺工作者。于2009年8月26日初诊。

自诉：10天前因突击专业训练（吹小号），而发生呃逆。呃声高亢，洪亮，每间隔3~5分钟发作一次，每次大约持续1小时左右。初因工作，未作治疗。后见病情无好转，在本单位医院针刺内关、中脘等穴，同时口服安定等药物，均未效。前天起症状开始加剧，呃逆呈连续状态。患者食欲可，二便调，发作时伸颈仰头，面红耳赤，大汗淋漓，全身抖动，并感呼吸困难，不能进食和饮水，食则呕吐，夜间不能睡眠，以致疲惫不堪。查体：腹平软，无压痛及反跳痛，肝脾肋下未扪及，余未见异常。既往无高血压、冠心病等其他病史。否认外伤史。家族史无特殊。舌淡红，苔黄，脉滑数。专科检查：神经系统查体未见异常。辅助检查：肝胆胰脾、双肾、输尿管、膀胱B超以及头颅MRI、经颅多普勒超声检查提示未见异常，血常规及生化检查未提示明显异常。

（一）诊断依据

1. 患者青年男性，否认其他病史及家族史。

2. 呃逆。呃声高亢，洪亮，每间隔3~5分钟发作一次，每次大约持续1小时。后呈连续状态。患者食欲可，二便调，发作时伸颈仰头，面红耳赤，大汗淋漓，全身抖动，并感呼吸困难，不能进食和饮水，食则呕吐，夜间不能睡眠。

3. 查体未见异常。

4. 肝胆胰脾、双肾、输尿管、膀胱B超以及头颅MRI、经颅多普勒超声检查提示未见异常，血常规及生化检查未提示明显异常。

（二）辨证要点

辨虚实寒热：患者持续性呃逆声高，气涌有力，连续发作，为实证，呃声洪亮，冲逆而出，结合舌苔脉象，为热。

（三）诊断

中医：呃逆（实：胃火上逆）；西医：单纯性膈肌痉挛。

（四）针灸治疗

1. 毫针

（1）治法：宽胸理气，和胃降逆。

（2）取穴：膈俞、内关、中脘、天突、膻中、足三里、翳风。

（3）操作：1.5寸毫针针刺，中脘、足三里捻转补法，余穴捻转泻法。

（4）方义：膈俞利膈止呃；内关穴通阴维脉，且为手厥阴心包经络穴，可宽胸利膈，畅通三焦气机，为降逆要穴；中脘、足三里和胃降逆，不论胃腑寒热虚实所致胃气上逆动膈者用之均宜；天突位于咽喉，可利咽止呃；膻中穴位近膈，又为气会穴，功擅理气降逆，使气调则呃止。翳风为治疗呃逆的经验效穴。

2. 耳针法及指针法　选取膈、胃、神门、脾，行耳穴压丸法。配合按压翳风、攒竹、鱼腰、翳风。中指重力按压，连续按揉1~3分钟，同时令患者深吸气后屏住呼吸。

呕　　吐

【培训目标】

掌握呕吐的病因病机、临床特点、诊断与鉴别诊断以及针灸治疗。

问题导入

朱某，男，25岁，因"反复呕吐3年，加重1个月"就诊。

问题1：根据上述描述，还需要了解哪些相关病史资料？进行哪些体检？需做哪些辅助检查？

问题2：该病人的初步诊断是什么？如何进行鉴别诊断？

问题3：该病人如何进行针灸治疗？

一、概　　述

呕吐是呕与吐的合称，指胃气上逆，胃内容物从口中吐出而言。有物有声为呕，有物无声为吐，无物有声为干呕。因呕与吐常同时出现，故并称为呕吐。本证常见于西医学的急性胃炎、幽门痉挛或梗阻、胃黏膜脱垂症、十二指肠壅积症、胃神经官能症、胆囊炎、胰腺炎等病。

二、病因病机

呕吐的病因病机虽多，但无外乎虚实两端，虚者因胃腑自虚，胃失和降；实者因外邪、饮食、痰饮、郁气、瘀血等邪气犯胃，胃气上逆。基本病机是胃失和降，胃气上逆。呕吐病变部位在胃，病变脏腑除胃外，还与脾、肝有关，虚证多涉及脾，实证多因于肝。多由饮食不慎、闻及特殊气味、晕车晕船、寒暖失宜、情志不畅等因素而诱发。

三、诊断要点

1. 呕吐食物残渣，或清水痰涎，或黄绿色液体，甚则兼夹少许血丝，一日数次不等，持续或反复发作。

2. 伴有恶心，纳谷减少，胸脘痞胀，或胁肋疼痛。

3. 多有骤感寒凉，暴伤饮食，劳倦过度及情志刺激等诱发因素。或有服用化学制品药物，误食毒物史。

4. 上腹部压痛或有振水声。肠鸣音增强或减弱。

5. 呕吐控制后，胃肠 X 线摄片及内镜检查可明确病变部位及性质。

6. 血查肝、肾功能，电解质，血气分析，B 超探查肝、胆、胰等有助于鉴别诊断。

四、鉴别诊断

本病应与反胃和噎膈等相鉴别。

1. 反胃　亦属胃部病变，系胃失和降、气逆于上而成，也有呕吐的临床表现，所以可属呕吐范畴，但因又有其特殊的表现和病机，因此又当与呕吐相区别。反胃多系脾胃虚寒，胃中无火，难于腐熟，食入不化所致。表现为食饮入胃，滞停胃中，良久尽吐而出，吐后转舒，古人称"朝食暮吐，暮食朝吐"。

2. 噎膈　是指食物咽下困难，轻者间可纳食，重者仅水饮可入，严重者汤水难下，或虽能勉强吞下，旋即呕吐出。病变位于食管贲门。常见于食管癌。病情较重，病程较长，治疗困难，预后不良。

五、辨证要点

（一）辨实呕与虚呕

1. 实呕　因外邪、饮食、七情所致，发病急骤，病程较短，呕吐量多，呕吐物多酸腐臭秽，或伴有表证，脉实有力。

2. 虚呕　因脾胃亏虚或脾胃虚寒或胃阴不足所致，起病缓慢，病程较长，呕而无力，声低沉，时作时止，吐物不多，酸臭不甚，伴神疲乏力，脉弱无力。

（二）辨呕吐物

1. 酸腐难闻者，属于食积内腐；

2. 酸水绿水者，属于肝气犯胃；

3. 黄水味苦者，属于胆热犯胃；

4. 痰浊涎沫者，属于痰饮中阻；

5. 泛吐清水者，属于胃中虚寒，或有虫积；

6. 少量黏沫者，属于胃阴不足。

（三）辨可吐与止呕

1. 胃有有害之物，保护反应之呕吐者，不可止呕，尚可吐法。

2. 其他呕吐，多为病理反应者，要止呕。

（四）辨可下与禁下

1. 呕吐之病，一般不宜下。

2. 胃肠实热，大便秘结，腑气不通，浊气上逆之呕吐，可用下法。

六、治　　疗

（一）基本治疗

1. 治法　理气和胃，降逆止呕。实证以针刺为主，泻法；脾胃虚弱针灸并用，补法；胃阴不足只针不灸，平补平泻。

2. 主方　中脘、胃俞、内关、足三里。

3. 刺灸方法　常规针刺，脾胃虚弱者可行艾条灸、隔姜灸或温针灸；上腹部穴和背俞穴针后可加拔罐。每日 1 次，呕吐甚者可每日 2 次。

4. 配穴　外邪犯胃加外关、大椎解表散邪；饮食停滞加梁门、天枢消食止呕；肝气犯胃加太冲、期门疏肝理气；痰饮内停加丰隆、公孙化痰消饮；脾胃虚弱加脾俞、公孙健脾益胃；胃阴不足者加脾俞、三阴交滋胃养阴。

（二）其他疗法

1. 耳针法　取胃、贲门、幽门、十二指肠、胆、肝、脾、神门、交感。每次选用 2 ~ 4 穴，毫针浅刺；也可埋针或用王不留行籽贴压。

2. 穴位敷贴法　取神阙、中脘、内关、足三里等穴。切 2 ~ 3 分厚生姜片如硬币大，贴于穴上，用伤湿止痛膏固定。

3. 穴位注射法　取足三里、至阳、灵台等穴：每穴注射生理盐水 1 ~ 2ml，每日或隔日 1 次。

4. 推拿疗法　推揉脾经约 3 分钟，健脾和胃；推板门穴约 3 分钟，降逆止吐；按揉外劳宫穴约 3 分钟，温阳散寒止吐；直推天柱穴约 5 分钟，降逆止呕；摩腹约 3 分钟，消食和胃，降逆止呕。

七、按　　语

1. 针灸治疗呕吐效果好，因药物反应或妊娠引起的呕吐也可参照本节治法。

2. 上消化道严重梗阻、癌肿引起的呕吐以及脑源性呕吐，除用针灸止吐外，还应高度重视原发病的治疗。

3. 平时宜注意饮食调理，忌暴饮暴食，忌食厚味生冷油腻辛辣食物，以免戕害胃气。

病 案 举 例

朱某，男，25 岁，工人，因"反复呕吐 3 年，加重 1 个月"就诊。3 年前无明显诱因出现恶心、呕吐，呕吐胃内容物，呈非喷射状，胃脘部隐痛，喜揉喜按，伴前额部昏痛，无恶寒、发热，食欲可，大小便如常。先后行 MRI、胃镜等检查。头部 MRI 提示未见明显异常；胃镜检查结果提示浅表性胃炎。口服止痛药物等（具体不详）治疗，头痛的程度有所减轻，余症状无明显缓解。1 个月前无明显诱因上述症状加重，呕吐以晨起时明显，伴头昏、头痛，嗜食肥甘厚味，夜间流涎，无口渴，无发热，无颈部不适，无意识障碍，大小便基本正常。舌质淡、苔黄腻，舌体胖大、边有齿痕，舌体轻微震颤，左脉弦滑，右脉濡弱。

（一）诊断依据

1. 主症　呕吐。

2. 兼症　伴胃脘部隐痛，喜揉喜按，前额部昏痛，嗜食肥甘厚味，夜间流涎等症状。

3. 检查　头部 MRI 提示未见明显异常；胃镜检查结果提示浅表性胃炎。

（二）鉴别诊断

应与反胃和噎膈等相鉴别。

（三）辨证要点

辨实呕与虚呕：本病例患者反复呕吐 3 年，呕吐日久，脾胃虚弱，属虚呕。

患者呕吐日久，脾胃虚弱，痰湿内聚，故可见嗜食肥甘厚味，夜间流涎，苔腻，舌体胖大，舌边有齿痕，舌体轻微震颤，脉滑；痰湿内聚，积久化热，可见苔黄；脾胃为气机枢纽，胃失和降，气逆作呕，故恶心、呕吐，脾主升清功能失调，故见头部昏痛不适；五行中肝克脾，脾弱则肝乘，故见脉弦等症状。

（四）诊断

中医：呕吐（脾胃虚弱）；西医：浅表性胃炎。

（五）针灸治疗

1. 毫针

（1）治法：理气和胃，降逆止呕。

（2）取穴：合谷（双）、太冲（双）、公孙（双）、内关（双）、足三里（双）、中脘、百会、阳白（双）、神庭、印堂。

（3）操作：患者取仰卧位，常规消毒，四肢及腹部穴位垂直进针，头部穴位与皮肤倾斜 15° 进针，采用平补平泻法，在足三里穴处行针，导气下行至足底部，留针 30 分钟，同时取 3 段 3cm 长清艾条，点燃后放于灸盒中置于上腹部针刺穴位上方施以温灸盒灸。隔日 1 次，10 次为 1 疗程。

（4）方义：四关穴合谷、太冲分别为手阳明、足厥阴之原穴，原穴是本经脏腑原气经过和留止的部位，与三焦有密切关系，故四关穴可调整人体气机升降。内关、公孙相配，一上一下，母子相配，具有调畅气血、调理气机的作用。配以足三里系足阳明胃经合穴、下合穴，为治疗脾胃疾病的常用穴。中脘乃胃之募穴，健运中州，理气和胃止呕。百会、神庭、阳白、印堂等局部取穴，共奏升清降浊，镇静安神，通络止痛之效。艾叶性纯阳，能通行十二经脉，有通络止痛，温中健脾等作用。

2. 耳针法　取胃、贲门、幽门、十二指肠、胆、肝、脾、神门、交感。每次选用 2 ~ 4 穴，毫针浅刺；也可埋针或用王不留行籽贴压。

3. 穴位注射法　取足三里、至阳、灵台等穴：每穴注射生理盐水 1 ~ 2ml，每日或隔日 1 次。

功能性便秘

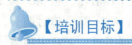【培训目标】

掌握功能性便秘的病因病机、临床特点、诊断与鉴别诊断以及针灸治疗。

问 题 导 入

李某，女，38岁。因"排便困难、排便次数减少2年余"就诊。

问题1：根据上述描述，还需要了解哪些相关病史资料？进行哪些体检？需做哪些辅助检查？

问题2：该病人的初步诊断是什么？如何进行鉴别诊断？

问题3：该病人如何进行针灸治疗？

一、概　　述

功能性便秘（Functional Constipation）是指肠道无器质性病因，没有结构异常或代谢障碍，而仅因为肠道及肛门功能异常导致的便秘。其临床表现为排便次数减少、粪便干结、排便困难或不尽感觉等。慢性功能性便秘的临床类型主要分为3种：慢传输型便秘、出口梗阻型便秘、混合型便秘。

功能性便秘的发病机制一般认为与肠道动力功能异常、直肠感觉异常、胃肠激素水平异常、肠神经系统异常等有关。现代医学的习惯性便秘（单纯性便秘）、肠神经官能症、肠道炎症恢复期肠蠕动减弱引起的便秘，痔疮、肛裂、肛门周围脓肿等肛门附近疼痛性疾病导致肛门括约肌痉挛引起的便秘，以及肠痉挛、肠梗阻、排便肌衰弱无力、缺少体力活动等引起的便秘等，均可参考本篇辨治。

二、病 因 病 机

1. 肠胃积热　素体阳盛，或饮酒过度，或过食辛辣厚味，或误服药石而致热毒内盛；或热病之后，余热留恋；或肺燥肺热下移大肠，均可致肠胃积热，耗伤津液，以致肠道干涩燥结，形成热秘。

2. 气机郁滞　忧愁思虑，或久坐少动，或手术后肠道粘连，或跌倒损伤伤及胃肠，或虫积肠道，或肺气不降，均可导致大肠气机郁滞，通降失常，传导失职，糟粕内停而形成气秘。

3. 气血阴津亏虚　病后、产后及年老体弱之人气血亏虚；或病中治疗过用汗、利、燥热之方剂，损伤阴津；或劳役过度，房室劳倦损伤气血阴精。气虚则大肠传导无力，阴血不足则肠道干涩，都可造成虚秘。

4. 阴寒凝滞　常食寒凉生冷，或过用苦寒药物，伐伤阳气，或年老体弱，真阳不足。脾肾阳气虚弱，温阳无权，不能蒸化津液、温润肠道，而致阴寒内结，糟粕不行，凝积肠道而成冷秘。

三、诊 断 要 点

功能性便秘是临床常见病症，临证时首先应遵循以下原则对功能性便秘进行诊断：

1. 详细了解病史　包括有关功能性便秘的症状及病程、胃肠道症状、伴随症状等。要注意有无报警症状（如便血、贫血、消瘦、发热、黑便、腹痛等）。

2. 了解患者饮食结构、合并用药情况和患者工作、生活状态以及精神、心理状态等情况。

3. 详细体格检查　重点是腹部检查和肛门直肠指检。腹部检查时要特别注意有无腹部膨隆、肠型和肠蠕动波，触及与乙状结肠走形一致的质硬肿物，要考虑为肠腔内嵌顿的粪块。肛门直肠指检能帮助了解粪便嵌塞、肛门狭窄、痔或直肠脱垂、直肠肿块等症，也可了解肛门直肠括约肌功能状况。

4. 选择合适的辅助检查进行鉴别　血常规、大便常规、粪便隐血试验是排除结肠、直肠、肛门器质性病变重要而又简易的常规实验室检查项目。必要时进行有关生化和代谢方面的检查；对可疑肛门、直肠病变者，直肠镜或乙状结肠镜检查，或钡剂灌肠均能直视观察肠道或显示影像学资料。

慢传输型便秘

慢传输型便秘（STC）有如下特点：

1. 症状特点为排便次数减少，缺乏便意或粪质坚硬。

2. 除外直肠、肛门器质和功能性障碍。

3. 肛门直肠指检时无粪便或触及坚硬的粪便，而肛门外括约肌的缩肛和排便功能正常。

4. 影像学或实验室检测提示有全胃肠或结肠通过时间延缓或结肠动力低下。缺乏出口梗阻型便秘的证据，如测压正常，肌电图为出现矛盾运动，球囊排出试验正常。

出口梗阻型便秘

出口梗阻型便秘（OOC）又称为盆底功能障碍、排便梗阻、大便疼痛、肛门痉挛或盆底肌协调运动障碍，是指粪便堆积于直肠内，而不能顺利地从肛门排出。

出口梗阻型便秘秘（OOC）有如下特点：

1. 症状特点为排便不尽感、排便费力或排便量少，有便意或缺乏便意，肛门、直肠坠胀感。

2. 除外直肠、肛门器质性病变如肿瘤、炎症导致的排便异常或结构异常，如直肠黏膜脱垂以及严重精神、心理障碍。

3. 肛门直肠指诊时直肠内存有不少泥样粪便，排便时肛门外括约肌呈矛盾性收缩。

4. 全胃肠或结肠转运通常正常，多数标志物可潴留在直肠内，肛门直肠动力学检测或排粪造影，耻骨直肠肌电图显示功能异常，如盆底肌失协调、直肠感觉阈值异常等。

四、鉴 别 诊 断

慢性功能性便秘的鉴别诊断中应注意与盆底排便障碍、肠易激综合征相鉴别。具体鉴别点见表9-6：

表9-6　功能性便秘、盆底排便障碍、肠易激综合征鉴别

鉴别诊断	功能性便秘	盆底排便障碍	肠易激综合征
性别	无明显差异	女性多见	无明显差异
肛门坠胀	无	有	无
盆底障碍	少数伴有	伴有	少数伴有
肛门直肠测压	无明显病变	盆底肌群不合	无明显病变
腹痛	无	无	多伴有
排便后腹痛缓解	无	无	有

五、辨 证 要 点

参照第二版全国中医药院校规划教材周仲英主编的《中医内科学》中便秘的中医辨证标准：

1. 实秘

热秘：大便干结，腹胀腹痛，面红身热，口干心烦，口臭，喜冷饮，小便短赤，舌红，苔黄或黄燥，脉滑数。

气秘：欲便不得，嗳气频作，腹中胀痛，遇情志不舒则便秘加重，纳食减少，胸胁痞满，口苦，苔黄腻，脉弦。

冷秘：腹痛拘急，胀满拒按，手足不温，呃逆呕吐，苔白腻，脉弦紧。

2. 虚秘

气虚：大便秘结，临厕努挣，挣则汗出气短，便后疲乏，大便并不干硬，面色㿠白，神疲气怯，舌淡嫩，苔薄，脉虚细。

血虚：面色无华，头晕心悸，唇舌色淡，脉细。

阳虚：大便艰涩，排出困难，小便清长，腹中冷痛，面色㿠白，四肢冷。

六、治　　疗

（一）基本治疗

1. 治法　通调腑气、润肠通便。

2. 主穴　天枢、大肠俞、上巨虚、支沟、照海。

3. 刺灸方法　诸穴均按常规针刺；冷秘、虚秘可用温针灸、温和灸、隔姜灸、隔附子饼灸。

4. 配穴　热秘加中脘、合谷、曲池清泻腑热；虚秘加脾俞、三阴交、太白、大横、气海健运脾气；气秘加太冲、支沟、行间、阳陵泉通调气机；冷秘加大钟、照海温阳散寒。

（二）其他疗法

1. 耳针法　取大肠、直肠下段、三焦、腹、肝、脾、肾。每次选择 4～5 穴，用王不留行籽贴压。

2. 埋线法　取上巨虚、下巨虚、足三里、天枢、水道、归来、关元、气海，每次选择 4～5 穴，羊肠线埋线。

3. 皮肤针法　取背部第一腰椎下至骶骨两侧，距中线旁开 1.5 寸的膀胱经，天枢直下至耻骨联合及足三里直下至解溪的足阳明胃经。由上向下用较强刺激循序叩击 3～5 遍，至皮肤潮红、微现出血点为度，每日 1 次。

4. 灸法　取神阙、关元、足三里。用艾条熏灸每穴 10 分钟或用隔饼灸 7～9 壮，每日 1 次。多用于虚证。

5. 皮内针法　取双侧腹结穴埋皮内针。

七、按　　语

1. 针灸治疗功能性便秘有较好疗效。

2. 患者在治疗期间，应注意饮食结构，多吃新鲜蔬菜水果，改变生活方式，进行适当的体育锻炼，生活规律，注意休息。

病 案 举 例

李某，女，38岁，企业白领。因"排便困难、排便次数减少2年余"就诊。2年前无明显诱因开始出现排便困难、排便次数减少。5~6天一行，伴口臭口干、小便短赤，排便时无肛门坠胀感、无腹痛。自服通便茶后可2天行一次，现症状加重，服通便茶后3~4天一行，如停服通便茶即5~6天一行。既往无高血压、冠心病等其他病史。家族史无特殊。舌红，苔黄燥，脉洪大而数。专科检查：腹部触诊时触及与乙状结肠走形一致的质硬肿物。辅助检查：直肠镜检提示未见器质性病变，血常规及生化检查未提示明显异常。

（一）诊断依据

1. 患者青年女性，平素饮食较辛辣，体育锻炼较少。

2. 排便困难、排便次数减少2年，5~6天一行，伴口臭口干、小便短赤。

3. 直肠镜检提示未见器质性病变。

4. 排便时无肛门坠胀感、无腹痛。

（二）鉴别诊断

应与盆底排便障碍、肠易激综合征相鉴别。

（三）辨证要点

患者大便干结，面红身热，伴口臭口干、小便短赤。舌红，苔黄燥，脉洪大而数。

（四）诊断

中医：便秘（热秘）；西医：慢性功能性便秘。

（五）针灸治疗

1. 毫针

（1）治法：通调腑气、泻热通便。

（2）取穴：天枢、大肠俞、上巨虚、支沟、照海、中脘、合谷、曲池。

（3）操作：诸穴均按常规针刺。

（4）方义：便秘病位在肠，故取天枢与大肠俞同用属俞募配穴，再加上"合治内府"，取大肠下合穴上巨虚穴，三穴合用，调畅腑气。支沟、照海为临床经验效穴，中脘、合谷、曲池三穴清泻腑热。

2. 耳针 采用耳穴压丸法，取大肠、直肠下段、三焦、腹、肝、脾、肾。每次选择4~5穴。

泄 泻

【培训目标】

掌握泄泻的病因病机、临床特点、诊断与鉴别诊断以及针灸治疗。

问 题 导 入

黄某，女，53岁。因"腹痛、腹泻1天"就诊。

问题1：根据上述描述，还需要了解哪些相关病史资料？进行哪些体检？需做哪些辅助检查？

问题2：该病人的初步诊断是什么？如何进行鉴别诊断？

问题3：该病人如何进行针灸治疗？

一、概　　述

泄泻，亦称腹泻，是以排便次数增多，便质溏薄或完谷不化，甚至泻出如水样为主症的病症。古人将大便溏薄者称为"泄"，大便如水注下为"泻"。本证可见于多种疾病，在古代文献中名称和分类众多，概分为急性泄泻和慢性泄泻两类，病程小于2个月者为急性泄泻，大于2个月者为慢性泄泻。

本病是一种常见的脾胃肠病证，一年四季均可发生，但以夏秋两季为多见。常见于西医学的急性胃肠炎、慢性肠炎、肠结核、胃肠功能紊乱、肠易激综合征、慢性非特异性溃疡性结肠炎等疾病中。

二、病因病机

泄泻的病位在肠，但关键病变脏腑在脾胃，此外尚与肝、肾有密切关系。不论是肠腑本身的原因还是由于其他脏腑的病变影响到肠腑，均可导致大肠的传导功能和小肠的泌清别浊功能失常而发生泄泻。由于"大肠、小肠皆属于胃"（《灵枢·本输》），所以，泄泻的病机主要在于脾胃的功能障碍，脾虚湿盛是其关键。其常因外邪、饮食、情志等因素而诱发，多反复发作。

三、诊断要点

由于泄泻是临床最常见的病症之一，故临证之时首先应遵循以下原则进行诊断：

1. 详细询问患者的腹泻的现病史，仔细分析起病情况与病程、腹泻次数与粪便性质、伴随症状和体征等。

2. 了解既往史、家族史、药物应用史、食物过敏史、放射治疗史和工作情况、生活状态以及睡眠、心理等情况。

3. 详细体格检查，重点检查腹部情况，腹部有无包块、压痛、腹肌紧张，肠鸣音是否亢进，有无腹水。应特别注意腹部压痛及腹块的部位。直肠指检，以除外直肠肿瘤性病变。

4. 选择合适的辅助检查进行鉴别，如粪便常规、血常规、血沉、血生化、腹部B超、胃肠钡餐或纤维结肠镜检查等。

急性胃肠炎

急性胃肠炎是胃肠黏膜的急性炎症，临床表现主要为恶心、呕吐、腹痛、腹泻、发热等。本病常见于夏秋季，其发生多由于饮食不当，暴饮暴食；或食入生冷腐馁、秽浊不洁的食品。

1. 病因

（1）细菌和毒素的感染：常以沙门菌属和嗜盐菌（副溶血弧菌）感染最常见，毒素以金黄色葡萄球菌常见，病毒亦可见到。常有集体发病或家庭多发的情况。

（2）物理化学因素：进食生冷食物或某些药物如水杨酸盐类、磺胺、某些抗生素等；

或误服强酸、强碱及农药等均可引起本病。

2. 症状 急性胃肠炎引起的轻型腹泻，一般状况良好，每天大便在10次以下，为黄色或黄绿色，少量黏液或白色皂块，粪质不多，有时大便呈"蛋花汤样"。急性胃肠炎也可以引起较重的腹泻，每天大便数次至数十次。大量水样便，少量黏液，恶心呕吐，食欲低下，有时呕吐出咖啡样物。

3. 检查 大便常规检查及粪便培养；血白细胞计数可正常或异常。

4. 诊断 根据患者的临床症状表现和实验室检查可以确诊。

功能性胃肠病

功能性胃肠病以腹泻症状为主要表现的主要有功能性腹泻和肠易激综合征。

1. 功能性腹泻的诊断标准 至少75%的时间内大便为不伴有腹痛的松散（糊状）便或水样便。

诊断前症状出现至少6个月，近3个月满足以上标准。

2. 肠易激综合征的诊断标准 反复发作的腹痛或不适，最近3个月内每个月至少有3天出现症状，合并以下2条或多条，诊断前症状出现至少6个月，近3个月满足以下标准。

（1）排便后症状缓解。

（2）发作时伴有排便频率改变。

（3）发作时伴有大便性状（外观）改变。

炎症性肠病

炎症性肠病是克罗恩病和慢性非特异性溃疡性结肠炎两者的统称。炎症性肠病以腹泻、腹痛为主要症状。

（一）克罗恩病诊断标准

1. 临床表现 慢性起病、反复发作的右下腹或脐周腹痛、腹泻，可伴腹部肿块、梗阻、肠瘘、肛门病变和反复口腔溃疡，以及发热、贫血、体重下降、发育迟缓等全身症状。阳性家族史有助于诊断。

2. 影像学检查 胃肠钡剂造影，必要时结合钡剂灌肠。可见多发性、跳跃性病变，呈节段性炎症伴僵硬、狭窄、裂隙状溃疡、瘘管、假息肉及鹅卵石样改变等。腹部超声、CT、MRI可显示肠壁增厚、腹腔或盆腔脓肿、包块等。

3. 肠镜检查 结肠镜应达末段回肠。可见节段性、非对称性的黏膜炎症、纵行或阿弗他溃疡、鹅卵石样改变，可有肠腔狭窄和肠壁僵硬等。胶囊内镜对发现小肠病变，特别是早期损害意义重大。双气囊小肠镜更可取活检助诊。如有下消化道症状，应行胃镜检查。超声内镜有助于确定病变的范围和深度，发现腹腔内肿块或脓肿。

4. 黏膜组织学检查 内镜活检最好包括炎症与非炎症区域，以确定炎症是否节段性分布；每个有病变的部位至少取2块组织，注意病变的局限或片状分布。病变部位较典型的改变有：①非干酪性肉芽肿；②阿弗他溃疡；③裂隙状溃疡；④固有膜慢性炎性细胞浸润、腺窝底部和黏膜下层淋巴细胞聚集；⑤黏膜下层增宽；⑥淋巴管扩张；⑦神经节炎；⑧隐窝结构大多正常，杯状细胞不减少等。

5. 切除标本 可见肠管局限性病变、节段性损害、鹅卵石样外观、肠腔狭窄、肠壁僵硬等特征。除上述病变外，病变肠段镜下更可见穿壁性炎症、肠壁水肿、纤维化以及系膜脂肪包绕等改变，局部淋巴结亦可有肉芽肿形成。

在排除肠结核、阿米巴痢疾、耶尔森菌感染等慢性肠道感染、肠道淋巴瘤、憩室炎、缺血性肠炎、白塞病以及 UC 等基础上，可按下列标准诊断：①具备上述临床表现者可临床疑诊，安排进一步检查。②同时具备上述条件 1 和 2 或 3 之一特征者，临床可拟诊为本病。③如再加上第 4 或 5 项病理组织检查，发现非干酪性肉芽肿和其他 1 项典型表现或无肉芽肿而具备上述 3 项典型组织学改变者，可以确诊，即强调临床拟诊，病理确诊。④在排除上述疾病之后，亦可按世界卫生组织（WHO）结合临床表现、X 线、内镜和病理检查结果推荐的 6 个诊断要点进行诊断。不过由于这些条件在临床上难以满足，使该诊断标准应用受限。⑤初发病例、临床表现和影像或内镜检查以及活检难以确诊时，应随访观察 3～6 个月。如与肠结核混淆不清者应按肠结核作诊断性治疗 4～8 周，以观疗效。

（二）慢性非特异性溃疡性结肠炎诊断标准

1. 临床表现　有持续性或反复发作的黏液血便，腹痛伴有不同程度的全身症状。不应忽视少数只有便秘或无血便的患者，既往史及体检要注意关节、眼、口腔、肝、脾等肠道外病变。

2. 结肠镜所见

（1）黏膜多发性浅溃疡伴充血水肿，病变大多从直肠开始，且呈弥漫性分布。

（2）黏膜粗糙呈细颗粒状，黏膜血管模糊、脆、易出血或附有脓性分泌物。

（3）可见假性息肉，结肠袋往往变钝或消失。

3. 黏膜活检　组织学检查呈炎症性反应，同时常可见糜烂、溃疡、隐窝脓肿、腺体排列异常、杯状细胞减少及上皮变化。

4. 钡灌肠所见

（1）黏膜紊乱及（或）有细颗粒变化。

（2）多发性浅龛影或小的充盈缺损。

（3）肠管缩短、结肠袋消失可呈管状。

5. 手术切除或病理解剖可见肉眼或组织学溃疡性结肠炎特点

在排除菌痢、阿米巴、血吸虫病、肠结核等感染性结肠炎及克罗恩病、缺血性结肠炎、放射性结肠炎的基础上可按下列标准诊断：

（1）根据临床表现，符合结肠镜检查三项中的 1 项及（或）黏膜活检可以诊断本病。

（2）根据临床表现，符合钡灌肠检查三项中的 1 项者可以诊断本病。

（3）临床表现不典型而有典型的结肠镜检查或钡灌肠检查改变者可以诊断本病。

（4）临床表现有典型症状或典型既往史而目前结肠镜或钡灌肠检查并无典型改变者，应列为"疑诊"随访。

四、鉴 别 诊 断

本病应与痢疾、霍乱相鉴别。

1. 痢疾　二者均表现为便次增多，粪质稀薄，且病变部位均在肠间，但泄泻以排便次数增多，粪便稀溏，甚至泻出如水样为主症。痢疾以腹痛，里急后重，便下赤白黏液为主症。泄泻亦可有腹痛，但多与肠鸣腹痛同时出现，其痛便后即减；而痢疾之腹痛是与里急后重同时出现，其痛便后不减。二者不难分辨。

2. 霍乱　二者均有大便稀薄，或伴有腹痛，肠鸣。但霍乱是一种呕吐与泄泻同时并作的病症，其发病特点是起病急，变化快，病情凶险。起病时突然腹痛，继则吐泻交作，亦有少数病例不见腹痛而专为吐泻者。所吐之物均为未消化之食物，气味酸腐热臭；所泻之物多为夹有大便的黄色粪水，或如米泔而不甚臭秽，常伴恶寒、发热，部分病人在吐泻之后，津液耗伤，筋失濡养而发生转筋，腹中绞痛；若吐泻剧烈，则见面色苍白，目眶凹陷，指螺皱瘪，汗出肢冷等阴竭阳亡之危象。而泄泻仅以排便异常为主要表现，粪质稀溏，便次频多，其发生有急有缓，且不伴有呕吐。

五、辨证要点

(一) 辨暴泻与久泻

一般而言，暴泻者起病较急，病程较短，泄泻次数频多；久泻者起病较缓，病程较长，泄泻呈间歇性发作。

(二) 辨虚实

急性暴泻，泻下腹痛，痛势急迫拒按，泻后痛减，多属实证；慢性久泻，病程较长，反复发作，腹痛不甚，喜温喜按，神疲肢冷，多属虚证。

(三) 辨寒热

大便清稀，或完谷不化者，多属寒证；大便色黄褐而臭，泻下急迫，肛门灼热者，多属热证。

(四) 辨证候

外感泄泻，多夹表证，当进一步辨其属于寒湿、湿热与暑热。寒湿泄泻，舌苔白腻，脉象濡缓，泻多鹜溏；湿热泄泻，舌苔黄腻而脉象濡数，泻多如酱黄色；暑湿泄泻，多发于夏暑炎热之时，除泄泻外，尚有胸脘痞闷，舌苔厚腻。食滞肠胃之泄泻，以腹痛肠鸣，粪便臭如败卵，泻后痛减为特点；肝气乘脾之泄泻，以胸胁胀闷，嗳气食少，每因情志郁怒而增剧为特点；脾胃虚弱之泄泻，以大便时溏时泻，夹有水谷不化，稍进油腻之物，则大便次数增多，面黄肢倦为特点；肾阳虚衰之泄泻，多发于黎明之前，以腹痛肠鸣，泻后则安，形寒肢冷，腰膝酸软为特点。

六、治 疗

(一) 基本治疗

1. 急性泄泻

（1）治法：除湿导滞，疏调肠胃。

（2）主穴：天枢、阴陵泉、上巨虚。

（3）刺灸方法：毫针刺，用泻法，每日1次，每次留针30分钟，10次为1疗程。

（4）配穴：热甚配内庭，食滞配中脘。

2. 慢性泄泻

（1）治法：健脾调肠，温肾止泻。

（2）主穴：脾俞、天枢、足三里、三阴交。

（3）刺灸方法：毫针刺，脾肾虚弱用补法，肝郁泻太冲，每日1次，每次留针30分钟，10次为1疗程。

（4）配穴：肝郁配太冲，肾虚配肾俞、命门，腹胀配公孙。

（二）其他疗法

1. 穴位注射法

（1）选穴：天枢、上巨虚。

（2）方法：用黄连素注射液，或维生素 B_1、维生素 B_{12} 注射液，每穴注射 $0.5 \sim 1ml$，每日 1 次。

2. 耳针法

（1）选穴：大肠、胃、脾、肝、肾、交感。

（2）方法：根据病因病情，每次选 $3 \sim 4$ 穴，毫针刺，每日 1 次，每次留针 30 分钟，亦可用揿针埋藏或用王不留行籽贴压，每 $3 \sim 5$ 日更换 1 次。

七、按　语

1. 针灸治疗泄泻疗效显著。若急性胃肠炎或溃疡性结肠炎等因腹泻频繁而出现脱水者，应适当配合输液治疗。

2. 治疗期间，应注意清淡饮食，忌食生冷、辛辣、油腻之品，注意饮食卫生。

病 案 举 例

黄某，女，53 岁，农民。因"腹痛、腹泻 1 天"就诊。患者 1 天前食用街边快餐及饮用冷冻水后出现阵发性上腹部绞痛，无放射痛，解水样大便 6 次，伴恶心，呕吐 $6 \sim 8$ 次，为胃内容物及水样物，无呕血及黑便。伴头晕、全身无力。无头痛，无出汗，无发热。无胸闷、心悸，小便正常。无抽搐，无意识不清，无尿便失禁。精神一般。曾外院门诊就诊，给予口服药物（具体不详）治疗后仍有恶心、呕吐，伴有腹泻、腹胀，无发热。既往体健。未发现药物、食物过敏史。体格检查：T：37.1℃，P：80 次/分，R：20 次/分，BP：130/70mmHg。神志清楚，无脱水貌，查体：腹软，脐周部正中压痛，无反跳痛，麦氏点无压痛。肠鸣音稍亢进，$7 \sim 8$ 次/分。生理反射存在，病理反射未引出。辅助检查：血常规：WBC：$17.8 \times 10^9/L$，N：83.9%。便常规：WBC：$8 \sim 10/HPF$，无黏液及脓血。

（一）诊断依据

1. 患者中年女性，以腹痛、腹泻伴有呕吐为主要症状，有不洁饮食史。

2. 体格检查：T：37.1℃，BP：130/70mmHg。神志清楚，无脱水貌，体查合作。腹软，脐周部正中压痛，无反跳痛，肠鸣音稍亢进，$7 \sim 8$ 次/分。

3. 辅助检查：血常规：WBC：$17.8 \times 10^9/L$，N：83.9%；大便常规：WBC：$8 \sim 10/HPF$。

（二）鉴别诊断

应与急性细菌性痢疾、急性胰腺炎、急性阑尾炎等相鉴别。

（三）辨证要点

1. 辨暴泻与久泻　暴泻者起病较急，病程较短，泄泻次数频多。

2. 辨虚实　急性暴泻，泻下腹痛，痛势急迫拒按，泻后痛减，多属实证。

3. 辨证候　食滞肠胃之泄泻，以腹痛肠鸣，粪便臭如败卵，泻后痛减为特点。

（四）诊断

中医：泄泻（食滞肠胃）；西医：急性胃肠炎。

（五）针灸治疗

1. 毫针

（1）治法：除湿导滞，疏调肠胃。

（2）取穴：天枢、阴陵泉、上巨虚、中脘。

（3）操作：毫针刺，用泻法，每日1次，每次留针30分钟，10次为1疗程。

（4）方义：天枢为大肠募穴，调理胃肠传导功能；阴陵泉乃脾经合穴，疏调脾气，健脾利湿；上巨虚为大肠下合穴，通调胃肠气机，运化湿滞；中脘为胃经募穴，八会穴之腑会，通调脾胃，调畅气机。

2. 耳针　采用耳穴压丸法，选大肠、胃、脾、肝、肾、交感。

不　　寐

【培训目标】

掌握不寐的病因病机、临床特点、诊断与鉴别诊断以及针灸治疗。

问题导入

王某，女，50岁。因"入睡困难6个月，伴睡眠时多梦，头晕、记忆力减退、周身困乏"就诊。

问题1：根据上述描述，还需要了解哪些相关病史资料？进行哪些相关体检？需做哪些辅助检查？

问题2：该病人如何进行辨证论治？怎么选用针灸治疗方案？

问题3：该病人在治疗过程中有哪些注意事项？平时宜怎样预防与调护？

一、概　　述

不寐（insomnia），是以经常不能获得正常睡眠为特征的一类病证，主要表现为睡眠时间、深度的不足，轻者则入睡困难，或寐而不酣，时寐时醒，或醒后不能再寐，重则彻夜不寐。

西医的神经官能症、更年期综合征、脑震荡后遗症、高血压、甲亢、肝病、贫血、动脉粥样硬化症（脑动脉）、慢性中毒、精神分裂症早期患者出现的失眠可参照本病辨证论治。

二、病因病机

不寐的病位主要在心，与肝脾肾有关。基本病机为阳盛阴衰，阴阳失交。病理性质有虚实两方面，肝阳上扰、痰热内扰，脾胃不和，心神不安为实；心脾两虚、心胆气虚、心肾不交、心神失养为虚，但久病可表现为虚实兼夹，或夹瘀证。其病因有饮食不节，情志失常，劳倦、思虑过度，病后、年迈体虚等。如饮食不节，情志失调，导致痰热上扰，心神不安而成不寐，而思虑过度，病后体虚，劳倦内伤等导致心神失养，引发不寐。

三、诊 断 要 点

1. 诊断依据

主症：轻者入睡困难，或睡而易醒，或睡而不实，或时睡时醒，症状持续 3 周以上，重者彻夜难眠。

兼症：头痛头昏、心悸、健忘、神疲乏力、心神不宁、多梦。也需要注意睡眠中的发作性异常行为，如梦游症、梦呓、夜惊、梦魇、磨牙、不自主笑、肌肉或肢体不自主跳动等。

病史：饮食不节，情志失常，劳倦、思虑过度，病后、体虚等。

辅助检查：经各系统体格检查及实验室检查，未发现有妨碍睡眠的其他器质性病变。

2. 相关检查　临床采用多导睡眠图来判断：

测定其平均睡眠潜伏时间延长（长于 30 分钟）；测定实际睡眠时间减少（每夜不足 6.5 小时）；测定觉醒时间增多（每夜超过 30 分钟）。眼快动睡眠期相对增加。

四、鉴 别 诊 断

应与一时性不寐、生理性少寐等相区别：

不寐是指单纯以失眠为主症，表现为持续、严重的睡眠困难，一时性不寐是因一时性情志影响或生活环境改变引起，过后不用治疗就能恢复正常睡眠习惯；生理性少寐：某些人群（如老年人）少寐早醒，日常工作生活并无特殊不适。

五、不寐的治疗原则及方法

治疗当以补虚泻实，调整阴阳，安神定志为原则。实证泻其有余，如疏肝泻火，清化痰热，消导和中；虚证补其不足，如益气养血，健脾补肝益肾。在泻实补虚的基础上安神定志，如养血安神，镇惊安神，清心安神，配合精神治疗。

六、针 灸 治 疗

（一）基本治疗

1. 治法　宁心安神、清心除烦。

心脾两虚者补益心脾，心胆气虚者补心壮胆，均针灸并用，补法；阴虚火旺、心肾不交者育阴潜阳，只针不灸，平补平泻；肝火扰心者平肝降火，痰热内扰者清热化痰，均只针不灸，泻法。

2. 主穴　神门、内关、四神聪、神庭、照海、安眠。

3. 刺灸方法　所有腧穴采用常规针刺；配穴中背俞穴注意针刺的方向、角度和深度。

4. 配穴　心脾两虚加心俞、脾俞、三阴交补益心脾、益气养血；心胆气虚加心俞、胆俞、丘墟补心壮胆、安神定志；阴虚火旺、心肾不交加太溪、太冲、涌泉滋阴降火、宁心安神；肝郁化火、肝火扰心加行间、太冲、风池平肝降火、解郁安神；痰热内扰加中脘、丰隆、内庭清热化痰、和胃安神。

（二）其他疗法

1. 皮肤针法　用皮肤针轻刺印堂、百会、颈部及腰骶部背俞穴，每次 5～10 分钟，以局部皮肤潮红为度。每日 1 次。

2. 耳针法　取心、脾、神门、皮质下、交感。每次选 2～3 穴，轻刺激，留针 30 分钟。每日 1 次。

七、按　　语

针灸治疗不寐应注意调整脏腑气血阴阳的平衡："补其不足，泻其有余，调其虚实"，使气血调和，阴平阳秘。强调在辨证论治基础上配合安神镇静，包括养血安神、清心安神、育阴安神、益气安神、镇惊安神、安神定志等。治疗中尤其注意精神治疗，消除顾虑和紧张情绪，保持精神舒畅。

预防与调摄中重视精神调摄和讲究睡眠卫生：积极进行心理情志调整，克服过度的紧张、兴奋、焦虑、抑郁、惊恐、愤怒等不良情绪，做到喜怒有节，保持精神舒畅，尽量以放松、顺其自然的心态对待失眠。建立有规律的作息制度，从事适当的体力活动或体育锻炼，增强体质，持之以恒，促进身心健康。养成良好的睡眠习惯。晚餐要清淡，不宜过饱，更忌浓茶、咖啡及吸烟。睡前避免从事紧张和兴奋的活动，养成定时就寝的习惯。注意睡眠环境的安宁，床铺要舒适，卧室光线要柔和，并减少噪声，祛除各种影响睡眠的外在因素。

病案举例

王某，女，50 岁，家庭主妇。患失眠已 6 个月。因生气和思虑操劳过度而得。3 年来经常多梦少寐，入寐迟缓，易于惊醒，心悸健忘，神疲食少。严重时彻夜难眠。伴头晕目眩，四肢倦怠，神疲乏力，腹胀便溏，偶有遇事惊怕、多疑善感，全身觉麻，筋惕肉瞤。面色略有萎黄，舌淡苔白，脉象沉缓。曾用中西药屡治无效。每年例行健康体检：未发现器质性疾病。

（一）诊断依据

1. 主症　患者失眠已 6 个月。经常多梦少寐，入寐迟缓，易于惊醒。严重时彻夜难眠。
2. 兼症　头晕目眩，四肢倦怠，神疲乏力，腹胀便溏，全身觉麻，筋惕肉瞤。面色略有萎黄。
3. 病史　平素多疑善感，思虑操劳过度。
4. 每年进行体检未发现器质性疾病。

（二）鉴别诊断

应与一时性不寐、生理性少寐、其他病痛引起的不寐相区别。

（三）辨证分析

中老年女性，平素多疑善感，思虑操劳过度，思虑劳倦，内伤心脾，心伤则阴血暗耗，神不守舍，脾伤则化源不足，营血亏虚，不能上奉于心，心神不宁而成不寐。血虚，则神失所养、心悸健忘；气血亏虚，不能上奉于脑，清阳不升，脑失所养，则头晕目眩；脾虚运化失职，形神失养，则神疲食少，四肢倦怠，腹胀便溏；血虚不能上荣，则面色少华，舌质淡苔白；脉象沉缓则为气虚血少之象。

（四）诊断

中医：不寐（心脾两虚证）；西医：失眠。

（五）针灸治疗

1. 毫针
（1）治法：补益心脾，养血安神。

（2）取穴：四神聪、百会、安眠、神门、内关、三阴交、心俞、脾俞。

（3）操作：均用补法，隔日针治 1 次。

（4）方义：治疗首选心经原穴神门、心包经之络穴内关宁心安神，为治疗失眠之主穴；四神聪、百会穴位于巅顶，入络于脑，督脉之气聚集之处，可清头目宁神志；安眠为治疗失眠的经验效穴。诸穴合用，养心安神，恰和病机。

2. 耳穴压丸法　取心、脾、神门、皮质下、交感。每次选 2～3 穴，王不留行籽贴敷。隔日 1 次。

癃　闭

【培训目标】

掌握癃闭的病因病机、临床特点、诊断与鉴别诊断以及针灸治疗。

问题导入

潘某，男，63 岁。因"小便难解 10 余天"就诊。

问题 1：根据上述描述，还需要了解哪些相关病史资料？进行哪些体检？需做哪些辅助检查？

问题 2：该病人的初步诊断是什么？如何进行鉴别诊断？

问题 3：该病人如何进行针灸治疗？

一、概　述

癃闭是以排尿困难、小便量少、点滴而出，甚则闭塞不通为主的病证。一般以小便不利、点滴而短少、病势较缓者称为癃，而以小便闭塞、点滴不通、病势较急者称为闭。病位在肾与膀胱，因两者功能失调，三焦气化不能宣行所致。本病证相当于西医学中因各种原因所致的尿潴留和无尿症，如肾前性、肾后性及肾实质病变所致的急慢性肾功能衰竭的少尿或无尿症，以及尿路结石、尿路肿瘤、尿道狭窄、尿路损伤、前列腺增生、膀胱括约肌痉挛、神经性尿闭、脊髓炎所致的尿潴留。

二、病因病机

癃闭的发生，主要由于膀胱和三焦气化失常。而膀胱和三焦气化失常，主要与肺脾肾三脏功能失常有关。癃闭可由外感六淫、内伤情志、饮食失宜和水道阻塞等多种原因导致。

1. 湿热蕴结　过食辛辣肥腻，酿湿生热，湿热不解，下注膀胱，或湿热素盛，肾热下移膀胱，或下阴不洁，湿热侵袭，膀胱湿热阻滞，气化不利，小便不通，或尿量极少，而为癃闭。

2. 肺热气壅　肺为水之上源。热邪袭肺，肺热气壅，肺气不能肃降，津液输布失常，水道通调不利，不能下输膀胱；又因热气过盛，下移膀胱，以致上下焦均为热气闭阻，气化不利，而成癃闭。

3. 脾气不升　劳倦伤脾，饮食不节，或久病体弱，致脾虚清气不能上升，则浊气难以下降，小便因而不通，而成癃闭。

4. 肾阳衰惫　年老体弱或久病体虚，肾阳不足，命门火衰，气不化水，是以"无阳则阴无以化"，而致尿不得出；或因下焦炽热，日久不愈，耗损津液，以致肾阴亏虚，水府枯竭，而成癃闭。

5. 肝郁气滞　小便突然不通或者通而不畅，胁腹胀满，情志抑郁或者心烦易怒，舌红，苔薄白或薄黄，脉弦。

6. 尿路阻塞　瘀血败精凝聚，或尿道结石，停留不去；或跌打损伤，累及经络，气血瘀阻，而成癃闭。

三、诊断要点

1. 小便不利，点滴不畅，或小便闭塞不通，尿道无涩痛，小腹胀满。

2. 凡小腹胀满、小便欲解不出，触叩小腹部膀胱区明显胀满者为尿潴留；如小便量少或不通，无排尿感觉和小腹胀满，叩触小腹膀胱区也无明显充盈征象，此属肾功能衰竭所致的无尿或少尿。

3. 多见于老年男性，或产后妇女及手术后患者。

4. 结合病史中发病经过和症状，结合体检如肛门指诊、B超、CT、膀胱镜、肾功能检查等可确定由何种疾病引起的癃闭。

四、鉴别诊断

本病应与淋证、关格、转胞相鉴别。

淋证是以小便频数短涩、滴沥刺痛、欲出未尽为特征，淋证尿频且疼痛，一日排出小便总量多正常；癃闭则无排尿刺痛，一日小便总量少于正常，甚至无尿排出。而关格是指小便不通与呕吐、大便不通并见的病证；癃闭单纯指小便闭塞不通，没有呕吐及大便不通。转胞为脐下急痛、小便不通证，或有呕吐，为妇科病范畴，因妊娠胎气下压膀胱。癃闭以排尿困难、小便量少为特点，无脐下急痛等表现。据此能够鉴别淋证、关格、转胞、癃闭。

五、辨证要点

（一）辨轻重

癃者为轻，闭者为重，二者可以互相转化。由癃到闭，多为病势由轻转重，由闭到癃，多为病势由重转轻；癃闭兼气息喘促，恶心呕吐，甚或昏迷抽搐则表明病情危重。

（二）辨虚实

1. 实证　发病急骤，小腹胀或疼痛，小便短赤灼热，苔黄腻或薄黄，脉弦涩或数。

2. 虚证　发病缓慢，面色不华或白，小便排出无力，语声低细，舌淡，脉沉细弱。

（三）辨证候

1. 膀胱湿热证　小便点滴不通，或量少而短赤灼热，小腹胀满，口苦口黏，口干不欲饮，或大便不畅，舌质红苔根黄腻，脉数。

2. 肺热壅盛证　小便不畅或者点滴不通，咽干，烦渴欲饮，呼吸急促或有咳嗽，舌质红，苔薄黄，脉数。

3. 肝郁气滞证　小便突然不通或者通而不畅，胁腹胀满，情志抑郁或者心烦易怒，舌红，苔薄白或薄黄，脉弦。

4. 浊瘀阻塞证　小便点滴而下或尿细如线，甚至阻塞不通，小腹胀满疼痛，舌质紫暗或有瘀斑，脉涩。

5. 脾气不升证　时欲小便而不得出，或量少而不爽利，小腹坠胀，气短，语声低微，精神疲乏，不思纳食，舌淡苔薄，脉弱。

6. 肾阳衰惫证　小便不通或者点滴不爽，排出无力，面色㿠白，神气怯弱，畏寒肢冷，腰膝冷而酸软，舌淡苔白，脉沉细而尺弱。

六、治　　疗

（一）基本治疗

1. 治法　癃闭的治疗以通利为原则，根据虚实证候表现不同，进行分证论治。癃闭实证宜清化湿热、通痰散结、行气通闭、调畅气机而通水道，湿热下注、肝郁气滞、瘀浊闭阻者，针刺为主，泻法；虚证则取补肾健脾而助气化，气化得行，小便自通，通补结合，针灸并用。

2. 主穴　以足太阴脾经腧穴为主。关元、三阴交、阴陵泉、膀胱俞。

3. 刺灸方法　1.5 寸毫针针刺，体虚者可灸关元、气海。

4. 配穴　膀胱湿热者加中极、行间清利湿热；肺热壅盛者加肺俞、大椎清肺泄热；肝郁气滞者加太冲、支沟疏理气机；浊瘀阻塞者加血海、膈俞化瘀散结；脾气不升者加脾俞健脾益气；肾阳衰惫者加关元、肾俞、太溪补肾利尿。

（二）其他疗法

1. 耳针法　膀胱、肾、尿道、三焦，中等刺激，每次选 2~3 个穴，王不留行籽压丸，2~3 天后更换。

2. 电针法　针刺上述主配穴后通电 20~30 分钟。

3. 外敷法　独头蒜 1 个，栀子 3 枚，盐少许，捣烂后摊纸敷脐部，还可用食盐 250g 炒热，布包置小腹。

4. 脐疗　取神阙穴，将食盐炒黄待冷放于神阙穴填平，再用 2 根葱白压或 0.3cm 厚的葱饼置于盐上，艾炷置葱饼上施灸，至温热入腹，内有尿意为止。

七、按　　语

1. 经针灸治疗 1 小时后仍不能排尿者，若膀胱充盈过度应及时采取导尿措施。癃闭兼见哮喘、神昏时，应注意观察，必要时请相应科室医生会诊。

2. 尿潴留膀胱过度充盈时，下腹部穴位忌深刺、直刺。

3. 癃闭患者往往伴有精神紧张，在针灸治疗同时，应解除精神紧张，反复做腹肌收缩、松弛的交替锻炼。

4. 调摄与预防应注意休息，锻炼身体，增强抵抗力。保持心情舒畅，切忌忧思恼怒。消除各种导致湿热内生的有关因素，如憋尿、过食肥甘、纵欲过劳等。积极治疗淋证、尿浊、尿血、水肿等疾患。

病 案 举 例

潘某，男，医生，63 岁。因"小便难解 10 余天"就诊。患者有前列腺肥大 5 年余，素有小便不尽。10 多日前小便淋漓难出，小腹胀痛。患者精神不振，表情痛苦，面色㿠白，苔薄白，脉沉细弱。B 超示中等尿量潴留。患者本人拒绝导尿术。

（一）诊断依据

1. 患者老年男性，有前列腺肥大 5 年余。

2. 10 多日前突然小便淋漓难出，小腹胀痛。

3. B 超示中等尿量潴留。

（二）鉴别诊断

应与淋证相鉴别。

（三）辨证要点

1. 辨轻重　患者中等尿潴留，病情尚属较轻。

2. 辨虚实　患者发病缓慢，面色㿠白，舌苔薄白，脉沉细弱，属于虚证。

3. 辨证候　患者老年男性，肾阳不足则膀胱气化无力，气不化水，故而小便不通。肾虚命门火衰，故见精神不振；脾失温煦，则纳呆而面色㿠白；舌脉为肾阳虚惫之象。

（四）诊断

中医：癃闭（肾阳衰惫）；西医：尿潴留。

（五）针灸治疗

1. 毫针

（1）治法：温阳利气，补肾利尿。

（2）取穴：关元、命门、肾俞、膀胱俞、阴陵泉、三阴交。

（3）操作：1.5 寸毫针针刺，灸关元、气海。

（4）方义：关元、气海温阳益气；肾俞与膀胱俞相配，可补肾利尿而通闭；阴陵泉、三阴交利尿通闭。

2. 耳针　采用耳穴王不留行籽压丸，选膀胱、肾、尿道、三焦。中等刺激。

胸　痹

　【培训目标】

　　掌握胸痹的病因病机、临床特点、诊断与鉴别诊断和针灸治疗。

问 题 导 入

　　周某，女，65 岁。因"胸闷胸痛半年，加重 3 天"就诊。

　　问题 1：根据上述描述，还需要了解哪些相关病史资料？进行哪些体检？需做哪些辅助检查？

　　问题 2：该病人的初步诊断是什么？如何进行鉴别诊断？

　　问题 3：该病人如何进行针灸治疗？

一、概　述

　　胸痹心痛是以膻中或左胸部发作性憋闷、疼痛为主要临床表现的一种病证。轻者偶发短暂轻微的胸部沉闷或隐痛，或为发作性膻中或左胸含糊不清的不适感；重者疼痛剧烈，或呈压榨样绞痛。常伴有心悸，气短，呼吸不畅，甚至喘促，惊恐不安，面色苍白，冷汗自出等。多由劳累、饱餐、寒冷及情绪激动而诱发，亦可无明显诱因或安静时发病。

二、病因病机

本病多发于中老年人，年过半百，肾气渐衰。肾阳虚衰则不能鼓动五脏之阳，引起心气不足或心阳不振，血脉失于阳之温煦、气之鼓动，则气血运行滞涩不畅，发为心痛；恣食肥甘厚味或经常饱餐过度，日久损伤脾胃，运化失司，酿湿生痰，上犯心胸，清阳不展，气机不畅，心脉痹阻，遂成本病；忧思伤脾，脾虚气结，运化失司，津液不行输布，聚而为痰，痰阻气机，气血运行不畅，心脉痹阻，发为胸痹心痛。或郁怒伤肝，肝郁气滞，郁久化火，灼津成痰，气滞痰浊痹阻心脉，而成胸痹心痛。素体阳虚，胸阳不振，阴寒之邪乘虚而入，寒凝气滞，胸阳不展，血行不畅，而发本病。

三、诊断要点

1. 左侧胸膺或膻中处突发憋闷而痛，疼痛性质为灼痛、绞痛、刺痛或隐痛、含糊不清的不适感等，疼痛常可窜及肩背、前臂、咽喉、胃脘部等，甚者可循手少阴、手厥阴经循行部位窜至中指或小指，常兼心悸。

2. 突然发病，时作时止，反复发作。持续时间短暂，一般几秒至数十分钟，经休息或服药后可迅速缓解。

3. 多见于中年以上，常因情志波动，气候变化，多饮暴食，劳累过度等而诱发。亦有无明显诱因或安静时发病者。

4. 心电图应列为必备的常规检查，必要时可做动态心电图、标测心电图和心功能测定、运动试验心电图。休息时心电图明显心肌缺血，心电图运动试验阳性，有助于诊断。

5. 若疼痛剧烈，持续时间长，达30分钟以上，含化硝酸甘油片后难以缓解，可见汗出肢冷，面色苍白，唇甲青紫，手足青冷至肘膝关节处，甚至旦发夕死、夕发旦死，相当于急性心肌梗死，常合并心律失常、心功能不全及休克，多为真心痛表现，应配合心电图动态观察、冠状动脉造影、超声心动图及血清酶学、白细胞总数、血沉等检查，以进一步明确诊断。

四、鉴别诊断

1. 胃痛　疼痛在上腹胃脘部，局部可有压痛，以胀痛、灼痛为主，持续时间较长，常因饮食不当而诱发，并多伴有泛酸、嗳气、恶心、呕吐、纳呆、泄泻等消化系统症状。配合腹部 B 超、胃肠造影、胃镜、淀粉酶等检查，可以鉴别。

2. 胸痛　疼痛在胸部，疼痛随呼吸、运动、转侧而加剧，常合并咳嗽、咯痰、喘息等呼吸系症状。胸部 X 线检查等可助鉴别。

3. 胁痛　疼痛以右胁部为主，可有肋缘下压痛，可合并厌油、黄疸、发热等，常因情志不舒而诱发。胆囊造影、胃镜、肝功能、淀粉酶检查等有助于鉴别。

五、辨证要点

1. 寒凝心脉证　猝然心痛如绞，或心痛彻背，背痛彻心，或感寒痛甚，心悸气短，形寒肢冷，冷汗自出，苔薄白，脉沉紧或促。多因气候骤冷或感寒而发病或加重。

2. 气滞心胸证　心胸满闷不适，隐痛阵发，痛无定处，时欲太息，遇情志不遂时容易诱发或加重，或兼有脘腹胀闷，得嗳气或矢气则舒，苔薄或薄腻，脉细弦。

3. 痰浊闭阻证　胸闷重而心痛轻，形体肥胖，痰多气短，遇阴雨天而易发作或加重，伴有倦怠乏力，纳呆便溏，口黏，恶心，咯吐痰涎，苔白腻或白滑，脉滑。

4. 瘀血痹阻证　心胸疼痛剧烈，如刺如绞，痛有定处，甚则心痛彻背，背痛彻心，或痛引肩背，伴有胸闷，日久不愈，可因暴怒而加重，舌质暗红，或紫暗，有瘀斑，舌下瘀筋，苔薄，脉涩或结、代、促。

5. 心气不足证　心胸阵阵隐痛，胸闷气短，动则益甚，心中动悸，倦怠乏力，神疲懒言，面色㿠白，或易出汗，舌质淡红，舌体胖且边有齿痕，苔薄白，脉细缓或结代。

6. 心阴亏损证　心胸疼痛时作，或灼痛，或隐痛，心悸怔忡，五心烦热，口燥咽干，潮热盗汗，舌红少泽，苔薄或剥，脉细数或结代。

7. 心阳不振证　胸闷或心痛较著，气短，心悸怔忡，自汗，动则更甚，神倦怯寒，面色㿠白，四肢欠温或肿胀，舌质淡胖，苔白腻，脉沉细迟。

六、治　疗

（一）基本治疗

1. 治法　活血化瘀、理气止痛。
2. 主穴　内关、心俞、厥阴俞、膻中、鸠尾。
3. 操作　毫针平补平泻。
4. 配穴　寒凝心脉证加命门、腰阳关；气滞心胸证加足三里，痰浊闭阻证加中脘、丰隆等；瘀血痹阻证加三阴交、华佗夹脊穴上胸段；心气不足证加气海、关元；心阴亏损证加三阴交、太溪；心阳不振证加肾俞。

（二）其他疗法

耳针选心、小肠、皮质下、交感、胸、神门、心脏点等，毫针刺，或埋针，或采用压丸法。

七、按　语

1. 针灸可治疗稳定期胸痹心痛，只要及时诊断处理，辨证论治正确，患者又能很好配合，一般都能控制或缓解病情。若病情进一步发展严重，应充分发挥中医西医抢救手段积极救治。

2. 注意调摄精神，避免情绪波动。注意生活起居，寒温适宜。注意饮食调节，禁烟限酒。注意劳逸结合，坚持适当活动。

病案举例

周某，女，65 岁，退休干部。因"胸闷胸痛半年，加重 3 天"就诊。半年来前突发胸闷胸痛，连及后背，汗出气喘，急送医院就诊为轻度心肌梗死，住院 2 周后好转，近 3 天由于家事劳累，今下午感到胸闷不适，神疲乏力，咳痰黏稠，头晕，纳眠一般，二便调，舌胖色暗，苔厚腻，脉弦滑。既往高血压、冠心病病史 5 年，否认其他内科病史。家族史无特殊。专科系统检查无明显异常。辅助检查：心电图检查提示 S-T 段抬高，异常

Q波。

（一）诊断依据

1. 患者，女性，65岁，胸闷胸痛半年，加重3天。

2. 近3天由于家事劳累，今下午感到胸闷不适，神疲乏力，咳痰黏稠，头晕，纳眠一般，二便调，舌胖色暗，苔厚腻，脉弦滑。

3. 既往高血压、冠心病病史5年。

4. 专科系统检查无明显异常。心电图检查提示S-T段抬高，异常Q波。

（二）鉴别诊断

应与胃痛相鉴别，胃痛疼痛部位在上腹胃脘部，局部可有压痛，以胀痛、灼痛为主，持续时间较长，常因饮食不当而诱发，并多伴有泛酸、嗳气、恶心、呕吐、纳呆、泄泻等消化系统症状。

（三）辨证要点

1. 辨疼痛部位　局限于胸膺部位，多为气滞或血瘀；放射至肩背、咽喉、脘腹，甚至手指者，为痹阻较著；胸痛彻背、背痛彻心者，多为寒凝心脉或阳气暴脱。

2. 辨疼痛性质　是辨别胸痹心痛的寒热虚实，在气在血的主要参考，临证时再结合其他症状、脉象而作出准确判断。属寒者，疼痛如绞，遇寒则发，或得冷加剧；属热者，胸闷、灼痛，得热痛甚；属虚者，痛势较缓，其痛绵绵或隐隐作痛，喜揉喜按；属实者，痛势较剧，其痛如刺、如绞；属气滞者，闷重而痛轻；属血瘀者，痛如针刺，痛有定处。

3. 辨疼痛程度　疼痛持续时间短暂，瞬间即逝者多轻，持续不止者多重，若持续数小时甚至数日不休者常为重病或危候。一般疼痛发作次数与病情轻重程度呈正比，即偶发者轻，频发者重。但亦有发作次数不多而病情较重的情况，必须结合临床表现，具体分析判断。若疼痛遇劳发作，休息或服药后能缓解者为顺证，若服药后难以缓解者常为危候。

（四）诊断

中医：胸痹（痰浊闭阻证）；西医：冠心病、心绞痛。

（五）针灸治疗

1. 毫针

（1）治法：健脾化痰、理气止痛。

（2）取穴：内关、心俞、厥阴俞、膻中、鸠尾、中脘、丰隆。

（3）操作：1.5寸毫针针刺，膻中平刺，余穴直刺0.5~1寸，捻转泻法。

（4）方义：内关为心包经络穴，及心脏与心包之背俞穴心俞、厥阴俞补益心气，膻中为八会穴之气会，理气止痛。中脘与丰隆可健脾化痰。

2. 耳穴压丸法　采用耳穴王不留行籽压丸，选心、皮质下、交感、胸、心脏点。

震颤麻痹

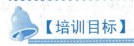 【培训目标】

掌握震颤麻痹的病因病机、临床特点、诊断与鉴别诊断以及针灸治疗。

问题导入

赵某，55岁。因"肢体颤抖、运动迟缓2年"入院。

问题1：根据上述描述，还需要了解哪些相关病史资料？进行哪些体检？需做哪些辅助检查？

问题2：该病人的初步诊断是什么？如何进行鉴别诊断？

问题3：该病人如何进行针灸治疗？

一、概　　述

震颤麻痹又称"帕金森病"，属于中医学"颤证"、"震掉"的范畴。是一种常见的中枢神经系统变性的锥体外系疾病，以静止性震颤、肌强直、运动迟缓为主要特征。原发性震颤麻痹好发于50~60岁，男多于女，少数人有家族史。继发性震颤麻痹多见于脑炎、动脉硬化、颅脑损伤、基底节肿瘤、甲状旁腺功能减退或基底节钙化、慢性肝脑变性及一氧化碳或二硫化碳等化学物质中毒等。

二、病因病机

明代王肯堂在《证治准绳》中说："颤，摇也；振，动也。筋脉约束不住而莫能任持，风之象也……壮年少见，中年始有之，老年尤多"。其基本病机多由肝肾亏虚，气血不足，脾湿痰浊阻滞脉络，经筋失养，虚风内动而致。病位在脑，病变脏腑主要在肝，涉及肾、脾，病性属本虚标实。

三、诊断要点

本病起病隐匿缓慢，多数病人在2年之后方能明确诊断。主要以震颤、肌强直和运动徐缓三大症状为主要表现。

1. 发病年龄　中老年隐匿性发病，≥50岁占总患病人数的90%。

2. 首发症状　以多动为主要表现者易于早期诊断。首发症状依次为：震颤（70.5%）；强直或动作缓慢（19.7%）；失灵巧和（或）写字障碍（12.6%）；步态障碍（11.5%）；肌痛、痉挛、疼痛（8.2%）；精神障碍，如抑郁、紧张等（4.4%）；语言障碍（3.8%）；全身乏力，肌无力（2.7%）；流口水与面具脸（各1.6%）

3. 临床主要表现

（1）震颤：多自一侧上肢手部开始，呈"搓丸样"，情绪激动时加重，肢体运动时减轻，睡眠时消失。

（2）肌强直：可见全身肌肉紧张度增高，被动运动时呈"铅管样强直"，若同时有震颤则有"齿轮样强直"；面肌强直时表情和眨眼减少，出现"面具脸"；若舌肌、咽喉肌强直，可表现说话缓慢、吐字含糊不清，严重者可出现吞咽困难。

（3）运动徐缓：表现为随意运动始动困难，动作缓慢和活动减少；一旦起步，可表现为"慌张步态"；病人因失去联合动作，行走时双手无前后摆动；坐时不易起立，卧时不易翻身；书写时可出现"写字过小症"。

（4）其他表现：语音单调、耳语样重复语言，以及与震颤无关的声音颤动；自主神经功能障碍；常诉肌肉酸痛（下肢多见）、夜间肌肉痉挛和内脏不适；睡眠障碍、静坐不能，精神症状，如激动、焦虑、抑郁（40%），约20%患者出现痴呆，晚期痴呆的比率增加（14% ~ 80%）。

4. 辅助检查　血常规、生化，CSF常规检查，均正常。有关神经介质、神经肽类、神经内分泌等，均不能作为临床确诊依据。脑CT、MRI检查无特殊改变。正电子发射计算机断层成像（Positrion emission tomography，PET）：PET检查可用18F-6-氟多巴，发现纹状体内DA合成和储蓄能力下降。用^{14}C标记3-氮-甲基-螺环哌酮（Spiperone）行PET可进行D2受体研究，用来发现黑质–纹状体通路的亚临床损伤。

5. 长期应用L-DOPA治疗出现的复杂症状，即"长期综合征"　开-关现象（on and off）；剂末现象：疗效减退；异动症：不自主运动；精神症状。大多在应用L-DOPA治疗后4年左右出现，剂量过大容易出现。

四、鉴别诊断

本病主要与两类疾病相鉴别，一类是以震颤为主要表现的疾病鉴别，该类疾病主要是和早期的震颤麻痹只有震颤症状时相鉴别，此时需与老年性震颤、特发性震颤等鉴别，后者常以震颤为唯一症状，一般病程呈良性过程。另一类是指由各种原因所致的帕金森综合征鉴别。

本病需要与继发性帕金森综合征进行鉴别，还需要与肝豆状核变性、特发性震颤、进行性核上性麻痹、Shy_ Drager综合征等进行鉴别。

1. 继发性帕金森综合征　如脑炎后帕金森综合征，任何年龄均可发病，但是常见于40岁以前的成年人，可有类似流行性感冒的病史，常见动眼危象，本病发展比帕金森病缓慢。药物性帕金森综合征，根据病史，用药史可以鉴别，服用利血平、氯丙嗪等均可以引起药物性帕金森综合征，一般停药几周或半年后症状消失。血管性帕金森综合征，纹状体的多发性腔隙性脑梗死能够导致本病。影像学检查能够明确诊断。

2. 肝豆状核变性　隐性遗传性疾病，约1/3有家族史，青少年发病、可有肢体肌张力增高、震颤、面具样脸、扭转痉挛等锥体外系症状。具有肝脏损害，角膜K-F环及血清铜蓝蛋白降低等特征性表现。可与震颤麻痹鉴别。

3. 特发性震颤　属显性遗传病，表现为头、下颌、肢体不自主震颤，震颤频率可高可低，高频率者甚似甲状腺功能亢进；低频者甚似帕金森震颤。本病无运动减少、肌张力增高，及姿势反射障碍，并于饮酒后消失、心得安治疗有效等可与原发性震颤麻痹鉴别。

4. 进行性核上性麻痹　本病也多发于中老年，临床症状可有肌强直、震颤等锥体外系症状。但本病有突出的眼球凝视障碍、肌强直以躯干为重、肢体肌肉受累轻而较好地保持了肢体的灵活性、颈部伸肌张力增高致颈项过伸与震颤麻痹颈项屈曲显然不同，均可与震颤麻痹鉴别。

5. Shy_ Drager综合征　临床常有锥体外系症状，但因有突出的自主神经症状，如：晕厥、直立性低血压、性功能及膀胱功能障碍，左旋多巴制剂治疗无效等，可与震颤麻痹鉴别。

五、辨证要点

由于古今医家对本病病因病机的认识比较一致，因此各家辨证分型相对集中，一般归纳为四型论治。

1. 肝肾阴虚　躯干僵硬，抖动不已，伴有头痛头昏，耳鸣目糊，五心烦热，口干舌燥，腰部酸软，失眠多梦，大便干结，舌红少苔，脉细数或弦细数。

2. 气血两虚　肢体震颤，面色苍白，全身乏力，动作困难，自汗怕冷，少气懒言，胃纳减少，便溏浮肿，舌质淡红，脉象沉细。

3. 气滞血瘀　四肢或头部、下颌呈固定式的抖动，屈伸不利，躯干或肢体有固定不移的疼痛或麻木，面色黧黑，舌质暗紫或有瘀斑，脉细涩。

4. 痰热动风　形体稍胖，神呆懒动，胸脘痞闷，口干，头晕，咯痰色黄，项背强急或肢体震颤，舌红，苔黄腻，脉弦细数。

以上分型是相对的，少数病例症状可不典型，并可同时出现多个证型的症状和特征互相错杂或转化。故治疗时必须抓住疾病不同时期的主要矛盾，以提高临床疗效。

六、治　　疗

（一）基本治疗

1. 治法　补益肝肾、益气养血、化痰通络、息风止痉，针灸并用，肝肾阴虚、气血两虚用补法；气滞血瘀、痰热动风则平补平泻。

2. 主穴　百会、四神聪、风池、合谷、太冲、阳陵泉。

3. 刺灸方法　各穴均常规针刺；四神聪针刺时针尖都朝向百会。

4. 配穴　肝肾阴虚加肝俞、肾俞、三阴交补益肝肾；气血两虚加气海、血海、足三里益气养血；痰热动风加丰隆、中脘、阴陵泉化痰通络；气滞血瘀加血海、肝俞、行间等。震颤甚者加大椎，僵直甚者加大包、期门以除颤止僵。

（二）其他疗法

1. 电针法　头部穴位针刺后选 2～3 对加用电针，用疏密波强刺激 20～30 分钟。

2. 耳针法　取皮质下、缘中、神门、枕、颈、肘、腕、指、膝，每次选 2～4 穴，以毫针重度刺激；或加用电针；也可用耳穴压丸法。

3. 头针法　取顶中线、顶颞后斜线、顶旁 1 线、顶旁 2 线。动留针 30 分钟左右。

4. 穴位注射法　取天柱、大椎、曲池、手三里、阳陵泉、足三里、三阴交、风池等。每次选用 2～3 穴，用芍药甘草注射液或当归注射液、丹参注射液、黄芪注射液等，也可用 10% 葡萄糖注射液或 0.25% 的普鲁卡因注射液（使用前先做皮试），每穴注入药液 0.5～2ml。

七、按　　语

1. 本病属疑难病，目前尚无特效治疗方法。西药不能阻止病情发展，需要终身服药，药物副作用非常明显。针灸治疗本病可以取得一定疗效，疗程短者疗效较好，对僵直症状的改善比对震颤症状的改善明显。

2. 除常规治疗外，应鼓励患者量力活动，并可配合体疗、理疗。晚期患者应加强护理和生活照顾，加强营养，防止并发症，延缓全身衰竭的发生。

3. 原发性震颤麻痹引起脑组织变性的原因尚不清楚，故预防比较困难。一般说来应注意精神调养，保持心情愉快，避免忧思郁怒等不良精神刺激。起居有节，饮食清淡，劳逸适度，适当参加体育锻炼。此外，注意环境保护，避免一氧化碳、锰、汞、氰化物侵害以及抗忧郁剂、利血平等药物的使用都是有必要的。

病 案 举 例

赵某，男，55 岁，农民。因"肢体颤抖、运动迟缓 2 年"就诊。患者长期口服"安坦""左旋多巴"等药物，症状缓解不明显。CT 检查：颅脑无异常，曾行"颅脑组织移植术"，术后症状无明显改善。查：四肢麻木乏力，不自主颤抖，四肢张力增强，呈铅管样变，双手指精细动作差，协调性差，双肱二头肌、肱三头肌、膝跟腱反射亢进；运动迟缓，行走呈前冲步态，面容呆滞，呈面具脸，反应迟钝，说话缓慢，声音小，纳差，痰多，心情抑郁，舌质暗红夹青，苔薄白腻，脉细弦。

（一）诊断依据

1. 患者老年男性，大于 50 岁。

2. 患者长期服用"安坦""左旋多巴"等药物。

3. 四肢麻木乏力，不自主颤抖，四肢张力增强，呈铅管样变，双手指精细动作差，协调性差，双肱二头肌、肱三头肌、膝跟腱反射亢进；运动迟缓，行走呈前冲步态，面容呆滞，呈面具脸，反应迟钝，说话缓慢，声音小。

4. 辅助检查 颅脑 CT 检查无异常。

（二）鉴别诊断

应与以震颤为主要表现的疾病和由各种原因所致的帕金森综合征相鉴别。

（三）辨证要点

患者气虚则见四肢乏力，气虚无力以推动，少气懒言，说话缓慢，声音小。气虚无力运脾，则见纳差；血虚无以濡养经脉，故见四肢麻木；血虚生风，则见四肢不自主颤动，动作反应迟钝；舌质脉象可以佐证。

（四）诊断

中医：颤证（气血两虚）；西医：帕金森病。

（五）针灸治疗

1. 毫针

（1）治法：益气养血，平补平泻。

（2）取穴：百会、四神聪、风池、合谷、阳陵泉、太冲、足三里、气海、血海等。

（3）操作：常规操作，行平补平泻。

（4）方义：百会、四神聪均位于巅顶部，通过督脉内入络脑，乃局部取穴以醒脑、宁神、定惊。风池祛风、宁神定痉；合谷属于手阳明，可通经络、活气血；太冲乃肝经原穴，可平肝息风，与合谷相配属"开四关"法，可通行气血、调和阴阳；肝藏血、主筋，阳陵泉为筋之会穴，可养血柔筋、舒筋通络。气海、血海、足三里益气养血。

2. 头针 取枕顶线、额顶线、运动区、舞蹈震颤区。

3. 舌针 取心、肝、肾、脾、上肢、下肢、聚泉。

第二节　妇儿科病证

月 经 不 调

【培训目标】

掌握月经不调的病因病机、临床特点、诊断与鉴别诊断以及针灸治疗。

问 题 导 入

王某，女，30岁。因"月经不调半年余"就诊。

问题1：根据上述描述，还需要了解哪些相关病史资料？进行哪些体检？需做哪些辅助检查？

问题2：该病人的初步诊断是什么？如何进行鉴别诊断？

问题3：该病人如何进行针灸治疗？

一、概　　述

月经不调是指月经的周期、经色、经量、经质出现异常改变。以月经周期异常为主，有月经先期、月经后期、月经先后无定期；以行经期异常为主的有经期延长；以经量异常为主的有月经过多、月经过少；月经周期、经期及经量均异常的有崩漏。伴随月经周期出现不适症状的疾病有痛经、经间期出血、经行头痛、经行吐衄、经行泄泻、经行浮肿、经行乳房胀痛、经行情志异常。还有绝经前后出现身心不适的绝经前后诸证、绝经后经血复行的经断复来等。

西医学认为，月经受垂体前叶和卵巢分泌激素的调节，而呈现周期性子宫腔流血。如丘脑下部-垂体-卵巢三者之间的动态关系失于平衡，则导致其功能失常而产生月经不调。主要见于西医学的生殖器官功能失调或生殖器官及盆腔的炎症病变。本节重点讨论月经先期、月经后期和月经先后无定期。

二、病 因 病 机

中医认为月经与肝、脾、肾关系密切，肾气旺盛，肝脾调和，冲任脉盛，则月经按时而下。

月经先期，或因素体阳盛，过食辛辣，助热生火；或情志急躁或抑郁，肝郁化火，热扰血海；或久病阴亏，虚热扰动冲任；或饮食不节，劳倦过度，思虑伤脾，脾虚而统摄无权。

月经后期，或因外感寒邪，寒凝血脉；或久病伤阳，运血无力；或久病体虚，阴血亏虚，或饮食劳倦伤脾，使化源不足，而致月经后期。

月经先后无定期，或因情志抑郁，疏泄不及则后期，气郁化火，扰动冲任则先期；或因禀赋素弱，重病久病，使肾气不足，行血无力，或精血不足，血海空虚则后期，若肾阴亏虚，虚火内扰则先期。

三、诊断要点

由于月经不调是临床最常见的妇科病症之一，故临证之时首先应遵循以下原则对月经不调进行诊断：

1. 详细询问患者的现病史，如月经初潮时间、周期、经期、经量和经质。

2. 了解既往史、生育史、采取的避孕措施、家族史、药物应用史和工作情况、生活状态以及睡眠、心理等情况。

3. 详细体格检查，对有性生活的妇女进行妇科检查，排除外阴、阴道、宫颈的出血，以及子宫、附件炎症和肿瘤。

4. 选择合适的辅助检查进行鉴别，血常规和凝血功能检查、超声检查、血 HCG 检查、基础体温测定，子宫内膜组织的病理学检查，性激素测定，B 超检查等排除器质性疾病。

月经先期

月经先期是指月经周期缩短，经行提前 7 天以上，连续两个周期以上的病证，亦称为"经水先期"、"经早"、"月经前期"等。西医学中功能失调性子宫出血和盆腔炎等出现月经提前符合本病证者，可参照本病辨证论治。

月经先期诊断标准：

1. 月经周期提前 7 天以上，甚至半月余一行，连续发生两个周期以上，经期与经量基本正常。

2. 妇科检查一般无明显器质性病变。基础体温测定，或刮取子宫内膜作组织病理学检查，有助于本病诊断。

月经后期

月经周期延长 7 天以上，甚至 3~5 个月一行，连续出现两个周期以上者称为月经后期，亦称"月经错后"、"月经延后"、"经水过期"、"经迟"等。月经初潮后 1 年内，或进入更年期，周期时有延后，但无其他证候者，不作病论。西医学功能失调性子宫出血，出现月经错后可参照本病治疗。

月经后期诊断标准：

1. 可有情志不遂，饮冷感寒史，或有不孕史。

2. 月经周期延后 7 天以上，甚至 3~5 个月一行，连续发生两个周期以上。

3. 妇科检查子宫大小正常或略小。基础体温、性激素测定及 B 超等检查有助于本病诊断。

月经先后无定期

月经周期提前或错后 7 天以上，先后不定，连续 3 个周期以上者，称为月经先后无定期。又称"经候不匀"、"经水不定"、"经行或前或后"、"经乱"、"愆期"。月经周期紊乱是本病的基本特征。西医学功能失调性子宫出血出现月经先后无定期征象者属于本病范畴。

月经先后无定期诊断标准：

1. 先天禀赋不足，有情志所伤或慢性疾病病史。

2. 经期提前或错后 7 天以上，先后不定，连续发生 3 个周期以上。

3. 妇科检查及 B 超等排除器质性病变。卵巢功能以及内分泌激素测定有诊断意义。

四、鉴别诊断

月经病的诊断，主要以月经的周期、经期、经量以及伴随的症状为依据。临床要特别注意将崩漏、月经过多、经期延长、经间期出血与胎动不安、胎漏、堕胎、宫外孕、杂病下血等相鉴别，月经后期、闭经应与生理性停经（妊娠、绝经）相鉴别。

月经先期应与经间期出血相鉴别。月经后期应与早孕、月经先后无定期、妊娠期出血病证相鉴别。月经先后无定期应与崩漏相鉴别。

五、辨证要点

（一）月经先期

主症：月经周期提前 7 天以上，甚至 10 余日一行。

兼见月经量多，色深红或紫，质黏稠，伴面红口干，心胸烦热，小便短赤，大便干燥，舌红苔黄，脉数者，为实热证；月经量少或量多，色红质稠，两颧潮红，手足心热，舌红苔少，脉细数者，为虚热证；月经量多，色淡质稀，神疲肢倦，心悸气短，纳少便溏，舌淡，脉细弱者，为气虚证。

（二）月经后期

主症：月经推迟 7 日以上，甚至 40 ~ 50 日一潮。

兼见月经量少色暗，有血块，小腹冷痛，得热则减，畏寒肢冷，苔薄白，脉沉紧者，为寒实证；月经周期延后，月经色淡而质稀，量少，小腹隐隐作痛（痛经），喜暖喜按，舌淡苔白，脉沉迟者，为虚寒证。

（三）月经先后无定期

主症：月经或提前或错后，连续 2 个月经周期以上，经量或多或少。

兼见月经色紫暗，有块，经行不畅，胸胁乳房作胀，小腹胀痛，时叹息，嗳气不舒，苔薄白，脉弦者，为肝郁证；经来先后不定，量少，色淡，腰骶酸痛，头晕耳鸣，舌淡苔白，脉沉弱者，为肾虚证。

六、治 疗

（一）基本治疗

1. 治法 调冲任，理经血。

2. 主穴 关元、气海、归来、三阴交。

3. 刺灸方法 毫针针刺，实热及气滞证用泻法，虚热证用平补平泻法，气虚及寒证针后加灸或用温针灸法。

4. 配穴 实热经早配中极、行间；虚热经早配阴郄、太溪；气虚经早配足三里、脾俞；气郁经乱配期门、太冲；寒瘀经迟配神阙、地机；虚寒经迟配命门、肾俞；肾虚经乱配肾俞、太溪。

（二）其他疗法

1. 耳针法 选皮质下、内生殖器、内分泌、肾、肝、脾。捻转法中等刺激，每日 1 次，或王不留行贴压，每 3 ~ 5 日更换 1 次。

2. 皮肤针法 选背部第 2 腰椎以下夹脊穴或背俞穴，下腹部任脉、肾经、脾胃经，下肢足三阴经。用梅花针叩刺至局部皮肤潮红，隔日 1 次。

七、按　语

1. 针灸治疗月经不调有较好疗效，于月经前 5 天左右开始针灸，至月经结束停止针刺。

2. 注意经期卫生，忌食生冷，避免精神刺激，适当减轻体力劳动强度。

病 案 举 例

王某，女，30 岁。因"月经不调半年余"就诊。半年前产后出现月经延期 10 天以上，量少，色淡，小腹隐隐作痛，喜暖喜按。食欲不振，二便调，睡眠欠安。初潮 13 岁，周期 29 天，育有一子，既往无高血压、冠心病等其他病史，无妇科疾病病史。家族史无特殊。舌淡苔白，脉沉迟。辅助检查：子宫触诊无异常，盆腔 B 超未见异常，血常规及生化检查未提示明显异常。

（一）诊断依据

1. 患者青年女性，否认妇科病史及其他相关病史。

2. 月经延期半年余，每次延期 10 天以上。

3. 子宫触诊无异常、盆腔 B 超无异常。

4. 血常规及生化检查未见明显异常。

（二）鉴别诊断

月经后期应与早孕、月经先后无定期、妊娠期出血病证相鉴别。

（三）辨证要点

月经推迟 7 日以上，甚至 40～50 日一潮。月经周期延后，月经色淡而质稀，量少，小腹隐隐作痛（痛经），喜暖喜按，舌淡苔白，脉沉迟者，为虚寒证。

（四）诊断

中医：月经后期（虚寒证）；西医：功能性子宫出血。

（五）针灸治疗

1. 毫针

（1）治法：调冲任，理经血。

（2）取穴：关元、气海、归来、三阴交、足三里。

（3）操作：1.5 寸毫针针刺，关元、气海用温针灸，余穴用捻转补法。

（4）方义：关元、气海、归来属任脉，温胞宫、调节冲任。足三里补气养血。三阴交调冲任理经血。

2. 耳穴压丸法　采用耳穴王不留行籽压丸，选皮质下、内生殖器、内分泌、肾、肝、脾。

痛　经

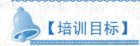

【培训目标】

掌握痛经的病因病机、临床特点、诊断与鉴别诊断以及针灸治疗。

问题导入

刘某，女，18岁，学生。因"经期腹痛周期性发作4年，现经行腹痛半天"就诊。

问题1：根据上述描述，还需要了解哪些相关病史资料？进行哪些体检？需做哪些辅助检查？

问题2：该病人的初步诊断是什么？如何进行鉴别诊断？

问题3：该病人如何进行针灸治疗？

一、概　　述

凡在经期或经行前后，出现周期性小腹疼痛，或痛引腰骶，甚至剧痛晕厥者，称为"痛经"，亦称"经行腹痛"。

西医学把痛经分为原发性痛经和继发性痛经，前者又称功能性痛经，系指生殖器官无明显器质性病变者，后者多继发于生殖器官某些器质性病变，如盆腔子宫内膜异位症、子宫腺肌病、慢性盆腔炎、肿瘤、子宫颈口狭窄及阻塞等。功能性痛经容易痊愈，器质性病变导致的痛经病程较长，缠绵难愈。

二、病因病机

本病的发生与冲任、胞宫的周期性生理变化密切相关。多由于情志不调，肝郁气滞；或经期受寒饮冷，寒湿之邪客于胞宫；或经前产后，瘀血内停，导致胞宫气血运行不畅，"不通则痛"；或由禀赋素虚，精亏血少；或大病久病，气血虚弱；或脾胃素虚，气血生化乏源；胞宫失于濡养，"不荣则痛"，引起痛经。

三、诊断要点

1. 常见于未婚女子，可在月经初潮时或初潮半年至一年后发生，而后随月经周期而发作。

2. 以下腹疼痛伴随月经周期反复发作为特点，疼痛时间多在经期前后7天内或经行1～2天内或整个经期。

3. 疼痛可波及腰骶、肛门、阴道、大腿内侧；可伴面色苍白、冷汗淋漓、恶心呕吐、腹泻或乳房胀痛、胸胁胀满、周身困倦、头晕头痛等。

4. 腹部检查仅有下腹轻压痛，无腹肌紧张及反跳痛。

5. 原发性痛经患者妇科检查无生殖器官器质性病变。

6. B超检查可了解子宫位置、大小等情况及子宫、卵巢有无器质性病变；原发性痛经患者前列腺素（PGF2a）较正常妇女为高。

四、鉴别诊断

应与发生在经期或于经期加重的内、外、妇科引起腹痛症状的疾病进行鉴别，如急性阑尾炎、结肠炎、膀胱炎、卵巢囊肿蒂扭转等。

1. 与内科其他疾病中的腹痛相鉴别　许多内科疾病中出现的腹痛，为该病的一个症状，其临床表现均以该病的特征为主。如痢疾虽有腹痛，但以里急后重，下痢赤白脓血为特征；肿瘤虽有腹痛，但以腹中有包块为特征，而痛经则以周期发作的经行腹痛为特征，鉴别不难。但若这些内科疾病以腹痛为首发症状时，恰逢经期，仍应注意鉴别，必要时应做有关检查。

2. 与外科腹痛相鉴别　外科腹痛多在腹痛过程中出现发热，即先腹痛后发热，其热势逐渐加重，疼痛剧烈，痛处固定，压痛明显，伴有腹肌紧张和反跳痛，血象常明显升高，多为外科腹痛。

3. 与妊娠病证相鉴别　若患者有短暂停经史，又见腹痛、阴道流血，应结合辅助检查，与异位妊娠、胎动不安或堕胎等妊娠病症进行鉴别。

五、辨证要点

本病以伴随月经来潮而周期性小腹疼痛作为辨证要点，根据其疼痛发生的时间、部位、性质、喜按或拒按等不同情况，明辨其虚实寒热，在气在血。一般痛在经前、经期，多属实；痛在经后、经期，多属虚。痛胀俱甚、拒按，多属实；隐隐作痛、喜揉喜按，多属虚。

（1）实证

主症：经前或行经期小腹剧烈疼痛，痛处拒按，随月经周期而发作。

兼见经行小腹冷痛，得热则舒，经量少，色紫黯有块，形寒肢冷，小便清长，舌淡胖苔白，脉细或沉紧，属寒凝血瘀证；小腹胀痛拒按，或伴乳胁胀痛，经行量少不畅，色紫黑有块，块下痛减，舌质紫黯或有瘀点，脉沉弦或涩，属气滞血瘀证。

（2）虚证

主症：行经期或经后小腹或腰骶部绵绵隐痛，痛处喜按，随月经周期而发作。

兼见腰骶部隐痛，经行量少、色红，伴头晕耳鸣，舌淡苔薄，脉沉细，属肾气亏损证；小腹绵绵作痛，空坠不适，月经量少、色淡，伴神疲乏力，头晕眼花，心悸气短，舌淡苔薄，脉细弱，属气血不足证。

六、治　疗

（一）基本治疗

1. 治法　调理冲任，通经止痛。

2. 主穴　关元、三阴交、合谷、子宫、十七椎。

3. 刺灸方法　先针刺远端穴合谷、三阴交，用较强刺激；后取小腹及背腰部穴位。腹部穴位，以及寒凝血瘀、肾气亏损和气血不足，可用灸法或温针灸。发作期每日可治疗1～2次，间歇期可隔日1次，月经来潮前5～7天开始治疗。

4. 配穴　寒凝血瘀加神阙、归来；气滞血瘀加太冲、血海；肾气亏损加肾俞、太溪；气血不足加足三里、气海。

（二）其他疗法

1. 耳针法　选内生殖器、内分泌、神门、交感、皮质下、肾、骶腰椎。每次选2～4穴，毫针刺用中等刺激，或用耳穴压丸法。

2. 穴位注射法　选关元、气海、足三里、肝俞、地机。每次选2～3穴，用利多卡因或当归注射液，每穴每次注入药液0.5～1ml，隔日1次。

七、按　语

1. 针灸对原发性痛经有较好的疗效。对继发性痛经，应诊断清楚原发病，针对原发病治疗。

2. 注意经期卫生，经期避免重体力劳动、剧烈运动和精神刺激，防止受凉、过食生冷。

病 案 举 例

刘某，女，18岁，学生。因"经期腹痛周期性发作4年，现经行腹痛半天"就诊。14岁月经初潮开始出现经行腹痛，未曾服用止痛药物。现腹痛难忍，大汗淋漓，月经量少，色暗有块，腹痛得热痛减，伴有头痛，周身乏力，食少纳呆，二便正常。舌质淡，苔薄白，脉沉迟。否认盆腔炎病史，否认停经史、性生活史。体格检查：腹软，无反跳痛，未扪及包块。

（一）诊断依据

1. 患者青年女性，未婚，否认盆腔炎、停经史、性生活史。

2. 自初潮即发生周期性经行腹痛。

3. 体检无发热，小腹部疼痛，腹软，无反跳痛，未扪及包块。

（二）鉴别诊断

应与经期发作的内科、外科、妊娠等引起的腹痛等相鉴别。

（三）辨证要点

辨虚实：一般痛在经前、经期，痛胀俱甚、拒按，多属实；痛在经后、经期，隐隐作痛、喜揉喜按，多属虚。此患者行经第一天小腹疼痛难忍，月经量少，色暗有块，腹痛得热痛减，属寒凝气滞型。

（四）诊断

中医：痛经（寒凝气滞）；西医：原发性痛经。

（五）针灸治疗

1. 毫针

（1）治法：温经行气止痛。

（2）取穴：中极、归来、三阴交、秩边。

（3）操作：先针刺远端穴三阴交，用泻法，较强刺激；后取中极、归来针上加灸，每穴灸3壮。3寸毫针深刺秩边穴，只针不灸。每日1次。嘱咐下次月经来潮前5~7天开始治疗。连续进行3个月经周期的治疗。

（4）方义：归来邻近胞宫，中极通于足三阴经，与三阴交共同调理任脉及脾肝肾三脏，行气止痛；秩边疏通下焦经络，疏调胞宫气血，为治疗痛经的经验效穴。

2. 耳穴压丸法 采用耳穴王不留行籽压丸，选内生殖器、内分泌、神门、皮质下、肾、腰骶椎。

闭 经

【培训目标】

掌握闭经的病因病机、临床特点、诊断与鉴别诊断以及针灸治疗。

问　题　导　入

许某，女，28岁。因"月经量少2年，闭经7个月"就诊。

问题1：根据上述描述，还需要了解哪些相关病史资料？进行哪些体检？需做哪些辅助检查？

问题2：该病人的初步诊断是什么？如何进行鉴别诊断？

问题3：该病人如何进行辨证论治？如何进行针灸治疗？

一、概　　述

闭经是女性年满18周岁、第二性征已发育、月经还未来潮；或正常月经建立后非怀孕月经停止6个月，或按自身原有月经周期计算停止3个周期以上的一类常见妇科病症。前者称为原发性闭经（如弥勒管发育不全综合征、生殖道畸形、低促性腺激素性腺功能减退等），后者称为继发性闭经（如下丘脑性闭经、垂体性闭经、卵巢性闭经和子宫性闭经等多种疾病）。本节重点讨论下丘脑性、垂体性、卵巢性等内分泌障碍引起的闭经。

二、病　因　病　机

奇经八脉中督脉、任脉、冲脉皆起于胞中，同出于会阴，称为"一源三歧"。因此，各种先天禀赋不足、外感和内伤因素导致胞宫经络功能失常、气血失调致脉络不通胞宫失养等，均可导致闭经。

三、诊　断　要　点

由于闭经是临床妇科常见的病症之一，故临证之时首先应遵循以下原则对闭经进行诊断：

1. 详细询问患者的月经史，包括初潮年龄、月经周期、经期、经量和闭经期限及伴随症状。发病前有无导致闭经的诱因，如精神因素、环境改变、体重增减、饮食习惯、激烈运动、各种疾病及用药情况、工作情况等。

2. 了解既往史、家族史、药物应用史和婚育史及产后并发症史。

3. 详细体格检查　重点检查全身发育情况和妇科检查。了解外阴、子宫、卵巢的发育情况，有无缺如、畸形和肿块等。

4. 生育年龄妇女须排除妊娠后选择合适的辅助检查进行鉴别　子宫功能检查：药物撤退试验、诊断性刮宫、子宫输卵管造影、宫腔镜检查等；卵巢功能检查：B型超声监测、基础体温测定、阴道脱落细胞检查等；垂体功能检查：垂体兴奋试验、激素测定、颅脑CT等。

四、鉴　别　诊　断

本病应当与早孕相鉴别。闭经与早孕的鉴别见表9-7。

表 9-7　闭经与早孕的鉴别

鉴别诊断	闭经	早孕
症状	停经	停经，伴妊娠反应
子宫	缩小或无变化	增大、软、饱满
妊娠试验	阴性	阳性

五、辨 证 要 点

在确诊闭经之后，尚需明确是经病还是他病所致，因他病致闭经者先治他病然后调经。

辨证重在辨明虚实或虚实夹杂的不同情况。治疗虚证者治以滋阴补肾，或补脾益气，或补血益阴，以滋养经血之源；实证者治以行气活血，或温经通脉，或祛邪行滞，以疏通冲任经脉。本病虚证多实证少，切忌妄行攻破之法，犯虚虚实实之戒。

1. 肝肾亏虚　月经超龄未至，或由月经后期、量少逐渐至闭经，头晕耳鸣，腰膝酸软，舌红、少苔，脉沉弱或细涩。

2. 气血不足　月经周期逐渐后延，经量少而色淡，继而闭经，面色无华，头晕目眩，心悸气短，神疲肢倦，食欲不振，舌质淡、苔薄白，脉沉缓或细而无力。

3. 气滞血瘀　月经数月不行，小腹胀痛拒按，精神抑郁，烦躁易怒，胸胁胀满，舌质紫黯或有瘀斑，脉沉弦或涩而有力。

4. 寒湿凝滞　月经数月不行，小腹冷痛拒按，得热则减，形寒肢冷，面色青白，舌紫黯、苔白，脉沉迟。

六、治　　疗

（一）基本治疗

1. 治法　肝肾亏虚、气血不足者补益肝肾、充养气血，针灸并用，补法；气滞血瘀、寒湿凝滞者活血化瘀、温经散寒，针灸并用，泻法。

2. 主穴　天枢、关元、合谷、三阴交、肾俞。

3. 刺灸方法　毫针针刺，气血不足、寒湿凝滞者可在背部穴或腹部穴加灸；气滞血瘀者可配合刺络拔罐。

4. 配穴　肝肾亏虚加肝俞、太溪补益肝肾、调理冲任；气血不足加气海、血海、脾俞、足三里健脾养胃以化生气血；气滞血瘀加太冲、期门、膈俞行气活血、化瘀通经；寒湿凝滞加命门、大椎温经散寒、祛湿行滞。

（二）其他疗法

1. 皮肤针法　叩刺腰骶部相应背俞穴和夹脊穴、下腹部相关经穴。

2. 耳针法　取肾、肝、脾、心、内分泌、内生殖器、皮质下。每次选 3～5 穴，毫针中度刺激，留针 15～30 分钟；也可行埋针或压丸法。

3. 穴位注射法　取肝俞、脾俞、肾俞、气海、关元、归来、气冲、三阴交。每次选 2～3 穴，用黄芪、当归、红花注射液等中药制剂或胎盘组织液、维生素 B_{12} 注射液，每穴注入 1ml。

七、按 语

1. 闭经病因复杂，治疗难度较大。不同病因引起的闭经，针灸治疗效果各异。对感受寒邪、气滞血瘀、气血不足和精神因素所致的闭经疗效较好，而对严重营养不良、结核病、肾病、子宫发育不全等其他原因引起的闭经效果较差。

2. 必须进行认真检查，以明确发病原因，采取相应的治疗。因先天性生殖器官异常或后天器质性损伤所致无月经者，不属于针灸治疗范围。

3. 针灸治疗闭经疗程较长，应嘱患者积极配合，坚持治疗。生活起居要有规律，经期忌受凉和过食冷饮。注意情绪调节，保持乐观心态。

病案举例

许某，女，28岁。因"月经量少2年，闭经7个月"就诊。患者14岁初潮，周期尚准，经量中等，近两年逐渐出现月经量少甚至点滴即净，颜色暗红，近半年来月经停闭，体重上升，下腹胀满，白带量时多时少但均如白粥状。末次月经2013年12月26日。刻下胸闷、喉中带痰、神疲倦怠、胃纳欠佳、口干欲饮、大便干结、夜寐不佳、心烦梦多。查体：面部痤疮，鼻翼部及头发较油腻，腋下及外阴部体毛较浓密，颈部、背部、腹股沟处呈黑褐色色素沉着，甲状腺无肿大，心肺及腹部体检无异常。专科检查：阴道：通畅，白带量少，质地黏稠。宫颈：光滑。子宫：前位，大小正常。双侧附件区：可触及增大卵巢、质地中等无压痛。2014年7月5日B超提示：子宫大小50mm×43mm×40mm。双侧卵巢：40mm×30mm×30mm（左），42mm×38mm×29mm（右），卵巢表面见数个液性小暗区10mm×12mm。

（一）诊断依据：

1. 患者，女，28岁。因"月经量少2年，闭经7个月"就诊。

2. 查体 面部痤疮，鼻翼部及头发较油腻，腋下及外阴部体毛较浓密，颈部、背部、腹股沟处呈黑褐色色素沉着，甲状腺无肿大，心肺及腹部体检无异常。阴道：通畅，白带量少，质地黏稠。宫颈：光滑。子宫：前位，大小正常。双侧附件区：可触及增大卵巢、质地中等无压痛。

3. 辅助检查 2014年7月5日B超提示：子宫大小50mm×43mm×40mm。双侧卵巢：40mm×30mm×30mm（左），42mm×38mm×29mm（右），卵巢表面见数个液性小暗区10mm×12mm。

（二）鉴别诊断

应与早孕相鉴别。

（三）辨证分析

患者情绪急躁，工作压力大，口干欲饮，大便干结，舌质偏红有暗红点，脉弦，故属于气滞血瘀证。

（四）诊断

中医：经闭（气滞血瘀）；西医：多囊卵巢综合征。

（五）治疗计划

1. 毫针

（1）治法：理气通络、活血化瘀，针灸并用，泻法。

（2）取穴：天枢、关元、合谷、三阴交、肾俞、太冲、期门、膈俞。

（3）操作：1.5寸毫针针刺，膈俞向下或朝脊柱方向斜刺，不宜直刺、深刺；期门斜刺0.5寸，其余穴位直刺0.8~1.2寸。

（4）方义：天枢位于腹部，针之可活血化瘀，灸之可温经通络；关元、三阴交调理脾、肝、肾及冲、任二脉；合谷配三阴交能调畅冲任、调理胞宫气血；肾俞为肾之背俞穴，可补益肾气，肾气旺则经血自充；气滞血瘀加太冲、期门、膈俞行气活血、化瘀通经。

2. 耳针　取肾、肝、脾、心、内分泌、内生殖器、皮质下。每次选3~5穴，毫针中度刺激，留针15~30分钟；也可行理针或压丸法。

绝经前后诸证

【培训目标】

掌握绝经前后诸证的病因病机、临床特点、诊断与鉴别诊断以及针灸治疗。

问题导入

万某，女，48岁。因"月经量少，伴面部潮热、失眠3月余"就诊。

问题1：根据上述描述，还需要了解哪些相关病史资料？进行哪些体检？需做哪些辅助检查？

问题2：该病人的初步诊断是什么？如何进行鉴别诊断？

问题3：该病人如何进行针灸治疗？

一、概　　述

妇女在绝经前后出现烘热面赤，进而汗出，精神倦怠，烦躁易怒，头晕目眩，耳鸣心悸，失眠健忘，腰背酸痛，手足心热，或伴有月经紊乱等与绝经有关的症状，称"绝经前后诸证"，又称"经断前后诸证"。这些证候常参差出现，发作次数和时间无规律性，病程长短不一，短者数月，长者可迁延数年以至十数年不等。

本病相当于西医学更年期综合征，双侧卵巢切除或放射治疗后双侧卵巢功能衰竭者，也可出现更年期综合征的表现。

二、病因病机

本病的发生与绝经前后的生理特点有密切关系。妇女49岁前后，肾气渐亏，精血不足，阴阳平衡失调，出现肾阴不足，阳失潜藏，或肾阳虚衰，经脉失于温养等肾阴肾阳偏盛偏衰现象，故本病之本在肾，常累及心、肝、脾等多脏、多经，出现气郁、瘀血、痰湿等诸多虚实夹杂症状。

三、诊断要点

1. 详细询问现病史，年龄45~55岁之间，月经紊乱或停闭，随之出现烘热汗出、潮热面红、烦躁易怒、头晕耳鸣、心悸失眠、腰背酸楚、面浮肢肿、皮肤蚁行样感、情志不宁等症状。

2. 了解既往史，40 岁前出现卵巢功能早衰；或者有手术切除双侧卵巢及其他因素损伤双侧卵巢功能病史。

3. 进行体格检查，妇科检查子宫大小尚正常或偏小。

4. 选择辅助检查协助诊断，必要时进行血清 FSH 值及 E_2 值测定了解卵巢功能，绝经过渡期血清 FSH $> 10U/L$，提示卵巢储备功能下降；闭经、FSH $> 40U/L$ 且 $E_2 < 10 \sim 20pg/ml$，提示卵巢功能衰竭。进行氯米芬兴奋试验，月经第 5 日口服氯米芬，每日 50mg，共 5日，停药第 1 日测血清 FSH $> 12U/L$，提示卵巢储备功能降低。

四、鉴别诊断

根据病史及临床表现不难诊断。需注意与出现类似症状的内科病、器质性病变相鉴别。

1. 与内科病相鉴别　本病症状表现可与眩晕、心悸、水肿、郁证等内科病证相类似，可通过体格检查、辅助检查进行鉴别。

2. 与妇科肿瘤相鉴别　经断前后的年龄是妇科肿瘤好发之时，若突然出现月经过多或经断复来，或有下腹疼痛、水肿；或带下五色、气味臭秽，或身体骤然明显消瘦等，应详细诊察，必要时选择超声检查、腹腔镜检查等，明确诊断。

五、辨证要点

主症：断经前后月经周期紊乱，经量或多或少。

症见经色鲜红，头晕耳鸣，烘热汗出，五心烦热，腰膝酸软，或皮肤感觉异常，口干便结，尿少色黄，舌红，苔少，脉数，属肾阴虚证；经色淡黯，面色晦暗，形寒肢冷，腰膝酸软，尿意频数，或面浮肿胀，舌淡苔薄或有齿痕，脉沉细无力，属肾阳虚证；经来量多，或淋漓漏下，恶寒畏热，头晕健忘，舌淡苔薄，脉沉弱，属阴阳俱虚证。心悸失眠，多梦盗汗，舌红少苔，脉沉细，属心肾不交证；神疲倦怠，脘腹胀满，纳差便溏，舌胖苔白滑腻，脉滑，属脾虚痰凝证；目眩易怒，胸闷胁胀，舌红少苔，脉沉弦，属肝郁气滞证。

六、治　　疗

（一）针灸
1. 治疗原则　滋肾固本，调理阴阳。
2. 主穴　关元、三阴交、肝俞、肾俞、太溪。
3. 刺灸方法　毫针针刺，虚补实泻法。肾阳虚者可用灸法。
4. 配穴　肾阴虚证加阴谷、照海；肾阳虚证加命门、腰阳关；阴阳俱虚证加命门、照海；心肾不交证加心俞、神门；脾虚痰凝证加丰隆、脾俞；肝郁气滞证加合谷、太冲。

（二）其他治疗
耳针取内生殖器、内分泌、肝、肾、脾、皮质下、交感、神门。每次选一侧耳穴 3 ~ 4个，毫针用轻刺激。可用埋针或压丸。

七、按　　语

1. 针灸治疗本病有较好的疗效，但应重视与心理治疗结合。

2. 加强自身调理，应调情志，节嗜欲，慎起居，做到"恬淡虚无"。

3. 诊断本病时应做有关健康检查和妇科检查，以排除有关器质性病变。

病 案 举 例

万某，女，48 岁，银行职员。因"月经量少，伴面部潮热、失眠 3 月余"就诊。3 个月前无明显原因出现月经量少，色暗，经常出现短暂的面部和颈部皮肤阵阵发红、烘热，继之出汗，一般持续 1~3 分钟，并难以入眠，梦多，平时面色晦暗，觉手足发凉，腰膝发软，饮食尚可，二便正常。家族史无特殊。体格检查：妇科查体未见异常，舌淡，苔薄白，脉沉细。辅助检查：激素水平检测，FSH：45U/L，E_2：10pg/ml。

（一）诊断依据

1. 女性，年龄 48 岁，处于围绝经期。否认其他病史。

2. 月经量少，色暗，经常出现短暂的面部和颈部皮肤阵阵发红、烘热，继之出汗，一般持续 1~3 分钟，并伴随难以入眠，梦多等临床表现。

3. 妇科查体未见异常。

4. 激素水平检测 FSH：45U/L，E_2：10pg/ml。

（二）鉴别诊断

应与失眠、郁证等相鉴别。

（三）辨证要点

月经量少，色暗，经常出现短暂的面部和颈部皮肤阵阵发红、烘热，继之出汗，面色晦暗，觉手足发凉，腰膝发软，舌淡苔薄白，脉沉细，属肾阳虚证。

（四）诊断

中医：绝经前后诸证（肾阳虚证）；西医：更年期综合征。

（五）针灸治疗

1. 毫针

（1）治法：滋肾固本，调理阴阳。

（2）取穴：关元、三阴交、肝俞、肾俞、太溪、足三里、百会、神门、命门、腰阳关

（3）操作：毫针针刺，补法，关元、肾俞、命门针刺后加温和灸。

（4）方义：关元为任脉穴，可补益精气，调理冲任；三阴交为肝脾肾三经交会穴，是调经要穴；肝俞、肾俞、太溪可调补肝肾；足三里补益气血；神门、百会安神镇静；命门、腰阳关补益肾阳。

2. 耳穴压丸法　采用耳穴王不留行籽压丸，选内生殖器、内分泌、肝、肾、脾、交感、皮质下、神门、垂前。

小 儿 遗 尿

【培训目标】

掌握小儿遗尿的病因病机、临床特点、诊断与鉴别诊断以及针灸治疗。

问 题 导 入

张某，男，9岁。因"习惯性尿床6年余"就诊。

问题1：根据上述描述，还需要了解哪些相关病史资料？进行哪些体检？需做哪些辅助检查？

问题2：该病人的初步诊断是什么？如何进行鉴别诊断？

问题3：该病人如何进行针灸治疗？

一、概　　述

小儿遗尿，是指5周岁以上的小儿，在睡眠状态下不自主排尿，每周≥2次，持续6个月以上的一种病症，又称夜尿症。

小儿遗尿病因复杂，临床上分为原发性和继发性。大多数患儿属原发性遗尿，一般无器质性疾病，多由于膀胱控制排尿的功能发育不良所致。继发性原因如泌尿道感染、隐性脊柱裂、大脑发育不全等也常伴有遗尿症。精神创伤或白天过度疲劳、睡眠过深等也可以引起间歇性或一过性遗尿。

本节主要讨论原发性遗尿。

二、病因病机

小儿遗尿病因有先后天之分。先天者，禀赋不足、素体虚弱，表现为肾气不足，下元虚冷，致使膀胱失职，造成遗尿。后天者，或因病后失于调养，而使脾肺气虚、膀胱失约；或因饮食失调，使得湿热内蕴，火热内迫，下注膀胱，导致膀胱失司，发为遗尿。

三、诊断要点

1. 患儿年龄≥5周岁；睡眠深沉，唤醒困难，每周2次以上间歇或每夜发生尿床。

2. 了解既往史、家族史、药物应用史等情况。

3. 体格检查　重点是腹部的触诊、生殖器的检查以及神经系统的检查，了解有无发育异常。

4. 尿常规及中断尿检查以排除尿路感染、慢性肾脏疾病等，大便查找寄生虫，X线排除脊柱裂，双肾、膀胱彩超排除泌尿道畸形等。其他排除尿崩症、癫痫以及药物等所致的遗尿。

四、鉴别诊断

最主要需与尿失禁相鉴别。尿失禁是指尿液不自主从尿道流出，日间也可发生，多继发于泌尿系统炎症、结石、肿瘤或术后、产后膀胱括约肌松弛，多见于中老年患者，而遗尿多见于儿童夜间排尿于床上，原发性多见。二者最主要区别是尿失禁与睡眠无关。原发性多饮与遗尿不同点在于前者多无夜间多尿，可资鉴别。

五、辨证要点

遗尿以八纲辨证为纲，重在辨其虚实寒热。临床上，虚寒者居多，实热者较少。

1. 肝经湿热　遗尿初起，尿黄短涩，量少灼热，形体壮实，性情急躁，舌红，苔黄，脉弦滑。

2. 肺脾气虚　劳累后遗尿加重，面色无华，乏力懒言，纳呆便溏，舌淡，脉细缓。

3. 肾气不足　遗尿日久，小便清长，量多次频，兼见形寒肢冷、面白神疲、舌质淡，苔白，脉沉迟无力。

六、治　疗

（一）基本治疗

1. 治法　本病治疗以固涩止遗、调理膀胱为基本治疗原则，虚则补之、实则泻之。肾虚不固者，温补肾阳；肺脾气虚者，补益肺脾；可针灸并用，补法。肝经湿热者清热利湿，调理膀胱，只针不灸，泻法。

2. 主方　关元、中极、膀胱俞、三阴交。

3. 刺灸方法　毫针常规刺，肾气不足、肺脾气虚，可加灸。

4. 配穴　肺脾气虚可配列缺、足三里；肾虚不固可配肾俞、太溪；肝经湿热可配蠡沟、太冲；多梦加神门、百会。

（二）其他疗法

1. 耳针法　取膀胱、肾、神门、尿道、皮质下。每次选2~3个穴位，毫针刺法，或埋针法、压丸法。

2. 皮肤针法　取气海、关元、中极、肾俞、脾俞、膀胱俞、八髎，叩刺至局部皮肤潮红，也可叩刺后拔罐。

3. 穴位敷贴法　取神阙。煅龙牡、覆盆子、肉桂各30g，生麻黄10g，冰片6g，共研细末，每用5~10g，用醋调成膏饼状贴于脐部，夜敷昼揭。

4. 穴位注射法　气海、关元、中极、肾俞、膀胱俞，每次选用2穴，用胎盘注射液、人参注射液、维生素B_{12}注射液等，每穴0.5~1ml，隔日1次。

七、按　语

1. 针灸对遗尿疗效确切，但对于继发性遗尿应治疗原发病。

2. 治疗期间应培养患儿按时排尿习惯，控制患儿睡前饮水，夜间按时叫患儿起床排尿，逐渐养成自觉起床排尿习惯。

3. 平时勿使孩子过于疲劳，鼓励其自信心，切勿嘲笑，避免患儿产生紧张与自卑感。每年约有15%的儿童自行缓解，但即使到成人也有1%~2%的人患遗尿症，如果长期遗尿，可使儿童精神抑郁，影响儿童身心健康。

病 案 举 例

张某，男，9岁，因"习惯性尿床6年余"就诊。患儿自幼有夜间遗尿，每夜至少一次，熟睡唤醒困难，患者家属控制患儿夜间饮水无效，患者精神可，面色㿠白，小便清长，量多次频，乏力，胃纳可，大便正常，舌淡，苔薄，脉沉细。查体：心肺正常，肝脾未及，无特殊体征。辅助检查：尿常规未见明显异常。

（一）诊断依据

1. 患儿因"习惯性尿床6年余"就诊。

2. 患儿自幼有夜间遗尿，每夜至少一次，多时2~3次，熟睡难醒。

3. 查体、尿常规未见明显异常。

（二）鉴别诊断

应与尿失禁相鉴别。尿失禁日间也可发生，多继发于泌尿系炎症等，多见于中老年患者，遗尿多见于儿童夜间排尿于床上，原发性多见。二者最主要区别是尿失禁与睡眠无关。原发性多饮与遗尿不同点在于前者多无夜间多尿，患儿家属已控制饮水量，可排除。

（三）辨证要点

患者遗尿时间较长，尿床至少一次，精神可，面色㿠白，小便清长，乏力，胃纳可，大便正常，舌淡，苔薄，脉沉细。证属肾虚不固。

（四）诊断

中医：遗尿（肾虚不固）；西医：夜间遗尿症。

（五）针灸治疗

1. 毫针

（1）治法：固涩止遗、温补肾阳

（2）取穴：关元、中极、肾俞、膀胱俞、百会。

（3）操作：关元、中极，直刺 1.5 寸，令酸胀感放射至前阴部，针后加灸；中极，直刺 3 寸，令过电感放散至会阴部或尿道；膀胱俞，直刺 1.5 寸。百会斜刺 0.5 寸，施捻转补法 1 分钟，留针 20 分钟。

（4）方义：关元温补肾阳、固涩止遗，肾俞补肾培元，中极、膀胱俞是膀胱的俞募穴，可调理膀胱，以助约束。

2. 耳针　取肾、膀胱、尿道、神门、皮质下。每次选用 3~4 穴，采用耳穴压丸法。

小 儿 痿 证

【培训目标】

掌握小儿痿证的病因病机、临床特点、诊断与鉴别诊断以及针灸治疗。

问 题 导 入

黄某，男，5 岁。因"突发下肢无力 2 天"就诊。

问题 1：根据上述描述，还需要了解哪些相关病史资料？进行哪些体检？需做哪些辅助检查？

问题 2：该患儿的初步诊断是什么？如何进行鉴别诊断？

问题 3：该患儿如何进行针灸治疗？

一、概　　述

小儿痿证指小儿肢体筋脉弛缓，无力运动甚至不能随意运动，日久或可出现肌肉萎缩的一类病证。本病初起可有发热，可突然发生，亦可缓慢形成。西医学中的吉兰-巴雷综合征、慢性炎性脱髓鞘性多发性神经根疾病、重症肌无力、脊髓病变、进行性肌营养不良症、表现为软瘫的中枢神经系统感染后遗症、脊髓灰质炎、线粒体脑肌病等均属于"痿证"范畴。本节主要介绍吉兰-巴雷综合征、小儿脑性瘫痪及小儿麻痹后遗症。

二、病因病机

外感温热、风热、暑热之邪犯肺，肺热津伤，筋脉失养而发病；湿热蕴蒸阳明，阳明受病则宗筋弛缓，不能束骨利关节而成本病；脾胃为气血生化之源，脾胃虚弱，气血亏虚，经脉骨肉无以滋养而见本病；发病后期，损伤肝肾，骨枯髓减，筋膜干涸，故见大肉剥减，骨骼畸形等。

三、诊断要点

吉兰-巴雷综合征

该病是一类免疫介导的急性炎性周围神经病变。包括急性炎性脱髓鞘性多发神经根神经病、急性运动轴索性神经病、急性运动感觉轴索性神经病、Miller Fisher 综合征、急性泛自主神经病等亚型。

诊断标准：

1. 病前 1～3 周常有前驱感染史，呈急性起病，进行性加重，多在 2 周左右达高峰。

2. 对称性肢体和延髓支配肌肉、面部肌肉无力，重症者可有呼吸肌无力，四肢腱反射减低或消失，尤其是远端常消失。

3. 可伴轻度感觉异常和自主神经功能障碍。

4. 可合并自主神经功能障碍，如心动过速、高血压、低血压、血管运动障碍、出汗多，可有一时性排尿困难等。

5. 脑脊液出现蛋白-细胞分离现象。

6. 电生理检查提示远端运动神经传导潜伏期延长、传导速度减慢、F 波异常、传导阻滞、异常波形离散等。

7. 病程有自限性。

小儿脑性瘫痪

小儿脑性瘫痪又称小儿大脑性瘫痪，俗称脑瘫。是由于不同原因引起的非进行性中枢性运动功能障碍，可伴智力低下，惊厥，听觉与视觉障碍。

诊断标准：

1. 引起脑性瘫痪的脑损伤为非进行性。

2. 引起运动障碍的病变部位在脑部。

3. 症状在婴儿期出现。

4. 可合并智力障碍、癫痫、感知觉障碍、交流障碍、行为异常及其他异常。

5. 除外进行性疾病所致的中枢性运动障碍及正常小儿暂时性运动发育迟缓。

小儿麻痹症

小儿麻痹症又称脊髓灰质炎，是病毒可侵入神经系统引起的急性传染病。临床以发热、咽痛、咳嗽、出汗或伴有腹痛腹泻，全身肌肉酸痛，继而出现肢体软弱无力，呈弛缓性麻痹，久则肌肉萎缩为特征。

诊断标准：

1. 有急性小儿麻痹症病史。

2. 年龄多发于 6 个月至 3 岁儿童。

3. 程度先重后轻。

4. 仅运动功能丧失，感觉及大小便功能均正常。

5. 麻痹多数不对称，呈节段性、非集群性，股四头肌受累最多。

小儿麻痹后遗症的诊断还需要依据其症状进行综合分析：

急性期：自感染开始到肢体瘫痪，历经潜伏期，为全身反应期，有短期发热，出现类似感冒症状，2～5 天体温恢复正常，突然出现肢体瘫痪。

恢复期：全身症状消失，肢体瘫痪程度逐渐减轻。

后遗症期：相应神经支配的肌肉麻痹，可因姿势、负重等不平衡，出现各种畸形及功能障碍。

四、鉴 别 诊 断

吉兰-巴雷综合征与小儿麻痹症发病前多有感染病史，吉兰-巴雷综合征发病以四肢运动无力，多从下肢开始，呈对称性分布，下肢常较上肢为重，几天内达到瘫痪最高峰，同时出现较明显的肌肉萎缩。小儿麻痹症可出现不对称性肌群无力或瘫痪，多为单侧肢体发病，呈节段性分布，肌肉萎缩严重。小儿脑性瘫痪则以姿势异常与运动功能障碍为主，常累及四肢，同时可伴有智力缺陷、癫痫、行为异常、精神障碍及视、听觉、语言障碍等症状。

还需要与进行性脊髓肌萎缩症、运动发育迟缓、先天性肌弛缓、低血钾性麻痹、功能性瘫痪相鉴别。

五、辨 证 要 点

（一）辨虚实

实证：感受温热毒邪或湿热浸淫者，多急性起病，病程发展快，症有发热、咳嗽、咽痛、肢体麻木肿胀、疼痛，苔黄或白腻，脉滑数或涩。

虚证：起病慢，病程发展慢，病史较久，由先天禀赋不足或饮食内伤，脾胃虚弱或肝肾不足，症见面色不华，疲乏无力，脉虚乏力。

邪热耗气伤津，津液不布，五脏筋脉失其濡养，因实致虚，可见虚实错杂；或虚证常夹杂郁热、湿热、痰浊、瘀血，也可见虚中有实，本虚标实。

（二）辨证候

1. 肺热津伤　热病后突然出现肢体痿弱无力，烦而口渴，咽燥喜饮，皮肤干燥，便干，尿短黄，舌红苔黄，脉细数。

2. 湿热浸淫　肢体逐渐痿软无力，下肢较重，四肢肿胀，麻木不仁，或发热，小便赤涩热痛，舌红苔黄腻，脉濡数。

3. 脾胃虚弱　起病缓慢，逐渐出现肢体痿软无力，或见上胞下垂，时好时差，甚则肌肉萎缩，神疲气短，食少便溏，面色少华，舌淡苔白，脉细缓。

4. 肝肾不足　肢体痿软不用，肌肉萎缩，头晕耳鸣或二便失禁，舌红绛少苔，脉细数。

六、治 疗

（一）基本治疗

1. 治法　实则清热利湿，通行气血，只针不灸；虚则健脾升清，补益肝肾，濡养筋脉，可针灸并用；并重视"治痿独取阳明"的原则。

2. 主方　以手足阳明经、少阳经穴和华佗夹脊穴为主。曲池、合谷、阳陵泉、足三里、华佗夹脊穴。

3. 刺灸方法　毫针补虚泻实。根据患儿配合度可酌加电针，在瘫痪肌肉处取穴。虚证可加灸。

4. 配穴　上肢不利者，加肩髃、外关；下肢不利者加环跳、髀关、伏兔、解溪；肺热伤津者，加尺泽、肺俞、二间；湿热袭淫者，加阴陵泉、内庭；脾胃虚弱者，加太白、脾俞、胃俞；肝肾亏虚者，加肝俞、肾俞、悬钟、太溪；上肢肌肉萎缩配手阳明经排刺；下肢肌肉萎缩配足阳明经排刺；眼睑下垂加阳白、攒竹。

（二）其他疗法

1. 头针法　选取顶中线、顶颞前斜线、顶旁1线，用28～30号1.5寸毫针，刺入后快速持续捻转2～3分钟，每次留针20～30分钟，留针期间可配合活动患儿肢体。

2. 皮肤针法　反复循经轻叩膀胱经、手足阳明经和华佗夹脊穴、萎缩肌肉局部。

七、按 语

1. 针灸治疗小儿痿证有较好的疗效，可较好地提高患儿肌力，改善患肢活动，但疗程较长。

2. 小儿痿证同时需要通过系统、全面、规范、长期的康复，促使身体功能障碍得到最大程度的改善，使其潜在功能得到充分发挥，尽可能回归社会。

3. 应注意起居，避暑防寒，不宜久处湿地，及时治疗外感热病及感染，积极防治痿证的发生。

病 案 举 例

黄某，男，5岁。因"突发下肢无力2天"就诊。患儿2周前有上呼吸道感染史，伴发热、腹泻；2天前出现双下肢无力，近日下肢无力有进展，大致呈对称分布，目前行走困难，双下肢略有麻感，饮食无明显呛咳，食欲尚可，便干，尿短黄，既往无特殊病史。家族史无特殊。咽干口渴，舌淡红，苔黄，脉细数。专科检查：呼吸正常，双眼活动灵活，复视（-），共济失调（-），眼震（-），双侧腱反射减弱，踝关节以下痛觉减弱。双下肢肌力3～4级，双上肢肌力5级，辅助检查：血液检查示中性粒细胞稍高，电解质正常，电生理学检查示脱髓鞘性改变，神经传导速度明显减慢，F波消失。

（一）诊断依据

1. 患儿2周前有上呼吸道感染史，伴发热、腹泻，2天前出现双下肢无力，进展性，呈对称分布，行走困难，双下肢略有麻感，食欲尚可。

2. 呼吸正常，双眼活动灵活，无复视、共济失调、眼震等，双侧腱反射减弱，踝关节以下痛觉减弱。双下肢肌力3～4级，双上肢肌力5级。

3. 血液检查示中性粒细胞稍高，电解质正常；电生理学检查示脱髓鞘性改变，神经传导速度明显减慢，F 波消失。

（二）鉴别诊断

应与重症肌无力、脊髓灰质炎、脊髓肿瘤、低血钾性周期性麻痹鉴别。

（三）辨证要点

1. 辨虚实　患儿急性起病，起病前曾发热、腹泻，病程发展较快，症有肢体麻木，口干口渴，便干，尿短黄，舌红，苔黄，脉细数，属实证。

2. 辨证候　患儿热病后突然出现肢体痿弱无力，烦而口渴，咽燥喜饮，便干，尿短黄，舌红苔黄，脉细数，属肺热津伤证。

（四）诊断

中医：小儿痿证（肺热津伤）；西医：吉兰-巴雷综合征（轻型）。

（五）针灸治疗

毫针

（1）治法：清泄肺热，理气通络。

（2）取穴：尺泽、肺俞、曲池、合谷、环跳、髀关、伏兔、阳陵泉、足三里、解溪。

（3）操作：1.5 寸毫针针刺，泻法，宜浅刺、速刺而不留针。

（4）方义：肺热津伤，取尺泽、肺俞清肺润燥；阳明经多气多血，主润宗筋，"治痿独取阳明"，故选上、下肢阳明经穴曲池、合谷、环跳、髀关、伏兔、足三里、解溪，疏通经络，调理气血；筋会阳陵泉通调诸筋；小儿稚阳之体，且瘫软初起，故毫针浅刺、速刺，意为取其皮部，使邪祛而不伤正。

第三节　皮外骨伤科病证

蛇　　丹

【培训目标】

掌握蛇丹（带状疱疹）的病因病机、临床特点、诊断与鉴别诊断以及针灸治疗。

问 题 导 入

李某，男，56 岁。因"左侧胸部、腋下、背部皮肤疼痛剧烈 1 周，出现水疱 1 天"就诊。

问题 1：根据上述描述，还需要了解哪些相关病史资料？进行哪些体检？需做哪些辅助检查？

问题 2：该病人的初步诊断是什么？如何进行鉴别诊断？

问题 3：该病人如何进行针灸治疗？

一、概　　述

蛇丹是由肝脾内蕴湿热，兼感邪毒所致，以突发单侧簇集状水疱，呈带状分布排列，宛如蛇形并伴有剧烈烧灼刺痛为主症的病证。好发于春、秋两季，以成年患者居多，很少复发，多见于腰腹、胸背及颜面部。又称"蛇串疮"、"蛇窠疮"、"蜘蛛疮"、"缠腰火丹"等。

现代医学的带状疱疹属本病的治疗范畴。

二、病因病机

蛇丹起病多因情志内伤，或因饮食失节而致肝胆火盛，脾经湿热内蕴，复又外感火热时邪，毒热交阻经络，凝结于肌肤、脉络而成；或因病久皮损表面火热湿毒得以外泄，疱疹消退，但余邪滞留经络，久久不除，以致气滞血瘀，经络阻滞不通，发为本病。

三、诊断要点

1. 询问现病史　本病临床表现具有以下特点：

皮损多为绿豆大小的水疱，簇集成群，疱壁较紧张，基底色红，常单侧分布，排列成带状。严重者，皮损可表现为出血性，或可见坏疽性损害。皮损发于头面部者，病情往往较重。

皮疹出现前，常先有皮肤刺痛或灼热感，可伴有周身轻度不适、发热，持续1~3天，亦可无前驱症状即发疹。

自觉疼痛明显，可有难以忍受的剧痛或皮疹消退后遗疼痛。

病程2周左右，老年人3~4周。

2. 了解既往史　一般无既往疱疹病史。

3. 选择辅助检查　必要时从疱疹液分离病毒或检测DNA协助诊断。

四、鉴别诊断

1. 与单纯性疱疹鉴别　单纯性疱疹好发于皮肤与黏膜交接处，分布无一定规律，水疱较小易破，疼痛不著，多见于发热（尤其高热）病的过程中，常易复发。单纯疱疹性通常有在同一部位、多次复发的病史，而无明显免疫缺陷的带状疱疹病人不出现这种现象。从水疱液中分离病毒或检测VZV、HSV抗原或DNA是鉴别诊断唯一可靠的方法。

2. 与接触性皮炎鉴别　接触性皮炎有接触史，皮疹与神经分布无关，自觉烧灼、剧痒，无神经痛。

3. 在带状疱疹的前驱期及无疹型带状疱疹中，神经痛显著者易误诊为肋间神经痛、胸膜炎及急性阑尾炎等急腹症，需加注意。

五、辨证要点

主症：初起时先觉发病部位皮肤灼热刺痛，皮色发红，继则出现簇集性粟粒大小丘状疱疹，多呈带状排列，多发生于身体一侧，以腰、胁部为最常见。疱疹消失后可遗留疼痛感。

症见疱疹色鲜红，灼热刺痛，疱壁紧张，口苦，心烦易怒，大便干或小便黄，舌红，苔薄黄，脉弦滑数，属肝经郁热证；疱疹色淡红，起黄白水疱，疱壁松弛易于穿破，渗水糜烂，身重腹胀，脘痞纳差，大便时溏，苔黄腻，脉濡数，属脾胃湿热证；疱疹消失后遗留疼痛者，证属余邪留滞，血络不通。

六、治　疗

（一）基本治疗

1. 治法　清热燥湿，行气止痛。

2. 主穴　阿是穴、相应的夹脊穴、合谷、曲池、大椎。

3. 刺灸方法　毫针刺，用泻法。皮损局部围刺加灸。

4. 配穴　肝经郁热者，配太冲、支沟、外关；脾胃湿热者，配血海、阴陵泉、三阴交；瘀血阻络者，配足三里、三阴交。

（二）其他疗法

1. 皮肤针法　疱疹后遗神经痛可在局部用皮肤针叩刺后，加艾条灸。

2. 穴位注射法　选肝俞、相应夹脊穴、足三里，用维生素 B_1 注射液或 B_{12} 注射液，每次每穴注射 0.5ml，每日或隔日 1 次。

3. 耳针　选胰、胆、肾上腺、神门、肝。毫针刺，强刺激，捻转 3 ~ 5 分钟，每次留针 30 ~ 60 分钟，每日 1 次。

4. 三棱针法　点刺疱疹及周围，拔火罐，令每罐出血 3 ~ 5ml。

七、按　语

1. 针灸治疗本病有较好的效果，对遗留有神经痛针灸有较好的止痛效果，若发生化脓感染须尽快转外科治疗。

2. 配合中药内服外敷，疗效更佳。

3. 治疗期间忌食辛辣、油腻、鱼虾等食物。

病 案 举 例

李某，男，56 岁。因"左侧胸部、腋下、背部皮肤疼痛 1 周，出现水疱 1 天"就诊。1 周前无明显诱因出现左侧胸部、腋下、背部皮肤疼痛，呈灼热刺痛，出现水疱 1 天，伴口苦咽干，烦躁易怒，大便可，小便黄。舌红，苔薄黄，脉弦数。既往无高血压、冠心病等其他病史。体格检查：左侧胸部、腋下、背部皮肤有簇状水疱，小似针头，大如绿豆，水疱基底部皮色鲜红，疱壁紧张，水疱间皮肤正常，查体未见异常。

（一）诊断依据

1. 患者老年男性，否认其他病史。

2. 左侧胸部、腋下、背部皮肤疼痛 1 周，呈灼热刺痛，出现水疱 1 天，伴口苦咽干，烦躁易怒，大便可，小便黄。舌红，苔薄黄，脉弦数。

3. 左侧胸部、腋下、背部皮肤有簇状水疱，小似针头，大如绿豆，水疱基底部皮色鲜红，疱壁紧张，水疱间皮肤正常。

（二）鉴别诊断

应与单纯性疱疹相鉴别。

（三）辨证要点

左侧胸部、腋下、背部皮肤疼痛，呈灼热刺痛，出现水疱 1 天，伴口苦咽干，烦躁易怒，大便可，小便黄，舌红，苔薄黄，脉弦数，属肝经郁热。

（四）诊断

中医：蛇丹（肝经郁热）；西医：带状疱疹。

（五）针灸治疗

1. 毫针

（1）治法：疏肝清热，行气止痛。

（2）取穴：阿是穴相应夹脊穴、合谷、曲池、大椎、外关、太冲。

（3）操作：皮损局部毫针围刺，每针间隔40mm，其余穴位毫针刺，用泻法。

（4）方义：局部阿是穴围刺可引火毒外出。本病是疱疹病毒侵害神经根所致，取相应的夹脊穴，直针毒邪所留之处，可泻火解毒，通络止痛，合谷、曲池均为阳明经穴，与督脉大椎穴合用可疏导阳气，以清解邪毒；外关、太冲清泻肝经郁热。

2. 刺络拔罐法　用皮肤针在疱疹区域内叩刺至皮肤略有出血，再加拔火罐10分钟。可与上述毫针刺两种方法交替使用。

漏 肩 风

 【培训目标】

掌握漏肩风的病因病机、临床特点、诊断与鉴别诊断以及针灸治疗。

问 题 导 入

王某，女，52岁，因"左侧肩关节反复疼痛活动受限半年，加重1个月"就诊。

问题1：根据上述描述，需要了解哪些相关病史资料？进行哪些体格检查？需做哪些辅助检查？

问题2：该病人的初步诊断是什么？如何进行鉴别诊断？

问题3：该病人针灸治疗的思路是什么？

一、概　　述

漏肩风是指肩关节疼痛及活动受限的肩部疾病，属于中医"五十肩"、"肩痹"、"冻结肩"范畴。现代医学中的粘连性肩周炎、冈上肌腱炎、肱二头肌长头肌腱腱鞘炎、肩峰下滑囊炎等可参照本章进行诊治。

二、病 因 病 机

本病病变部位在肩部经络，其发生主要与素体虚弱、慢性劳损、风寒湿邪外侵相关，基本病机为肩部经络阻滞不通或气血不荣。

三、诊 断 要 点

（一）粘连性肩周炎

1. 慢性劳损，外伤筋骨，气血不足复感受风寒湿邪所致。

2. 好发年龄在50岁左右，女性发病率高于男性，右肩多于左肩，多见于体力劳动者，多为慢性发病。

3. 肩周疼痛，以夜间为甚，常因天气变化及劳累而诱发，肩关节活动功能障碍。

4. 肩部肌肉萎缩，肩前、后、外侧均有压痛，外展功能受限明显，出现典型的扛肩现象。

5. X 线检查多为阴性，病程久者可见骨质疏松。

（二）冈上肌肌腱炎

1. 多由肩部外伤、劳损或感受风寒湿邪所致。

2. 好发于中老年人，多数呈缓慢发病。

3. 肩部外侧渐进性疼痛，活动受限。

4. 肱骨大结节处或肩峰下有明显压痛，肩关节外展 60°～120°出现疼痛弧。部分病例有冈上肌肌腱钙化存在，应行 X 线明确诊断。

（三）肱二头肌长头腱腱鞘炎

1. 有肩部劳损或受风寒湿邪侵袭病史。

2. 中年人较多见，大多数呈慢性发病过程。

3. 肩部酸胀，疼痛以夜间为明显，疼痛可向三角肌下放射。

4. 肱骨结节间沟处有明显压痛，肱二头肌腱抗阻力试验阳性。

（四）肩峰下滑囊炎

1. 多有肩部外伤或劳损病史。

2. 常多继发于肩关节邻近组织退化和慢性炎症。

3. 肩峰下疼痛，活动受限，肩峰外端有局限性压痛及肿块。

四、鉴 别 诊 断

肩痛的鉴别见 9-8。

表 9-8 肩痛常见疾病鉴别诊断

辨别要点	粘连性肩周炎	冈上肌腱炎	肱二头肌长头腱腱鞘炎	肩峰下滑囊炎
症状特点	发病年龄	疼痛弧	外展后伸疼痛加重	肩峰下疼痛
压痛点	广泛压痛	肱骨大结节、肩峰下	结节间沟	肩峰下
关节活动	主动及被动均明显受限	被动活动＞主动活动	外展外旋运动受限	外展及内外旋运动受限
特殊体征	无	冈上肌等长抵抗试验（＋）	肱二头肌腱抗阻力试验阳性（＋）	肩峰外侧肿块

五、辨 证 要 点

（一）辨经络

本病病变经脉、经筋主要涉及手阳明、手太阳、手少阳及手太阴。

1. 手阳明经证　以肩峰及肩前疼痛及压痛为主。
2. 手少阳经证　以肩外侧疼痛及压痛为主。
3. 手太阳经证　以肩后部疼痛及压痛为主。
4. 手太阴经证　以肩峰及肩前部近腋下疼痛及压痛为主。

（二）辨病因

1. 风寒湿证　肩部窜痛，遇风寒痛增，得温痛减，畏风恶寒，或肩部有沉重感。舌淡，苔薄白或腻，脉弦滑或弦紧。
2. 瘀滞证　肩部肿胀，疼痛拒按，以夜间为甚。舌暗或有瘀点，舌苔薄白，脉弦或细涩。
3. 气血虚证　肩部酸痛，劳累后疼痛加重，伴头晕目眩，气短懒言，心悸失眠，四肢乏力。舌淡，少苔或苔白，脉细弱或沉。

六、治　疗

（一）基本治疗

1. 治法　疏经通络止痛。
2. 主穴　肩髃、肩贞、肩前、阿是穴、阳陵泉、条口透承山。
3. 刺灸方法　1.5 寸毫针针刺，肩前、肩贞注意勿向胸腔方向深刺，可配合肩部穴位电针治疗，条口透承山配合运动针刺。
4. 配穴

（1）辨经络穴位加减：手阳明经型配三间；手少阳型配中渚；手太阳经型配后溪；手太阴型配列缺。

（2）辨病因穴位加减：风寒湿型可配合局部温针灸，或肩三针、风门艾炷灸法；瘀滞型配合肝俞、膈俞刺络放血；气血虚型配合肾俞、命门、足三里艾炷灸。

（二）其他疗法

1. 火针法　于肩部压痛处或触及阳性结节反应点处火针点刺；
2. 耳针法　选神门、交感、肩，毫针刺，或图钉形皮内针埋针，或王不留行籽压丸。
3. 皮肤针法　可在颈背部、肩部及病变经络叩刺，可少量出血。
4. 刺络拔罐法　可于肩关节局部寻找瘀络或于压痛点以三棱针点刺，加拔火罐放血治疗。

七、按　语

1. 针灸治疗本病越早越好，依病变不同采用不同针灸方法，并注意排除副肿瘤综合征、关节结核等的肩痛。
2. 针灸治疗期间应让患者配合适度的功能训练，利于功能恢复。

病 案 举 例

王某，女，52 岁，教师，因"左侧肩关节反复疼痛活动受限半年，加重 1 个月"就诊。半年前因吹风受寒后出现左侧肩关节酸痛不适，热敷休息后痛减，后因劳累或感寒后疼痛反复发作，未系统诊治，近 1 个月来，疼痛明显，肩关节活动受限，影响梳头、穿衣等日常活动，夜间痛甚，觉肩胛上臂部酸困沉重，肩关节外侧疼痛明显，左肩关节怕冷恶风，无颈痛及上肢放射痛，胃纳尚可，眠差，二便调，舌淡，苔薄白，脉弦滑。否认其他疾病病史。

专科查体：左侧肩关节未见肿胀、皮色肤温正常，广泛性压痛，肩外侧有明显压痛点，肩关节活动受限，外展约40°，后伸约30°；冈上肌等长抵抗试验（－），肱二头肌腱抗阻力试验（－），双臂丛牵拉试验（－），叩顶试验（－），病理征（－）。

辅助检查：左肩关节局部 X 线：肩关节退行性改变。

（一）诊断依据

1. 患者中年女性，无肿瘤、结核等特殊相关病史。

2. 左侧肩关节慢性、广泛性疼痛，渐进性加重，病史超过半年，伴发活动功能障碍，劳累、受寒诱发及加重。舌淡，苔薄白，脉弦滑。

3. 体查肩关节局部压痛伴活动范围缩小，主动及被动活动均受限，外展受限明显，肩外侧有明确压痛点。

4. 肩关节 X 线提示退行性变。

（二）鉴别诊断

应与冈上肌腱炎、肱二头肌长头腱腱鞘炎、肩峰下滑囊炎、颈椎病相鉴别。

（三）辨证要点

1. 辨经络　患者以肩部外侧疼痛及压痛为著，属手少阳经病变。

2. 辨病因　患者受风寒诱发及加重，酸困沉重感，舌淡，苔薄白，脉弦滑。

（四）诊断

中医：漏肩风（风寒湿型）；西医：粘连性肩周炎。

（五）针灸治疗

1. 毫针

（1）治法：温经通络止痛。

（2）取穴：肩髃、肩贞、肩前、肩髎、中渚、阳陵泉、条口透承山。

（3）操作：先予条口透承山配合肩部运动针刺，出针后，肩部穴位1.5寸毫针斜向下刺0.8～1.2寸，捻转泻法，阳陵泉直刺1.2寸，平补平泻，留针约30分钟。

（4）方义：肩三针配合手少阳三焦经肩髎穴可疏通局部经气，因"输主体重节痛"，所以取手少阳三焦经输穴中渚以疏通少阳经气，阳陵泉为"筋会"，可舒筋通络止痛，"疾高而外者取之阳陵"，条口透承山为治疗肩周炎之临床经验效穴。

2. 灸法　在风门、肩髎穴进行麦粒灸，每穴5壮。

3. 火针　取肩髎、局部阿是穴。

落　　枕

 【培训目标】

掌握落枕的病因病机、临床特点、诊断与鉴别诊断以及针灸治疗。

问题导入

于某，女，31岁。因"右侧颈项部疼痛活动受限1天"就诊。

问题1：根据上述描述，还需要了解哪些相关病史资料？进行哪些体检？需做哪些辅助检查？

问题2：该病人的初步诊断是什么？如何进行鉴别诊断？

问题3：该病人如何进行针灸治疗？

一、概　　述

落枕，又称失枕、失颈，多于睡起后发生，是以颈部疼痛、活动受限为主要表现的病证。

西医学认为本病系各种原因引起的急性颈项部肌肉痉挛。

二、病 因 病 机

1. 气滞血瘀　睡眠姿势不良、枕头高度不当，导致颈项部过度牵拉，从而出现局部经络气机不畅、血脉痹阻，引起疼痛僵直。

2. 风寒外袭　风寒之邪外袭颈项部经络，导致局部经络阻塞，不通则痛。

三、诊 断 要 点

1. 突然发病，常因睡觉姿势不当所致。

2. 颈部疼痛及活动受限，疼痛主要在颈部，也可以模糊地放射至头、背和上肢。

3. 受累的肌肉多为斜方肌、肩胛提肌及胸锁乳突肌等区域，或颈部筋膜和韧带组织等；发病时该处肌肉痉挛，有广泛压痛。

4. 颈椎X线片检查常无明显异常，少数患者侧位片可见颈椎生理性前凸减小或变直，关节间隙增宽等。

四、鉴 别 诊 断

1. 与颈椎病相鉴别，两者皆出现颈部疼痛症状，落枕多为急性病程，通常在1周内痊愈，而颈椎病病程较长，体查时颈型颈椎病的压痛点多位于棘突部，且肌紧张程度相对较轻；落枕压痛点多位于痉挛肌肉部，可触及条索状压痛肌肉。但应注意短期内反复落枕发作，多为颈椎病的前期表现。

2. 与颈项部肌膜纤维织炎相鉴别，两者皆可出现颈痛，且受风寒后症状加重，但颈项部肌膜纤维织炎为慢性广泛颈项部疼痛，可波及肩背部，而落枕通常为单侧特定范围的颈部肌痉挛，且部分颈肌纤维织炎患者血沉增快、抗溶血性链球菌O阳性提示其发病与风湿性活动相关。

五、辨 证 要 点

（一）辨经络

本病病变经络主要涉及督脉，手、足太阳经和足少阳经。

（二）辨病因

1. 气滞血瘀　颈项背部牵扯紧张感明显，痛如针刺，夜间痛甚，舌质黯，有瘀斑瘀点，脉弦或涩。

2. 外感风寒　有明确的外感风寒史，项背部怕冷恶风，遇寒僵硬疼痛加重，可伴有发热恶寒等表证，舌淡，苔白，脉浮紧。

六、治 疗

（一）基本治疗
1. 治法 疏经通络止痛。
2. 主穴 天柱、后溪、中渚、足临泣。
3. 刺灸方法 天柱穴为直刺或向下斜刺（不可向内上方深刺），风寒外束者可配合艾灸法，后溪、中渚可配合颈项部运动针刺，足临泣行捻转泻法。
4. 配穴 气滞血瘀加四关穴针刺，配合双膈俞、肝俞刺络放血；外感风寒加大椎艾灸。

（二）其他疗法
1. 耳针法 选颈、神门、心，毫针针刺，或用埋针法，或用压丸法。
2. 拔罐法 项背部留罐，病变侧肌肉肿胀明显者不宜久留罐，可配合背部膀胱经走罐。
3. 皮肤针法 沿项背部督脉、膀胱经、小肠经、胆经皮部叩刺至潮红或少许出血。

七、按 语

1. 针灸治疗本病效果显著，平时应注意枕头高低适度及颈项部保暖。
2. 如短期内反复发作者，当注意排除颈椎病因素所致。

病 案 举 例

于某，女，31岁。因"右侧颈项部疼痛活动受限1天"就诊。

昨日夜间患者不慎感寒，晨起后觉右侧颈项部疼痛明显，项枕部疼痛为著，伴活动受限，怕冷恶风，鼻塞，无发热汗出，觉头身困重，无头晕头痛、上肢乏力麻木等症，纳眠一般，二便无异常，舌淡红，苔薄白，脉浮紧。否认既往颈椎病等特殊相关病史。专科检查：颈部呈被动体位，肌痛性斜颈畸形，颈部活动受限，右侧颈肩部肌肉轻度肿胀，右侧肩井穴可触及硬结，局部压痛阳性。神经系统查体未见异常。

（一）诊断依据
1. 患者青年女性，突发起病，病程短。
2. 以一侧颈项痛伴活动受限为主症，兼症为外感风寒证表现。
3. 查体颈部活动范围缩小、局部压痛，有阳性反应点；排除神经根性痛。

（二）鉴别诊断
应与颈椎病相鉴别。

（三）辨证要点
患者有明确感寒病史，且出现外感风寒表现，属外感风寒型落枕。

（四）诊断
落枕（外感风寒）。

（五）针灸治疗
1. 毫针
（1）治法：疏风散寒、通络止痛。

（2）取穴：天柱、大椎、后溪、中渚、足临泣。

（3）操作：后溪、外劳宫配合运动针刺，足临泣直刺留针，天柱朝向鼻尖斜刺0.8～1寸，捻转泻法，大椎艾炷灸。

（4）方义：天柱为局部取穴，可疏通项枕部经气，艾灸大椎可温经散寒、解表通络，后溪、足临泣分别为手太阳经、足少阳经输穴，因"输主体重节痛"，且后溪通督脉，可通络止痛、通调督脉，外劳宫又名落枕穴，为治疗落枕之经验要穴，配合运动针刺可疏经通络止痛。

2. 耳针　选神门、心、颈，以图钉形皮内针埋针治疗巩固疗效。

扭　伤

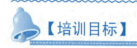

【培训目标】

掌握扭伤的病因病机、临床特点、诊断与鉴别诊断以及针灸治疗。

问 题 导 入

张某，男，22岁，学生。因"右踝扭伤疼痛活动受限1日"就诊。

问题1：根据上述描述，还需要了解哪些相关病史资料？进行哪些体查？需做哪些辅助检查？

问题2：该病人的初步诊断是什么？如何进行鉴别诊断？

问题3：该病人如何进行针灸治疗？

一、概　　述

扭伤是指关节由于受到旋转、牵拉或肌肉剧烈收缩，使其突然超出正常生理活动范围，而造成肌肉肌腱、韧带、筋膜等的损伤，但无骨折、关节脱位发生，属于中医筋伤的范畴。临床主要表现为损伤部位疼痛肿胀和关节活动受限，常发生于腰、踝、膝、肩、腕、肘、髋等部位。

二、病因病机

外力伤害，如跌扑、撞击、坠落是本病发病的直接原因，且可根据外力的作用方式分为直接暴力和间接暴力。其中间接暴力是指远离暴力作用部位，由于力量传导而引起的损伤，是扭伤发生的最常见病因。扭伤后引起局部经络受损、气滞血瘀而出现疼痛。

三、诊断要点

1. 急性扭伤病史。

2. 局部疼痛、肿胀，可出现皮下瘀血，关节活动痛性受限。

3. 体查关节局部压痛明显，活动范围减小。

4. X线检查排除骨折、脱位；必要时行CT、MRI检查以明确病损程度。

四、鉴别诊断

扭伤应与关节脱位和骨折相鉴别。具体鉴别见表9-9。

表9-9　扭伤鉴别

鉴别诊断	扭伤	关节脱位	骨折
畸形	无	有	有
骨擦音	无	无	有
异常活动	无	无	有
弹性固定	无	有	无

五、辨证要点

（一）分期辨证

损伤的发展过程，一般可分为初、中、后三期。初期筋脉受损，气滞血瘀而肿痛明显；损伤中期，气血耗伤、肿痛虽消而未尽除，为本虚兼有标实之证；损伤后期，以本虚为主证。

（二）辨经络

根据扭伤疼痛部位，辨别所伤及的经络。如腰部扭伤，棘上韧带的拉伤可辨证为累及督脉，而双侧腰肌的扭伤则考虑足太阳膀胱经筋受累；踝关节扭伤，内侧副韧带损伤可辨为足太阴经筋、阴跷脉病变，外侧副韧带损伤可辨为足少阳经筋及阳跷脉病变。

六、治　　疗

（一）基本治疗

1. 治法　行气化瘀，通络止痛。
2. 主穴　颈部：阿是穴、大椎、风池、后溪；

　　　　　肩部：阿是穴、肩髃、肩髎、肩贞；

　　　　　肘部：阿是穴、曲池、小海、天井；

　　　　　腕部：阿是穴、阳溪、阳池、阳谷；

　　　　　腰部：阿是穴、肾俞、腰阳关、委中；

　　　　　髋部：阿是穴、环跳、秩边、承扶；

　　　　　膝部：阿是穴、阳陵泉、膝阳关、膝眼；

　　　　　踝部：阿是穴、申脉、丘墟、阳池。

3. 刺灸方法　远端部位取穴，可配合运动针法；局部阿是穴，可采用恢刺或关刺，可配合刺络放血；陈旧性损伤者可在针刺的基础上加灸。

4. 配穴　分期辨证加减：

（1）急性期：各部扭伤均可"以痛为输"为原则选穴，寻取压痛点或筋结以行气化瘀、疏通经络，治疗上强调刺络。

（2）中后期：循经取穴、辨证施治，配合灸法以标本兼治。

（二）其他疗法

1. 刺络拔罐法　对于新伤局部肿胀明显或陈伤瘀血久留者，可选取阿是穴，用三棱针散刺或以皮肤针叩刺至微出血为度，然后加拔火罐。

2. 火针法　选取局部痛点以火针点刺。

3. 耳针法　寻取损伤敏感点、神门行毫针针刺，或图钉形皮内针埋针治疗，或用王不留行籽贴压，同时配合活动受伤关节。

七、按　　语

1. 早期针灸应加强刺络治疗。

2. 针灸治疗扭伤主要针对软组织损伤，其他类型的急性严重损伤应采取综合疗法治疗，必要时注意关节部位固定。

病 案 举 例

张某，男，22 岁，学生。因"右踝扭伤疼痛活动受限 1 日"就诊。下楼踩空跌倒致右足内翻扭伤，右踝外侧疼痛明显，跛行步态。查体：右侧外踝肿胀明显，关节活动因疼痛无法配合检查，右侧跟腓韧带压痛明显。舌黯红，脉弦。辅助检查：X 线排除骨折及脱位。

（一）诊断依据

1. 患者青年男性，外伤致右踝内翻扭伤。

2. 右踝前外侧疼痛，步行困难。

3. 右踝肿胀明显，关节活动受限，右侧跟腓韧带压痛明显。

4. X 线排除骨折及脱位。

（二）鉴别诊断

应注意排除外踝撕脱性、第五跖骨基底部骨折。

（三）辨证要点

辨经络：外踝损伤辨证足少阳及阳跷脉受累。

辨病期：损伤在 48 小时内属于急性期。

（四）诊断

中医：踝扭伤；西医：急性踝关节扭伤。

（五）针灸治疗

1. 毫针

（1）治法：缓急止痛，舒筋通络。

（2）取穴：阿是穴、阳池穴（左）、丘墟、申脉。

（3）操作：先刺远端阳池穴（左）配合运动针法；丘墟、申脉毫针泻法，配合局部阿是穴刺络放血。

（4）方义：本病辨证为足少阳及阳跷脉受累，以"病在下取之上，病在右取之左"为则，远端选取同名手少阳经原穴阳池，局部选取足少阳经穴丘墟及阳跷经穴申脉，疏通经脉气血，以达"通则不痛"。

2. 耳针　选取踝、神门，施予埋针以巩固治疗。

第四节 五官科病证

上 胞 下 垂

【培训目标】

掌握上胞下垂的病因病机、临床特点、诊断与鉴别诊断以及针灸治疗。

问 题 导 入

张某，女，56岁，"左眼上睑不能抬举，视物困难1个月"就诊。

问题1：根据上述描述，还需要了解哪些相关病史资料？进行哪些体检？需做哪些辅助检查？

问题2：该病人的初步诊断是什么？如何进行鉴别诊断？

问题3：该病人如何进行针灸治疗？

一、概　　述

上胞下垂，是指上胞乏力不能升举，以致睑裂变窄，遮盖部分或全部瞳神的眼病。又称眼睑垂缓、侵风、睢目、胞垂，严重者称"睑废"。睢目之病名首见于《诸病源候论·目病诸候》，书中曰："其皮缓纵，垂覆于目，则目不能开，世呼为睢目，亦名侵风"，描述了本病的症状。本病可单眼或双眼发病，有先天后天之别。上胞下垂相当于西医学的上睑下垂，常因提上睑肌或支配提上睑肌的动眼神经分支病变、重症肌无力、先天异常、机械性开睑障碍等。

二、病因病机

本病既有先天禀赋不足，眼肌发育不全，胞睑乏力，即先天禀赋不足，命门火衰，脾阳不足，睑肌发育不全，则会出现胞睑乏力而不能升举。也有后天脾虚气陷，清阳之气不升，睑肌失养，无力抬举胞睑或脾虚聚湿生痰，风邪客睑，风痰阻络，胞睑筋脉弛缓不用而下垂。

三、诊断要点

由于引起上胞下垂的原因较多，因此临证时需要遵循以下原则对上胞下垂进行诊断：

1. 详细询问患者的上胞下垂的现病史、病程、缓解或加重因素，有无外伤史等。

2. 了解既往史，家族史，有无药物治疗等情况。

3. 详细的体格检查，重点是头面部、眼部检查，对神经系统局灶症状和体征应予以高度重视，如眼球运动是否受限，瞳孔是否散大。

4. 选择有针对性的辅助检查进行诊断和鉴别诊断。如头颅 CT 或 MRI，胸部 X 线检查，新斯的明试验等。

上胞下垂

患者上睑下垂，影响视瞻。如属先天者自幼罹患，视瞻时需昂首皱额，甚至以手提起上胞方能视物；属后天者晨起或休息后减轻，午后或劳累后加重，或伴有视一为二、目偏视等。兼见神疲乏力、吞咽困难或头晕、恶心、呕吐等。

临床诊断依据如下：

1. 上胞下垂，两眼自然睁开向前平视时，上胞遮盖黑睛上缘超过 2mm，甚至遮盖瞳神，影响视觉，紧压眉弓部，上胞抬举困难。

2. 患者视物时，呈仰头，眉毛高耸，额部皱纹加深等特殊姿势。

3. 单侧上胞下垂者，可伴有其他眼外肌麻痹，目偏视，视一为二，瞳神散大。

4. 两侧上胞下垂，朝轻暮重，神疲乏力，劳累后加重。新斯的明试验阳性者，可能为重症肌无力。

四、鉴 别 诊 断

上胞下垂属于中医胞睑疾病，是西医学的眼睑病范畴。临床治疗时需要针对引起上胞下垂的原因进行分析，以确定治疗方案和判断疾病的预后。

1. 先天性上睑下垂　先天性上睑下垂多与遗传有关，主要由于提上睑肌或动眼神经核发育不良，是常染色体显性遗传。先天者自幼罹患，视瞻时需昂首皱额，甚至以手提起上胞方能视物。提上睑肌发育性功能不良所表现的上睑下垂是一种真性的上睑下垂。其可分为两类，一为该肌虽发育不良，但尚有功能，上睑下垂常较轻；另一种是提上睑肌无提睑功能，则全靠额肌代偿功能，所以患者多有额部皮肤皱纹（抬头纹），单侧者可见一侧额纹。提上睑肌功能不良性上睑下垂，有时伴有上直肌功能不良。将提上睑肌功能试验与上直肌功能试验分别进行，则可明确诊断。

2. 后天性上睑下垂　后天性上睑下垂病因较为复杂，一是神经源性，如多种原因导致的动眼神经麻痹或交感神经麻痹；一是肌源性，如重症肌无力；还有机械性原因引起，如眼睑脂肪沉积，严重沙眼，肿块生长等因素导致眼睑重量增加所致。此外，外伤性上睑下垂，询问病史就能够明确诊断。

（1）动眼神经麻痹性上睑下垂：因动眼神经的不完全性或完全性麻痹所致。较常见，多为单侧，下垂程度一般较重，发生麻痹的原因较多，如炎症，肿瘤，血管病变等。受损部位可能是中枢性，也可以是周围性的。除提上睑肌功能障碍外，常伴有动眼神经支配的其他眼外肌和眼内肌麻痹症状，病因治疗为主，无效时再考虑手术矫正。

（2）交感神经麻痹性上睑下垂：系因支配 Miller 肌的交感神经受损麻痹所致。伴有同侧瞳孔缩小、睑裂缩小、眼球内陷、颜面潮红无汗等表现，称为 Honer 综合征。程度一般较轻，多为单侧，睑下垂在 2mm 左右。具体病因可为肿瘤、炎症、结核、外伤等。病因治疗为主。

（3）肌源性上睑下垂：以重症肌无力最为常见，全身重症肌无力者早期常先出现上睑下垂，多为双侧。下垂程度多不稳定，午后、疲劳或连续瞬目时加重，早晨起床或休息后可减轻。皮下或肌内注射新斯的明症状可暂时得到缓解，有诊断意义。以中西医药物结合病因治疗为主，手术矫正只有在全身病情停止稳定一年以上才考虑进行。目前认为此病是自身免疫性疾病，它不是肌肉本身的病变，而是神经肌肉交接处神经介质传递障碍的结果。

（4）外伤性上睑下垂：多发生于单侧，创伤或手术损伤提上睑肌、Miller 肌或动眼神经造成。常见上睑撕裂伤、切割伤、异物伤、眶骨骨折、眶内血肿、眼钝挫伤等。此外，在胎儿娩出、眼睑、眼眶手术及近动眼神经部位的开颅手术，如蝶鞍部肿瘤手术可造成神经性损伤致上睑下垂，此类又谓"医源性上睑下垂"。

（5）机械性上睑下垂：多为单侧，由眼睑本身病变所致，如外伤后遗留的瘢痕增厚、沙眼性睑板浸润，上睑神经纤维瘤或血管瘤等，除直接破坏提上睑肌外，由于病变使眼睑肥厚，增加上睑重量等，而引起机械性上睑下垂。

五、辨证要点

患者以上胞下垂，抬举无力，甚至遮盖瞳仁，影响视力为主症。上胞下垂首先应该区分先天性还是后天性，其次进行辨证分型。

（一）区分先天性和后天性上胞下垂

上胞下垂依据发病史一般可以区分先天后天的不同。如属先天者自幼罹患，视瞻时需昂首皱额，甚至以手提起上胞方能视物；属后天者晨起或休息后减轻，午后或劳累后加重，或视一为二、目偏视等。或可伴神疲乏力、吞咽困难或头晕、恶心、呕吐等。

（二）辨证分型

1. 风邪袭络　起病突然，多为单侧上胞下垂，多伴有目珠转动失灵，目偏视，视一为二。舌红，苔薄，脉弦。

2. 脾虚气弱　起病缓慢，上胞提举乏力，掩及瞳神，晨起或休息后较轻，午后或劳累后加重，常伴面色少华，神疲肢倦、眩晕，食欲不振等症。舌淡，苔薄，脉弱。

3. 肝肾不足　多自幼单侧或双侧上胞下垂，常与遗传有关。可伴有五迟、五软。舌淡，苔白，脉弱。

六、治　疗

（一）基本治疗

1. 治法　健脾益气，养血荣筋。选取眼部周围的穴位以及背俞穴为主。

2. 主穴　攒竹、丝竹空、阳白、脾俞、肾俞、胃俞、三阴交。

3. 配穴　肝肾不足配肝俞、太溪；脾虚气弱配百会、足三里；风邪袭络配风池、合谷。

4. 刺灸方法　攒竹、丝竹空、阳白相互透刺，余穴常规针刺或加灸法。

（二）其他疗法

1. 耳针法　取眼、脾、肝、胃、肾耳穴，每次选用 3 ~ 4 穴，毫针刺法，或埋针法、压丸法。

2. 皮肤针法　取患侧攒竹、眉冲、阳白、头临泣、目窗、目内眦—上眼睑—瞳子髎连线，叩刺至局部皮肤潮红。隔日 1 次。

七、按　语

针灸治疗本病有一定的效果，如属于先天者，以尽早手术治疗为主。治疗期间避免过劳，注意休息，注意饮食调养。

病 案 举 例

患者，女，56岁，工人，主诉：左眼上睑不能抬举，视物困难1个月。检查：右眼远视力1.0，左眼远视力1.0。外眼检查：左眼上睑垂落，不能向上抬举，呈闭合状态，眼球活动受限。纳差，二便调，神疲乏力，舌质淡薄苔白，脉沉细。专科检查：神经系统查体未见异常。眼科检查：眼底检查未见明显异常。辅助检查：头颅MRI及经颅多普勒超声检查提示未见异常，血常规及生化检查未提示明显异常。

（一）诊断依据

1. 患者近期发病，否认其他病史及头部外伤史。

2. 左眼上睑不能抬举，视物困难1个月。

3. 神经系统查体未见异常。

4. 头颅MRI及经颅多普勒超声检查提示未见异常，血常规及生化检查未提示明显异常。

5. 实验室及特殊检查　用甲基硫酸新斯的明0.5mg皮下或肌内注射，15～30分钟后见上睑下垂未见变化，排除重症肌无力。

（二）鉴别诊断

应与先天性上睑下垂进行鉴别，依据患者发病的时间，不是自幼患病，能够除外先天性上睑下垂。

（三）辨证要点

1. 区分先天性和后天性上睑下垂　上睑下垂依据发病史一般可以区分先天后天的不同。本病患者属后天性上睑下垂。

2. 辨证分型　晨起或休息后减轻，午后或劳累后加重，纳差，二便调，神疲乏力，舌质淡薄苔白，脉沉细，属于脾虚气弱。

（四）诊断

中医：上睑下垂（脾虚气弱）；西医：上睑下垂（动眼神经麻痹）。

（五）针灸治疗

1. 毫针

（1）治法：健脾益气，养血荣筋。

（2）取穴：承泣、攒竹、太阳、丝竹空、百会，脾俞、肾俞、胃俞、足三里。

（3）操作：承泣按照眼区腧穴常规操作，可适当深刺，但应注意避免伤及眼球和血管；百会平刺，太阳斜刺，攒竹向内下斜刺、丝竹空斜刺或平刺。余穴常规针刺。

（4）方义：本病多由于脾胃虚弱，阳气下陷，睑肌失养，则胞睑不能上举，眼球活动受限，治宜健脾益气，养血荣筋，选取眼周围承泣、攒竹、太阳、丝竹空等穴位，通经活络，调和气血，升提眼睑；配百会益气升阳，足三里养血荣筋，脾俞、肾俞、胃俞，健脾益肾，诸穴配伍，共同发挥健脾益气，养血荣筋的作用，使清阳之气得升，胞睑抬举有力。

2. 皮肤针　取患侧攒竹、眉冲、阳白、头临泣、目窗、目内眦—上眼睑—瞳子髎连线。叩刺至局部皮肤潮红。隔日1次。

近　视

【培训目标】

掌握近视的病因病机、临床特点、诊断与鉴别诊断以及针灸治疗。

问题导入

陈某，男，15 岁。因双眼视远物模糊 3 个月就诊。

问题 1：根据上述描述，还需要了解哪些相关病史资料？进行哪些体检？需做哪些辅助检查？

问题 2：该病人的初步诊断是什么？如何进行鉴别诊断？

问题 3：该病人如何进行针灸治疗？

一、概　　述

近视是以视近物清晰，视远物模糊为临床特征的眼病。古称"能近怯远症"。《目经大成》始称近视。近视程度较高者又称近觑。

本病即西医学的近视，属于屈光不正范围，屈光不正包括近视、远视、散光 3 种类型。西医学认为近视是在眼调节放松的状态下，平行光线经眼的屈光系统的屈折后聚焦在视网膜之前。本节重点讨论假性近视和真性近视。

二、病因病机

近视的发生与遗传和环境等多因素相关，常由于禀赋不足、劳心伤神、不良的用眼习惯等造成近视。《诸病源候论·目病诸候》中谓："劳伤肝腑，肝气不足，兼受风邪，使精华之气衰弱，故不能远视。"在《审视瑶函·内障》中认为本病为"肝经不足肾经病，光华咫尺视模糊"。

本病病位在目，足厥阴肝经连目系，手少阴心经系目系，肾为先天之本，脾为气血生化之源，因此近视与肝、心、肾、脾关系密切。先天禀赋不足，肝肾亏虚，加之用眼不当，则神光衰弱，光华不能远及而仅能近视。后天劳心伤神，心阳耗损，阳虚阴盛，又因用眼习惯不良而目中神光不能发越于远处，形成"能近怯远症"。其基本病机目络瘀阻，目失所养。

三、诊断要点

近视属于屈光不正范围，屈光不正包括近视、远视、散光 3 种类型。临床可见近视，散光同时发生，因此临证时需要遵循以下原则对近视进行诊断：

1. 详细询问患者近视发生的现病史、病程、缓解或加重因素。

2. 了解既往史，家族史，重点了解用眼卫生情况，包括读书姿势、光线问题、读书写字的距离等用眼卫生情况。

3. 详细的体格检查，重点是眼科检查，如近视力，远视力，眼底情况，屈光状态等。

近　视

近视的主要临床表现是远距离视物模糊，近距离视物清晰，常移近所示目标，且眯眼视物。近视度数较高者除远视力差外，常伴有夜间视力差、飞蚊症、闪光感等症状。部分患者可有视疲劳症状。眼科检查远视力减退，近视力正常。

临床诊断依据如下：

1. 近视力正常，远视力低于1.0，但能用凹球透镜矫正。小于 -3D 为轻度近视，-3D ~ -6D 为中度近视，-6D 以上为高度近视。

2. 青少年远视力在短期内下降，休息后视力又有提高，使用阿托品麻痹睫状肌后，检影近视度数消失或小于 0.5D，为假性近视。

3. 眼底检查，中度以上轴性近视，视乳头颞侧出现弧形斑，高度近视眼底易发生退行性变性、黄斑出血，萎缩斑等。

四、鉴别诊断

主要区分假性近视、真性近视以及混合性近视。

1. 假性近视　是指眼球前后径正常，因睫状肌持续痉挛，使晶状体弯曲度增加，屈光力增强，平行线射入眼内时在视网膜前形成焦点的屈光异态；又称功能性近视或调节性近视。多见于青少年，临床表现为远视力在短期内显著下降，近视力正常，休息后视力有不同程度的提高。带凹透镜能够提高视力，往往容易引起视力疲劳。睫状肌麻痹后，近视度数消失，呈现为正视。

2. 真性近视　是指在调节静止的状态下，平行光线经眼屈光系统的屈折后，结焦点在视网膜之前，不能在视网膜上形成清晰的物像。小于 -3D 为轻度近视，-3D ~ -6D 为中度近视，-6D 以上为高度近视。假性近视持续发展会导致真性近视，真性近视轻度者眼底一般无改变，中度以上轴性近视，特别是高度近视，出现眼底改变。睫状肌麻痹后，近视屈光度未降低，或降低的度数小于 0.5D。

3. 混合性近视　睫状肌麻痹后，近视屈光度部分降低，但未恢复为正视。

五、辨证要点

主症：视近物清晰，视远物模糊，视力减退。

1. 肝肾亏虚　双目干涩，头晕耳鸣，夜寐多梦，腰膝酸软。舌淡，无苔，脉细。

2. 心脾两虚　目视疲劳，双目喜闭。面色不华，纳呆便溏，或病后体虚，食欲不振，四肢乏力。舌淡，苔薄白，脉细弱。

六、治　疗

（一）毫针

1. 治法　通经活络明目。取眼区局部穴为主，结合远端取穴为辅。

2. 主方　睛明、承泣、四白、太阳、风池、光明。

3. 配穴　肝肾亏虚配肝俞、肾俞；心脾两虚配心俞、脾俞。

4. 刺灸方法　睛明、承泣针刺应注意固定眼球，轻柔进针，不行提插捻转手法，出针时宜缓，需要按压针孔片刻，缓缓出针；风池注意把握针刺的方向、角度和深度，宜向鼻尖方向斜刺，切忌向上深刺，以免刺入枕骨大孔；光明针尖宜朝上斜刺，使针感向上传导；余穴常规针刺。

（二）其他疗法

1. 皮肤针法　选用眼周穴及风池穴或选择背部华佗夹脊穴，用皮肤针叩刺，每日或隔日 1 次，10 次为一个疗程。

2. 耳针法　取眼、肝、肾、心、神门、皮质下。每次选 2～3 穴，毫针刺法，或埋针法、压丸法。

3. 头针法　取枕上旁线、枕上正中线。按头针常规操作。针刺得气后快速捻转，200 次/分钟，每日 1 次。

七、按　　语

针灸治疗轻、中度近视疗效较好。尤其对假性近视疗效显著。针灸治疗年龄越小治愈率越高。

平时养成良好的用眼习惯，阅读和书写时保持端正的姿势，眼与书本保持 30cm 左右的距离，不在走路、乘车或卧床情况下看书。学习和工作环境照明要适度，照明应无眩光或闪烁，黑板无反光，不在光照射或暗光下阅读或写字，在用眼时间较长时后，应闭目养神或向远处眺望。平时坚持做眼保健操和经络穴位按摩等，以保护视力。

定期检查视力，对近期远视力下降者应查明原因，积极治疗；对验光确诊为近视者，应根据情况佩戴合适的眼镜，以保持良好的视力。

加强体育锻炼，多做户外活动，增强体质。注意均衡营养，保障铬、钙等微量元素的合理摄入。

病案举例

陈某，男，15 岁。因双眼视远物模糊 3 个月就诊。患者 3 个月前因学习紧张等出现视近物清晰，视远物模糊，目视疲劳，休息后缓解。患者平时喜欢读书、上网，不爱运动，食欲不振，面色不华，舌淡红薄白，脉细弱。

眼科检查：远视力右眼 0.8，左眼 0.6，近视力右眼 1.5，左眼 1.5，双外眼和眼底检查未见异常。阿托品麻痹睫状肌后，验光右眼视力 1.0，左眼 －0.25DS＝1.0。

（一）诊断依据

1. 患者学生，因双眼视远物模糊，视近物清晰，久视疲劳，休息后缓解。

2. 视力检查　远视力右眼 0.8，左眼 0.6，近视力右眼 1.5，左眼 1.5，阿托品麻痹睫状肌后，验光右眼视力 1.0，左眼 －0.25DS＝1.0。

3. 眼底检查　眼底检查未见异常。

4. 使用阿托品麻痹睫状肌后，检影近视度数右眼消失，左眼 ＜0.5D。

5. 患者平时喜欢读书、上网，不爱运动，食欲不振，面色不华，舌淡红薄白，脉细弱。

（二）鉴别诊断

需要与真性近视进行鉴别。

（三）辨证要点

患者是青少年，平时喜欢读书、上网，不爱运动，食欲不振，面色不华，舌淡红薄白，脉细弱。属于近视的心脾两虚型。

（四）诊断

中医：近视（心脾两虚型）；西医：假性近视。

（五）针灸治疗

1. 毫针

（1）治法：通经活络明目。取眼区局部穴为主，结合远端取穴为辅。

（2）取穴：睛明、承泣、四白、太阳、风池、光明、心俞、脾俞。

（3）操作：睛明、承泣针刺应注意固定眼球，轻柔进针，不行提插捻转手法，出针时宜缓，需要按压针孔片刻，缓缓出针；风池注意把握针刺的方向、角度和深度，宜向鼻尖方向斜刺。切忌向上深刺，以免刺入枕骨大孔；光明针尖宜朝上斜刺，使针感向上传导；心俞向上平刺或斜刺，脾俞直刺或斜刺，心俞、脾俞不可深刺，余穴常规针刺。

（4）方义：睛明、承泣、四白、太阳均位于眼周，针刺可通经活络，益气明目，是治疗眼疾的常用穴；风池为足少阳与阳维之交会穴，内与眼络相连，光明为足少阳胆经络穴，与肝相通，两穴相配，可疏调眼络，养肝明目。心俞、脾俞分别是心、脾的背俞穴，二穴合用，健脾养心，诸穴配伍，共同发挥健脾养心，通经活络明目之功。

2. 耳穴压丸法　采用耳穴王不留行籽压丸，选取眼、脾、心、神门、皮质下等穴，两耳同时或交替使用。

针　　眼

【培训目标】

掌握针眼的病因病机、临床特点、诊断与鉴别诊断以及针灸治疗。

问 题 导 入

周某，女性，22岁，学生。因"左眼红肿疼痛2天"就诊。

问题1：根据上述描述，还需要了解哪些相关病史资料？进行哪些体检？需做哪些辅助检查？

问题2：该病人的初步诊断是什么？如何进行鉴别诊断？

问题3：该病人如何进行针灸治疗？

一、概　　述

针眼是指胞睑边缘生疖，形如麦粒，红肿痒痛，易成脓破溃的眼病。又名土疖、土疡、偷针。该病首见于《证治准绳·杂病·七窍门》，《诸病源候论·目病诸候》对其症状作了简明的载述，书中谓："人有眼内眦头忽结成疱，三五日间便生脓汁，世呼为偷针。"本病与季节、气候等无关。可单眼或双眼发病。本病上、下眼睑均可发生，但以上睑多见。

针眼相当于西医学的睑腺炎，是细菌侵入眼睑腺体而导致的急性化脓性炎症，因有麦粒样疖肿，故又称麦粒肿。睫毛毛囊或附属的皮脂腺感染称外睑腺炎，睑板腺感染称内睑腺炎，主要由金黄色葡萄球菌感染眼睑腺体所致。

二、病因病机

《诸病源候论·目病诸候·针眼候》曰："此由热气客在眦间，热搏于津液所成。"而《证治准绳·杂病·七窍门》进一步指出："犯触辛热燥腻风沙火"或"窍未实，因风乘虚而入。"

本病的发生常与外感风热，热毒上攻或脾胃湿热等因素有关。病位在眼睑，与足太阳膀胱经、足阳明胃经以及脾胃关系密切，当风热之邪客于胞睑，滞留局部脉络，气血不畅，发为本病。或由于喜食辛辣炙煿，脾胃积热，火热毒邪上攻，致胞睑局部酿脓溃破。也可因为余邪未清或脾气虚弱，卫外不固，复感风热之邪，引起本病反复发作。因此基本病机是热邪结聚于胞睑。

三、诊断要点

针眼为眼科临床常见疾病，临证时需要遵循以下原则对针眼进行诊断：

1. 详细询问患者的针眼的现病史、病程、缓解或加重因素。

2. 了解既往史，饮食习惯，用眼卫生情况，睡眠和心理情况等。

3. 详细的体格检查，重点是眼部检查，对硬结的位置，有无化脓，是否触痛等均应详细检查。

4. 选择有针对性的实验室检查，如血常规等。

针　眼

针眼以胞睑局部肿胀、疼痛为主。一般初起多肿痒明显，中期以肿痛为主，脓成溃破后诸症减轻，红肿渐消。病情严重时可伴发热、恶寒、头痛等症。眼部检查，初起胞睑局部肿胀、微红，疼痛拒按，且可以扪及形似麦粒的硬结。若病变靠近外眦部，则疼痛明显，可见患侧白睛红赤肿胀突出于睑裂，同侧耳前可扪及肿核。血常规检查可见白细胞总数及中性粒细胞比例增高。

临床诊断依据如下：

1. 初期胞睑痒痛，睑弦微肿，按之有小硬结，形如麦粒，压痛明显。

2. 局部红肿疼痛加剧，逐渐成脓，起于睑弦者在睫毛根部出现脓点，发于睑内者，睑内面出现脓点，破溃或切开排出脓后，症情随之缓解。

3. 严重针眼，胞睑漫肿，皮色暗红，可伴有恶寒发热，耳前常有肿核，发于外眦部，每易累及白睛浮肿。

4. 本病有反复发作和多发倾向。

四、鉴别诊断

本病首先需要与睑板腺囊肿鉴别。如果睑腺炎严重时出现眼睑红肿需要与眼睑蜂窝织炎、急性结膜炎进行鉴别。

1. 睑板腺囊肿　病位在眼睑皮下，可触及圆形肿核，与皮肤不粘连，不红不痛，一般不化脓。睑腺炎多在近睑缘或睑内，有触痛之硬结，红肿焮痛明显，常化脓溃破，病势急。

2. 眼睑蜂窝织炎　睑腺炎严重者眼睑一片红肿，尤其在外睑腺炎初期及内睑腺炎皮肤面无脓点显露，初学者常不察知其硬结之存在，而误诊为蜂窝织炎。然则，睑腺炎的眼睑红肿在一个眼睑上并不均匀一致，在肿块处之充血及肿胀要比他处明显，故应选择充血及肿胀明显之处加以轻轻按压，一定能证实该处有明显压痛的硬块，眼睑其他部分，软而无痛。蜂窝织炎红肿比较弥漫，毒血症状较重。但是，睑腺炎偶尔也可伴发蜂窝织炎，最后形成眼睑脓肿。

3. 急性结膜炎　睑腺炎急性炎症严重者，附近球结膜明显水肿，当眼睑无脓点出现时，初学者可因只注意到醒目的球结膜水肿，而误诊为急性结膜炎。故凡眼睑红肿者，必须仔细地按压眼睑，检视硬块，尤其容易遗漏的是眦角部睑腺炎。摸眼睑硬块时，应将眼球作为衬垫物，压力正对眼球中心，这样极容易摸到。按压时若未将眼球衬在眼睑后，压力以切线方向正对眼球，结果将硬块推向眶内软组织中，因此发现率低。摸到压痛性硬块后，即可确诊为睑腺炎。

<h2 style="text-align:center">五、辨证要点</h2>

针眼首先区分是内睑腺炎还是外睑腺炎，其次根据症状、舌脉等进行辨证。主要证型为风热外袭，热毒炽盛，脾虚湿热。

1. 内睑腺炎与外睑腺炎　内睑腺炎是睑板腺的急性化脓性炎症，或称睑板腺炎。其症状大致与外睑腺炎相同。内睑腺炎的炎症现象较外睑腺炎更猛烈。外睑腺炎脓点显现于皮肤，而内睑腺炎脓点表现在睑结膜面。

2. 辨证分型

风热外袭：针眼初起，痒痛微作，局部硬结，微红微肿，触痛明显。或伴有头痛发热，全身不适。舌红，苔薄黄，脉浮数。

热毒炽盛：胞睑红肿疼痛，有黄白色脓点，或见白睛壅肿。口渴喜饮，便秘尿赤。舌红，苔黄，脉数。

脾虚湿热：针眼屡发，面色少华，红肿不甚，或经久难消。多见于小孩，偏食，腹胀便秘。舌质红，苔薄黄，脉细数。

<h2 style="text-align:center">六、治　　疗</h2>

（一）基本治疗

1. 治法　清热解毒，消肿散结。取局部穴位及足太阳、足阳明经穴为主。

2. 主穴　攒竹、太阳、厉兑。

3. 配穴　风热外袭配风池、商阳；热毒炽盛配大椎、曲池；脾胃湿热配内庭、阴陵泉。

4. 刺灸方法　毫针常规刺，用泻法；攒竹、太阳、厉兑均可点刺出血；攒竹可透鱼腰、丝竹空。

（二）其他疗法

1. 三棱针法　选择耳尖或合谷、太阳穴三棱针点刺放血，每日 1 次。

2. 拔罐法　取大椎。三棱针散刺出血后拔罐。

3. 针挑疗法　适用于针眼反复发作者。在背部肺俞、膏肓俞及肩胛区附近寻找皮肤上的红点或粟粒样小点 1 个或数个，皮肤常规消毒后以三棱针挑破，挤出少许血水或黏液。隔日 1 次，10 次为 1 个疗程。

七、按　语

针灸治疗本病初期疗效显著，但是成脓之后，宜转眼科切开排脓。切忌挤压排脓，否则容易造成脓毒扩散而出现危重症。

平素注意眼睑局部卫生，不用脏手或不洁手帕揉眼。饮食规律，不要偏嗜辛辣、肥甘之品。如果反复发作者，应检查有无屈光不正、糖尿病等。

病案举例

周某，女性，22岁，学生，主诉左眼红肿疼痛2天，患者平素喜食辛辣食物，近期学习紧张，熬夜多日，睡眠欠佳。2天前无其他原因左眼睑痒痛喜揉拭，之后逐渐肿胀疼痛，左眼球结膜充血，上眼睑外眦部睫毛毛囊皮脂腺红肿明显，扪按有3mm×3mm结节，触之疼，血常规检查中性粒细胞比例80%。伴有头痛，全身不适。舌红，苔黄，脉数。

（一）诊断依据

1. 患者平素喜食辛辣食物，近期学习紧张，熬夜多日，睡眠欠佳。

2. 左眼睑痒痛喜揉拭，逐渐出现左眼红肿疼痛。

3. 左眼球结膜充血，上眼睑外眦部睫毛毛囊皮脂腺红肿明显，扪按有3mm×3mm结节，触之疼痛。

4. 血常规检查中性粒细胞比例80%。

5. 伴有头痛，全身不适。舌红，苔黄，脉数等。

（二）鉴别诊断

应与睑板腺囊肿进行鉴别。

（三）辨证要点

患者平素喜食辛辣食物，近期学习紧张，熬夜多日，睡眠欠佳。左眼睑痒痛喜揉拭，逐渐出现左眼红肿疼痛剧烈，伴有头痛，全身不适。舌红，苔黄，脉数。属针眼中的热毒炽盛证型。

（四）诊断

中医：麦粒肿（热毒炽盛）；西医：睑腺炎。

（五）针灸治疗

1. 毫针

（1）治法：清热解毒，消肿散结。

（2）取穴：攒竹、太阳、厉兑、大椎、曲池。

（3）操作：毫针常规针刺，用泻法；攒竹、太阳、厉兑均可点刺出血；大椎点刺出血或常规针刺。曲池直刺。

（4）方义：攒竹为足太阳经穴，与太阳穴均位于眼区，擅长清泻眼部郁热而散结，厉兑是足阳明经的井穴，可以清泻阳明积热，消肿散结，大椎穴为督脉穴位，督脉为阳脉之海，该穴具有清热解毒的作用，曲池是手阳明大肠经的合穴，擅治热毒炽盛之证。诸穴配伍，共同发挥泻火解毒，消肿散结的功效。

2. 三棱针　选择耳尖，三棱针点刺放血，每日1次。

青 盲

【培训目标】

掌握青盲的病因病机、临床特点、诊断与鉴别诊断以及针灸治疗。

问题导入

周某，男，44岁，右眼视物不清2个月来诊。

问题1：根据上述描述，还需要了解哪些相关病史资料？进行哪些体检？需做哪些辅助检查？

问题2：该病人的初步诊断是什么？如何进行鉴别诊断？

问题3：该病人如何进行针灸治疗？

一、概　述

青盲是以视盘色淡，视力渐降甚至盲无所见为特征的内障眼病。小儿罹患者称小儿青盲。该病名首见于《神农本草经》。《证治准绳》对青盲的描述："夫青盲者，瞳神不大不小，无缺无损，仔细视之，瞳神内并无些少别样气色，俨然与好人一般，只是自看不见，方为此证"。《诸病源候论·目病诸候》对其病症有所记载，书中曰："青盲者，谓眼本无异，瞳子黑白分明，直不见物耳。"后世文献，多宗此说。

青盲相当于西医学之视神经萎缩。视神经萎缩是指视网膜神经节细胞轴索广泛损害而出现的萎缩变性。如青光眼、眼外伤、视神经炎、脑瘤术后、缺血性视神经病变等均能够引起视神经萎缩。临床特征是视力下降、视野缩小、眼底视乳头苍白，是一种难治性眼病。一般而言，儿童的视神经萎缩多由脑部肿瘤、颅内炎症引起，青年患者以遗传多见，中年发病，多为视神经炎、视神经外伤、颅内视交叉区肿瘤等，老年患者与青光眼或血管性病因有关。该病病因复杂，病程缠绵，属眼科常见致盲眼病之一。

视神经萎缩分为原发性视神经萎缩（又名下行性视神经萎缩）、继发性视神经萎缩（又名上行性视神经萎缩）两类。本病与性别、年龄无关，可由高风内障、绿风内障、青风内障、络阻暴盲、目系暴盲等失治或演变而成，亦可由肿瘤、恶性贫血、奎宁中毒等其他全身性疾病或头眼外伤引起。可单眼或双眼发病。

二、病因病机

《证治准绳·杂病·七窍门》中谓：本病可因"玄府幽邃之源郁竭，不得发此灵明耳。其因有二：一曰神失，二曰胆涩。须询其为病之始，若伤于七情则伤于神，若伤于精血则伤于胆。"

本病多由七情内伤，导致肝郁脾虚，经络瘀滞，气血不能上达于目，目窍失养而至发病，或因禀赋不足，久病过劳等导致肝肾亏虚，脾胃虚弱，气血不足，目窍失润所致。本病病位在目，足厥阴肝经连目系，手少阴心经系目系，肾为先天之本，脾为气血生化之源，因此青盲与心、肝、脾、肾关系密切。本病七情内伤，肝气郁结，经络郁滞，目窍郁闭，神光不得发越而成青盲；或者禀赋不足，肝肾两亏，精虚血少，不得荣目，目窍萎闭，神光遂没，发为青盲；也有因头眼外伤，目系受损，或脑部肿瘤压迫目系，致脉络瘀阻，目窍闭塞而神光泯灭导致青盲。其基本病机是精血虚乏，神光不得发越于外。或者脉络瘀阻，精血不能上荣于目。

三、诊断要点

由于青盲是眼科难治性疾病之一，病因复杂，病程缠绵，故临证时应当遵循以下原则对青盲进行诊断：

1. 详细询问患者视力下降的现病史、病程，伴有症状。

2. 了解既往史，家族史，药物应用史和工作情况，生活状态以及睡眠、心理情况。

3. 详细的体格检查，重点是眼部检查，如视力、瞳孔、眼底情况、视野、电生理检查等。

4. 选择有针对性的辅助检查进行诊断和鉴别诊断。如头颅 CT 或 MRI，排除或确诊有无颅内占位性病变，视觉诱发电位检查和 11778 位点等基因检测等特殊检查

青　盲

青盲临床表现患眼外观无异常而视力显著减退，或视野窄小，逐渐加重，终致失明。原发性视神经萎缩可见视盘色淡或苍白，边界清楚，筛板明显可见，视网膜血管一般正常；继发性视神经萎缩可见视盘色灰白、秽暗，边界不清，筛板不显，视网膜动脉变细，视盘附近血管可伴有鞘膜，后极部视网膜可见残留的硬性渗出。实验室和特殊检查有助于明确诊断。

临床诊断依据如下：

1. 单眼或双眼视力逐渐下降。直至不辨人物，甚至不分明暗，而外眼轮廓无异常。

2. 眼底检查可见视神经乳头色淡或苍白，边界清楚或模糊。

3. 视野检查中心暗点或视野缺损。

4. 瞳孔直接对光反应迟钝或消失。

5. 色觉减退先红后绿。

6. 视觉诱发电位（VEP）检查有助于诊断。

7. 全身检查除外颅内占位性病变和神经脱髓鞘病变。

8. 可行 11778 位点等基因检测，排除或确诊有无 Leber 遗传性视神经病变等疾病。

四、鉴别诊断

主要是区分原发性视神经萎缩和继发性视神经萎缩。引起视神经萎缩的常见原因有颅内眶内肿瘤、血管疾病、炎症、外伤和营养不良，也有遗传因素引起，或者中毒和梅毒引起等。首先需要明确是原发性还是继发性，如是继发性视神经萎缩还需要通过眼部检查和必要的辅助检查进一步明确病因，有针对性地进行治疗。主要鉴别如下：

1. 原发性视神经萎缩的病因多是垂体肿瘤、视神经外伤、球后神经炎，视神经乳头颜色呈灰白色或苍白色，视神经乳头边缘清晰，筛孔可见，血管正常。

2. 继发性视神经萎缩的病因是视神经乳头炎、视神经乳头水肿，视神经乳头颜色呈白色、秽暗，视神经乳头边缘模糊，筛孔不可见，血管静脉可稍粗。

五、辨证要点

患眼外观无异常而视力显著减退，甚至完全失明。青盲主要根据脏腑、虚实等进行辨证：

1. 肝气郁结　视物昏蒙，抑郁不舒，急躁易怒，口苦胸胁胀痛。舌红，苔薄，脉弦。

2. 肝肾亏虚　患眼外观正常而视力显著减退，视物昏蒙，甚至失明。双眼干涩，头晕耳鸣，遗精腰酸。舌质红，苔少，脉细数。

3. 气血瘀滞　多有头眼外伤史，视力渐丧，头痛眩晕，健忘失眠，舌质暗，有瘀斑，脉涩。

六、治　疗

（一）基本治疗

1. 治法　调补肝肾，养精明目。取眼区局部穴及足少阳、足厥阴经穴为主。

2. 主穴　球后、睛明、承泣、风池、太冲、光明。

3. 配穴　肝气郁结加行间、侠溪疏肝解郁；肝肾亏虚加肝俞、肾俞、太溪加强补益肝肾、养精明目的作用。气血瘀滞加合谷、膈俞行气活血、通络明目。

4. 刺灸方法　针刺球后、睛明、承泣等均按眼区腧穴常规操作，也可适当深刺，但应注意避免伤及眼球和血管；风池注意把握针刺的方向、角度和深度，宜向鼻尖方向斜刺，最好能使针感向眼部传导；余穴常规针刺。或配合灸法、电针等。

（二）其他疗法

1. 皮肤针法　取眼眶周围、胸椎 5～12 两侧、风池、膈俞、肝肾、胆俞。眼区轻度叩刺至潮红，其余部位及经穴施以中度叩刺。隔日 1 次。

2. 耳针法　取肝、脾、肾、皮质下、枕、眼区。每次选用 3～4 穴，毫针刺法，或埋针法或王不留行籽压丸法。单耳交替使用或双耳同时治疗。

3. 头针法　取额旁 2 线、枕上正中线、枕上旁线。按头针常规操作。针刺得气后快速捻转，200 次/分钟，每日 1 次。

4. 穴位注射法　取肝俞、肾俞，用复方丹参注射液或维生素 B_1 进行穴位注射。

七、按　语

青盲是眼科难治性疾病，针灸治疗有一定的疗效，可以控制病情发展，提高视力，延缓致盲。应当采用综合措施坚持治疗方能奏效，并定期检查，注意视力和视野变化。本病若为头眼外伤、肿瘤以及其他全身性疾病引起本病者，首先应针对病因进行治疗。

临床慎用对视神经有毒害作用的药物，如乙胺丁醇、奎宁等，积极治疗高风内障、绿风内障、青风内障、络阻暴盲、目系暴盲、肿瘤、恶性贫血等疾病，以防止发生本病。平时养成良好的生活习惯，起居有时，饮食应富含蛋白及维生素，避免过度疲劳，积极参加力所能及的文娱体育活动，戒烟慎酒。

病 案 举 例

周某，男，44 岁，右眼视物不清 2 个月来诊。主诉 2 个月前右眼视物模糊，视野变小，红色色觉减退，伴有头晕耳鸣，双眼干涩，头晕耳鸣，遗精腰酸。舌质红，苔少，脉细数。眼科检查，远视力右眼 0.02，左眼 0.8，右眼瞳孔散大，对光反应消失。眼底，右眼视盘边界清，色苍白，视网膜血管变细，黄斑区发暗，中心凹反射不见。左眼未见异常。头颅 CT 检查排除颅内占位性病变。舌润苔白，脉弦细。无外伤史，否认服用过对视神经有毒性的药物。

（一）诊断依据

1. 右眼视力减退而不能被矫正。

2. 视野向心性缩小。

3. 右眼瞳孔散大，对光反应消失。

4. 色觉减退。

5. 眼底检查　右眼视盘边界清，色苍白，黄斑区发暗，中心凹反射不见，视网膜血管变细，左眼未见异常。

6. 伴有头晕耳鸣，双眼干涩，头晕耳鸣，遗精腰酸。舌质红，苔少，脉细数。

7. 头颅 CT 检查　排除颅内占位性病变。

8. 否认外伤史，未服用乙胺丁醇、奎宁等对视神经有毒性的药物。

（二）鉴别诊断

主要与继发性视神经萎缩等进行鉴别。本患者眼底检查右眼视盘边界清，色苍白，黄斑区发暗，中心凹反射不见，视网膜血管变细，左眼未见异常，可以确诊是原发性视神经萎缩。

（三）辨证要点

患眼外观无异常而视力减退，伴有头晕耳鸣，双眼干涩，头晕耳鸣，遗精腰酸。舌质红，苔少，脉细数，属于青盲中的肝肾亏虚证。

（四）诊断

中医：青盲（肝肾亏虚）；西医：右眼原发性视神经萎缩。

（五）针灸治疗

1. 毫针

（1）治法：补益肝肾、养精明目。

（2）取穴：以眼区局部和足少阳经腧穴为主。

球后、睛明、承泣、风池、太冲、光明、肝俞、肾俞、太溪加强补益肝肾、养精明目的作用。

（3）操作：球后、睛明、承泣均按眼区腧穴常规操作，可适当深刺，但应注意避免伤及眼球和血管；风池穴应把握好进针的方向、角度和深浅，最好能使针感向眼部传导；余穴常规针刺。

（4）方义：球后、睛明、承泣皆位于眼部，旨在通调眼部气血；风池属足少阳经，内通目系，通络明目；太冲为足厥阴肝经的原穴，光明为足少阳胆经之络穴，原络互用，以疏肝理气、养肝明目。肝俞、肾俞、太溪加强补益肝肾、养精明目的作用。诸穴配伍，共同发挥补益肝肾、养精明目的作用。

2. 穴位注射　取肝俞、肾俞，用复方丹参注射液或维生素 B_1 进行穴位注射。

3. 皮肤针　取眼眶周围、胸椎 5～12 两侧、风池、膈俞、肝肾、胆俞。眼区轻度叩刺至潮红，其余部位及经穴施以中度叩刺。隔日 1 次。

耳鸣耳聋

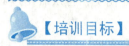【培训目标】

掌握耳鸣耳聋的病因病机、临床特点、诊断与鉴别诊断以及针灸治疗。

问题导入

马某，女，50岁。因"双耳听力下降伴耳鸣5年余"就诊。

问题1：根据上述描述，还需要了解哪些相关病史资料？进行哪些体检？需做哪些辅助检查？

问题2：该病人的初步诊断是什么？如何进行鉴别诊断？

问题3：该病人如何进行针灸治疗？

一、概　　述

耳鸣耳聋是听觉异常、听力下降的病证。耳鸣是指患者主观感觉耳中或头部鸣响，而周围并无相应的声源存在。耳聋是听觉传导通路发生功能性或器质性病变而导致不同程度听力损害的总称。二者可作为许多疾病的并发症，可单独出现，亦常同时并见，二者的症状虽有不同，但病因病机基本一致，"耳鸣乃是耳聋之渐也"，故把二者并列讨论。西医学的许多疾病包括耳鼻喉疾病、脑血管疾病、糖尿病、感染性疾病、自身免疫疾病、药物中毒及外伤性疾病等均可出现耳鸣、耳聋。

耳聋是常见病变，病因复杂。按照病变部位和性质分为传导性聋、感音神经性聋和混合性聋。按病程分为暴聋（突发性聋）和久聋。

二、病因病机

耳为宗脉之所聚，手、足少阳经脉布于耳，手、足太阳经、阳明经和手厥阴经也分布耳或耳周围。因此，各种外感和内伤因素导致耳部经络功能失常、气血失调致脉络不通或耳窍失养等，均可导致耳鸣耳聋。故本病常分虚实两类。如因情志内伤，肝胆实火，而致少阳经气闭阻；或邪中经络，壅遏清窍者属实证。而因肾精亏虚，精气不能上达于耳，或肾阴不足，水不涵木，风阳上扰；或气血虚弱，不能上荣于脑窍而致耳鸣耳聋者，则属虚证。

三、诊断要点

由于耳鸣耳聋是临床常见的病症之一，故临证之时首先应遵循以下原则对耳鸣耳聋进行诊断：

1. 详细询问患者耳鸣耳聋的现病史，仔细询问耳鸣耳聋发生情况及病程、耳鸣耳聋的特征、是同时发生还是单独发生、是否合并其他耳部症状等。了解是否存在与耳鸣耳聋有关的全身性疾病。

2. 了解既往史、家族史、药物应用史、外伤史、爆震史、耳手术史、工作情况、生活状态以及睡眠、心理等情况。

3. 详细体格检查，重点检查耳部，观察是否有外耳道和（或）鼓膜异常，如畸形、肿块、鼓膜充血或穿孔、瘢痕或硬化斑等。

4. 选择合适的辅助检查进行鉴别。听力学检查，包括：音叉试验、纯音测听、声导抗测听、电反应测听法和耳鸣音调与响度测试等；诊断不清时，血液、尿、甲状腺功能检查、有关免疫指标测试、电解质、血糖、颞骨 X 线、CT、MRI 等可根据病情选用。

暴　聋

1. 突然发生的，可在数分钟、数小时或 3 天以内。

2. 非波动性感音神经性听力损失，可为轻、中或重度，甚至全聋。至少在相连的 2 个频率听力下降 20dB 以上。多为单侧，偶有双侧同时或先后发生。

3. 病因不明（未发现明确原因包括全身或局部因素）。

4. 伴耳鸣、耳堵塞感。

5. 伴眩晕、恶心、呕吐，但不反复发作。

6. 除第八脑神经外，无其他脑神经受损症状。

久　聋

1. 以持续日久的听力下降为主要症状，或伴耳鸣及轻度眩晕。

2. 起病缓，耳聋程度逐渐加重。部分患者困暴聋后长期不恢复而成久聋。

3. 常因使用耳毒性药物、年老体衰、营养不良等因素致病。

4. 耳部检查见鼓膜少光泽，或有内陷、增厚、粘连、钙质沉着等表现。

5. 听力检查呈感音神经性聋。

6. 应与耳胀耳闭、听神经瘤相鉴别。

耳　鸣

诊断原则：应从耳鸣性质、病因、病变部位、定量等 4 个方面进行诊断。

1. 耳鸣性质　耳鸣是否为第一主诉，主观性耳鸣还是客观性耳鸣。

2. 病因　尽量从听觉系统、全身 9 大系统、心理等 3 方面采用排除法寻找耳鸣的可能病因，应尽可能避免漏诊严重的疾病，如听神经瘤、桥小脑角胆脂瘤、颅内外血管畸形等。

3. 病变部位　用听力学检查及影像学检查等方法确定耳鸣病变部位。

4. 定量　①耳鸣测试：耳鸣音调和响度匹配、残余抑制、掩蔽曲线、最大不适阈等；②用各种耳鸣量表（如视觉模拟标尺 VAS、耳鸣残疾量表 THQ、焦虑抑郁量表等）进行耳鸣及心理方面的量化评定。

四、鉴别诊断

耳鸣应与耳胀、耳闭和脓耳等相鉴别，具体鉴别见表 9-10。

表 9-10　耳鸣、耳聋与耳胀、耳闭和脓耳的鉴别

鉴别诊断	病史	临床表现	鼓膜	听力
耳鸣耳聋	渐起或暴发，病因复杂	耳鸣可为高音调，也可为低音调，常有不同程度听力减退	鼓膜一般正常	多为感音神经性聋，少数可呈混合性聋

续表

鉴别诊断	病史	临床表现	鼓膜	听力
耳胀	常因感冒而发病	耳胀耳闷，耳鸣，自声增强，伴风寒或风热表证	鼓膜轻度充血、内陷或有鼓室积液	传导性聋
耳闭	渐起，耳胀常反复发作	耳闭塞感，听力减退	鼓膜内陷或增厚、混浊、钙斑，或萎缩、粘连	多为传导性聋，少数呈混合性聋
脓耳	有耳道流脓、鼓膜穿孔病史	患耳溢脓，伴听力减退，耳鸣	初发鼓膜充血或小穿孔溢脓；久病鼓膜穿孔流脓，反复发作	初发为传导性聋，久病可呈混合性聋

五、辨 证 要 点

耳鸣耳聋根据其发病缓急、音调、响度、持续时间不同可分为虚证和实证，一般而言，渐发，音调高亢，响度小而声细，久鸣者为虚；暴发，音调低沉，响度大而粗，新鸣者为实。

1. 外邪侵袭　突起耳鸣耳聋，耳鸣声大，如吹风、雷鸣样，呈持续性，听力下降，伴有耳胀闷感。发病前多有感冒症状，可伴头痛、恶寒发热、口干等。舌质红，苔薄白或薄黄，脉浮数。

2. 肝火上扰　素体阳盛，性情急躁，易恼怒或情志抑郁。耳鸣如潮水声或风雷声，时轻时重，多于郁怒或情志抑郁之后突发或加重。伴头痛、口苦咽干、面红目赤、胸胁胀痛等。舌红苔黄，脉弦数。

3. 痰火郁结　耳鸣声洪亮，持续不断，伴耳胀，头重头昏，或头晕目眩，胸闷痰多等。舌红苔黄腻，脉弦滑。

4. 肝肾亏虚　耳鸣如蝉，呈持续性，安静时尤甚，房劳后加重，渐至耳聋。伴腰膝酸软，头晕眼花，失眠，夜尿频多等。舌红，少苔或无苔，脉细弱或细数。

5. 气血亏虚　耳鸣耳聋时轻时重，遇劳则甚，伴倦怠乏力，神倦食少，面色无华，心悸失眠等。舌淡红苔薄白，脉细弱。

六、治　　疗

（一）基本治疗

1. 治法　疏通耳窍，活血通络为基本治疗原则。

2. 主穴　耳门、听会、翳风、完骨、中渚、侠溪。

3. 刺灸方法　耳门、听会张口取穴，耳周腧穴的针感要求向耳底或耳周传导；其余穴常规针刺。

4. 配穴

（1）辨经络穴位加减：手太阳和手足少阳经直接入耳中，因此，可选择手太阳经少泽、后溪、前谷；手少阳经液门、外关、支沟；足少阳经足窍阴、悬钟、足临泣。

（2）辨证穴位加减：外袭侵袭加风池、外关、列缺；肝火上扰加行间、太冲、足临泣；痰火郁结加丰隆、内庭；肝肾亏虚加肾俞、关元、气海；气血亏虚加足三里、脾俞、血海。

（二）其他疗法

1. 头针法　取双侧颞后线，毫针快速刺入法，沿头皮进入一定深度，行捻转法约1分钟，留针30分钟。隔日1次。

2. 耳针法　选皮质下、内分泌、内耳、外耳、肾、肝、胆，取一侧或双侧穴位，毫针刺，或用埋针法、压丸法。

3. 穴位注射法　可选翳风、完骨、肾俞、阳陵泉等穴。用1%的盐酸普鲁卡因或维生素 B_{12} 注射液或维生素 B_1 注射液，每穴 0.5 ~ 1.0ml，每日或隔日一次。

七、按　　语

1. 针灸治疗耳鸣耳聋有一定疗效，可减轻症状及发作频率，但对于鼓膜损伤致听力完全丧失者无效。

2. 耳鸣耳聋的病因复杂，在治疗中应明确诊断，积极治疗原发病。

3. 患者应生活规律，调畅情志，避免劳倦，节制房事，保持耳道清洁。

病 案 举 例

马某，女，50 岁，会计。因"双耳听力下降伴耳鸣 5 年余"就诊。5 年前无明显诱因出现双耳听力下降伴耳鸣，无耳痛、耳流脓，无眩晕发作，偶有耳胀，耳鸣如电流声，时轻时重，劳累后加重。平素神疲乏力，面白无华，食欲不振，餐后胃脘部饱胀感，多梦易醒，便溏，小便正常。既往无高血压、冠心病、糖尿病等其他病史。否认外伤史及手术史。无耳毒性药物使用史，否认药物及食物过敏史。家族史无特殊。舌淡，苔白，脉细弱。专科检查：神经系统及耳鼻咽喉查体未见异常。辅助检查：听力检查提示双耳中度感音神经性耳聋（高频为主），声导抗正常。颞骨 CT 示：颞骨未见异常，血常规及生化检查未提示明显异常。

（一）诊断依据

1. 患者中年女性，起病缓，病程长，否认其他病史。

2. 双耳听力下降伴耳鸣 5 年余，无耳痛、耳流脓，无眩晕发作，偶有耳胀，耳鸣如电流声，时轻时重，劳累后加重。平素神疲乏力，面白无华，食欲不振，餐后胃脘部饱胀感，多梦易醒，便溏。

3. 神经系统、耳鼻咽喉查体未见异常。

4. 听力检查提示双耳中度感音神经性耳聋（高频为主），声导抗正常。

（二）鉴别诊断

应与耳胀、耳闭和脓耳等相鉴别。

（三）辨证要点

患者无明显诱因出现双耳听力下降伴耳鸣，偶有耳胀，耳鸣如电流声，时轻时重，劳累后加重，为虚证。平素神疲乏力，面白无华，食欲不振，餐后胃脘部饱胀感，多梦易醒，便溏，舌淡，苔白，脉细弱，属耳鸣耳聋中的气血亏虚证。

（四）诊断

中医：耳鸣耳聋（气血亏虚）；西医：双耳感音神经性耳聋。

（五）针灸治疗

1. 毫针

（1）治法：疏通耳窍，补益气血。

（2）取穴：耳门、听宫、听会、翳风、完骨、中渚、侠溪、气海、足三里、脾俞、血海。

（3）操作：耳门、听宫、听会张口取穴，耳周腧穴的针感要求向耳底或耳周传导；余穴捻转补法；足三里、气海、脾俞用灸法。

（4）方义：耳门、听宫、听会、翳风、角孙位于耳周，气通耳内，具有疏通耳窍，聪耳启闭之功。中渚、侠溪相配，通上达下，疏通少阳经气。气海、足三里、脾俞、血海补益气血，疏通耳窍。

2. 耳穴压丸法　采用耳穴王不留行籽压丸，选皮质下、内分泌、内耳、外耳、脾、胃。

鼻　　渊

【培训目标】

掌握鼻渊的病因病机、临床特点、诊断与鉴别诊断以及针灸治疗。

问 题 导 入

余某，男，38岁。因"反复鼻塞，流脓涕4年，加重1周"就诊。

问题1：根据上述描述，还需要了解哪些相关病史资料？进行哪些体检？需做哪些辅助检查？

问题2：该病人的初步诊断是什么？如何进行鉴别诊断？

问题3：该病人如何进行针灸治疗？

一、概　　述

鼻渊是以鼻流浊涕，量多不止为主要特征的鼻病。临床上常伴有头痛、鼻塞、嗅觉减退等症状，是鼻科的常见病、多发病之一，属于西医急、慢性鼻窦炎的范畴。

二、病 因 病 机

鼻渊的发生多因感受六淫邪气，外邪侵袭人体，从口鼻而入，壅塞肺系，肺失清肃，邪聚鼻窍而发；或因胆腑郁热，邪热上犯，壅塞鼻窍；或因肺经郁火，壅遏鼻窍；或脾胃湿热，蒸灼鼻窍发为鼻渊；或因肺脾气虚，鼻失温养发为鼻渊。

三、诊断要点

鼻渊是临床常见的病症之一，临证之时应遵循以下原则对鼻渊进行诊断：

1. 详细询问患者鼻渊的现病史，是否反复发病，发病前是否有上呼吸道感染、急性鼻炎，急性传染病如猩红热、麻疹等病史，发病时鼻涕的量、质、色等情况；是否伴头痛，及头痛的性质、部位；是否有嗅觉减退；是否有恶寒发热等症状。

2. 了解既往史、家族史、药物应用史、鼻手术史、鼻外伤史和工作情况、生活状态以及睡眠、心理等情况。

3. 详细体格检查，重点检查鼻部，检查各鼻窦处有无压痛，是否红肿，观察鼻腔有无分泌物，鼻腔黏膜有无充血、肿胀，中鼻甲有无肿大或息肉样变，鼻中隔黏膜有无肥厚或息肉样变。

4. 选择合适的辅助检查进行鉴别，鼻窦 X 线或鼻窦 CT，鼻内镜检查，血常规，鼻腔或后鼻口分泌物检查等。

根据上述原则，鼻渊的诊断要点如下：

1. 本病以脓涕量多为主要症状，常同时伴有鼻塞及嗅觉减退，症状可局限于一侧，也可双侧同时发生，部分病人可伴有明显头痛，头痛部位常局限于前额、鼻根部或颌面部等。

2. 鼻腔检查黏膜充血、肿胀，鼻腔或后鼻孔有较多的黏性或脓性分泌物。前额部、颌面部或鼻根部可有红肿及压痛，受累鼻窦窦壁处明显。

3. 鼻窦 X 线或 CT 检查常显示鼻窦腔模糊、密度增高及混浊，或可见液平面。急性发作时血白细胞总数及中性粒细胞增高。

4. 应与鼻窒相鉴别。

四、鉴别诊断

鼻渊应与鼻窒相鉴别，具体鉴别见表 9-11。

表 9-11 鼻渊和鼻窒的鉴别

鉴别诊断	鼻渊	鼻窒
病史	多有外感病史或急慢性鼻炎发作史	可有伤风鼻塞反复发作
鼻部检查	鼻黏膜充血肿胀，鼻甲肿大，尤以中鼻甲为甚，中鼻道或嗅裂可见黏性或脓性分泌物，病久可见中鼻甲息肉样变或息肉形成	鼻腔黏膜充血，尤以下鼻甲为甚，久病下鼻甲黏膜肥厚，暗红色，表明呈结节状，触之硬实感，弹性差
临床表现	鼻涕量多、鼻塞、头痛、嗅觉减退	鼻塞为主要症状，呈间歇性或交替性，久病可有嗅觉减退

五、辨证要点

鼻渊有虚实之别，实证起病急，病程短；虚证病程长，缠绵难愈。实者多因外邪侵袭，循经犯鼻，或胆腑郁热，肺经郁火，壅塞鼻窍，或脾胃湿热，蒸灼鼻窍发为鼻渊；虚者多为肺脾气虚，鼻失温养，脾虚运化失职，湿浊上泛，凝聚鼻窍发为鼻渊。

1. 外邪侵袭　感受风热或风寒而致病，鼻塞，鼻涕量多而白黏或黄稠，嗅觉减退，头痛，伴表证表现。舌质红，苔薄白，脉浮紧或浮数。

2. 胆经郁热　平素急躁易怒，鼻塞、头痛较甚，涕多色黄而浊，伴身热，口苦咽干，目眩等。舌红，苔黄，脉弦数。

3. 肺经郁热　鼻塞，涕多，黏稠色白或黄，或涕中带血，头痛，伴咳嗽，痰少而黄，咽干口渴。舌红，苔黄，脉浮数。

4. 脾胃湿热　鼻塞重而持续，涕黄浊量多，嗅觉减退，伴倦怠乏力，胸脘痞闷，头昏胀，纳呆食少。舌红，苔黄腻，脉滑数。

5. 肺脾气虚　鼻塞，鼻涕白黏或黄稠，时多时少，经久不愈；伴头昏，少气乏力，面色萎黄或白，大便溏薄。舌淡，苔白，脉细弱。

六、治　疗

（一）基本治疗

1. 治法　通利鼻窍，升清降浊。

2. 主穴　上星、迎香、印堂、合谷。

3. 刺灸方法　迎香、印堂针尖朝向鼻部，使针感向鼻部传导，风池朝向鼻尖直刺捻转泻法，余穴常规针刺。

4. 配穴　外邪侵袭加大椎、列缺、风门；胆经郁热加侠溪、头临泣；肺经郁热加曲池、鱼际；脾胃湿热加阴陵泉、三阴交；肺脾气虚足三里、肺俞、脾俞。

（二）其他疗法

1. 耳针法　选内鼻、外鼻、额、脾、肺、肾上腺，毫针刺，或用埋针法，压丸法。

2. 穴位注射法　可选迎香、肺俞、脾俞，用复合维生素 B 注射液或丹参注射液，每穴 0.2～0.5ml，每日或隔日一次。

3. 刺血法　急性发作期可选印堂、鱼际、少商，三棱针刺血，每日或隔日一次。

七、按　语

1. 针灸治疗鼻渊有较好疗效。可迅速改善鼻道通气功能，而减轻症状，慢性者疗程较长。

2. 注意保持鼻腔通畅，或可让患者做低头运动，以利窦内分泌物排出。

3. 忌用力擤鼻，以免鼻腔分泌物通过咽鼓管进入中耳腔，发生耳病。

4. 积极治疗上呼吸道疾病等原发病。

病案举例

余某，男，38 岁，公司职员。因"反复鼻塞，流脓涕 4 年，加重 1 周"就诊。4 年前无明显诱因开始出现鼻塞，流脓涕，伴前额胀痛，无嗅觉下降，无鼻痒、喷嚏，自行口服药物，症状缓解，此后反复发作。1 周前患者受凉后出现鼻塞，流大量黄稠鼻涕，前额胀痛，头昏，嗅觉减退，无鼻痒、喷嚏，伴发热恶风，咳嗽痰多，咽干口渴，纳差，睡眠欠安，二便调。既往无高血压、冠心病等其他病史。否认外伤史及手术史。否认药食物过敏史。家族史无特殊。舌红，苔薄黄，脉浮数。专科检查：鼻：外鼻无畸形，鼻腔黏膜色红，鼻中隔明显不规则偏曲，双下鼻甲肥大，鼻腔各鼻道可见大量脓性分泌物，鼻咽部黏膜稍充血，上颌窦、筛窦、额窦压痛，余未见异常；耳、咽喉查体未见异常。辅助检查：鼻窦 CT 示：双侧上颌窦、筛窦、额窦、蝶窦炎；左侧中下鼻甲肥厚，鼻中隔向左侧偏曲。血常规、生化及凝血检查未提示明显异常。

（一）诊断依据

1. 患者青年男性，发病急，病程长。

2. 反复鼻塞，流脓涕 4 年，伴前额胀痛。1 周前因受凉出现鼻塞，流大量黄稠鼻涕，前额胀痛，头昏，嗅觉减退，无鼻痒、喷嚏，伴发热恶风，咳嗽痰多，咽干口渴，纳差，睡眠欠安，二便调。

3. 专科检查　鼻：外鼻无畸形，鼻腔黏膜色红，鼻中隔明显不规则偏曲，双下鼻甲肥大，鼻腔各鼻道可见少许脓性分泌物，鼻咽部黏膜稍充血，上颌窦、筛窦、额窦压痛。

4. 鼻窦 CT 示双侧上颌窦、筛窦、额窦、蝶窦炎；左侧中下鼻甲肥厚，鼻中隔向左侧偏曲。

（二）鉴别诊断

应与鼻窒相鉴别。

（三）辨证要点

患者反复鼻塞，流脓涕 4 年，伴前额胀痛，属中医学的鼻渊。1 周前因受凉出现鼻塞，流大量黄稠鼻涕，前额胀痛，头昏，嗅觉减退，伴发热恶风，咳嗽痰多，咽干口渴，舌红，苔薄黄，脉浮数。辨证属风热侵袭证。

（四）诊断

中医：鼻渊（风热侵袭）；西医：①慢性鼻窦炎；②鼻中隔偏曲。

（五）针灸治疗

1. 毫针

（1）治法：疏风散热，通利鼻窍。

（2）取穴：上星、印堂、迎香、风池、合谷、列缺、曲池。

（3）操作：迎香、印堂针尖朝向鼻部，使针感向鼻部传导，风池朝向鼻尖直刺捻转泻法，余穴常规针刺，捻转泻法。

（4）方义：迎香位于鼻旁，印堂位于鼻上，二者共奏通利鼻窍之效。上星通阳化浊，督脉治疗鼻病之要穴，合谷疏风解表、活血通窍。风池、列缺、曲池清热宣肺，祛风通络。

2. 耳穴压丸法　采用耳穴王不留行籽压丸，选内鼻、外鼻、肺、肾上腺、额、咽喉。

鼻　衄

【培训目标】

掌握鼻衄的病因病机、临床特点、诊断与鉴别诊断以及针灸治疗。

问题导入

杨某，女，22 岁。因"反复鼻塞、流涕 3 年"就诊。

问题1：根据上述描述，还需要了解哪些相关病史资料？进行哪些体检？需做哪些辅助检查？

问题2：该病人的初步诊断是什么？如何进行鉴别诊断？

问题3：该病人如何进行针灸治疗？

一、概　　述

鼻鼽是以发作性鼻痒、喷嚏频作、清涕如水、鼻塞为主症的鼻病。可季节性加重，发病可有花粉、冷空气、浓烈气味刺激等非特异性刺激的诱因，也可无明显诱因。本病是因患者接触致敏原后导致多种免疫细胞和因子参与的鼻黏膜炎症反应性疾病，属于西医学的变应性鼻炎范畴。

二、病因病机

鼻鼽发病多因肺气虚寒，卫表不固，腠理疏松，外邪乘虚而入，邪气聚集鼻窍，肺失通调，津液停聚，气机阻滞而发病；或因脾气虚弱，清阳不升，鼻失温养，外邪侵袭发为本病；或因肾阳亏虚，摄纳失权，温煦失职，不能温运气血上养鼻窍，外邪犯鼻而致病。

三、诊断要点

由于鼻鼽是临床上常见的病症之一，故临证之时首先应遵循以下原则对鼻鼽进行诊断：

1. 详细询问患者的鼻鼽的现病史，仔细分析发病的诱因及伴发症状等。

2. 了解既往史、家族史、过敏史及工作和生活环境等情况。

3. 详细体格检查，重点检查鼻部，检查各鼻窦处有无压痛，是否红肿，鼻腔黏膜是否充血水肿，鼻腔分泌物的量及性质，鼻甲是否肥大等。

4. 选择合适的辅助检查进行鉴别，免疫学检查如皮肤变应原测试、黏膜激发试验、血清总 IgE 浓度测定及鼻分泌物特异性 IgE 检测、组胺释放试验、嗜碱性粒细胞脱颗粒试验等。

根据上述原则，鼻鼽的诊断要点如下：

1. 呈季节性或常年性发作，可有家族史或过敏史。

2. 以突然阵发性鼻痒，连续喷嚏，鼻塞，鼻涕清稀量多为主要症状。伴有失嗅、眼痒、咽喉痒等症。起病迅速，症状一般持续数分钟至数十分钟，间歇期无喷嚏及鼻塞。可并发荨麻疹、哮喘等病。

3. 常因接触花粉、烟尘、化学气体等致敏物质而发病，有时环境温度变化亦可诱发。

4. 鼻腔检查黏膜多为苍白，少数充血，鼻甲肿胀。发作时有较多清稀分泌物。

5. 鼻分泌物涂片在发作期嗜酸性粒细胞阳性；变应原皮肤试验呈阳性反应。必要时可做血清特异性 IgE 检测。

6. 应与伤风鼻塞、鼻窒等鉴别。

四、鉴别诊断

鼻鼽应与伤风鼻塞、鼻窒等鉴别，具体鉴别见表9-12。

表 9-12　鼻鼽与伤风鼻塞、鼻窒的鉴别

鉴别诊断	鼻鼽	伤风鼻塞	鼻窒
病史	家族史	发病前多有受凉或疲劳史	可有伤风鼻塞反复发作
临床表现	突发性和反复发作的鼻痒，喷嚏，大量水样鼻涕，鼻塞，无全身不适症状	初期鼻痒、干燥灼热感，喷嚏，鼻塞，流水样鼻涕；后鼻塞加重，涕黏黄，语声重浊，伴全身不适、发热、恶寒等症状	鼻塞为主要症状，呈间歇性或交替性，久病可有嗅觉减退
过敏史	有	无	无
局部检查	发展期鼻黏膜多为苍白、灰白或浅蓝色，亦可充血色红；鼻甲肿大，鼻腔有较多水样分泌物。	鼻黏膜充血肿胀，鼻腔内有较多鼻涕，初期为水样，后渐转为黄黏性。	鼻腔黏膜充血，尤以下鼻甲为甚，久病下鼻甲黏膜肥厚，暗红色，表明呈结节状，触之有硬实感，弹性差。

五、辨证要点

鼻鼽发病期多为虚实夹杂证，缓解期多以脏腑虚损为主。鼻鼽的发生与肺、脾、肾三脏功能失调密切相关。

1. 肺虚邪袭　多在季节更替，天气剧变时发病，平素易感冒，鼻痒，喷嚏频频，清涕如流水，鼻塞，伴畏风，面色苍白，气短懒言，舌质淡，苔薄白，脉弱。

2. 肺脾气虚　病程长，反复发作，鼻塞，鼻涕清稀，嗅觉减退，伴神倦乏力，面白无华，食少纳呆，脘腹胀满，大便稀溏，舌质淡，舌体胖大，或齿痕舌，苔薄白，脉细弱。

3. 肾阳不足　鼻痒，喷嚏频做，清涕如水，早晚较甚，日久不愈，平素畏风，形寒肢冷，精神不振，腰膝酸软，夜尿频多，舌质淡，苔白，脉沉细无力。

六、治　疗

（一）基本治疗

1. 治法　疏通鼻窍，益气固表。

2. 主穴　上星、印堂、迎香、合谷。

3. 刺灸方法　迎香、印堂针尖朝向鼻部，使针感向鼻部传导，余穴常规针刺，捻转补法。

4. 配穴　肺虚邪袭加肺俞、太渊、风池；肺脾气虚加脾俞、足三里、气海；肾阳不足加肾俞、命门。

（二）其他疗法

1. 耳针法　选内鼻、外鼻、脾、肺、肾上腺，毫针刺，或埋针，或王不留行籽压丸。

2. 穴位注射法　可选迎香、肺俞、脾俞，用复合维生素 B 注射液或丹参注射液，每

穴 0.2～0.5ml，每日或隔日一次。

3. 穴位敷贴法　取肺俞、脾俞、肾俞、膻中等穴。用白芥子 30g，甘遂、细辛、丁香、白芷各 10g，研磨成粉，用生姜汁调糊，涂于一次性药托上，贴敷上穴，保留 2 小时以上。每周 1 次，连续 3 次。

4. 穴位埋线法　取迎香、颈百劳、肺俞、足三里，用埋线法将 0 号羊肠线植入穴位，2 周一次，连续 3 次为一疗程。

七、按　　语

1. 针灸治疗鼻鼽有较好疗效，可减轻症状及发作频率，尤其是发作期一般针灸治疗 2～3 次即可获得显著疗效。

2. 鼻鼽属发作性疾病，其病属本虚标实、虚实夹杂之证，发作期主要是外邪袭肺，肺气不宣，以实为主；缓解期则表现为肺、脾、肾三脏亏虚，以虚为主，故在治疗中应当分清标本，攻补兼施。

3. 患者平素应注意自我调护，避免接触诱发变态反应的变应原而达到脱敏的目的。

病案举例

杨某，女，22 岁，学生。因"反复鼻塞、流涕 3 年"就诊。3 年前无明显诱因开始出现鼻塞，流清涕，量多如流水，伴喷嚏，咽痒，无头痛，无耳部牵涉不适，无嗅觉减退，院外诊断为"过敏性鼻炎"，予以喷鼻剂及口服药物后症状缓解。此后上诉症状反复发作，多在季节更替，天气剧变时发病，平素畏风怕冷，易感冒，面色苍白，气短懒言，语声低微，饮食、睡眠可，二便正常。既往无高血压、冠心病等其他病史。否认外伤史及手术史。自诉对花粉过敏，其母患哮喘，余无特殊。舌质淡，苔薄白，脉弱。专科检查：鼻：外鼻无畸形，鼻腔黏膜水肿，鼻中隔无明显偏曲，双下鼻甲肥大，双中鼻甲不大，鼻咽部黏膜光滑，可见大量水样分泌物附着，未见新生物；耳、咽喉未见异常。辅助检查：鼻窦 CT 提示：双侧下鼻甲肥厚。血常规及生化检查未提示明显异常。

（一）诊断依据

1. 患者青年女性，病程长，发病缓，反复发作。

2. 反复鼻塞，流涕 3 年，涕清稀，量多如流水，伴喷嚏，咽痒，无头痛，无耳部牵涉不适，无嗅觉减退，此后上诉症状反复发作，多在季节更替，天气剧变时发病，平素畏风怕冷，易感冒，面色苍白，气短懒言，语声低微。

3. 专科检查　鼻：外鼻无畸形，鼻腔黏膜水肿，鼻中隔无明显偏曲，双下鼻甲肥大，双中鼻甲不大，鼻咽部黏膜光滑，可见大量水样分泌物附着，未见新生物。

4. 鼻窦 CT 提示双侧下鼻甲肥厚。

（二）鉴别诊断

应与伤风鼻塞、鼻窒等鉴别。

（三）辨证要点

患者反复鼻塞，流涕 3 年，涕清稀，量多如流水，伴喷嚏，咽痒，属中医学的鼻鼽。发作时以喷嚏、鼻塞、流涕清稀量多为主症，乃外邪袭肺、肺气不宣、鼻窍不通所致；患者平素畏风怕冷，易感冒，面色苍白，气短懒言，语声低微，是肺气不足，卫外功能不固；证属肺虚邪袭。

（四）诊断

中医：鼻鼽（肺虚邪袭）；西医：变应性鼻炎。

（五）针灸治疗

1. 毫针

（1）治法：疏通鼻窍，益气固表。

（2）取穴：印堂、上星、风池、迎香、合谷、肺俞、太渊。

（3）操作：迎香、印堂针尖朝向鼻部，使针感向鼻部传导，风池朝向鼻尖斜刺0.8～1.2寸，捻转补法，余常规针刺。

（4）方义：迎香、印堂位于鼻周，共奏通利鼻窍之效。上星位于督脉，起通阳化浊之功，合谷、风池、太渊祛风散寒，活血通窍，肺俞补益肺气。

2. 耳穴压丸法　采用耳穴王不留行籽压丸，选内鼻、外鼻、脾、肺、肾上腺。

第十章

推拿治疗总论

【培训目标】

掌握推拿治疗的作用和原则。
掌握推拿适应证与禁忌证。
掌握推拿意外及其处理。
熟悉推拿临床常用指导理论。

第一节　推拿治疗作用和治疗原则

一、推拿治疗作用

推拿防治疾病，手法操作是主要手段，在推拿治疗中起着关键的作用。推拿手法通过作用于人体体表的特定部位而对机体生理、病理产生影响。随着推拿医学的发展及现代研究的深入，对推拿的治疗作用原理有了进一步的认识。概括起来，推拿具有疏通经络，调和气血，理筋整复，滑利关节，调整脏腑功能，增强抗病能力等作用。

(一) 疏通经络，调和气血

经络，"内属于腑脏，外络于肢节"（《灵枢·海论》），为人体内经脉和络脉的总称。它通达表里，贯穿上下，像网络一样，通布全身，将人体所有的组织器官联结成一个统一的有机整体。它是人体全身气血运行的通路，具有"行血气而营阴阳，濡筋骨利关节"（《灵枢·本脏》）的作用，以维持人的正常生理功能。

经气，是脏腑生理功能的动力，经气的盛衰，直接反映了脏腑功能的强弱，推拿手法作用于体表的经络穴位上，可引起局部经络反应，起到激发和调整经气的作用，并通过经络影响到所连属的脏腑、组织、肢节的功能活动，以调节机体的生理、病理状况，达到百脉疏通，五脏安和，使人体恢复正常生理功能的目的。如搓摩胁肋可疏肝理气而使胁肋胀痛缓解。现代研究证实，长时间柔和的推拿手法，可使中枢神经抑制，周围神经兴奋等。说明推拿对经气的调整作用，是通过调节神经系统的兴奋和抑制，并通过神经的反射作用，进而调整内脏功能来实现的。

气血，是构成人体和维持人体生命活动的基本物质，是脏腑、经络、组织器官进行生理活动的基础。气血具有营养和滋润作用，气血周流全身运行不息，促进人体的生长发育和新陈代谢。人体一切疾病的发生、发展无不与气血相关，气血调和则阳气温煦，阴精滋养，经络畅通，抵御外邪；气血失和则外邪入侵，经络闭塞，能使皮肉筋骨、五脏六腑均失去濡养，以致脏腑组织等人体正常的功能活动发生异常，不通则痛，就会产生疼痛麻木等一系列症状。如《素问·调经论》指出："五脏之道，皆出于经隧，以行气血，血气不和，百病乃变化而生，是故守经隧焉"。

　　推拿具有调和气血，促进气血运行的作用。其途径有四：一是推拿对气血的生成有促进作用。推拿通过手法的刺激可调节与加强脾胃的功能，即健运脾胃。脾胃有主管饮食消化和运输水谷精微的功能，而饮食水谷是生成气血的重要物质基础，故有脾胃是"后天之本"和"气血生化之源"之说，推拿可引起胃运动的增强，促进脾的运化功能，进而增强脾胃的升降，有利于气血的化生。二是通过疏通经络和加强肝的疏泄功能，促进气机的调畅。气血的运行有赖于经络的传注，经络畅通则气血得以通达全身，发挥其营养组织器官，抵御外邪，保卫机体的作用；肝的疏泄功能，关系着人体气机的调畅，气机条达舒畅，则气血调和而不致发生瘀滞。三是通过手法对人体体表的直接刺激，推动了气血的运行，起到行气活血的作用。手法在体表经穴、部位的直接刺激，使局部的毛细血管扩张，肌肉血管的痉挛得到缓解或消除，则经脉通畅，血液循环加快。正如《素问·血气行志》中说："形数惊恐，经络不通，病生于不仁，治之以按摩醪药。"四是通过手法对机体体表做功，产生热效应，从而加速了气血的流动，也起到散寒止痛的作用。《素问·举痛论》指出"寒气客于肠胃之间，膜原之下，血不得散，小络急引故痛，按之则血气散，故按之痛止。"又说："寒气客于背俞之脉则脉泣，脉泣则血虚，血虚则痛，其俞注于心，故相引而痛，按之则热气至，热气至则痛止矣。"

（二）理筋整复，滑利关节

　　筋、骨及关节，是人体的运动器官。中医学的"筋"，又称"经筋"，是指与骨及关节相连的肌筋组织，为现代解剖学的肌肉、肌腱、筋膜、韧带、关节囊、腱鞘、滑液囊、椎间盘、关节软骨盘等软组织。气血调和，阴阳平衡，才能确保机体筋骨强健，关节滑利，从而维持正常的生活起居和活动功能。正如《灵枢·本脏》中说："是故血和则经络流利，营复阴阳，筋骨劲强，关节清利也。"

　　筋、骨及关节受损，则必累及气血，以致脉络损伤，气滞血瘀，肿胀疼痛，从而影响肢体关节的活动。日常工作生活中各种原因可造成有关软组织的损伤，称为筋伤或伤筋。筋伤必然会不同程度影响到骨及关节，产生"筋出槽、骨错缝"等解剖位置异常的一系列病理变化，出现诸如关节错缝（脱臼滑脱、不全脱位）、椎骨错缝（小关节紊乱）、椎间盘突出、肌肉筋膜或韧带撕裂等病症。临床上运用适当的按、揉、推、擦等手法，可将部分轻度撕裂的肌肉、肌腱、韧带组织抚顺理直而消肿止痛；运用适当的拨、推、扳等手法，可将滑脱的肌腱回复到正常解剖位置；运用适当屈伸、旋转、牵拉等手法，可解除关节交锁现象，使移位嵌顿的关节软骨板回纳；运用适当的牵引、拔伸、扳法、按压法、摇法等手法，可改变椎管内突出物与神经根的位置关系；运用适当的脊柱旋转复位法、脊柱旋转拔伸复位法、脊柱斜扳法等，可调整脊柱小关节紊乱。

　　正如《医宗金鉴·正骨心法要旨》所说："因跌仆闪失，以致骨缝开错，气血郁滞，为肿为痛，宜用按摩法。按其经络，以通郁闭之气，摩其壅聚，以散瘀结之肿，其患可愈。"说明推拿具有理筋整复，滑利关节的作用。这表现在三个方面：一是手法作用于损伤局部，可以促进气血运行，消肿祛瘀，理气止痛；二是推拿的整复手法可以通过力学的直接作用来纠正筋出槽、骨错缝，达到理筋整复的目的；三是被动和主动运动相结合的手法和功法可以起到松解粘连，滑利关节的作用。

（三）调整脏腑功能，增强抗病能力

"正气存内，邪不可干"，只要人体有充分的抗病能力，致病因素就不起作用；"邪之所凑，其气必虚"，说明疾病之所以发生和发展，是因为人体的抗病能力处于相对劣势，邪气乘虚而入。疾病的发生、发展及其转归的全过程，是正气和邪气相互斗争，盛衰消长的结果。

从人体后天之本来看，脏腑是化生气血，通调经络，主持人体生命活动的主要器官。脏腑功能与人体正气功能有直接关系。中医的脏腑，包括五脏、六腑和奇恒之腑。脏腑有受纳排浊，化生气血的功能。当脏腑功能失调或衰退，则受纳有限，化生无源，排浊困难，从而正气虚弱，邪气壅盛。所产生的病变，通过经络传导反映在外，出现如精神不振、情志异常、腹胀、疼痛以及肌痉挛等各种症状，即所谓"有诸内，必形诸外"。

推拿手法作用于人体在体表上的相应经络腧穴、痛点（或疼痛部位），并通过经络的连属与传导作用，对内脏功能进行调节，可以达到治疗疾病和增强抗病能力的目的。临床实践表明，不论是虚证或实证，寒证或热证，只要在相应穴位、部位上选用适宜的推拿手法操作进行治疗，均可得到不同程度的脏腑功能改善。如按揉脾俞、胃俞穴可调理脾胃，缓解胃肠痉挛，止腹痛；肾阳不足者可用擦命门穴达到温补肾阳的作用；肝阳上亢者可用点按法强刺激太冲穴，达到平肝潜阳的作用。现代研究证实，在足三里穴上运用按揉或一指禅推法，既能使分泌过多的胃液减少，抑制胃肠的功能，也可使分泌不足的胃液增多，兴奋胃肠的功能；用按法、拿法较强的刺激内关，可使心率加快，可用于治疗心动过缓；用按法、揉法较弱的刺激内关，又可使心率减慢，可用于治疗心动过速；按揉肝俞、胆俞、胆囊穴，可抑制胆囊收缩，减少胆汁排出，使胆绞痛缓解。这些说明了推拿不仅可以调整阴阳、补虚泻实，而且对脏腑功能具有良好的双向调节作用。

手法对脏腑疾病的治疗而调整脏腑功能可体现在三个方面：一是在体表的相应穴位上，施于手法，是通过经络的介导发生作用的；二是脏腑的器质病变，是通过功能调节来发生作用的；三是手法对脏腑功能具有双向调节作用，手法操作要辨证得当。推拿手法通过脏腑功能的调整，使机体处于良好的功能状态，有利于激发机体内的抗病因素，扶正祛邪。

二、推拿治疗原则

整体观念和辨证论治是中医治疗疾病总的法则，也是推拿治疗疾病总的法则，其指导临床运用推拿治疗疾病时，制定针对推拿临床具有普遍指导意义的治疗原则。临床上因人、因病、因症、因时、因地，采用和组合不同的推拿治疗方法治疗疾病，是在推拿治疗原则下制定的。这些原则是：整体观念，辨证施术；标本同治，缓急兼顾；以动为主，动静结合。

（一）整体观念，辨证施术

整体观念、辨证论治是中医治病的根本原则。人体是一个有机整体，构成人体的各个组成部分之间，在结构上是不可分割的，在功能上是相互协调、相互为用的，在病理上是

相互影响着的。同时，人体与自然环境也有密切关系，人类在能动地适应自然和改造自然的斗争中，维持着机体的正常生命活动。这种机体自身整体性、机体与自然界统一性的思想，贯穿在中医生理、病理、诊法、辨证、治疗等各个方面。整体观念的原则，在推拿临床中，既要体现在分析局部症状时，要注意机体整体对局部的影响；又要在处理局部症状时，重视机体整体的调整。

辨证论治是中医的精华所在，临床中辨证施治表现在，将四诊所收集的资料、症状和体征，通过分析、综合，辨清疾病的原因、性质，以及邪正之间的关系，概括判断为某种性质的证，然后根据这种辨证的结果，确定相应的理法方药。辨证论治是认识疾病和解决疾病的过程，是理论和实践相结合的体现。然而，在临床推拿工作中，辨证论治具体表现为辨证施术，即根据辨证的结果确立治疗法则，选择手法的操作方法、穴位和部位，进行具体的操作治疗。对按照现代医学分类的疾病的推拿治疗，辨证施术的原则表现了同病异治和异病同治的特点。同病异治与异病同治是以病机的异同为依据的治疗原则，即《素问·至真要大论》"谨守病机，各司其属"之意。同病异治，即同一疾病采用不同的推拿手法治疗。有些疾病，不同的阶段其具体的病机不同，所以在治疗方法上选用的推拿手法及穴位、部位就因之而异。异病同治，即不同的疾病采用相同的推拿手法治疗。某些疾病，病变部位和症状虽然不同，但因其主要病机相同，所以在治疗方法上可以选用相同的推拿手法及穴位、部位。

1. 脏腑经络辨证与推拿施术　人体的一切生理、病理活动，都离不开脏腑，临床上所出现的证候，也是脏腑的外在表现。掌握有关脏腑经络的辨证论治，必须以脏腑经络的基础理论作为指导，选用相应的经络腧穴和不同强度刺激的推拿手法，或补泻或平和治疗疾病，对于推拿治疗内科、妇科等疾病尤为重要。

（1）肺与大肠：肺与大肠互为表里。司呼吸，肺为娇脏，易受外邪侵袭。若外感风寒，肺失宣降，多见恶寒发热、头痛无汗、鼻塞流涕等。推拿治疗取手太阴肺经和手阳明大肠经穴为主，用手法强刺激以泻之。若邪热犯肺，肺气失宣，症见咳嗽气喘、痰黄多黏、胸痛、身热口渴等，推拿治疗宜取手太阴、手阳明经穴为主，用强刺激手法（如掐法）泻之。大肠为传导之官，主传递食物糟粕。若大肠传导功能失司，其症多见肠鸣腹痛、泄泻等。治疗多采用手足阳明经穴、募穴及相应下合穴，用强刺激和柔和手法并用。若久泻不止，脱肛等。治疗可用轻快柔和手法，如按揉丹田，提拿腹直肌等。若风寒痹阻经络，可出现肢体酸痛、麻木，臂痛不举等，治疗上选手阳明经穴位为主，推拿用刺激较强的泻法，配合𢯊法、擦法等。

（2）脾与胃：脾与胃互为表里。脾主运化，胃主受纳，腐熟水谷。脾病以虚证居多，胃病多见实证，但寒热虚实两脏又是常兼之有。虚证：由脾胃阴津亏损，阳气不足等引起。常见脾胃气虚、脾阳虚、脾不统血和胃阴不足等证，推拿治疗多取足太阴、足阳明胃经腧穴为主，用轻刺激的柔和手法以补之。实证多由外邪侵袭，内伤饮食等引起，常见寒湿困脾，脾胃湿热、食滞胃脘等证，推拿治疗多取足太阴、足阳明及小肠募穴为主，用刺激较强的手法以泻之。若胃受纳失常、食滞胃脘、呕吐或泻下酸腐臭秽等证，推拿治疗选取足阳明、足太阴及募穴、背俞穴，手法采用刺激量较重的泻法。若寒邪偏盛，胃脘疼痛，遇寒加重等证，推拿治疗选取足阳明、足太阴、手厥阴经穴及下合穴为主，手法运用轻柔缓和的补法。若风寒湿邪侵袭经络或脾胃蕴热上逆，出现口舌生疮，喉痛，缺盆中痛，下肢经脉循行部位麻木疼痛或是痿痹不用等证，推拿治疗选用本经腧穴，用较强的泻法或轻快柔和的手法以攻补兼施。

（3）心与小肠：心与小肠互为表里，主血脉，司神明，是维持人体生命、精神及思维活动的中心，故外邪或内伤七情影响心神时，都可引起病变。若思虑过度，劳伤心神可见失眠健忘、头晕耳鸣等证，推拿治疗选取手厥阴、足少阴经穴为主，手法用柔和的补法或补泻兼施。如郁症日久，可见心悸、不寐，哭笑无常，或见面赤口渴，小便赤热等证，治疗选手少阴、手厥阴、足阳明及背俞穴为主，推拿用强刺激的手法以泻之。小肠与大肠相连，分清泌浊，若心热下移小肠或热结本腑，可见心烦，咽痛，小便短赤，小腹胀痛等，宜选手少阴、手太阳及募穴，下合穴为主，手法用刺激量较强的泻法。若感受寒邪可见小腹隐痛，肠鸣溏泻，小便频数等，治宜取本经募穴、俞穴及下合穴为主，手法用轻柔缓和的补法。若邪袭经络可见经脉循行部位疼痛麻木，痿痹不用，小腹痛连及腰脐等证，治宜取手太阳及下合穴、背俞穴为主，选用刺激量较强的手法或用刚柔兼施的补泻手法。

（4）肾与膀胱：肾主骨生髓，络膀胱，为先天之本。若外感六淫或房事过度伤肾，均可发病。若劳损过度，久病失养，致肾气亏耗，可见面色淡白，腰膝酸软，头晕耳鸣，形寒畏冷等，推拿治疗选本脏募、俞穴及任督二脉穴位，手法用轻柔温和的补法为主，以刺激量较小的平补平泻手法为辅。若外邪侵袭经络，则四肢疼痛，痿痹不用等证，治宜用本经腧穴，可用刺激量轻重兼施的手法。膀胱主行气化水，若下焦虚寒，气化无权，则可见小便频数或遗尿等证，治宜选取本脏募、俞穴和足太阳、足少阴经穴为主，手法用轻快柔和或中等刺激量的手法。若风寒外侵，伤及经络，则可见项背、腰臀等经脉循行部位疼痛、拘急或痿痹麻木不用等证，治宜取本经腧穴，手法用强刺激或刺激量稍重的手法，也可选用轻重交替手法。

（5）心包与三焦：心包与三焦互为表里，有护卫心神的作用。若外感风寒湿邪，伤及经脉，多见胸部疼痛牵引至腋下，心烦及循行部位疼痛、麻木、痿痹不用，手掌发热等证，治疗选用本经腧穴，手法用刺激量较强的泻法，或用轻重交替的补泻兼施的方法。人体津液的输布与代谢，有赖于三焦的气化作用，若气化功能失常，导致水湿内停，可见肌肤肿胀、腹胀，气逆腹冷，或遗尿等证，治宜取募俞、下合穴及足三里等，手法用强刺激的泻法。

（6）肝与胆：肝与胆相表里，主筋，藏血，喜调达恶抑郁。凡精神情志失调，均与肝有关。若情志所伤，肝气郁结，可见胁肋疼痛，胸闷不舒，易怒，或腹痛，泄泻等证。治宜取足厥阴、足少阳、足阳明、足太阴经穴为主，实证者手法用刺激量较强的泻法，虚证者选用轻快柔和的和法以疏调之。若寒邪侵袭经络，可见少腹冷痛，疝气，睾丸偏坠而痛，或其经脉循行部位疼痛，麻木，转筋拘急，掣痛等证，治取本经穴，手法用刺激量中等的手法。胆附于肝，其脉络肝互为表里，若湿热之邪而致胆的疏泄功能失调，可见头痛目眩，口苦咽干，耳鸣耳聋，胁肋胀痛等证，治宜取本脏募、俞及足少阴经穴为主，手法用刺激量轻柔的一指禅推拿或指揉法。若外感风寒或湿邪阻滞经络，可见经脉循行部位疼痛，选取本经穴位，手法用点按或推揉补泻兼施。

2. 八纲辨证与推拿施术　根据中医学理论，运用望、问、闻、切四诊，确立阴阳、表里、寒热、虚实八纲辨证，按照病情的发展变化来决定选择适宜的推拿手法治疗疾病，疾病常是错综复杂，八纲辨证及其推拿辨证施术可指导推拿治疗方法。

（1）阴阳：阴阳是八纲辨证的总纲，实际是总的分辨概念。推拿治病从阴阳五行的角度来分，一般阳证可用掐法、按法、点法等。阴证多用推法、揉法、擦法等。

（2）表里：表证是指六淫、疫疠邪气经皮毛、口鼻侵入人体所产生的证候，表现为发热恶寒，鼻塞流涕等证，推拿宜用摆动类、摩擦类等手法，如一指禅推法、擦法等。里证是疾病深入于里（脏腑、气血、骨髓）的一类证候，常见壮热、烦躁神昏、小便短赤等证，推拿用刺激量稍重的手法，使之渗透入里。多用挤压类手法、摩擦类手法，如点法、摩法、揉法等。

（3）寒热：寒证或热证是疾病本质属于寒性或热性的证候。有时里热表寒，或里寒表热，寒热夹杂。寒证常见恶寒喜暖、肢冷蜷卧、小便清长等证，多用摆动类、摩擦类手法，如摩法、揉法、擦法等。热证常见恶热喜冷、口渴喜冷饮、烦躁不宁、小便短赤等证，推拿治疗常采用泻法，多用挤压类、摩擦类手法，如掐法、点法等。

（4）虚实：虚证是对人体正气虚弱的各种临床表现的病理概括。虚证有先天不足、后天失养和疾病耗损等原因，常见口咽干燥、五心烦热，形寒肢冷、精神萎靡、自汗等症状。推拿治疗用轻快柔和的温补法与和法，多用摆动类、摩擦类、挤压类手法，如一指禅推法、揉法、摩法等。实证是对人体感受外邪，或体内病理产物堆积而产生的各种临床表现的病理概括。实证有外邪入侵和脏腑功能失调等原因，常见脘腹胀痛拒按、胸闷烦躁，小便不利等证。推拿治疗采用泻法，如挤压类、摩擦类手法如点法、揉法等。对于虚中夹实，实中有虚，应根据虚实的轻重，或先补后泻，或先泻后补，或补泻兼施进行推拿手法操作。

3. 气血辨证与推拿施术　气血津液，在生理上是脏腑生理活动的物质基础，又是脏腑功能活动的产物，因此脏腑发生病变，可以影响到气血津液的变化。而气血津液的变化，又必然会影响到脏腑的功能。

（1）气病：气的辨证一般分为气虚、气陷、气滞、气逆四种。气虚证常见少气懒言，神疲乏力，头晕目眩等，宜取督脉、任脉、手足阳明经穴为主，手法选用摩法、揉法、一指禅推法等，以补气为主。气陷证常见久痢久泄、腹部坠胀、脱肛等，宜取督脉、任脉、手足阳明经穴为主，手法宜用摩法、揉法、一指禅推法、托法等，以益气升提为主。气滞证多因情志不舒，或用力努伤、闪挫等，使某一脏腑或某一部位气机阻滞而运行不畅，推拿治疗时根据不同原因采用不同手法。若情志不畅，取手足厥阴、足少阳经穴位为主，手法用摩法、分法、拿法等，以疏肝理气为主；若用力努伤、闪挫等引起，可局部取穴与循经取穴相结合，常用揉法、摩法、点法等，以理气通络为主。气逆证多见呃逆、嗳气呕吐、头痛、眩晕、昏厥等，宜取手足阳明经穴为主，手法宜用摩法、点法、按法等，以降气止逆为主。

（2）血病：血虚证有濡养不足及心神失常两方面的特点，常见面色无华、头晕眼花、心悸失眠、手足发麻，妇女月经量少色淡，闭经等证，宜用揉法、一指禅推法、按法等，以补血为主；血瘀证常见疼痛、痛如针刺或固定不移、或疼痛夜间加剧、或体表有肿块等证，宜取足太阴、足厥阴、足太阳经穴为主，用揉法、摩法、点法、拿法等，以活血化瘀为主；血寒证以寒象、瘀血和疼痛为特点，手足疼痛、恶寒而得温则痛减、形寒肢冷、妇女少腹冷痛、经色紫暗夹有血块等，宜取足太阴、足太阳经穴，选用摩法、擦法等，以温经散寒为主。

4. 三因辨证与推拿施术　三因制宜是指因时、因地、因人制宜，即根据患者所处的季节（包括时辰）、地理环境和个人具体情况，而制定适宜的推拿治疗方法。

（1）因时制宜：在推拿治疗疾病时应考虑患者所处的季节，因为四时气候的变化对人体的生理功能和病理变化有一定的影响。如秋冬之季，肌肤腠理致密，推拿介质多用葱姜水、麻油，手法力度应稍强；春夏季节，肌肤腠理疏松，推拿介质可用滑石粉以防汗，或薄荷水以清凉，手法力度要稍轻，多用轻快柔和手法。因时制宜还包括针对某些疾病的发作或加重规律而选择有效的治疗时机。如情志疾患多在春季发作，故应在春季来前进行治疗；痛经患者常是经行腹痛，可在经前一周开始治疗。

（2）因地制宜：由于地理环境、气候条件，人体的生理功能、病理特点也有所区别，治疗应有差异。如北方地区或寒冷季节，手法多缓慢深透性强；南方地区或温热季节，手法多轻快发散性强。另外，也要注意治疗环境，患者在手法治疗过程中及治疗后不可受风，周围环境要安静而不可嘈杂等。

（3）因人制宜：就是根据患者的性别、年龄、体质等的不同特点而制定适宜的治疗方法。由于男女在生理上有不同的特点，如妇人以血为用，在治疗妇人病时要多考虑调理冲脉、任脉等。患者个体差异更是决定推拿手法治疗的重要环节。如体质虚弱、皮肤薄嫩、对手法较敏感者，手法宜轻；体质强壮、皮肤粗厚、手法感应较迟钝者，手法可适当重些。因人制宜最为重要，根据病人的年龄、性别、体质、胖瘦和部位等不同，选择不同的治疗方法。如小儿患者推拿时手法要轻柔可配合介质，成人体质强者手法可稍重，体质弱者手法可稍轻；肌肉丰厚部可稍重，头面胸腹的肌肉薄弱部手法可稍轻；病变部位浅者手法稍轻，病变部位较深者手法可稍重。

5. 辨证施术的推拿八法　根据中医学理论，尤其是辨证施治原则，在长期的临床实践中，推拿学科已形成温法、通法、补法、泻法、汗法、和法、散法、清法等常用的推拿治疗方法，简称为推拿八法，根据不同的病情而选择适当的手法以辨证治疗，是临床上推拿辨证施术的具体运用。

（1）温法：温法即温热之。具有温通经络，舒筋活血作用的一类手法，如摆动类、摩擦类、挤压类等手法。常用于治疗慢性筋伤、虚寒证，治疗时手法多缓慢、柔和，作用时间较长，患者有较深沉的温热等刺激感。起到温经散寒，补益阳气的作用，适用于阴寒虚冷的病证。又如摩揉丹田，擦肾俞、命门等能温补肾阳；按摩中脘、关元，拿肚角等能温中散寒止痛。

（2）通法：通法即疏通之。具有活血止痛，松解粘连作用的一类手法，如挤压类、摩擦类、运动类等，使用轻重交替的手法。用于陈旧性、经久难愈的慢性损伤，如慢性腰肌劳损、肩背筋膜劳损等病证，常用推法、擦法、按法、点法、拨法配合背部夹脊穴达到畅通气血，强筋壮骨的作用。又如擦摩胁肋以疏肝气，掐拿肩井，以通气行血。

（3）补法：补法即滋补之。具有补益气血，强壮筋骨的作用的一类手法，如摆动类、摩擦类、振动类等手法。平素体虚，肾气虚弱，外感风寒湿邪，留滞肌肉筋脉，以致筋脉不和，肌肉筋膜拘挛，经络阻闭，气血运行障碍而致慢性关节疼痛，腰痛，疼痛多为隐痛，时轻时重，喜温畏冷，其中以摩法、擦法、搓法、振法、拍法等最为常用。又如胃脘虚寒疼痛，遇寒加重，得热痛减等证，多采用摩揉中脘、关元、脾俞、胃俞、肾俞，按揉膻中，膈俞等，以健脾和胃，加强胃腑功能，疏理气机。气血虚弱者用摩腹，揉脐，按揉足三里等以健脾胃，促进生化之源；肝肾虚者用擦命门、腰阳关，揉关元、气海等穴，补肾经，摩揉涌泉穴等以滋补肝肾，壮阳为主。

（4）泻法：泻法即泻下之。具有泻下、疏通作用的一类手法，多用轻重交替的摩擦类、挤压类手法等。常用于内科疾病如腹痛、腹胀、便秘和痛经等。宜用按法、点法、捏法、拿法、摩法等，多选用中脘、天枢、大横、长强及摩腹等，如心胃火盛见烦渴、口舌生疮、大便干结等，可选用摆动类，摩擦类等手法，以泻热通下。若寒湿伤及经络，四肢屈伸不利、麻木不仁常用摩擦类、振动类等手法以通经络止痛。

（5）汗法：汗法即发汗之。具有祛风散寒解表作用的一类手法，多选用摆动类、挤压类和叩击类手法。汗法用于风寒外感和风热外感证。外感风寒可用先轻后重的拿法以强刺激，达到祛风散寒，发汗解表的目的。外感风热用轻快柔和的拿法，使腠理疏松，微汗解表。多选用一指禅推法、拿法、捏法等手法，多配合风池、大椎、风府、合谷、外关、风门、肺俞穴等以祛风解表，散热通经、祛风宣肺。

（6）和法：和法即和解之。具有调和气血，平衡阴阳作用的一类手法，常选用摆动类、摩擦类等手法。凡病在半表半里，且不宜汗，不宜吐，不宜下者，均可用和解之法，运用平稳而柔和，频率稍缓的推拿手法，可疏通脉气、调和气血。如气血不和，经脉不通所引起肝胃不和及胃痛、月经不调等，宜用揉法、摩法、推法、抹法等。肝胃不和常用推揉膀胱经背俞穴以和脏腑阴阳，揉中脘、章门、期门，搓胁肋，揉按关元、中极，搓擦八髎等以健脾和胃，和阴阳气血。

（7）散法：散法即消散之。具有行气散瘀、活血作用的一类手法，多使用摩擦类、挤压类等手法。推拿用于散法有独到之处，其主要作用是"摩而散之，消而化之"，使结聚疏通。临床中对于气滞、血瘀、积聚，饮食过度，脾失健运所致的胸腹胀满等证，可用摩法、按法、拨法、捏法、拿法，一指禅推法以散之；肝气郁滞所致的胁肋疼痛，常以搓抹双胁的方法散之；有形的凝滞积聚，可用一指禅推、摩、揉、搓等手法以达消结散瘀的作用。

（8）清法：清法即清除之。具有清热解毒、凉血止血等清除热邪作用的一类手法。多选用摩擦类、挤压类等手法。临床中热性病的症状极其复杂，必须辨其卫气营血、表里虚实，要根据不同情况采取相应的治疗方法。以按法、点法、捏法、拿法等为常用。如病在表者，当治以清热解表，多用拿风池、揉肺俞等；表实热者，逆经轻推背部膀胱经，揉大椎等；表虚热者，顺经轻推背部膀胱经，顺揉太阳穴等；病在里且属气分大热者，当清其气分之邪热，逆经轻推脊柱，掐揉合谷、外关等；阴亏虚热者，轻擦腰部，推涌泉等；血分实热者，逆经重推脊柱，退六腑等。

（二）标本同治，缓急兼顾

疾病的临床表现多种多样，任何疾病的发生、发展，总是通过若干症状表现出来，但这些症状只是疾病的现象，并不都反映疾病的本质，有的甚至是假象。"治病必求于本"，本，是指疾病的本质、疾病的主要矛盾和矛盾主要方面；求本，即是针对疾病最根本的病因病机进行治疗。"标"和"本"的含义有多种，二者是相对而言的，主要是用来说明病变过程中各种矛盾的主次关系。例如，症状与病因，症状为标，病因为本；病变部位与症状表现部位，病变部位则是本，症状表现部位为标。只有在充分了解疾病的各个方面，包括症状表现在内的全部情况的前提下，通过综合分析，才能透过现象看到本质，找出疾病的根本原因，从而确定何者为标，何者为本，并辨证论治从而确立恰当的治疗方法。疾病的临床症状常是复杂多变的，标本的关系也不是绝对的，在一定条件下可相互转化，因此临证时还要注意掌握标本转化的规律，不为假象所迷惑，始终抓住疾病的主要矛盾，做到治病求本。

　　临床上治本和治标应是根据病情辨证地对待。某些标病危急情况，若不及时解决，可能使患者难以忍受或危及患者生命，此时应当采取"急则治标"的原则，先治其标病，而后再治其本病。治标只是在应急情况下所采取的权宜之计，但它必不可少，它能为治本创造条件。对于常见的慢性病或急性病恢复期，治疗时应针对疾病的本质进行治疗，此时应当采取"缓则治本"的原则。

　　由于推拿学具有自身的特点，在"治病必求于本"的原则指导下，应该标本同治、缓急兼顾。既要针对疾病的主要矛盾治疗，又要注重疾病次要矛盾的处理；既要积极治疗疾病的急性发作，又要兼顾疾病慢性症状的处理。同时，在推拿临床中，正确地应用标本同治、缓急兼顾的治疗原则，不仅要制定推拿本身具体的治疗方法，还应该依据这一原则与其他治疗方法合理地结合。

（三）以动为主，动静结合

　　推拿治疗疾病的治疗方法，属于一种运动疗法。不论手法对机体的作用方式，还是指导病员所进行的功法训练，都是在运动。推拿"以动为主"的治疗原则，是指在手法操作时，或指导病员进行功法锻炼时，应该根据不同的疾病、不同的病情、不同的病理状况，确定其作用力的强弱、节奏的快慢、动作的徐疾和活动幅度的大小。适宜的运动方式，是取得理想疗效的关键。同时，推拿治疗在"以动为主"时，也必须注意"动静结合"，一是在手法操作时，要求医务人员和病员都应该情志安静，思想集中，动中有静；医者做到"手动而心静"。二是推拿治疗及功法锻炼后，病员应该注意安静休息，使机体有一个自身调整恢复的过程；引导患者做到"被动治疗和安心静养"。医务人员在制定治疗方案时，动和静一定要合理地结合。

第二节　推拿临床诊治特点

一、指导理论的多元化

　　中医推拿是中医外治法之一，虽不同于药物，但其基本理论也是以中医基础理论为依据，如阴阳五行、脏腑经络、气血津液等。在现代推拿学的临床治疗中，在治疗不同系统疾病时应用的理论有一种多元现象。如在治疗内科、妇科疾病时，是采用中医脏腑学说、经络学说等理论；治疗儿科疾病时，则是以小儿推拿的特定穴位、小儿推拿复式操作法等独特的理论为指导；在治疗运动系统疾病时，基本上是应用现代解剖学、生理学、病理学等理论，以筋骨并重理论指导。

（一）经络学说

　　基于长期临床实践而逐渐形成的"经络学说"是推拿治疗疾病的核心理论之一，按照传统中医学理论的认识，推拿手法具有疏通经络、行气活血、调整脏腑的作用，对此应有深入的理解。

　　推拿手法操作需要循经络、按穴位来进行，经络内属脏腑、外联肢节，是人体内信息、物质和能量传递的通道，经气运行于经络之内，穴位是经气汇聚之所，在推拿手法的刺激下，人体会产生多种得气感，而得气与否，以及得气的强弱都是判断推拿手法的刺激量和推拿疗效的前提条件，得气感的产生有赖于经气的运行和活跃，得气感越强则说明经气运行越流畅，所以，推拿手法直接作用于经穴，主要是通过激发经气的运行，从而起到疏通经络作用。《素问·血气形志》说"形数惊恐，经络不通，病生于不仁，治之以按摩醪药。"可见，在《内经》时代就已经认识到推拿手法具有疏通经络的作用，这一作用也是推拿手法其他作用的基础。"经脉所至，主治所及"，此之谓也。

气血运行于经脉之中，经络具有"行气血而营阴阳，濡筋骨，利关节"的功能。推拿手法作用于体表，直接刺激经穴，一方面通过激发经气，调整局部气血运行；另一方面，通过调动与经络相连的脏腑功能，尤其是心肺功能，推动全身的气血运行，从而实现其行气活血的作用。《素问·调经论》说："血气不和、百病乃变化而生。"明确指出，若气血运行不畅，可进一步引起多种病理变化。如气虚鼓动无力或气滞运行不畅，可进一步导致血瘀，瘀血闭阻经络则引起疼痛，即所谓"不荣则痛"或"不通则痛"，推拿手法通过行气活血，可起到祛瘀止痛的作用，正如《素问·举痛论》所说："寒气客于背，按之则热气至，热气至则痛止矣。"由此可见，推拿所产生的热效应，是其行气活血作用的基础。

推拿手法调整脏腑的作用主要是通过以下三个途径来实现的。一是通过对经络的刺激，直接调整与之相连的脏腑功能；二是通过对背俞穴和腹募穴的刺激，调整对应脏腑的功能；三是通过对特定穴的作用，综合调整内在脏腑的功能。总之，推拿手法疏通经络、行气活血、调整脏腑三方面的作用是相互联系在一起的，经络疏通是基础，气血畅达是关键，脏腑功能协调一致是根本。这三方面的作用是推拿手法用于治疗疾病的理论基础。

（二）筋骨整体观

由于从现代科学的角度来看，推拿学是一种以力学为特征的物理疗法，所以为了正确地掌握和操作手法，推拿学十分重视现代生物力学的理论和应用。推拿治疗骨伤科疾病，建立了"筋骨整体观"的指导思想。在临床诊治中，往往会发生认识骨伤疾病的病理变化，过于强调骨质增生、关节软骨面破坏及脊柱椎间盘退变在疾病发病过程中的作用，忽视肌肉、韧带、肌腱和筋膜损伤在疾病发展过程中的作用；重影像学检查，轻体征检查，过于强调骨结构变化，对因软组织病变造成的脊柱与四肢骨关节整体动态功能改变认识不足；手法治疗时，注重关节运动手法，轻视松解类手法的应用，只认识骨关节空间位移效应作用，对脊柱和四肢骨关节调整手法可以缓解或消除软组织内本体感受器的病理性神经电信号传入的内在机制缺乏认识。因此，基于"筋骨整体观"和推拿学科特征，在推拿治疗骨伤科疾病时，应掌握以下几个认识。

1. 骨关节、椎间盘与筋肉组织病变损伤是骨伤疾病演变过程中的两个方面。骨关节和椎间盘退变固然可增加软组织损伤的机会，软组织损伤病变同样因其影响脊柱和四肢骨关节的稳定和运动功能，而加速脊柱和四肢骨关节、椎间盘的退变。两者之间相互关联，且软组织损伤在骨伤疾病的急性发病机制中，具有更为重要的意义。

2. 在骨伤疾病影像学检查中，不仅要观察骨结构和椎间盘组织异常病变的局部器质性改变，同样要重视因软组织病变、骨结构及节段稳定性下降所产生的脊柱和四肢骨关节整体功能性形态改变，如倾斜、旋转、错缝等现象。临床上许多问题往往并不因骨质增生而引起，而由软组织病变、骨结构及节段失稳所致，不能仅凭一张影像学诊断下结论。

3. 骨质增生和关节错位是随年龄增长的一种生理性反应和机体适应性代偿表现，当其引起附近软组织损伤及产生压迫刺激时，才会导致临床症状和体征的发生。关节运动手法固然可以产生脊柱和四肢骨关节空间位移效应而发挥治疗作用，同样也可以消除或减轻关节周围肌肉、筋膜组织内的本体感受器发放病理性传入感觉冲动，从而治疗疾病，整骨也可治筋；松解手法虽然主要作用于肌肉、韧带、筋膜等软组织，但手法实施的结果，因为同时可改善脊柱和四肢骨关节的稳定性、骨结构及节段运动的协调性，又可恢复和加强脊柱和四肢骨关节的运动功能，故理筋同样整骨。

4. 在推拿手法的运用上，需要明确的指征，脊柱和四肢骨关节运动类手法不可滥用，以免因反复使用而进一步损害其稳定性。反复地对脊柱和四肢骨关节应用调整手法，必然会造成维持其内源性稳定的韧带组织出现蠕变效应，更加松弛，以致脊柱和四肢骨关节的稳定性进一步下降，从而影响疗效。

5. 推拿治疗骨伤科的疾病，除了应用运动关节类手法外，同时应该重视行气活血、舒筋通络、温寒散瘀作用的一类手法的应用。尤其是一些因退行性变化、劳损而致的脊柱、四肢关节疾病，临床症状迁延反复，时作时息，应该指导病员运用中国传统功法，进行主动的功能锻炼。筋骨整体观，不仅要把筋和骨看成相互联系的整体，而且应在中医整体观念的指导下，运用中医经络藏象学说指导推拿手法和功法治疗骨伤科疾病。

（三）神经及神经—体液调节学说

现代医学研究证明，投射到脊髓后角内的伤害性感觉感受器和躯体感觉神经可以影响自主神经系统和内脏的功能。推拿手法作用于人体，它往往会产生一种复合感觉刺激，包括酸、胀、麻、热、痛等，这些感觉是手法作用的直接结果，推拿手法正是借助了这些感觉刺激，通过神经系统调节和"神经—内分泌—免疫网络"调节来发挥作用的。推拿手法所产生的感觉刺激可以兴奋不同的神经纤维，产生多种生物电活动，一方面将冲动传至中枢的不同水平，经整合后再沿下行纤维传出，调节相关内脏组织的功能；另一方面，可通过局部反射弧而发挥调节作用。在这一系列的电活动传导过程中，还伴随着一些化学物质的变化，如神经递质、激素、免疫活性物质、细胞因子等，这种作用往往是通过神经—内分泌—免疫网络调节来实现的。例如用轻、重两种手法按揉或按压家兔内关穴，皆可明显提高动物的耐痛阈，其镇痛效应以手法作用后即刻最为显著，后效应可持续 10 分钟。如果以普鲁卡因呈环形封闭内关穴上方前臂组织，则轻、重两种手法的镇痛效应均被完全取消，提示手法的镇痛首先是一种外周输入所致的痛抑制。进一步研究表明，阿片受体拮抗剂纳洛酮可翻转轻手法的镇痛效应，而对重手法的镇痛效应无影响，说明轻手法的镇痛效应有内源性阿片肽的参与；β-受体和 5-羟色胺受体阻断剂心得安则可同时翻转轻手法和重手法的镇痛效应，提示轻、重手法的镇痛机制存在一定差异，而且，除内源性阿片肽系统之外，手法的镇痛效应还存在其他调制途径。采用推挽灌流方法收集推拿前后中脑导水管灰质灌流液，以轻手法按揉内关穴使 β-内啡肽含量升高了 110.9%；而以重手法按压内关穴却使 β-内啡肽的含量降低了 37.3%。这一现象与痛行为测试结果相互印证，证明轻手法主要是通过激活内源性阿片肽系统而发挥镇痛作用的，而重手法的镇痛机制则有所不同。

（四）脊柱病因学说

该学说的提出始于 20 世纪 50 年代关于颈椎病的研究，以后进一步扩展到胸、腰椎疾病。有研究显示，临床上被诊断为颈、胸、腰椎病症的患者中，约 1/3 伴有自主神经功能紊乱和相应的内脏疾病，当脊椎病症好转后，其相应的脏器疾病也得到好转或痊愈。目前，通过脊柱部位推拿治疗而取得疗效的内、妇、五官科疾病已达 70 余种。这便是脊柱病因学说的临床基础。

由脊椎和椎间盘构成的脊柱部分是一个静力性力学系统，附着于脊柱的肌肉和韧带构成了一个动力性力学系统，为了满足生理活动的需要，脊柱经常要在三维方向上做各种运动或维持特定的姿势，上述两个力学系统的协调平衡是保持其正常生理活动的重要前提条件。同时，脊柱的结构和运动状态又直接影响着主椎管内的脊髓和穿行于椎间孔的自主神经与躯体神经的生理功能，并进而引起各种效应器官的功能变化。脊柱病因学说的一个基本观点是"固定假说（fixation theory）"，即脊柱运动单位的活动度减小，属脊椎关节半脱位范畴，中医学中所描述的脊椎关节"骨错缝"与之有相似之处。造成脊椎关节被"固定"的原因主要有：①脊椎关节周围关节囊的绞索或嵌顿；②骨骼肌特别是两个相邻椎体间的肌梭发生痉挛；③局部炎症刺激；④椎间盘等组织退变引起的脊柱关节内机械感受器功能异常。

脊椎关节被"固定"后可继发一系列病理反应和变化，与内、妇、五官科等疾病有关的假说主要有以下几种。

1. **躯体自主神经反射假说** 脊椎关节被固定，可使位于脊髓后角的IV型伤害性感受器敏感性增高，从而可以感受到疼痛阈值以下的骨骼肌异常张力刺激，神经冲动经多阶段传递可直达中枢神经系统，一方面引起躯体组织的反射，另一方面还影响着从损伤或邻近部位发出的自主神经所支配的组织器官的功能，其中最直接的作用便是影响交感神经和血管的功能。研究表明，哮喘、支气管炎、急性肺不张、肌肉萎缩和退变、胃酸分泌异常或胃肠不适、冠状动脉痉挛、心肌缺血、肌肉骨骼系统疼痛综合征等病症的发生和发展，皆不同程度地与躯体自主神经反射活动异常有关。

2. **神经、脊髓受压假说** 脊椎被固定时，相邻的两个椎体位置发生改变，使1～2个相关椎间孔的体积轻度缩小，当椎间孔缩小至安全临界值时，便可继发脊神经等组织受压，并进而可能出现神经营养障碍。在有脊椎先天性变异、畸形、椎间盘及关节突关节退变的情况下，神经受压的机会会明显增加。同样，位于主椎管内的脊髓组织也可能因此而受到压迫，但与神经受压假说相比，其实验依据尚不十分充分。脊神经受压并伴发局部炎症性反应，出现根性神经痛；同时还可引起轴浆运输发生障碍，进一步加剧神经组织变性。

3. **椎-基底动脉供血不足假说** 颈椎关节力学失衡、机械性刺激或压迫、交感神经刺激反应、血管自身动力学异常等均可导致椎-基底动脉供血不足，从而引起一系列临床症状，主要包括：①单侧或双侧头痛。②迷路症状，如耳鸣、听力减退、耳聋等。③前庭症状，如与颈椎旋转活动密切相关的眩晕。④视力障碍，如视力减退、视力模糊、复视、幻视、短暂性失明等。⑤发音障碍，如发音不清、发音嘶哑、口唇麻木感，甚者发音困难等。⑥精神神经症状，如精神抑郁、记忆力减退、失眠、多梦等。⑦与颈椎突然转动密切相关的猝倒。

基于上述假说理论，推拿手法主要是通过两个途径来实现其治疗作用的。其一，手法直接作用于脊柱周围软组织（主要是浅层软组织）的病理损害点，通过解除肌肉痉挛、松解组织粘连，使脊柱动力性力学系统恢复平衡。其二，利用力学杠杆原理，运用特定的手法调整脊椎关节之间的位置关系，使其正常的解剖结构得以恢复；同时，整复手法操作过程中，软组织受到一个较大的突然性的拉力作用，也有利于其（尤其是深层软组织）痉挛的解除和粘连的松解。

（五）生物全息律学说

"全息"一词源于激光物理学，用激光感光的底片，它的任何一个碎片仍能显示出原有物体的完整影像，这一现象称之为"全息"。自20世纪80年代以来，有研究者提出生物体中也普遍存在着全息现象，并称之为生物全息律。传统中医学中的"尺肤诊法"、"舌诊"、"五轮学说"、"耳穴"、"鼻穴"等，为生物全息律学说提供了一定的佐证；反射区学说也可纳入生物全息律学说体系之中，在这一学说指导下发展起来的足部反射区和手部反射区疗法，已成为手法治疗与保健学的重要分支。

反射区学说认为，在足部和手部存在着与人体内脏等组织器官一一对应的敏感区域，并称之为"反射区"，当内脏等组织器官发生病理变化时，会在相应的反射区找到阳性反应点，如用手按压可感受到颗粒状或结节状物的存在，并伴有疼痛感，在这些阳性反应区域施以一定的手法治疗，可以调节相应内脏等组织器官的功能，最明显的一个例证即是：按压肾、输尿管、膀胱等反射区后，患者很快出现排尿现象。目前，反射区疗法在保健方面的应用较多，但对于其治疗作用和确切临床价值的系统研究较少。

二、手法治疗与功法训练

手法治疗和功法训练是推拿临床防治疾病的主要手段。手法治疗以操作者的手，或借用一定的器具以达到手的功能的延伸，或者适当运用操作者肢体的其他部分，在受治者体表的特定部位上做规范性的动作进行操作，来达到防病治病的目的。其具体的操作形式有很多种，包括手指、手腕、腕部、肘部以及肢体其他部位如头顶、脚踩等，甚至运用桑枝棒，直接在患者体表进行操作，通过功力作用于特定部位或经络腧穴而产生作用。

功法训练对推拿专业人员来说，有两重意义。一是推拿专业人员本人需要进行功法锻炼，以助于掌握手法的技巧；也有利于增强体质，胜任长时间具有一定力量的手法操作。二是指导和帮助病人进行功法训练。推拿临床工作人员的功法锻炼有动功和静功之分。而训练病人的功法锻炼，则是推拿医务人员针对病员不同疾病的病理和症状，选择中国传统功法如易筋经、五禽戏、太极拳等相应的功法姿势，指导和帮助病人进行意念、呼吸、形体结合的功法运动。

三、宽泛的适应证与严格的禁忌证

推拿学的临床特点是宽泛的适应范围。推拿的治疗范围，是由推拿手法的作用决定的。不同的临床学科，如骨科、内科、妇科、神经科、儿科等，如手法能改善其临床疾病的某些病理过程，缓解症状，必然会被毫无异议地采纳。它作为一种疗法，其适应证是广泛的，对于运动系统、神经系统、消化系统、呼吸系统、循环系统、泌尿系统、生殖系统等疾病都有一定的疗效，涵盖了临床各学科，如眩晕、感冒、头痛、失眠、胃脘痛、胆囊炎、腹泻、便秘、落枕、颈椎病、漏肩风、腰椎间盘突出症、急性腰扭伤、椎骨错缝、四肢关节伤筋、中风后遗症、痛经、月经不调、婴儿腹泻、斜颈、咳嗽、咳喘、近视等，包括在抢救中的应用等。

治疗范围广，但并非对每一种病症推拿均有良好治疗效果，因此推拿具有严格的禁忌证。手法所产生的治疗效果，是由手法的作用原理所决定的。当不同的疾病出现同一病理变化，手法作用产生治疗效果时，临床症状就均得以改善和消除。可是，当同一疾病在不同时期，其某一病理阶段，手法无法产生作用时，治疗就无效。因此，手法的临床应用，一定要根据不同疾病及不同的病理阶段，把握好手法能产生的主治、辅助、参与的不同作用，进行针对性的治疗；对无效及可能发生的有害结果，应该清楚，加以避免。一般认为各种感染性、化脓性疾病和骨结核、严重骨质疏松等患者；各种开放性软组织损伤、骨关节或软组织肿瘤等患者；有局部皮肤破损、皮肤病、严重出血倾向的患者；胃、十二指肠等急性穿孔的患者；有严重的心、脑、肝、肾、肺等脏器病症的患者。有精神疾病等不能与医生合作的患者；急性脊柱损伤伴有脊髓症状的患者；过度饥饿、疲劳及酒后的患者；原因不明、未予明确诊断，并伴有疼痛、发热、眩晕等症状的患者均不适合选用推拿治疗。

第三节　推拿意外的处理

推拿作为一种自然疗法，没有药物毒副作用，更是一种无创伤疗法。然而它毕竟是一种外力作用于人体的疗法，如果操作错误，患者体位不当或者精神过于紧张，就可能出现一些异常情况，轻者影响推拿疗效，重者可能对人体造成严重的损害甚至危及生命。这些在临床中所产生的异常情况，称之为推拿意外。对此，古人早有认识，在《幼科发挥》、《古今医统》等医籍中都有记载。

推拿意外发生原因不外乎以下几点：①诊断不明或误诊；②对疾病的机制和手法作用原理缺乏认识；③手法操作或选用不当；④未注意推拿治疗的适应证和禁忌证。

要减少、避免推拿意外的发生，推拿医生要提高自身的理论基础和医疗技能：①提高诊断正确率，避免误诊误治而发生意外；②提高手法操作的正确性和安全性，特别是一些旋转、扳、牵拉等运动关节类手法；③在治疗时需注意有适当的体位。故在临床过程中，应积极预防，而一旦发生意外，要沉着冷静，积极对症处理。

一、软组织损伤

软组织主要包括皮肤、皮下组织、肌肉、肌腱、韧带、关节附件等。皮肤损伤在推拿临床过程中最为常见。偶见皮下出血、椎间盘等组织损伤。

（一）发生原因

1. 皮肤损伤　初学推拿者手法生硬，不能做到柔和深透，从而损伤皮肤。粗蛮手法、在同一部位手法操作时间过长，是造成皮肤损伤的另一原因。粗蛮施加压力或小幅度急速而不均匀地使用擦法，则易致皮肤损伤。长时间吸定在一定的部位上进行手法操作，使局部皮肤及软组织的感觉相对迟钝，痛阈提高，从而导致皮肤损伤。

2. 皮下出血　多由于手法过猛，或刺激量较大，使局部毛细血管破裂出血，形成了局限的皮下出血。

3. 椎间盘等组织损伤　大多由推拿治疗中超过生理范围的活动造成，如颈、腰段大幅度旋转、侧屈和挤压力，可造成椎间盘破裂、突出，部分软组织撕裂等。

（二）处理方法

1. 皮肤损伤　一般无需特殊处理，但要保持伤口的清洁，以防继发感染。稍重者，予以局部外伤对症处理。

2. 皮下出血　首先是冷敷，以收缩血管、止血；24～48小时以后可予以热敷，以疏通气血，消散瘀血，促进渗出液的吸收。

3. 椎间盘等组织损伤　椎间盘病症等患者，病情加重者，应绝对卧床休息，经休息后疼痛不减，可采取以下方法治疗：疼痛剧烈时可针对性选用镇痛剂、神经营养剂，以缓解疼痛。经以上处理疼痛仍不减者，可选用局部封闭治疗或用脱水剂、激素静脉滴注治疗。有典型脊髓受压症状，经脱水剂、激素静脉滴注治疗无效者，应争取及早手术治疗，消除脊髓受压因素，以利于脊髓功能的早日康复。对于部分软组织撕裂的患者，可适当固定。

（三）预防原则

1. 医生加强手法基本功的训练，正确掌握各种手法的动作要领，提高手法的娴熟程度。

2. 勤修指甲，以免损伤皮肤。

3. 要仔细询问病史，对患有出血倾向性疾病的患者（如血小板减少症、血友病、过敏性紫癜、弥漫性凝血机制障碍等），不予推拿治疗。

4. 使用运动关节类手法如腰部斜扳法、颈椎扳法等手法时，不要超过关节生理活动范围，施术时要充分放松关节周围肌肉，切忌暴力，也不能在短时间内反复、多次使用，更不能刻意追求弹响声。

二、椎体压缩性骨折

胸腰椎压缩性骨折，多发于胸 11~腰 2 节段。

（一）发生原因

1. 多由推拿临床上手法操作不当、适应证掌握不好而引发。

2. 推拿操作时，当患者取仰卧位，过度地屈曲双侧髋关节，使腰椎生理曲度消失，并逐渐发生腰椎前屈，胸腰段椎体前缘明显挤压，在此基础上，再骤然增加屈髋、屈腰的冲击力量，则容易造成胸腰段椎体压缩性骨折。

（二）处理方法

1. 稳定性胸腰椎压缩性骨折原则上以非手术疗法为主，宜卧硬板床休息，腰下垫软枕。疼痛缓解后，进行腰背肌锻炼，以增强背伸肌力量，使压缩的椎体复原。

2. 不稳定性胸腰椎压缩性骨折，或伴有脊髓损伤者，应手术治疗。

（三）预防原则

做双下肢屈髋屈膝运动时，在正常的髋、骶关节活动范围内操作，且双下肢屈髋关节的同时，不再附加腰部前屈的冲击力，对于老年人、久病体弱或伴有骨质疏松的患者，行此法时更需谨慎。

三、神经系统损伤

神经系统损伤包括中枢神经和周围神经损伤两大类，轻度可造成周围神经、内脏神经损伤，重度则造成脑干、脊髓的损伤，甚至死亡。

（一）发生原因

颈部被动运动操作时，在颈椎侧屈方向，易导致患者的臂丛神经和关节囊损伤，同时对侧关节囊也受到挤压损伤。一般在推拿治疗后，若即刻出现单侧肩、臂部阵发性疼痛、麻木，肩关节外展受限，肩前、外、后侧的皮肤感觉消失，应警惕神经损伤的可能性，日久可出现三角肌、冈上肌失用性肌萎缩。

（二）处理方法

1. 立即停止治疗，并给予神经营养剂、适量镇静剂进行治疗，以缓解疼痛。

2. 疼痛减轻后，可进行相应关节、肌肉的功能锻炼，促进神经修复，避免出现失用性肌萎缩。

（三）预防原则

在颈部行侧屈被动运动时，注意颈椎侧屈运动的生理范围只有 45°，被动运动时不能超过此界限，同时切忌使用猛烈而急剧的侧屈运动。

四、肩关节脱位

肩关节脱位是临床中最常见的受损伤关节部位之一。

（一）发生原因

推拿临床上由于对肩关节外旋、外展被动运动手法掌握不当，特别是在麻醉情况下，不规范地做外旋、外展被动运动，易造成医源性肩关节脱位。

（二）处理方法

使用肩关节手牵足蹬拔伸法使其复位。如肩关节脱位合并肱骨大结节骨折，应分析其骨折类型，再确定整复手法，必要时需转骨科手术治疗，以免贻误治疗时机。

（三）预防原则

1. 医生对肩关节的解剖结构和关节正常的活动幅度要有全面的了解，在做被动运动时，运动幅度要由小到大，切不可急速、猛烈、强行操作，更不能超出其正常生理活动范围。

2. 对于肩部有骨质疏松改变的患者，在推拿治疗时不应使用强刺激手法及大幅度的肩关节外展、外旋的被动运动，尤其是操作者的双手不能同时做反方向的猛烈运动。

3. 习惯性肩关节脱位患者，慎用肩关节被动运动类、牵拉类手法。

五、肋骨骨折

肋骨骨折可由推拿手法直接和间接的暴力作用而引起，多见于成人，可发生于一根或几根肋骨，亦有一根肋骨同时有 2~3 处骨折者。

（一）发生原因

在推拿治疗时，由于过度挤压胸廓的前部或后部，使胸腔的前后径缩短、左右径增长，导致肋骨的腋中线处发生骨折。如患者俯卧位。医生在其背部使用双手重叠掌根按法或肘压等重刺激手法，在忽视患者的年龄、病情、肋骨有无病理变化等情况下，易造成肋骨骨折。

（二）处理方法

1. 单纯性的肋骨骨折，因有肋间肌固定，很少发生移位，可用胶布外固定胸廓，限制胸壁呼吸运动，让骨折端减少移位，以达到止痛的目的。

2. 肋骨骨折后出现反常呼吸、胸闷、气急、呼吸短浅、咯血、皮下气肿时，应考虑肋骨所产生的胸部并发症，及时转科治疗。

（三）预防原则

1. 在上背部俯卧位推拿时，要慎重选用手法，尤其是刺激较重的手法；若属于必须使用者，必须注意手法的力量，不可以过重和过于持续。

2. 对老年患者和恶性肿瘤肋骨有病理变化的患者要慎用或禁用胸部按压手法。

六、晕　　厥

晕厥是指患者出现意识模糊，神志不清。

（一）发生原因

1. 患者初次接受推拿，精神过于紧张，或体质虚弱、过于疲劳，或过饥过饱。

2. 医生推拿手法刺激过强，或治疗时间过长。

3. 患者平素椎动脉供血不足，手法整复时，椎动脉周围交感神经丛受到刺激，加重椎动脉供血不足状态，出现眩晕等症状。

（二）处理方法

1. 推拿过程中，出现晕厥情况后，应立即停止推拿操作，置患者于空气流通处，平卧位休息，可给予温糖水口服、静脉推注50%葡萄糖注射液等。

2. 症情较重者，立即予以对症治疗。

（三）预防原则

1. 对于初次接受推拿治疗的患者，应做好解释工作，避免患者情绪紧张。

2. 避免患者在过饥过饱状态下接受推拿治疗。

3. 推拿手法刺激不宜过重，尤其对体质虚弱或精神紧张的患者。

4. 正确选择整复手法，整复手法的操作应轻巧协调，随发随收，避免强力推扳。

七、脑血管意外

推拿临床上，脑血管意外的发生率为（0.5~2）/100万。

（一）发生原因

1. 对有动脉硬化、狭窄和明显解剖变异以及脑血管自主调节功能减弱的患者，在应用颈部旋转手法和后伸手法时，可使椎动脉血流速度明显减缓，造成脑部供血量急剧下降而出现脑血管意外。

2. 颅内有脑血管瘤者，经敲击、震动造成血管瘤破裂而出现脑血管意外。

（二）处理方法

1. 如患者出现眩晕、恶心等症状，需立即停止手法操作，平卧休息，必要时请神经科会诊。

2. 口服钙通道阻滞剂，改善椎-基底动脉缺血状态。伴有眩晕者可口服或注射倍他司汀类药物，以改善脑循环。

3. 如患者出现喷射状呕吐，提示颅内压急剧增高，应立即送入神经外科治疗。

（三）预防原则

对有严重动脉硬化倾向的患者，避免使用颈部扳法，如需应用时，应做到轻巧协调，随发随收，避免暴力推扳操作。

第十一章
推拿治疗各论

【培训目标】

掌握颈椎病、腰椎间盘突出症、急性腰扭伤、腰肌劳损、腰椎骨性关节炎、强直性脊柱炎、肩关节周围炎、中风后遗症、婴幼儿腹泻的诊断、鉴别诊断和推拿治疗。

熟悉不寐、痛经、小儿肌性斜颈的病因病机、临床特点、诊断与鉴别诊断以及推拿治疗原则。

第一节 落 枕

问题导入

黄某，男，41 岁，诉昨天早上起床后出现颈项部疼痛伴颈部活动受限。专科查体：颈椎曲度稍变直，颈项部肌肉紧张，双侧风池、肩井、天宗穴压痛明显，颈椎活动明显受限。颈椎正侧位 X 线片：颈椎生理曲度改变。

问题 1：还需要询问哪些相关的病史？如何归纳病史特点？

问题 2：还应做哪些专科检查？

问题 3：该患者初步的中西医诊断是什么？如何进行鉴别诊断？

问题 4：该患者如何进行推拿治疗？

一、概 述

落枕又称"失枕"，是颈项部常见病症，以晨起时出现颈项部肌肉痉挛、酸胀、疼痛，活动不利为主要特征。冬春两季多发，落枕急性起病，通常病程较短，轻者两三天，多数一周左右即可痊愈，个别严重者未经专业治疗可迁延数周不愈，影响工作、学习和生活。

二、病 因 病 机

多因睡姿不良，枕头高低不适，或长时间连续低头伏案劳作，导致颈项部肌肉，尤其是斜方肌、肩胛提肌及胸锁乳突肌长时间被牵张而损伤。亦可见于颈项背部当风受寒，致寒凝血滞，筋脉痹阻而使颈项部肌肉紧张痉挛，引起疼痛、活动受限等。

在《伤科汇纂·旋台骨》中曾记载"因挫闪及失枕而项强痛者"，因此，颈部突然扭转或肩扛重物，致使部分肌肉扭伤，发生痉挛性疼痛也是导致本病的原因之一。

三、诊 断 要 点

1. 突然发病，常因睡觉姿势不当所致。

2. 颈部疼痛及活动受限，疼痛主要在颈部，也可以模糊地放射至头、背和上肢。

3. 受累的肌肉多为斜方肌、肩胛提肌及胸锁乳突肌等区域，或颈部筋膜和韧带组织等；发病时该处肌肉痉挛，有广泛压痛。

4. 颈椎 X 线片检查常无明显异常，少数患者侧位片可见颈椎生理性前凸减小或变直，关节间隙增宽等。

四、鉴 别 诊 断

本病需与寰枢关节半脱位、颈椎病、颈椎结核等疾病相鉴别。

五、辨 证 分 型

1. 瘀滞证　晨起颈项疼痛，活动不利，活动时患侧疼痛加剧，头部歪向患侧，局部有明显压痛点，有时可见筋结。舌紫暗，脉弦紧。

2. 风寒证　颈项背部僵硬疼痛，拘紧麻木。可兼有渐渐恶风，微发热，头痛等表证。舌淡，苔薄白，脉弦紧。

六、推 拿 治 疗

（一）治疗原则
舒筋活血，解痉止痛。

（二）部位及取穴
颈项部及上肢；落枕穴、手三里、合谷、后溪、肩井、风池、风府、曲池、阿是穴等。

（三）手法
点按法、揉法、滚法、拿法、擦法、拔伸法、扳法、牵伸手法等。

（四）操作
1. 基础手法

（1）患者坐位，医者以点揉手法刺激远端穴位（如落枕穴、手三里、合谷、后溪等），以局部酸胀为度，并让患者配合头部缓慢向各个方向转动。

（2）患者坐位或俯卧位，医者以滚法沿着肩背部、项背部来回操作 5 分钟。

（3）患者坐位或俯卧位，医者点揉肩井、风池、风府、阿是穴等主要穴位，酸胀为度。

（4）伴有滑膜嵌顿者可以关节调整类手法为主，加颈椎拔伸法；小关节紊乱加颈椎扳法；注意幅度及力量控制，在患者配合下施术。

2. 辨证加减

（1）瘀滞证以松解类手法为主，可施一指禅推法或指揉法，从颈枕部向肩峰部，顺着肌肉走行。

（2）风寒证以松解类手法为主，可施拿法于风池、肩井、曲池等腧穴，颈项部施以擦法。

3. 牵伸手法

（1）牵伸上斜方肌（左侧为例）

1）患者端坐，下颌稍内收，左侧手掌心朝下压在自己臀部下。

2）医者站在其身后，左前臂下压固定在患者左侧肩峰稍内侧，右手夹持患者左侧耳尖稍上提（延展），并固定其头部。

3）嘱患者鼻吸口呼，深吸气后缓慢呼出，呼气时头部缓慢向右侧屈，至最大限度持续 30 秒；然后再鼻吸口呼伴随缓慢低头，至患者最大限度时持续 30 秒，再头转向左侧的后上方，持续 30 秒。

4）医者用固定肩峰的手掌托住患者右侧下巴做抵抗，嘱患者抗阻力持续 5 秒。

5）鼻吸口呼，呼气后协助还原。

（2）拉伸肩胛提肌（右侧为例）

1）患者端坐，下颌稍内收，双手叉腰。

2）医者站在其身后，右前臂固定在患者右侧冈上窝外 1/2，左手夹持患者右侧耳尖上提（延展），并固定其头部。

3）嘱患者鼻吸口呼，深吸气后缓慢呼出，呼气时先缓慢头部左侧屈至最大限度持续 30 秒，然后再鼻吸口呼缓慢低头，至患者最大限度时持续 30 秒，再鼻吸口呼缓慢转头向对侧的下方，持续 30 秒。

4）医者用固定头部的左手做抵抗，嘱患者抗阻力持续 5 秒。

5）鼻吸口呼，呼气后协助还原。

七、按　　语

（一）预后

落枕预后良好。一般情况下推拿治疗落枕 1～2 次即可痊愈。要注意反复落枕可能是颈椎病的前兆。

（二）注意事项

1. 推拿手法应以柔和为主，切忌蛮力粗暴。牵伸手法操作时医者以引导方向为主，基本不施力，让患者主动活动头部并调整呼吸配合。

2. 科学合理用枕，注意颈部保暖，忌劳累。

3. 适当颈部功能锻炼。

病 案 举 例

黄某，男，41 岁，诉 1 天前因睡觉受凉后致颈项部疼痛伴颈部活动受限，颈部拘紧麻木。专科查体：颈椎曲度稍变直，颈项部肌肉紧张，双侧风池、肩井、天宗穴压痛明显，颈椎活动明显受限。颈椎正侧位 X 线片：颈椎生理曲度改变。

1. 还需要询问哪些相关的病史？如何归纳病史特点？

（1）还需要询问的相关病史包括：疼痛部位（疼痛放射肩背部）；性质（胀痛）；活动障碍（颈部前屈、左侧屈、左旋转受限）；诊疗过程（就诊某医院，摄颈椎正侧位 X 线片：颈椎生理曲度改变，未予治疗）等。

（2）病史特点归纳包括：颈项部疼痛伴颈部活动受限 1 天。颈部前屈及向左活动时胀痛明显。

2. 还应做哪些专科检查？

（1）特殊试验：如臂丛神经牵拉试验阴性，压顶试验阴性，旋颈试验阴性等。

（2）感觉、肌力、病理征：四肢肌力、肌张力正常，双侧病理征未引出。

（3）舌苔脉：舌淡，苔薄白，脉弦紧。

3. 该患者初步的中西医诊断是什么？如何进行鉴别诊断？

（1）中西医诊断：落枕（风寒证）。

（2）诊断依据

1）症状：因睡觉受凉后致颈项部疼痛伴颈部活动受限 1 天。

2）体征：颈椎曲度稍变直，颈项部肌肉紧张，双侧风池、肩井、天宗穴压痛明显，颈部前屈、左侧屈、左旋转明显受限，臂丛神经牵拉试验阴性，压顶试验阴性，旋颈试验阴性，四肢肌力、肌张力正常，双侧病理征未引出。

3）影像学检查：颈椎正侧位 X 线片：颈椎生理曲度改变。

（3）鉴别诊断要点：落枕急性起病，疼痛较为剧烈，一般无外伤史，多因睡眠姿势不良或感受风寒后所致；查体除了局部压痛及颈项部活动受限外，并无其他特殊阳性体征；X 线检查常无明显异常，或可见轻度退变。颈椎病起病缓慢，病程长，因颈椎退变引起，除了颈项部疼痛症状外，部分患者可伴有上肢麻痛、下肢行走不稳、持物无力或眩晕等症状；影像学常能反映其退变程度。寰枢关节半脱位往往有外伤史，临床表现为颈项部疼痛尤其是后枕及上项部，颈椎选择活动明显受限；X 线能够明确诊断。

4. 该患者如何进行推拿治疗？

（1）治疗原则：舒筋活血，温经通络，解痉止痛。

（2）部位及取穴：颈项部及上肢；落枕穴、手三里、合谷、后溪、肩井、风池、风府、曲池、阿是穴等。

（3）手法：点揉法、㨰法、拿法、擦法、拔伸法、牵伸手法、扳法等。

第二节 颈 椎 病

问 题 导 入

林某，女，40 岁。因"反复颈项部疼痛 5 个月，加重伴左上肢放射痛 3 天"就诊。

问题 1：根据上述描述，还需要了解哪些相关病史资料？进行哪些体检？需做哪些辅助检查？

问题 2：该病人的初步诊断是什么？如何进行鉴别诊断？

问题 3：该病人如何进行推拿治疗？

一、概　　述

由于颈椎间盘组织退行性改变及其继发病理改变累及其周围组织结构（神经根、脊髓、椎动脉、交感神经等），出现相应的临床表现称为颈椎病。相当于中医"项痹病、眩晕病"等范围。

二、病因病机

长期伏案劳损导致的颈椎椎间盘、关节及椎体前后纵韧带退变，脊柱稳定性下降，脊柱代偿增生，当增生发生在钩椎关节、椎间关节和椎体并刺激或压迫相关的神经根、椎动脉、脊髓、交感神经时，就会产生一系列症状，也可由增生刺激局部软组织，产生局部充血、肿胀等无菌性炎症反应，间接压迫上述结构导致症状。各种急性损伤，如挥鞭样伤、扭伤、碰撞伤，均可造成椎间盘、韧带及关节囊等组织的不同损伤，从而造成脊柱稳定性下降或颈椎脱位，直接或间接刺激、压迫神经、血管产生临床症状。

中医认为颈椎病内因与人的年龄及脏腑功能失调、气血盛衰、筋骨强弱有关，外因则因感受风寒湿邪，或反复积劳损伤、经络瘀阻不通所致。

三、诊断要点

临床根据症状的不同将颈椎病分为颈型、神经根型、椎动脉型、交感型、脊髓型及混合型。

（一）颈型

1. 颈项部酸痛，颈肌痉挛，颈部活动受限。

2. 颈项部有广泛压痛，斜方肌、肩胛提肌、菱形肌、冈上肌等部位常能找到阳性点。部分患者可触及棘上韧带疼痛、肿胀，棘突偏移。

3. 颈椎臂丛神经牵拉试验、颈椎间孔挤压试验常为阴性。

4. 颈椎 X 线摄片可见颈椎生理曲度变直或反弓，可伴有不同程度的骨质增生。

（二）神经根型

1. 颈项部疼痛，肌肉僵硬、痉挛，颈部活动受限，伴有上肢麻木、疼痛，常可波及手指。颈部后伸时症状可加重。

2. 病变部位相应的棘旁、肩胛部压痛，常可触及病变棘突偏歪。

3. 部分患者可伴有上肢肌力减退，上肢感觉过敏，上肢腱反射减弱或消失。

4. 颈椎臂丛神经牵拉试验、颈椎间孔挤压试验阳性。

5. 颈椎 X 线摄片，正位片可见钩椎关节变尖，棘突偏歪；侧位片可见颈椎生理曲度变直或反弓，椎间隙变窄，椎体增生；斜位片可见相应椎间孔变小。

（三）椎动脉型

1. 体位性眩晕、头痛、视物模糊、视力减退，甚则猝倒等症状。

2. 颈项部有压痛，棘突可有移位。颈椎后伸、旋转时可引起头晕、头痛等不适感。

3. 旋颈试验阳性。

4. 颈椎 X 线摄片，正位片可见钩椎关节变尖，棘突偏歪；侧位片可见颈椎生理曲度变直或反弓，椎间隙变窄，椎体增生。经颅多普勒超声（TCD）可见血流速度降低。

（四）交感型

1. 颈项部酸痛或无明显症状，出现心慌、胸闷、心悸、头晕、耳鸣等症状，但排除相关器官器质性病变。

2. 颈项部有压痛，棘突或横突可有偏移。

3. 颈椎 X 线摄片，正位片可见钩椎关节变尖，棘突偏歪；侧位片可见颈椎生理曲度变直或反弓，椎间隙变窄，椎体增生；斜位片可见椎间孔变小。

（五）脊髓型

1. 颈项部酸痛或无明显症状，单侧或双侧下肢麻木、困重，甚至行走困难，步态失稳；部分患者可感觉胸腹部发紧，感觉异常等症状。最后出现上肢症状：一侧或双侧上肢麻木、疼痛、无力，不能做精细动作，甚至不能自己进食。

2. 肌力减退，肌张力增高，腱反射亢进，浅反射减弱或消失；霍夫曼征、巴宾斯基征等病理征阳性。

3. 颈椎 X 线摄片，正位片可见钩椎关节变尖，棘突偏歪，椎间隙变窄；侧位片可见颈椎生理曲度变直或反弓，椎间隙变窄，椎体增生。

4. 颈椎 CT 或 MRI 能够准确地反映脊髓受压情况。

（六）混合型

有上述两种类型或两种以上表现的为混合型颈椎病。但临床上往往仍较为明显地表现为某一种类型的症状。

四、鉴 别 诊 断

本病需与落枕、胸廓出口综合征、颈椎结核、脊髓肿瘤、脊髓空洞症、梅尼埃病、眼源性眩晕等疾病相鉴别。

五、辨 证 分 型

1. 风寒湿型　颈、肩、上肢窜痛麻木，以痛为主，头有沉重感，颈部僵硬，活动不利，恶寒畏风。舌淡红，苔薄白，脉弦紧。

2. 气滞血瘀　颈肩部、上肢刺痛，痛处固定，伴有肢体麻木。舌质暗，脉弦。

3. 痰湿阻络　头晕目眩，头重如裹，四肢麻木不仁，纳呆。舌暗红，苔厚腻，脉弦滑。

4. 肝肾不足　眩晕头痛，耳鸣耳聋，失眠多梦，肢体麻木，面红目赤。舌红，少津，脉弦。

5. 气血亏虚　头晕目眩，面色苍白，心悸气短，四肢麻木，倦怠乏力。舌淡，苔少，脉细弱。

六、推 拿 治 疗

（一）治疗原则

行气活血、疏经通络，理筋整复。

（二）部位及取穴

头、颈、肩、背部及上肢；风池、风府、缺盆、天柱、大椎、肩井、天宗、肩中俞、肩外俞、肩髃、曲池、内关、外关、合谷、百会、头维等。

（三）手法

揉法、㨰法、弹拨法、拿法、按法、擦法、拔伸法、扳法等。

（四）操作

1. 基础手法

（1）患者俯卧位或坐位，从风池穴到颈根部，用拇指与其余四指相对应的拿法在后项部上下往返操作 2～3 遍。

（2）患者俯卧位或坐位，㨰法、拇指或掌揉颈项背部约 3 分钟至项背部微微发热，弹拨颈背夹脊位置椎旁肌，由浅入深，反复 3 遍。

（3）患者俯卧位或坐位，点按风池、风府、大椎、肩井、天宗、阿是穴等穴位，酸胀为度。

（4）患者侧卧位，用拇指揉法或拨法，从风池沿颈脊旁 0.5 寸至上背部，颈脊旁 1.5 寸至肩井至肩峰；从耳后乳突开始沿两侧横突位置至缺盆穴各 2～3 遍，使颈肩部紧张的肌肉得到充分放松。

（5）患者仰卧位，医者双手分持患者颈项部，拇指前置于下颌骨，四指后置于项后，分别取头颈部中立位、前屈位 15°左右进行纵向拔伸，每一组拔伸均为纵向拔伸 10 秒，间歇 5 秒，间歇时以双手四指在颈后部、横突部轻轻揉动，重复 3 次。

2. 随症加减 根据患者病情不同，可分别增加以下针对性手法进行治疗。

（1）颈型颈椎病

1）有颈椎关节突关节紊乱者，必要时可以加颈椎斜扳法、颈椎旋转定位扳法等，以纠正颈椎关节紊乱，改善颈椎生理弧度。

2）有偏头痛者，重点用拇指按法施治于风府、风池、太阳、百会等穴；用五指拿法拿头部五经，反复 3～5 遍。

3）根据症状累及的部位，加相应治疗区及穴位的一指禅推法、按法、揉法和拨法，3～5 分钟。

（2）神经根型颈椎病

1）有颈椎关节突关节紊乱者，加颈椎斜扳法、颈椎旋转定位扳法等，以纠正颈椎关节紊乱，改善颈椎生理弧度。

2）相应神经根节段治疗。至拇指根放射痛或麻木者，在同侧颈 5～6 椎间隙处加一指禅推法、按法和揉法治疗，3～5 分钟；桡侧三个半手指放射痛或麻木者，在同侧颈 6～7 椎间隙处加一指禅推法、按法和揉法治疗，3～5 分钟；尺侧两个半手指放射痛或麻木者，在同侧颈 7～胸 1 椎间隙处加一指禅推法、按法和揉法治疗，3～5 分钟。

3）拇指按揉法作用于缺盆、天宗、极泉、曲池、手三里、外关、合谷、后溪等穴，每穴约半分钟，按揉患侧上肢缺盆、极泉穴时，患侧上肢应有放射麻木感；再搓抖上肢，拔伸手指关节。

4）神经根粘连者，加患侧上肢拔伸牵拉。方法是将患者患肢上举，腕关节背伸而患指指向后方。此方法可缓解上肢的疼痛及麻木，可预防或分解颈神经根处的粘连。

（3）椎动脉型颈椎病

1）眩晕者，加双侧风池穴一指禅偏锋推法，沿寰枕关节向风府方向推，左手推右侧，右手推左侧，3～5 分钟。

2）严重头晕者，患者仰卧位，医者坐于患者头侧，先以两手拇指螺纹面自印堂至前发际，交替性施以抹法治疗 20～30 次（开天门），再以两手拇指末节的桡侧自前额正中向两旁分推至太阳穴，并于太阳穴处施点法和揉法各 3～5 次（分阴阳）；开天门和分阴阳各操作 10～15 次。而后用单手鱼际自前额、一侧面颊、对侧面颊，回到前额，施以鱼际揉法，最后以两手十指屈曲，从前至后做梳头动作结束治疗。

3）有颈椎关节突关节紊乱者，必要时可以加颈椎斜扳法、颈椎旋转定位扳法等，以纠正颈椎关节紊乱，改善颈椎生理弧度。

4）头昏头胀者，加前额鱼际揉法，印堂、睛明、太阳等穴位拇指揉法，鱼腰穴抹法，头颞部沿足少阳胆经循线扫散法，约 5 分钟。

5）头痛畏寒恶风者，先在头痛区域敏感点施以点法、按法、指叩法和扫散法，再以头部的督脉经、膀胱经、胆经腧穴施以点法、按法，重点是按百会、四神聪、头维、太阳、风池等穴，最后在枕部及颈部施擦法，以有温热感为度。

（4）交感神经型颈椎病

1）有颈椎关节突关节紊乱者，必要时可以加颈椎斜扳法、颈椎旋转定位扳法等，以纠正颈椎关节紊乱，改善颈椎生理弧度。

2）面额部胀痛不适者，在颞部、前额部、眼眶等部位加抹法、一指禅推法、按法、揉法和扫散法治疗，3～5 分钟。

3）视物模糊、眼涩、头晕者，加双侧风池穴一指禅偏锋推法，沿寰枕关节向风府方向推，左手推右侧，右手推左侧，3～5 分钟。

4）头痛、偏头痛、头胀、枕部痛者，加同侧风池穴按法和揉法，其手法作用力应向上，约 3 分钟。

5）耳鸣、耳塞者，加同侧风池穴一指禅推法、按法和揉法，按法和揉法操作的作用力向外上方向，2～3 分钟。

6）心前区疼痛，心动过速或过缓者，加双侧内关穴一指禅推法、按法和揉法操作，3～5 分钟。

（5）脊髓型颈椎病：脊髓型颈椎病曾被列入手法治疗的禁忌范围，但病情较轻者可适当选用推拿手法治疗，多数情况不宜于颈部直接手法操作。

1）下肢肌力减弱者，在涌泉、昆仑、太溪、绝谷、三阴交、承山、委中、委阳、阳陵泉、足三里、环跳、秩边等穴位施以按法和揉法，可稍加强刺激上述穴位，每穴 30 秒钟，以疏通经脉、行气活血，有利于下肢麻木无力的改善。

2）有尿潴留者或大小便失控现象者，在关元、气海、三阴交、廉泉、肾俞穴施以按法和揉法，每穴 30 秒钟，并摩腹 5 分钟。

3. 辨证加减

（1）风寒湿型：拿风池、拿颈项、拿肩井，从上往下，反复 3 遍；或直擦督脉及膀胱经，横擦项背部，透热为度。

（2）气滞血瘀：点揉肩井、膈俞、天宗、心俞、膻中，弹拨极泉、少海，酸胀为度。另可配合走罐，刮痧以活血化瘀，通络止痛。

（3）痰湿阻络：点按百会，点揉脾俞、胃俞、内关、足三里、膈俞、丰隆等穴，酸胀为度，每穴约 30 秒钟，开天门、拿五经、扫散太阳各 3～5 遍。捏全腹肚皮 3～5 遍，拿揉腹部、摩腹以健运脾胃，搓摩胁肋以疏肝健脾化痰，约 2 分钟。

（4）肝肾不足：点揉肝俞、肾俞、足三里、夹脊、八髎等穴。拳背叩击颈背部督脉，膀胱经，以振奋阳气，大椎穴为重点。掌擦颈背腰部，直擦督脉、膀胱经，横擦肾俞、八髎透热为度，以温经通络，补肝肾，强筋骨。

（5）气血亏虚：点揉脾俞、胃俞、气海、关元、足三里、三阴交等穴，酸胀为度，每穴约 30 秒钟。平推背部，从上背往腰骶部上下往返移动，反复 3 遍。捏脊 3 ~ 5 遍。

七、按　　语

（一）预后

1. 多数颈椎病患者，尤其是中青年因不良习惯造成的颈型颈椎病患者，手法治疗效果良好。神经根型颈椎病预后良好，但是伴有肌肉萎缩者预后较差。年轻的椎动脉型颈椎病患者有时有即刻效果，而中老年人椎动脉型颈椎病患者时作时息。脊髓型颈椎病患者一般预后较差，治疗时慎用扳法；有手术指征者应建议及早手术。

2. 多数颈椎病患者有从急性发作到缓解、再发作、再缓解的规律。手法治疗时从脊柱乃至人体整体的骨骼力学平衡，及相关肌肉群、筋膜的前后、左右、上下张力平衡去综合考虑、辨证施治，将有助于提高疗效，减少复发。另外患者本人改变不良姿势与习惯，坚持规律的颈椎自我康复功法是颈椎病未病先防、瘥后防复的关键。

（二）注意事项

1. 推拿手法平时应勤于练习，熟练后方可应用。临床操作时应轻柔、渗透，避免手法过度、过量或暴力、蛮力，尤其是颈椎扳法有明确应用指征，其操作也有严格的规范。过度或错误使用颈椎扳法，可产生颈椎伤害，甚至脊髓损伤等严重后果。

2. 注意推拿环境，避免颈肩部受寒。

3. 对颈椎病患者进行专科宣传教育。

（三）功能锻炼

功法锻炼可使项背部肌肉得到充分的舒缩、伸展，以利于消除项背部肌肉的疲劳，增强颈部功能。

1. 苍龟缩颈　如乌龟将头颈缩回躯体一样。双臂下垂，置于体后，同时极度耸肩、扩胸，头颈下缩，使项背部肌肉强力收缩持续 5 秒钟，然后完全放松回位。连续做 30 次为 1 组，每日早晚各做 1 组。

2. 大鹏展翅　双臂外展，双手十指交叉，掌心扣于头后部，肩臂向前下用力压头、头项部用力后仰，以相对抗。持续 5 秒钟，然后完全放松回位。连续做 30 次为 1 组，每日早晚各做 1 组。

3. 白鹅引颈　如天鹅伸展长颈吞食。在矢状面上以下颏引领头颈，做前伸、后缩的环状活动。连续做 30 次为 1 组，每日早晚各做 1 组。

病 案 举 例

林某，女，40 岁。因"反复颈项部疼痛 5 个月，加重伴左上肢放射痛 3 天"就诊。长期伏案工作，5 个月前出现颈项部疼痛，未予重视，症状反复发作。3 天前劳累后出现颈项部疼痛，痛处固定，伴左上肢放射痛，颈部活动受限，头部后伸时上肢症状加剧，夜间疼痛更为明显。口服止痛药可以缓解疼痛 4 ~ 6 小时，药效过后疼痛仍明显。舌质暗，苔薄白，脉弦。专科检查：颈椎生理曲度消失，颈部肌肉僵硬紧张，C_{4-5} 左侧棘旁、肩胛部压痛，颈椎前屈 20°、后伸 5°，左侧屈 15°，右侧屈 25°，左旋 20°，右旋 45°，颈椎臂丛神经牵拉试验、颈椎间孔挤压试验阳性，肌力、肌张力正常，腱反射对称引出，病理征未引出。辅助检查：颈椎 X 线正位片见钩椎关节增生变尖；侧位片见颈椎生理曲度消失，椎间隙变窄，椎体增生；斜位片见左侧 C_{4-5} 椎间孔变小。

（一）诊断依据

1. 病程较长，劳累后急性发病。

2. 颈项部疼痛，伴左上肢放射痛，头部后伸时症状加剧。

3. 专科查体提示颈椎生理曲度消失，颈部肌肉僵硬紧张，颈椎活动受限，颈椎臂丛神经牵拉试验、颈椎间孔挤压试验阳性。

4. 颈椎 X 线片提示相应椎间孔变小。

（二）鉴别诊断

应与落枕、寰枢关节半脱位、胸廓出口综合征、颈椎结核、脊髓空洞症、梅尼埃病等相鉴别。

（三）辨证分析

患者长期伏案劳累，颈项部经脉不通，本次急性发病，经气血脉运行痹阻，致颈肩部疼痛，痛处固定，上肢放射痛；结合舌脉，证属气滞血瘀。

（四）诊断

中医：项痹（气滞血瘀）；西医：神经根型颈椎病。

（五）推拿治疗

1. 治疗原则　行气活血、疏经通络，理筋整复。

2. 部位及取穴　枕后部、颈项部、肩胛骨内侧；风池、风府、大椎、肩井、曲池、阿是穴等。

3. 手法　揉法、㨰法、弹拨法、拿捏法、按法、擦法、拔伸法、扳法等。

第三节　胸椎后关节紊乱症

问 题 导 入

刘某，女性，33 岁。1 个月前开始背痛，同时伴反复胸闷心悸及心前区隐痛，1 周前疼痛加重。专科检查：胸椎第 6、7 棘突及左侧椎旁压痛，可触及明显条索，无明显后凸及偏歪。X 线示：胸椎下段右侧弯，胸 7 关节突关节不对称。心电图：窦性心动过缓。

问题 1：还需要询问哪些相关的病史？如何归纳病史特点？

问题 2：还应做哪些专科检查与辅助检查？

问题 3：该患者初步的中西医诊断是什么？陈述诊断依据和鉴别诊断要点。

问题 4：该患者如何进行推拿治疗？

一、概　　述

胸椎后关节紊乱症是指胸椎椎体的小关节解剖位置改变，以致胸部脊柱功能失常所引起的一系列临床表现，属于脊柱小关节功能紊乱的范畴。由于胸椎后关节滑膜嵌顿和因部分韧带、关节囊紧张引起反射性肌肉痉挛，致使关节面交锁在不正常或扭转的位置上而引起的一系列病变。多发生在胸椎第 3～7 节段，女性发生率多于男性。以青壮年较常见，老人则很少发生。中医称为胸椎错缝。

二、病因病机

因脊柱前屈或后伸突然受牵拉或脊柱过度扭转后使胸椎后关节发生错位，导致关节滑膜、韧带、神经、血管等受到嵌顿、挤压、牵拉等刺激，导致胸椎后关节紊乱；或风寒湿邪侵入背部的经络，经脉阻塞，气滞血瘀；或慢性劳损，筋肉失衡，日久胸脊椎的筋肉内外平衡失调，最后使小关节发生错位。

三、诊断要点

1. 常发生于青壮年，一般有过度扭转外伤史、慢性牵拉或感受风寒等因素。

2. 胸背局部疼痛，甚则牵掣肩背与前胸作痛，俯仰转侧困难，常固定于某一体位，不能随意转动，疼痛随脊柱运动增大而加重，且感胸闷不舒，呼吸不畅，翻身困难。重者可有心烦不安，食欲减退。患椎相应椎旁肌肉痉挛，紊乱小关节处深压痛，患椎棘突略高或偏歪。患椎棘突上或棘间韧带处有压痛，并可触及患处有筋结或条索状物等软组织异常改变。关节滑膜嵌顿者可见胸椎后凸或侧倾的强迫体位。

3. 神经根症状　受损胸椎节段局部疼痛和不适，可表现为肋间神经痛、季肋部疼痛不适、胸闷、胸部压迫堵塞感，相应脊神经支配区组织的感觉和运动功能障碍。

4. 交感神经症状　受损胸椎节段相应的内脏自主神经功能紊乱，表现为心律失常、呼吸不畅、胃脘胀闷疼痛、腹胀、食欲不振，胃肠道蠕动无力或亢进等。

5. 部分患者可出现脊柱病变节段平面有关脏腑反射性疼痛，如胆囊、胃区等疼痛。

6. 胸椎正侧位 X 线片　一般无异常表现。部分患者可见胸椎生理曲度改变、脊柱侧弯、棘突偏歪、两侧关节突关节不对称等改变。

四、鉴别诊断

本病需与劳损性胸椎侧凸症，胸肋关节紊乱症，强直性脊柱炎，胸背肌筋膜炎，胸椎间盘突出症，胸椎管狭窄症等疾病相鉴别。

五、辨证分型

1. 气滞血瘀证　常有外伤、扭挫伤病史，痛处固定，或胀痛不适，或痛如锥刺，活动不利，甚则不能转侧，痛处拒按，舌质暗紫或有瘀斑，脉弦涩或细数。

2. 风寒湿痹证　冷痛重着，转侧不利，遇阴雨天或感风寒后加剧，痛处喜温喜按，舌淡苔薄白，脉沉紧或沉迟。

六、推拿治疗

（一）急性期治疗

1. 治疗原则　解痉止痛，理筋整复。

2. 部位及取穴　背部督脉经、膀胱经腧穴为主，身柱、神道、灵台、至阳、风门、肺俞、厥阴俞、心俞、督俞、膈俞等。

3. 手法　一指禅推法、㨰法、按揉法、按压法、运动关节类手法等。

4. 操作

（1）松解背部肌肉：患者俯卧位，医者立于其一侧，以一指禅推法、㨰法、按揉法等在胸背部交替操作，时间3~5分钟。

（2）胸椎关节整复

方法一：患者俯卧位，术者站立在患侧，一手向上扳动一侧肩部，另一手掌按压患处棘突，两手同时相对用力扳压。

方法二：患者坐位，术者立于其身后，采用抱颈提升法或采用胸椎对抗复位扳法操作，以调整关节错缝。

（二）缓解期治疗

1. 治疗原则　温经通络，行气活血。

2. 部位及取穴　背部督脉经、膀胱经腧穴为主，华佗夹脊穴、身柱、神道、灵台、至阳、风门、肺俞、厥阴俞、心俞、督俞、膈俞等。

3. 手法　一指禅推法、按法、揉法、擦法等。

4. 操作

（1）患者俯卧位，术者立于其一侧，一指禅推法在患者膀胱经一侧自上而下操作，紧推慢移。然后用以㨰法在胸背部交替操作，时间8~10分钟。

（2）继上势，术者沿脊柱两侧竖脊肌用按揉法、弹拨法操作，或按揉背部华佗夹脊穴，以病变节段对应区域为主，时间3~5分钟。

（3）暴露背部皮肤，涂上介质，沿两侧膀胱经行侧擦法，以透热为度。

七、按　　语

（一）预后

推拿治疗效果明显，配合功能锻炼，增加背部肌肉力量，可获得更好疗效。

（二）注意事项

治疗期间，患者宜卧硬板床休息，并注意背部保暖；减少伏案工作时间，降低对肌肉筋膜的负担。

（三）功能锻炼

急性期过后，即可开始腰背肌功能锻炼。可明显增强患者腰背肌肌力，增加胸椎的稳定性，有利于维持各种治疗的疗效。

1. 抬头背伸　患者俯卧，双下肢伸直，两手放在身体两旁，两腿不动，抬头时上身躯体向后背伸，每日3组，每组做20~50次。经过一段时间的锻炼，适应后，改为抬头后伸及双下肢直腿后伸，同时腰部尽量背伸，每日5~10组，每组50~100次，以锻炼腰背部肌肉力量。

2. 开阔胸怀　分腿直立，稍宽于肩，两手伸直，交叉于腹前，手背在前，眼视手背。两臂交叉上举至头顶，眼视手背。两臂经体侧划弧下落，同时翻掌，还原成预备姿势。每日3组，每组20次。

3. 仙鹤点水　两手从腰间悬腕划弧，手背相对，手心向外，向前伸展，伸尽时，下颌同时前伸，意想下颌似仙鹤前嘴，点饮前方仙水，然后缩颈回收，两手向上扩胸，身体后仰，两眼向上，反复7次。

病案举例

刘某，女性，33 岁。1 个月前开始背痛，同时伴反复胸闷心悸及心前区隐痛，1 周前疼痛加重。专科检查：胸椎第 6、7 棘突及左侧椎旁压痛，无明显后凸及偏歪。

1. **还需要询问哪些相关的病史？如何归纳病史特点？**

（1）还需要询问的相关病史包括：发病诱因（如 1 个月前因剧烈运动后诱发），疼痛之部位（如背部左侧；性质：刺痛；加重与缓解：伏案工作稍久加重，平卧略得缓解），诊疗过程（如在某医院心内科就诊，摄 X 线平片：胸椎曲度变直，胸 7 关节突关节不对称。心电图：窦性心动过缓。予以卧床休息、西乐葆及弥可保口服治疗 1 周后症状有所缓解）等。

（2）病史特点归纳包括：背痛伴反复胸闷心悸及心前区隐痛 1 个月，加重 1 周。疼痛以背部左侧刺痛为主；伏案工作稍久既加重，平卧略得缓解。

2. **还应做哪些专科检查与辅助检查？**

（1）体位：被动体位。

（2）背部外观活动度：前屈 30°，后伸 15°，左侧屈 50°，右侧屈 50°，左右旋转 30°。

（3）望诊及胸椎触诊：脊柱胸段向左侧凸，背部生理弧度平直，两侧背肌肌张力增高，T_7 左侧可触及条索。

（4）舌苔脉：舌质暗红，苔薄白，脉紧。

（5）辅助检查：摄 X 线平片：胸椎曲度变直，T_7 关节突关节不对称。心电图：窦性心动过缓。

3. **该患者可能的中西医诊断是什么？陈述诊断依据和鉴别诊断要点。**

（1）中西医诊断：胸椎错缝（气滞血瘀），胸椎后关节紊乱。

（2）诊断依据

1）症状：背痛伴反复胸闷心悸及心前区隐痛 1 个月，加重 1 周。

2）体征：被动体位。背部外观活动度：前屈 30°，后伸 15°，左侧屈 50°，右侧屈 50°，左右旋转 30°。脊柱胸段向左侧凸，背部生理弧度平直，两侧背肌肌张力增高，T_7 左侧可触及条索。舌苔脉：舌质暗红，苔薄白。脉紧。

3）影像学检查：X 线平片：胸椎曲度变直，T_7 关节突关节不对称。

（3）鉴别诊断要点

1）劳损性胸椎侧凸症鉴别：发病时没有胸背痛，是进行性的侧凸，病发后往往合并胸闷、心悸、恶心，但无关节不对称。

2）强直性脊柱炎鉴别：有明显驼背，活动障碍，X 线片有骶髂关节模糊，后纵韧带钙化，竹节样改变。

3）胸椎间盘突出症鉴别：为局部疼痛，肌力下降，感觉减退，大小便功能障碍。

4）胸椎结核鉴别：一般有结核病史和原发病灶，脊柱 X 线片上可见椎体破坏，椎间隙变窄和椎旁脓肿的阴影，病人多有消瘦、低热、盗汗和血沉增快。

4. **陈述该患者的推拿治疗**

（1）治疗原则：疏经通络，活血止痛，理筋整复。

（2）部位及取穴：背部督脉经、膀胱经腧穴为主，身柱、神道、灵台、至阳、风门、肺俞、厥阴俞、心俞、督俞、膈俞等。

（3）手法：揉法、按压法、㨰法、弹拨法、运动关节类手法等。

第四节 急性腰扭伤

问题导入

黄某，男性，36 岁。2 天前因搬抬重物时姿势不当，扭伤伤腰部，立即出现腰骶部痛，腰部活动受限，疼痛剧烈，呈针刺样，咳嗽、深呼吸时疼痛加剧，休息后未见缓解。专科检查：腰骶部肌肉僵硬，L_{2-5} 双侧棘旁压痛（＋）、叩击放射痛（±），拾物试验（＋），双侧直腿抬高试验及加强试验（－）。腰椎 X 线正侧位：腰椎生理曲度变浅，椎间隙左右不等宽。

问题 1：还需要询问哪些相关的病史？如何归纳病史特点？

问题 2：还应做哪些专科检查与辅助检查？

问题 3：该患者初步的中西医诊断是什么？陈述诊断依据和鉴别诊断要点。

问题 4：该患者如何进行推拿治疗？

一、概　述

急性腰扭伤是腰骶、骶髂及腰背两侧的肌肉、筋膜、韧带、关节囊及滑膜等软组织的急性损伤病症。腰部肌肉突然受到闪、扭、挫、跌扑等外力而损伤，并感到腰部疼痛和活动受限者。在日常生活中，因姿势不正，用力不当，搬运重物或者思想没准备，对客观估计不足，突然或意外性的体位改变，如过度后伸或前屈，咳嗽、呵欠、喷嚏、倒洗脸水，弯腰或久坐突然站起，退变和解剖生理变异均是其常见的发病原因。多见于青壮年体力劳动者、体育运动者、长途运输或出租司机等。临床表现为腰骶部肌肉、筋膜，棘上棘间韧带、腰椎后关节、骶髂关节损伤。本病属中医"伤筋"范围，俗称"闪腰岔气"，为腰痛中较为常见的一种损伤。急性期如不及时施以有效的方法治疗，可转变为慢性顽固性的腰部疼痛。

二、病因病机

1. 在日常生活和工作中，因姿势不正，用力不当，或者因突发事件，腰部过度后伸或前屈或突然改变体位，剧烈咳嗽、呵欠、喷嚏、蹲便用力过猛、倒水、弯腰或久坐时间过长突然起立，致使腰部各肌肉突然收缩而发生腰部肌肉损伤者，谓之"闪腰"。

2. 因搬抬重物、提拉重物不慎，或因腰部用力不协调、身体失去平衡，重心突然轻移，超越了腰部肌肉所能承受的暴力而损伤者，称之为"扭腰"。

3. 因直接暴力，如撞击、坠跌、挤压等腰部肌肉损伤，局部血脉破损，引起瘀血肿胀者，是为"挫腰"。

4. 急性腰扭伤多为间接外力所致，轻者表现为骶棘肌和腰背筋膜不同程度的损伤，较重者可发生棘上、棘间韧带的损伤，严重者可发生滑膜嵌顿、后关节紊乱等。

5. 中医认为，急性腰扭伤属腰部伤筋范畴。《金匮翼》指出："瘀血腰痛者，闪挫及强力举重得之。盖腰者，一身之要，屈伸俯仰，无不由之。若一有损伤，则血脉凝涩，经络壅滞，令人卒痛不能转侧，其脉涩，日轻夜重者是也。"故急性腰扭伤多因猝然受暴力损伤，致使腰部气血涩滞，经络不通，肌肉拘急，而引起疼痛。《证治准绳》中论及腰痛原因时指出："有风、有湿、有寒、有热、有闪挫、有瘀血、有滞气、有痰积，皆标也；肾虚，其本也。"所以说明肾虚还是导致本病的内在原因。

三、诊断要点

1. 有急性的损伤病史 如有闪腰、挫腰、扭腰病史，有搬抬重物、姿势不当、用力过猛等易损伤腰部的动作。

2. 腰部疼痛 常在扭伤后突然发作腰部疼痛，少数患者在伤后疼痛不重，尚能勉强继续活动及工作，数小时或 1～2 天后，腰部疼痛才逐渐加重，扭伤较重者，疼痛剧烈，深呼吸，咳嗽、喷嚏，甚至大小便均使疼痛加剧。腰部疼痛剧烈时，疼痛可呈刺痛、胀痛或牵掣样痛，常牵掣臀部及下肢疼痛。部位较局限，腰部肌痉挛明显。因损伤部位和性质不同，急性腰肌筋膜损伤常有撕裂感，以腰部脊柱一侧或两侧疼痛，近腰骶部多见；急性腰部韧带损伤有突然撕裂痛，以脊柱正中或骶髂关节部位疼痛明显；急性腰椎后关节滑膜嵌顿疼痛剧烈，以棘突旁损伤的后关节处明显。

3. 腰部活动受限 坐、卧、翻身困难，甚至不能翻身起床、站立或行走。左右转侧不利，前后俯仰牵掣作痛，单侧者躯干向病侧倾斜，双侧者腰部挺直，常以一手或双手扶腰以减少腰部活动，防止疼痛，因而步履艰难迟缓，表情痛苦，甚则需人搀扶行走或轮椅、担架、平车送入就诊。急性腰肌筋膜损伤，不能直腰、俯仰、转身，动则疼痛加重；急性腰部韧带损伤，弯腰时疼痛加重；急性腰椎后关节滑膜嵌顿，腰部不敢运动，动则剧痛，甚至不能直立或行走。

4. 牵涉痛 近半数患者可有牵涉性疼痛，出现部位多为臀部（臀上皮神经、梨状肌区）、大腿根部或大腿后部（股后侧皮神经分布区）等处。

5. 局部压痛 伤后多有局限性压痛，压痛点固定，与受伤组织部位一致。急性腰肌筋膜损伤多见于脊柱一侧或两侧近腰骶部压痛；急性腰部韧带损伤，棘上韧带损伤压痛浅表，常跨越两个棘突以上有压痛；棘间韧带损伤压痛较深，局限于两个棘突间深压痛；骶髂、髂腰韧带损伤压痛在损伤侧的骶髂关节，骶髂韧带损伤压痛较浅，髂腰韧带损伤则压痛较深。

6. 腰部肌肉痉挛 多数患者有单侧或双侧腰部肌肉痉挛，多发生于髂腰肌，腰背筋膜等处。这是疼痛刺激引起的一种保护性反应，站立或弯腰时加重。经俯卧可稍有缓解，但用手指按压时，疼痛明显，痉挛又复出现。

7. 脊柱侧弯 疼痛引起不对称的肌肉痉挛可改变脊柱正常的生理曲度，多数表现为不同程度的可逆性脊柱侧弯畸形，一般是脊柱向患侧侧弯。有的患者在腰部前屈时才能看出，有的前屈时侧弯消失，用两指触诊法可以明确侧弯情况。脊柱侧弯是由疼痛引起的肌肉保护性痉挛。不对称的肌肉痉挛可以引起脊柱生理曲线的改变，亦是躯体的一种自动性调节。肌肉痉挛和疼痛解除后，此种侧弯可自行消失。

8. X 线摄片检查 可见腰椎生理曲度变浅，脊柱侧弯或后突，两侧后关节不对称，椎间隙左右不等宽。

四、鉴别诊断

本病需与腰椎骨折、腰椎间盘突出症、腰椎骨性关节炎、腰背肌筋膜炎等疾病相鉴别。

五、辨 证 分 型

1. 气滞血瘀　闪挫及强力负重后，腰部剧烈疼痛，腰肌痉挛，腰部不能挺直，俯仰屈伸转侧困难。舌暗红或有瘀点，苔薄，脉弦紧。

2. 湿热内蕴　劳动时姿势不当或扭闪后腰部板滞疼痛，有灼热感，可伴腹部胀痛，大便秘结，尿黄赤。舌苔黄腻，脉濡数。

六、推 拿 治 疗

（一）治疗原则
舒筋通络、活血散瘀、消肿止痛。

（二）部位及取穴
背腰部及下肢，肾俞、命门、大肠俞、承扶、委中、承山及腰臀部等。

（三）手法
揉法、按压法、㨰法、弹拨法、运动关节类手法等。

（四）操作

1. 㨰揉舒筋法　患者俯卧位。医生站于一侧，用㨰法、揉法、推法等在脊柱两侧腰背肌及损伤局部施术，手法宜轻柔，以改善血液循环，缓解肌肉痉挛，时间约为5分钟。

2. 点拨镇痛法　用拇指点压、弹拨等手法点按肾俞、阳关、志室、大肠俞、环跳及阿是穴，配合按揉或者弹拨法，以有酸、麻、胀感觉为度，以调气和血，提高痛阈，从而减轻疼痛，时间约为5分钟。

3. 活血散瘀法　急性腰肌筋膜损伤者，在腰椎两侧骶棘肌用㨰法、按揉法重点操作，手法宜深沉；急性腰部韧带损伤者，在棘上、棘间韧带损伤局部用轻柔的按揉法、摩法操作；骶髂、髂腰韧带损伤者，在损伤侧用按揉法、小指掌指关节㨰法操作，手法宜深沉，作用力斜向骶髂关节部，以活血散瘀，理筋疗伤。时间为约5分钟。

4. 整复错位法

（1）首先查体，找出患者腰部压痛点，并令助手拇指按住。

（2）嘱患者健侧卧位，患侧腿屈髋屈膝位，健侧腿伸直后伸，脊柱伸直。

（3）术者站于患者前面，以一手按患者肩部，另一手按于髂前上棘外侧，使上身旋后，骨盆旋前；嘱患者腰部放松，前后摇动数次，并嘱患者深呼吸，摇动时用力应轻而有节律，待有阻力及患者呼气初时，双手协力做一次增大幅度摇动，将患者肩部向后推按，将髂骨向前推按，旋腰，手法轻快，同时助手拇指按压压痛点处。常可听到"喀"声，完成手法。注意勿施暴力，勿追求关节弹响声。

5. 推膀胱经法　以手掌根部着力沿膀胱经自上而下施直推法，以疏经通络，时间约为1分钟。

6. 擦法　急性腰肌筋膜损伤者，直擦腰部两侧膀胱经；棘上、棘间韧带损伤及腰椎后关节滑膜嵌顿的患者，直擦督脉及其两侧；骶髂、髂腰韧带损伤者，横擦腰骶部。以透热为度，达温经通络、消肿止痛的目的。

七、按　语

（一）预后

推拿治疗效果明显，配合功能锻炼，增加腰部肌肉痉挛解除，可获得较好疗效。急性腰扭伤的推拿治疗，首先要明确其损伤的部位及程度，对症施术是取得疗效的关键。

本病诊断不困难，但仍需注意鉴别诊断，以防误诊漏诊。本病治疗及时，预后良好。若失治或拖延病情，转为慢性腰痛，预后较差。

（二）注意事项

治疗期间，注意腰部保暖；减少腰部运动，卧床不要过硬，以舒适为度。病情缓解后可适当加强腰背肌肉锻炼。

（三）功能锻炼

可明显增强患者腰腹肌肌力和腰部协调性，增加腰椎的稳定性，有利于维持各种治疗的疗效。急性期过后，即可开始腰背肌功能锻炼。

1. 直腿牵拉

（1）初始姿势：双脚开立，与肩同宽或稍窄，直腿体前屈，两手握住地面上的杠铃杆，握距稍宽于肩。

（2）动作过程：双手紧握杠铃，腰背用力将其直臂拉起，至上体完全挺直，然后再沿原路慢慢返回，重复进行。

（3）动作作用：此动作能使全身的大部分肌肉、肌腱、骨骼及关节等都受到较大的刺激，特别是突出锻炼腰背部肌肉及大腿股二头肌、臀大肌等。

（4）动作要点：直腿牵拉要求不弯腿，腰部要挺直，不要弓腰。由于通常硬拉重量较大，所以切忌猛向上拉起，以防伤腰。

2. 山羊挺身

（1）初始姿势：俯卧，上体自然下垂，双脚固定或由他人压住，双手抱头。

（2）动作过程：收缩腰背肌肉，使上体向上弓起，至顶点略停片刻，再缓慢沿原路返回，重复。

（3）动作作用：主要锻炼背长肌和背短肌，对臀大肌及大腿后群肌肉亦有较好的刺激作用。

（4）动作要点：动作速度要均匀，不可猛起猛落，向上弓身时要尽量收紧腰背部肌肉，有力量时双手抱头，无力量时可双手背后放在腰上。

3. 腰部柔韧性的练习方法

（1）前俯腰：主要用来练习腰部向前运动的能力和柔韧性。具体方法：并步站立两腿挺膝夹紧，两手十指交叉，两臂伸直上举手心向上。然后上体引腰前俯两手心尽量向下贴紧地面，两膝挺直，髋关节屈紧，腰背部充分伸展。双手从脚两侧屈肘抱紧脚后跟，使胸部贴紧双腿，充分伸展腰背部。持续一定时间后再放松起立。还可以在双手触地时向左右侧转腰，用两手心触及两脚外侧的地面，增大腰部伸展时左右转动的柔韧性。动作要点：两腿挺膝直立，挺胸塌腰，充分伸展腰背部，胸部与双腿贴紧。

（2）后甩腰：主要用来练习腰部向后运动的柔韧性。具体方法：并步站立，练习时一腿支撑，另一腿向后上直腿摆动，同时两臂伸直，随身体向后屈做向后的摆振动作，使腰背部被充分压紧，腰椎前面充分伸展。动作要点：后摆腿和上体后屈振摆同时进行；支撑腿，膝伸直，头部和双臂体后屈做协调性后摆助力动作。

（3）腰旋转：主要用来练习腰部的左右旋转幅度。具体方法；两脚左右开立略宽于肩，两臂自然垂于体侧以髋关节为轴体前俯，然后以腰为轴，使上体自前向右、向上、向后、向左再向下，回到前俯的顺时针或逆时针旋转；同时，双臂随上体做顺时针或逆时针的环绕动作，以增加腰部旋转的幅度和力度。动作要点：尽量增大绕环幅度，速度由慢到快，使腰椎关节完全得到活动、伸展。

病 案 举 例

李某，男性，22 岁。2 天前因搬重物时姿势不当出现腰骶部痛，弯腰及夜间翻身等活动困难，疼痛呈针刺样，咳嗽时疼痛加剧，休息后不能缓解。专科检查：L_{2-5}双侧棘旁压痛（＋）、叩击放射痛（±），双侧直腿抬高试验及加强试验（－）。腰椎 X 线正侧位：腰椎生理曲度变浅，椎间隙左右不等宽。

1. 还需要询问哪些相关的病史？如何归纳病史特点？

（1）还需要询问的相关病史包括：外伤（如以前有无受过外伤），疼痛之部位（如腰部及左下肢后外侧；性质：胀痛；加重与缓解：咳嗽症状加重，平卧略得缓解），诊疗过程（如在某医院骨科就诊，摄 X 线平片：腰椎生理曲度变浅，椎间隙左右不等宽。予以卧床休息、扶他林口服后上述症状未见缓解）等。

（2）病史特点归纳包括：搬重物时姿势不当出现腰骶部痛，弯腰及夜间翻身等活动困难，疼痛呈针刺样，咳嗽时疼痛加剧，休息后不能缓解。

2. 还应做哪些专科检查与辅助检查？

（1）步态：蹒跚步态。

（2）腰部外观活动度：前屈 15°，后伸 0°，左侧屈 0°，右侧屈 15°，左右旋转 15°。

（3）视及触脊柱：脊柱腰段向左侧凸，腰生理弧度平直，两侧骶棘肌肌张力增高。

（4）其他特殊试验：如屈膝屈髋试验，"4"字试验，仰卧挺腹试验、坐位屈颈试验、拾物试验等。

（5）感觉、肌力、腱反射、病理征：双下肢感觉对称，左踇趾背伸肌力Ⅳ级，双踇趾跖屈肌力及右踇趾背伸肌力Ⅴ级，膝踝反射（＋＋），病理征（－）。

（6）舌苔脉：舌质暗红，苔薄白。脉紧。

（7）辅助检查：CT，腰椎 MRI。

3. 该患者可能的中西医诊断是什么？陈述诊断依据和鉴别诊断要点。

（1）中西医诊断：腰痛病（劳伤经脉，气滞血瘀），急性腰扭伤。

（2）诊断依据

1）症状：腰痛 2 天。

2）体征：跛行步态，腰部外观活动度：前屈 15°，后伸 0°，左侧屈 0°，右侧屈 15°，左右旋转 15°。脊柱腰段向左侧凸，腰生理弧度平直，两侧骶棘肌肌张力增高，L_{2-5}左棘旁压痛、叩击放射痛（＋），双侧直腿抬高试验及加强（－）。双下肢感觉对称，左踇趾背伸肌力Ⅳ级，双踇趾跖屈肌力及右踇趾背伸肌力Ⅴ级，膝踝反射（＋＋），病理征（－）。

3）影像学检查：X 线平片：腰椎生理曲度变浅，椎间隙左右不等宽。CT：腰椎退行性改变，椎间盘未见明显异常。腰椎 MRI：未见明显异常。

（3）鉴别诊断要点：棘上韧带是附着在各椎骨棘突上的索状纤维组织，表面与皮肤相连，起保持躯干直立姿势，以及限制脊柱过度前屈的作用。腰部棘上韧带较强大，但在腰 5～骶1 处常缺如或较为薄弱，而腰部活动范围较大，故也易造成损伤。棘间韧带位于相邻的两个棘突之间，位于棘上韧带的深部，其腹侧与黄韧带相连，背侧与脊肌的筋膜和棘上韧带融合在一起，形成脊柱活动的强大约束。腰部屈伸动作使棘突分开和挤压，棘间韧带的纤维之间相互摩擦，日久可引起变性。在此基础上，加之外伤因素，棘间韧带可发生断裂或松弛。每节腰椎均有三个关节，即两个后滑膜关节和一个前椎间盘关节。相邻椎体上下关节突的关节面相吻合，构成关节突关节，周围被一层薄而坚的关节囊所包裹，可从事屈伸和旋转运动，起着稳定脊柱和防止椎体滑移的作用。当腰部突然过度前屈并向一侧旋转时，可使关节突关节间隙变大，滑膜进入关节间隙，直腰时将滑膜嵌住，发生急性腰痛。

4. 陈述该患者的推拿治疗。

（1）治疗原则：舒筋通络，理筋整复，活血化瘀。

（2）部位及取穴：背腰部及下肢，肾俞、命门、大肠俞、承扶、委中、承山及腰臀部等。

（3）手法：揉法、按压法、滚法、弹拨法、运动关节类手法等。

第五节　慢性腰肌劳损

问题导入

王某，男性，36 岁。反复腰部酸痛不适 5 年余，每逢阴雨天或劳累后腰部疼痛加重。既往有腰椎间盘突出症病史。专科检查：L_2-L_5 棘旁压痛（＋）、叩击放射痛（±），双侧直腿抬高试验及加强试验（－）。腰椎 X 线正侧位：L_2-L_5 椎间隙狭窄。

问题 1：还需要询问哪些相关的病史？如何归纳病史特点？

问题 2：还应做哪些专科检查与辅助检查？

问题 3：该患者初步的中西医诊断是什么？陈述诊断依据和鉴别诊断要点。

问题 4：该患者如何进行推拿治疗？

一、概　　述

慢性腰肌劳损主要是指腰骶部肌肉、筋膜、韧带等软组织的慢性损伤，导致局部无菌性炎症，从而引起腰骶部一侧或两侧的弥漫性疼痛。临床上以腰或腰骶部胀痛、酸痛，反复发作，疼痛可随气候变化或劳累程度而变化，如日间劳累加重，休息后可减轻，时轻时重，是慢性腰腿痛中常见的疾病之一，具有发病缓慢、不能耐劳、病程较长、易于复发为特点，又称"腰背肌筋膜炎"、"功能性腰痛"、"姿势性腰痛"等。其日积月累，可使肌纤维变性，甚而少量撕裂，形成瘢痕、纤维索条或粘连，遗留长期慢性腰背痛。本病好发于体力劳动者和长期静坐缺乏运动锻炼的文职人员。属中医学"腰痛病"范畴。

二、病 因 病 机

（一）中医学认为慢性腰肌劳损的主要病因病机

一种是因虚致病，多因中老年患者肝脾亏虚，气血生成不足，无以濡养筋肉，筋肉久失濡润滋养则痿弱不用而发为腰痛；另一种是因实致病，或为腰部受到外来暴力侵袭致血溢脉外，瘀阻经脉，气血运行不畅而发病，或为外来六淫邪毒乘虚侵入，阻碍经脉气血运行，瘀阻不通，不通则痛，引起腰痛、腰部屈伸不利。本病的病机特点是以正气虚弱为内因，外邪入侵为外因，加之过度劳损和机体衍生瘀阻之物逐渐发病。

（二）现代医学认为慢性腰肌劳损的病因病机

1. 慢性劳损　慢性腰肌劳损是一种积累性损伤，主要由于腰部肌肉疲劳过度，如长时间的弯腰工作，或由于习惯性姿势不良，或由于长时间处于某一固定体位，致使肌肉、筋膜及韧带持续牵拉，使肌肉内的压力增加，血供受阻，这样肌纤维在收缩时消耗的能源得不到补充，产生大量乳酸，加之代谢产物得不到及时清除，积聚过多，而引起炎症、粘连。如此反复，日久即可导致组织变性，增厚及挛缩，并刺激相应的神经而引起慢性腰痛。未正确治疗或治疗不彻底，或反复多次损伤，致使受伤的腰肌筋膜不能完全修复。局部存在慢性无菌性炎症，微循环障碍，乳酸等代谢产物堆积，刺激神经末梢而引起症状；加之受损的肌纤维变性或瘢痕化，也可刺激或压迫神经末梢而引起慢性腰痛。

2. 创伤性　腰部肌肉、筋膜多次反复地发生损伤，或急性损伤后未得到及时治疗，或治疗不彻底，使损伤组织未能修复，局部出血、渗液，产生纤维性变或瘢痕组织，压迫或刺激神经而形成慢性腰痛。或由于长期反复的过度腰部运动及过度负荷，如长时期坐位、久站或从弯腰位到直立位手持重物、抬物，均可使腰肌长期处于高张力状态，久而久之可导致慢性腰肌劳损。

3. 先天性畸形　如隐性骶椎裂使部分肌肉和韧带失去附着点，从而减弱了腰骶关节的稳定性；一侧腰椎骶化或骶椎腰化，两侧腰椎间小关节不对称使两侧腰骶肌运动不一致，造成部分腰背肌代偿性劳损。

4. 慢性腰肌劳损与气候、环境条件也有一定关系，气温过低或湿度太大都可促发或加重腰肌劳损，可妨碍局部气血运行，促使和加速腰骶肌肉、筋膜和韧带紧张痉挛而变性，从而引起慢性腰痛。

三、诊断要点

1. 有慢性损伤或急性损伤未愈病史。

2. 腰痛以酸痛为主，反复发作，运动功能基本正常，阴雨天或劳累后加重，休息后减轻。

3. X 线片可有先天性的畸形或者解剖结构的缺陷。

4. 肌痉挛常表现在一侧骶棘肌，臀肌或两侧。

5. 压痛点广泛，以棘突两侧，腰椎横突及髂后上棘为最多见。

6. 疼痛通常放射至膝部，很少到小腿与足部。

7. 直腿抬高试验多为阴性，下肢肌力与腱反射多正常。

8. 个别患者同时伴有自主神经系统紊乱的症状（如腹痛等）。

9. 完善血沉、抗"O"、HLA-B27 等相关检查，排除免疫系统疾病。

四、鉴别诊断

本病需与腰椎骨性关节炎、腰椎间盘突出症、腰背肌肌筋膜炎、腰椎管狭窄症、骨质疏松症等疾病相鉴别。

五、辨证分型

1. 寒湿型 腰部冷痛重着，转侧不利，静卧不减，阴雨天加重。舌苔白腻，脉沉。

2. 湿热型 痛而有热感，炎热或阴雨天气疼痛加重，活动后减轻，尿赤。舌苔黄腻，脉濡数。

3. 肾虚型 腰部酸痛乏力，喜按喜揉，足膝无力，遇劳更甚，卧则减轻，常反复发作。偏阳虚者面色㿠白，手足不温，少气懒言，腰腿发凉，舌质淡，脉沉细。偏阴虚者心烦失眠，咽干口渴，面色潮红，倦怠乏力，舌红少苔，脉弦细数。

4. 瘀血型 腰痛如刺，痛有定处，轻则俯仰不便，重则因痛剧不能转侧，拒按。舌质紫暗，脉弦。

六、推拿治疗

（一）治疗原则

舒筋通络，温经活血，解痉止痛。

（二）部位及取穴

三焦俞，肾俞，气海俞，关元俞，膀胱俞，志室，秩边等穴位及腰臀部阿是穴。

（三）手法

揉法、按压法、㨰法、弹拨法、拍击法及被动运动手法等。

（四）操作

1. 患者取俯卧位。医生用掌推法沿着脊柱两侧足太阳膀胱经自上而下直推，以达到舒筋松肌的目的。时间约为 2 分钟。

2. 沿腰椎两侧足太阳膀胱经用掌根揉法、㨰法施术，手法宜深沉而缓和，以达到舒筋活血，通络止痛的目的。时间约为 5 分钟。

3. 以双手拇指点揉两侧三焦俞，肾俞，气海俞，关元俞，膀胱俞，志室，秩边等穴位及腰臀部阿是穴，配合弹拨紧张的肌索，以达到提高痛阈，解痉止痛的目的。时间约为 5 分钟。

4. 在腰部找到压痛点，有些患者在压痛处还可以摸到条索状结节。推拿时，患者取立姿，医者用食指及中指按住这种条索状结节，嘱患者咳嗽、深吸气、转头或弯腰。就在患者采用这些动作而分散注意力时，医者的手指用力向左右或上下推按患者这些结节。推按时手下应有结节向下滑动的感觉，这样达到活血散瘀、疏通经络的效果。可反复运用 3～4 次，以结节逐渐消失、压痛逐渐减轻为标准。

5. 对下肢有牵扯痛的患者，在患侧臀部及下肢前外侧用揉法、㨰法施术，以缓解伴随症状。时间约为 5 分钟。

6. 沿着腰部两侧膀胱经用掌擦法施术，横擦腰骶部，以透热为度。时间约为 1 分钟。

七、按语

（一）预后

推拿治疗效果明显，配合功能锻炼，增加腰部肌肉力量，可获得较好疗效。慢性腰肌劳损注意局部保暖，纠正不良姿势，避免长期腰部负荷劳动是防止复发或者减轻临床症状的关键。

（二）注意事项

1. 注意腰部保暖，防止受凉。夜眠时被褥适中，防止受凉，尤其是在夏季空调不宜开得太低（一般低于外界温度5℃以内），受凉易引起腰背部肌肉痉挛，从而造成腰椎内、外平衡的失调而诱发症状。

2. 纠正不良姿势，保持良好的姿势并矫正各种畸形。正确的姿势应是抬头平视、收腹、挺胸、维持脊柱正常的生理弧度，避免颈椎和腰椎过分前凸。腰椎生理曲度消失或者反弓的患者，应该仰卧位时腰部垫枕矫正；腰椎生理曲度增大者，宜仰卧位在臀部垫枕矫正。

3. 劳动中注意体位，并劳逸结合。避免在不良的体位下劳动时间过长，改善体力劳动条件，对单一劳动姿势者应坚持锻炼，或采用腰围保护腰部。

4. 卧板床，软硬适宜。

5. 加强腰背肌功能锻炼。

（三）功能锻炼

可明显增强患者腰腹肌肌力和腰部协调性，增加腰椎的稳定性，有利于维持各种治疗的疗效。

1. 腰部两侧凹陷处轻轻叩击，力量要均匀，不可用力过猛，每次叩击2分钟。双手叉在腰部，两腿分开与肩同宽，腰部放松，呼吸均匀，做前后左右旋转摇动，开始旋转幅度要小，逐渐加大，一般旋转80~100次。弹拨痛点10~20次，然后轻轻揉按1~2分钟。

2. 蜻蜓点水式　又称飞燕式。方法是患者俯卧于木板床上，双手置于臀部，同时挺胸仰颈及双下肢呈伸直状后伸，此时由于双侧腰肌的收缩而使全部身体仅腹部与床面接触，似蜻蜓点水或飞燕的姿势。

3. 五点式　患者仰卧于床上，双下肢呈屈曲状置于床上，双肘（或双手）及头后部作为支点，通过挺胸及双侧腰肌的收缩而达到人体呈弓形。因有5个支点，故称为5点法。本法开始练时不宜过多，逐渐增多次数。一般每天做2~3次，每次做30遍左右。

4. 抱腿滚腰法　患者仰卧于床上，双膝屈曲，双手抱膝，使大腿尽量贴近胸部，前后滚动身体，持续片刻，然后双腿伸直，重复5~10次。

病 案 举 例

王某，男性，36岁。反复腰部酸痛不适5年余，每逢阴雨天或劳累后腰部疼痛加重。既往有腰椎间盘突出症病史。专科检查：L_2~L_5棘旁压痛（+）、叩击放射痛（±），双侧直腿抬高试验及加强试验（－）。腰椎X线正侧位：L_2~L_5椎间隙狭窄。

1. 还需要询问哪些相关的病史？如何归纳病史特点？

（1）还需要询问的相关病史包括：诱因（如本次是因为什么原因发作，姿势不当或者是劳累后），疼痛之部位（既往有无腰痛病史，疼痛的部位、性质、持续时间，休息后能不能缓解，有无下肢症状），诊疗过程（如在某医院骨科就诊，摄X线平片：L_4~L_5椎间隙狭窄，CT：L_4~L_5椎间盘左后方突出。建议手术治疗，患者拒绝，予以卧床休息、牵引、布洛芬口服治疗1个月后症状有所缓解）等。

（2）病史特点归纳包括：反复腰部酸痛不适5年余，加重1周。每逢阴雨天或劳累后腰部疼痛加重。无明显下肢的放射痛。

2. 还应做哪些专科检查与辅助检查？

（1）步态：正常步态。

（2）腰部外观活动度：腰部活动基本正常。

（3）视及触脊柱：脊柱腰段向左侧凸，腰生理弧度平直，两侧骶棘肌肌张力增高。

（4）其他特殊试验：特殊试验如直腿抬高试验及加强试验、拾物试验等多为阴性。

（5）感觉、肌力、腱反射、病理征：双下肢感觉无异常，左踇趾背伸肌力Ⅴ级，双踇趾跖屈肌力及右踇趾背伸肌力Ⅴ级，膝踝反射（＋＋），病理征（－）。

（6）舌苔脉：舌质暗红，苔薄白。脉弦紧。

（7）辅助检查：腰椎CT、MRI：$L_4 \sim L_5$椎间盘左后方突出，但本次发病为慢性腰肌劳损的急性发作，与腰椎间盘突出关系不大。完善血沉、抗"O"、HLA-B27等相关检查。

3. 该患者可能的中西医诊断是什么？陈述诊断依据和鉴别诊断要点。

（1）中西医诊断：腰痛病（劳伤筋脉，气滞血瘀），慢性腰肌劳损。

（2）诊断依据

1）症状：反复腰部酸痛不适5年余，加重1周。

2）体征：腰部活动基本正常。脊柱腰段向左侧凸，腰生理弧度平直，两侧骶棘肌肌张力增高。其他特殊试验：特殊试验如直腿抬高试验及加强试验、拾物试验等多为阴性。感觉、肌力、腱反射、病理征均正常。

3）影像学检查：X线平片：$L_2 \sim L_5$椎间隙狭窄。CT：$L_4 \sim L_5$椎间盘左后方突出。腰椎MRI：$L_4 \sim L_5$椎间盘左后方突出。

（3）鉴别诊断要点

1）增生性脊柱炎：腰痛以夜间、清晨明显，稍做运动后症状减轻，X线片可见椎体边缘骨赘形成。

2）腰椎间盘突出症：典型的腰痛伴下肢放射痛，腰部运动受限，脊柱侧弯，直腿抬高试验、挺腹试验阳性，腱反射改变，皮肤感觉异常，腰椎CT或者MRI检查有助于明确诊断。

3）腰背部纤维织炎：本病有受凉病史，疼痛范围比慢性腰肌劳损广泛。实验室检查血沉快，抗"O"可阳性。

4）腰椎结核：有低热、盗汗、消瘦等全身症状。血沉加快，X线检查可发现腰椎骨质破坏或椎旁脓肿。

4. 陈述该患者的推拿治疗。

（1）治疗原则：舒筋通络，温经活血，解痉止痛。

（2）部位及取穴：三焦俞，肾俞，气海俞，关元俞，膀胱俞，志室，秩边等穴位及腰臀部阿是穴。

（3）手法：揉法、按压法、滚法、弹拨法、拍击法及被动运动手法等。

第六节　腰椎间盘突出症

问题导入

张某，女性，25岁。半年前开始腰痛，疼痛逐步放射到左足背，1周前疼痛加重。专科检查：$L_4 \sim L_5$左棘旁压痛、叩击放射痛（＋），直腿抬高试验右侧：70°，左侧：30°，加强试验（＋）。腰椎 X 线正侧位：$L_4 \sim L_5$ 椎间隙狭窄。

　　问题 1：还需要询问哪些相关的病史？如何归纳病史特点？

　　问题 2：还应做哪些专科检查与辅助检查？

　　问题 3：该患者初步的中西医诊断是什么？陈述诊断依据和鉴别诊断要点。

　　问题 4：该患者如何进行推拿治疗？

一、概　　述

　　腰椎间盘突出症是由于腰椎间盘退变，髓核从损伤的纤维环处膨出或突出，突出部分及变性的纤维环压迫、刺激腰脊神经根、马尾神经，引起腰痛、下肢放射痛或有膀胱直肠功能障碍等症状的一种疾患。该病多见于青壮年，好发年龄为 20 ~ 50 岁，男性多于女性，本病的突出部位多发生在 $L_{4.5}$ 和 $L_5 \sim S_1$ 节段。腰椎间盘突出症属于中医"腰痛病"范畴。

二、病因病机

　　腰为肾之府，乃肾之精气所溉之域。肾与膀胱相表里，足太阳经过之。此外，任、督、冲、带诸脉，亦分布其间。《素问·刺腰痛》根据经络，阐述了足三阳、足三阴以及奇经八脉为病所出现的腰痛病证。腰痛之病，虚者不外肾虚，实者多因外感风寒湿热诸邪或因劳力扭伤所致。肾虚致肾精无以濡养腰脊筋脉，不荣则痛；外感风寒湿热诸邪或外伤扭挫，阻遏经脉，气滞血瘀，不通则痛。

三、诊断要点

　　1. 常发生于青壮年。有腰部外伤、慢性劳损或受寒湿史。大部分患者在发病前有慢性腰痛史。

　　2. 腰痛，和（或）向臀部及下肢放射，腹压增加（如咳嗽、喷嚏）时疼痛加重。

　　3. 脊柱侧弯，腰生理弧度消失，病变部位椎旁有压痛，并向下肢放射，腰部活动受限。

　　4. 下肢受累神经支配区有感觉过敏或迟钝，病程长者可出现肌肉萎缩。直腿抬高或加强试验阳性，膝、跟腱反射减弱或消失，受累神经支配肌肉肌力可减弱。

　　5. X 线摄片检查　脊柱侧弯，腰生理前凸消失，病变节段椎间隙改变，相邻椎体边缘有骨赘形成。CT、MRI 检查可显示椎间盘突出的部位及程度。

四、鉴别诊断

　　本病需与腰椎管狭窄症，第三腰椎横突综合征，腰椎骨性关节炎，腰椎滑脱症，梨状肌综合征等疾病相鉴别。

五、辨证分型

　　1. 血瘀证　腰腿痛如刺，痛有定处，日轻夜重，腰部板硬，俯仰旋转受限，痛处拒按。舌质暗紫，或有瘀斑，脉弦紧或涩。

　　2. 寒湿证　腰腿冷痛重着，转侧不利，静卧痛不减，受寒及阴雨加重，肢体发凉。舌质淡，苔白或腻，脉沉紧或濡缓。

　　3. 湿热证　腰部疼痛，腿软无力，痛处伴有热感，遇热或雨天痛增，活动后痛减，恶热口渴，小便短赤。苔黄腻，脉濡数或弦数。

4. 肝肾亏虚　腰酸痛，腿膝乏力，劳累更甚，卧则减轻。偏阳虚者面色㿠白，手足不温，少气懒言，腰腿发凉，或有阳痿、早泄，妇女带下清稀，舌质淡，脉沉细。偏阴虚者，咽干口渴，面色潮红，倦怠乏力，心烦失眠，多梦或有遗精，妇女带下色黄味臭，舌红少苔，脉弦细数。

六、推 拿 治 疗

（一）治疗原则
舒筋通络，理筋整复。

（二）部位及取穴
背腰部及下肢，肾俞、大肠俞、承扶、殷门、委中、承山、昆仑、阳陵泉、解溪等。

（三）手法
揉法、按压法、㨰法、弹拨法、运动关节类手法等。

（四）操作
1. 解除肌肉痉挛　患者俯卧，术者立于患者一侧。术者分别按压肾俞、大肠俞、承扶、殷门、委中、承山、昆仑等穴；并在患者患侧腰臀及下肢用轻柔的㨰、按等手法治疗，以增加腰部肌肉组织的痛阈、改善患部气血循环，缓解肌肉紧张痉挛状态。

2. 拉宽椎间隙，降低盘内压力　患者仰卧。术者用手法或器械进行骨盆牵引，使椎间隙增宽，降低盘内压力，同时可扩大椎间孔，减轻突出物对神经根的压迫。

3. 增加椎间盘外压力　患者俯卧，术者用双手有节奏地按压腰部，使腰部振动。然后在固定患部的情况下，用双下肢后伸扳法，使腰部过伸。本法可改变突出物与神经根的位置。

4. 调整后关节，松解粘连　用腰部斜扳和旋转复位手法，以调整后关节紊乱，从而相对扩大椎间孔。斜扳或旋转复位时，由于腰椎及其椎间盘产生旋转扭力，从而改变了突出物与神经根的位置。反复多次进行，可逐渐松解突出物与神经根的粘连。再于仰卧位，强制直腿抬高以牵拉坐骨神经与腘绳肌，可起到松解粘连的作用。

5. 促使损伤的神经根恢复功能　沿受损伤神经根及其分布区域用㨰、按、点、揉、拿等手法，加强气血循行，使萎缩的肌肉和受损神经逐渐恢复正常功能。

七、按 语

（一）预后
推拿治疗效果明显，配合功能锻炼，增加腰部肌肉力量，可获得较好疗效。巨大型椎间盘突出，髓核压迫神经根明显，并出现下肢肌力下降、感觉减退，严重影响生活工作，且保守治疗无效者，根据具体手术适应证选择适宜的手术治疗。

（二）注意事项
治疗期间，患者宜卧硬板床休息，并注意腰部保暖；腰椎间盘突出症中央型、巨大型、脱垂型、神经有明显受损者，推拿治疗操作时宜慎重选用手法。

（三）功能锻炼
可明显增强患者腰腹肌肌力和腰部协调性，增加腰椎的稳定性，有利于维持各种治疗的疗效。急性期过后，即可开始腰背肌功能锻炼。

1. 背伸锻炼　患者俯卧，双下肢伸直，两手放在身体两旁，两腿不动，抬头时上身躯体向后背伸，每日 3 组，每组做 20～50 次。经过一段时间的锻炼，适应后，改为抬头后伸及双下肢直腿后伸，同时腰部尽量背伸，每日 5～10 组，每组 50～100 次，以锻炼腰背部肌肉力量。

2. 倒走　于地面平整、较为空旷之处，行倒走训练。倒走时，可摆动双臂以保持身体平衡。初时，须注意避免跌跤，时间可在 10 分钟左右，熟练后，可酌情延长。此法可调整腰臀肌功能，贵在坚持。

3. 仰卧架桥　仰卧位，双手叉腰，双膝屈曲致 90°，双足掌平放床上，挺起躯干，以头后枕部及双肘支撑上半身，双足支撑下半身，呈半拱桥形，当挺起躯干架桥时，双膝稍向两侧分开。每日 2 次，每次重复 10～20 次。

病 案 举 例

张某，女性，25 岁。半年前开始腰痛，疼痛逐步放射到左足背，1 周前疼痛加重。专科检查：L_4～L_5 左棘旁压痛、叩击放射痛（＋），直腿抬高试验右侧：70°，左侧：30°，加强试验（＋）。腰椎 X 线正侧位：L_4～L_5 椎间隙狭窄。

1. 还需要询问哪些相关的病史？如何归纳病史特点？

（1）还需要询问的相关病史包括：诱因（如半年前因搬重物后诱发，本次因咳嗽诱发），疼痛之部位（如腰部及左下肢后外侧；性质：胀痛；加重与缓解：咳嗽症状加重，平卧略得缓解），诊疗过程（如在某医院骨科就诊，摄 X 线平片：L_4～L_5 椎间隙狭窄，CT：L_4～L_5 椎间盘左后方突出。建议手术治疗，患者拒绝，予以卧床休息、牵引、西乐葆及弥可保口服治疗 1 个月后症状有所缓解）等。

（2）病史特点归纳包括：腰痛伴左下肢放射痛半年，加重一周。疼痛以腰部及左下肢后外侧胀痛为主；咳嗽症状加重，平卧略得缓解。

2. 还应做哪些专科检查与辅助检查？

（1）步态：跛行步态。

（2）腰部外观活动度：前屈 45°，后伸 0°，左侧屈 0°，右侧屈 15°，左右旋转 15°。

（3）视及触脊柱：脊柱腰段向左侧凸，腰生理弧度平直，两侧骶棘肌肌张力增高。

（4）其他特殊试验：如屈膝屈髋试验，"4"字试验，仰卧挺腹试验、坐位屈颈试验等。

（5）感觉、肌力、腱反射、病理征：双下肢感觉对称，左踇趾背伸肌力Ⅳ级，双踇趾跖屈肌力及右踇趾背伸肌力Ⅴ级，膝踝反射（＋＋），病理征（－）。

（6）舌苔脉：舌质暗红，苔薄白。脉紧。

（7）辅助检查：CT：L_4～L_5 椎间盘左后方突出。腰椎 MRI：L_4～L_5 椎间盘左后方突出。

3. 该患者可能的中西医诊断是什么？陈述诊断依据和鉴别诊断要点。

（1）中西医诊断：腰痛病（气滞血瘀），腰椎间盘突出症。

（2）诊断依据

1）症状：腰痛伴左下肢放射痛半年，加重一周。

2）体征：跛行步态，腰部外观活动度：前屈 45°，后伸 0°，左侧屈 0°，右侧屈 15°，左右旋转 15°。脊柱腰段向左侧凸，腰生理弧度平直，两侧骶棘肌肌张力增高，L_4～L_5 左棘旁压痛、叩击放射痛（＋），直腿抬高试验右侧：70°，左侧：30°，加强（＋）。双下肢感觉对称，左踇趾背伸肌力Ⅳ级，双踇趾跖屈肌力及右踇趾背伸肌力Ⅴ级，膝踝反射（＋＋），病理征（－）。

3）影像学检查：X线平片：$L_4 \sim L_5$ 椎间隙狭窄。CT：$L_4 \sim L_5$ 椎间盘左后方突出。腰椎MRI：$L_4 \sim L_5$ 椎间盘左后方突出。

（3）鉴别诊断要点：下肢坐骨神经痛的鉴别要点主要在于根性疼痛与干性疼痛的鉴别。如：与梨状肌综合征的鉴别。梨状肌综合征者多以臀部疼痛牵涉下肢为主，多无腰痛。压痛多位于梨状肌处，可及条索状或痉挛的肌纤维，梨状肌抗阻力试验（＋）。腰段CT或MRI检查多无异常表现。与急性腰扭伤鉴别。多有腰部外伤史。腰部伤后即出现典型的腰痛，疼痛一般较剧烈，呈持续性，部位局限固定，患者多能准确指出疼痛部位。压痛固定，骶棘肌痉挛，脊柱保护性侧弯。可有下肢牵涉痛，但非根性疼痛。腰段CT或MRI检查多无异常表现。

4. 陈述该患者的推拿治疗。

（1）治疗原则：舒筋通络，理筋整复，活血化瘀。

（2）部位及取穴：背腰部及下肢，肾俞、大肠俞、承扶、殷门、委中、承山、昆仑、阳陵泉、解溪等。

（3）手法：揉法、按压法、㨰法、弹拨法、运动关节类手法等。

第七节　腰椎骨性关节炎

问 题 导 入

俞某，女性，65岁。腰痛半年，疼痛逐步牵涉左臀部及大腿后侧，1周前疼痛加重。专科检查：$L_4 \sim S_1$ 左棘旁压痛、叩击痛（＋），直腿抬高试验右侧：70°，左侧：70°。腰椎X线正侧位：腰椎生理曲度变直，椎体前缘见骨赘形成，$L_4 \sim L_5$ 间隙狭窄。

问题1：还需要询问哪些相关的病史？如何归纳病史特点？

问题2：还应做哪些专科检查与辅助检查？

问题3：该患者初步的中西医诊断是什么？陈述诊断依据和鉴别诊断要点。

问题4：该患者如何进行推拿治疗？

一、概　　述

腰椎骨性关节炎又称腰椎退行性骨关节炎或腰椎增生性关节炎等，是中年以后发生的一种慢性退行性疾病。以椎体边缘增生和小关节肥大性变化为其主要特征。

二、病 因 病 机

退行性变是发生本病的主要原因，椎体边缘增生与椎间盘退变有着明显的联系。椎间盘退变后，失去其固有的弹性，厚度变薄，椎间隙变窄，从而减弱了椎体对压力的抵抗，椎体和小关节不断受到震荡、冲击和磨损，因而渐渐产生骨刺。骨刺的形成既是一种病理产物，又是一种脊柱的保护性反应。故一般只在初发时有疼痛和不适，发展到成熟时，症状往往减轻或消失。

此外，损伤和劳损也易导致本病。由于腰部长期负重和过度活动，因此，损伤和劳损机会增多，进一步加速椎间盘退变，弹性减弱，同时引起周围韧带松弛，关节不稳定，导致椎体不断受到创伤刺激，日久形成骨刺。

中医学认为本病是由于人过中年而肾气渐衰，复感风寒湿邪，留滞经络，或因强力劳作，伤及气血，使气血瘀阻，经脉凝滞不通或筋脉失其濡养，不荣则痛。

三、诊断要点

（一）临床症状

1. 腰背部酸痛不适，僵硬板滞，不耐久坐、久站，晨起后症状较重，活动后减轻，但过度活动或劳累后加重。

2. 腰部屈伸活动不利，但被动运动基本达到正常。

3. 急性发作时，腰痛较剧，且可牵涉臀部及下肢。若骨刺压迫或刺激马尾神经时，可出现下肢麻木无力，感觉障碍等症状。

（二）检查

1. 腰椎生理弧度减小或消失，甚或出现反弓。

2. 局部肌张力增高，有轻度压痛，一般无放射痛。

3. 直腰抬高略低于正常人，腰后伸试验可阳性。

4. X线检查可见椎体边缘或小关节有不同程度增生，或有椎间隙变窄，生理弧度改变。

四、鉴别诊断

本病需与腰椎间盘突出症，急性腰扭伤，腰肌劳损，腰椎滑脱症等相鉴别。

五、辨证分型

1. 血瘀证　腰腿痛如刺，痛有定处，日轻夜重，腰部板硬，俯仰旋转受限，痛处拒按。舌质暗紫，或有瘀斑，脉弦紧或涩。

2. 寒湿证　腰腿冷痛重着，转侧不利，静卧痛不减，受寒及阴雨加重，肢体发凉。舌质淡，苔白或腻，脉沉紧或濡缓。

3. 湿热证　腰部疼痛，腿软无力，痛处伴有热感，遇热或雨天痛增，活动后痛减，恶热口渴，小便短赤。苔黄腻，脉濡数或弦数。

4. 肝肾亏虚　腰酸痛，腿膝乏力，劳累更甚，卧则减轻。偏阳虚者面色㿠白，手足不温，少气懒言，腰腿发凉，或有阳痿、早泄，妇女带下清稀，舌质淡，脉沉细。偏阴虚者，咽干口渴，面色潮红，倦怠乏力，心烦失眠，多梦或有遗精，妇女带下色黄味臭，舌红少苔，脉弦细数。

六、推拿治疗

（一）治疗原则

舒筋通络，行气活血，解痉止痛。

（二）部位及取穴

患部及肾俞、腰阳关、大肠俞、关元俞、居髎、委中、承山等。

（三）主要手法

擦、按、揉、点压、弹拨、扳法等。

（四）操作方法

1. 松解手法　患者俯卧位，医者站于患侧，先用擦法和掌根按揉沿腰脊柱两侧骶棘肌自上而下反复施术 3~5 分钟。再结合局部用双拇指按揉夹脊穴、肾俞、腰阳关、大肠俞、居髎等穴，每穴半分钟，且以酸胀为度，如有臀部及下肢的酸胀疼麻者，加擦揉下肢，并配合腰部后伸被动运动，能使腰肌痉挛得以缓解。

2. 解痉止痛法　用点压、弹拨手法施术于痛点及肌痉挛处，反复 3~5 遍。本法具有很好的松解粘连，解痉止痛的功效，能即刻缓解疼痛。

3. 腰椎调整手法

（1）取俯卧位，医者先用叠掌置于胸腰段，逐一自上而下按压腰脊柱 3~5 遍，重点按压腰骶部，力度要适度，不可过于粗暴。然后用后伸扳腰法先扳健侧，再扳患侧，各 5~8 次。

（2）腰椎斜扳法：患者侧卧位，患侧下肢在上，屈膝屈髋，健侧下肢在下，自然伸直，全身放松，医者与患者面对而立，一手扶按侧卧上方之肩部，另手扶按屈膝屈髋下肢的髋部，两手轻用力做相反方向的摇摆，使腰脊牵拉，关节放松，然后两手用力推扳至极限，再施一快速灵巧的扳动，常可闻见"咔哒"声，本法有调整腰椎后关节紊乱的作用。

（3）屈膝屈髋动腰法：患者仰卧位，医者将患者双下肢屈膝屈髋，一手扶按双膝，另手扶按双足踝部，然后做顺、逆时针摇转腰骶部，各 16 次，再向腹部推压 8~10 次。最后分别牵抖双下肢。

4. 舒筋活血法　患者俯卧位，医者站立一侧，以冬青膏或红花油为介质，用鱼际擦法直擦腰骶部督脉及膀胱经，横擦腰骶部 2~3 分钟，且以透热为度，可达温经活血之目的。最后用桑枝棒有节律地拍打腰背及下肢，从而结束治疗。

七、按　语

（一）预后

病情易复发。推拿治疗能明显改善症状，特别是早期见效更显，配合功能锻炼可提高疗效。

（二）注意事项

治疗期间，患者宜卧硬板床休息，避免过劳，注意休息及腰部保暖。加强腰部功能锻炼，每日早晚各 1 次。

（三）功能锻炼

可明显增强患者腰腹肌肌力和腰部协调性，增加腰椎的稳定性，有利于维持各种治疗的疗效。急性期过后，即可开始腰背肌功能锻炼。

1. 腰部摇摆功　患者自然站立，两足比肩稍宽，两手叉腰，然后腰部做轻缓的左右摇摆 2~3 分钟。再做顺、逆时针方向的环转各 32 次。幅度可由小到大。

2. 腰部左右侧屈　患者自然站立，两足与肩同宽，一手叉腰，另手侧上举，然后腰部向叉腰侧尽量侧屈做 32 次，再换手向相反方向做 32 次。

病案举例

俞某，女性，65 岁。腰痛半年，疼痛逐步牵涉左臀部及大腿后侧，1 周前疼痛加重。

专科检查：L$_4$~S$_1$左棘旁压痛、叩击痛（＋），直腿抬高试验右侧：70°，左侧：70°，腰后伸试验（＋）。腰椎X线正侧位：腰椎生理曲度变直，椎体前缘见骨赘形成，L$_4$~L$_5$椎间隙狭窄。

1. 还需要询问哪些相关的病史？如何归纳病史特点？

（1）还需要询问的相关病史包括：诱因（如半年前因搬重物后诱发，本次因久坐劳累诱发），疼痛之部位（如腰部及左臀部及大腿后侧；性质：酸痛；加重与缓解：晨起僵硬疼痛，稍事活动症减，动久则甚），诊疗过程（如在某医院骨科就诊，摄X线平片：腰椎生理曲度变直，椎体前缘见骨赘形成，L$_4$~L$_5$椎间隙狭窄。CT：L$_4$~L$_5$椎间盘膨出。予以卧床休息、西乐葆口服治疗1个月后症状有所缓解）等。

（2）病史特点归纳包括：腰痛半年，加重1周。晨起僵硬疼痛，稍事活动症减，动久则甚。腰痛牵涉至左臀部及大腿后侧，以酸痛为主。

2. 还应做哪些专科检查与辅助检查？

（1）步态：正常步态。

（2）腰部外观活动度：前屈70°，后伸20°，左侧屈15°，右侧屈15°，左右旋转15°。

（3）视及触脊柱：脊柱腰段基本正直，腰生理弧度平直，两侧骶棘肌肌张力增高。

（4）其他特殊试验：如屈膝屈髋试验，"4"字试验，仰卧挺腹试验、坐位屈颈试验、腰后伸试验等。

（5）感觉、肌力、腱反射、病理征：双下肢感觉、肌力正常，膝踝反射（＋＋），病理征（－）。

（6）舌苔脉：舌质红，苔白腻。脉紧。

（7）辅助检查：腰椎正侧位：腰椎生理曲度变直，椎体前缘见骨赘形成，L$_4$~L$_5$椎间隙狭窄。CT：L$_4$~L$_5$椎间盘膨出。

3. 该患者可能的中西医诊断是什么？陈述诊断依据和鉴别诊断要点。

（1）中西医诊断：腰痛病（寒湿型），腰椎骨性关节炎。

（2）诊断依据

1）症状：腰痛半年，加重一周。晨起僵硬疼痛，稍事活动症减，动久则甚。腰痛牵涉至左臀部及大腿后侧，以酸痛为主。

2）体征：正常步态，腰部外观活动度：前屈70°，后伸20°，左侧屈15°，右侧屈15°，左右旋转15°。脊柱腰段基本正直，腰生理弧度平直，两侧骶棘肌肌张力增高。L$_4$~S$_1$左棘旁压痛、叩击放射痛（＋），直腿抬高试验右侧：70°，左侧：70°。屈膝屈髋试验（＋），腰后伸试验（＋），"4"字试验（－），仰卧挺腹试验（－），坐位屈颈试验（－）。双下肢感觉、肌力正常，膝踝反射（＋＋），病理征（－）。

3）影像学检查：腰椎正侧位：腰椎生理曲度变直，椎体前缘见骨赘形成，L$_4$~L$_5$椎间隙狭窄。CT：L$_4$~L$_5$椎间盘膨出。

（3）鉴别诊断要点：与腰椎间盘突出症鉴别。腰椎间盘突出症以腰痛和（或）下肢放射痛为主症，多有脊柱侧弯和腰部不同程度活动受限；病变节段有压痛及叩击下肢放射痛，直腿抬高试验及加强试验（＋），仰卧挺腹试验（＋），坐位屈颈试验（＋），伴相应神经节段支配区域感觉、肌力及腱反射改变。腰椎骨性关节炎的下肢疼痛多为牵涉痛，根性疼痛与根性受压体征较少，可资鉴别。本例加重一周需与急性腰扭伤鉴别。急性腰扭伤者多有腰部外伤史、急性发作。腰部伤后即出现典型的腰痛，疼痛一般较剧烈，呈持续性，部位局限固定，患者多能准确指出疼痛部位。压痛固定，骶棘肌痉挛，脊柱保护性侧弯。可有下肢牵涉痛，但非根性疼痛。腰段 CT 或 MRI 检查多无异常表现。

4. 陈述该患者的推拿治疗。

（1）治疗原则：舒筋通络，理筋整复，活血化瘀。

（2）部位及取穴：背腰部及下肢，肾俞、大肠俞、承扶、殷门、委中、承山、昆仑、阳陵泉、解溪等。

（3）手法：揉法、按压法、滚法、弹拨法、运动关节类手法等。

第八节　强直性脊柱炎

问题导入

赵某，男性，31 岁。2 年前出现腰骶部疼痛，2 周前疼痛加重。专科检查：脊柱两侧骶棘肌痉挛，两侧骶髂关节及腰部压痛明显，叩击痛。骶髂关节压迫试验阳性，骶髂关节定位试验阳性，髂嵴推压试验阳性，舌质暗红，苔薄白腻，脉沉弦。实验室检查：HLA-B$_{27}$（＋），ESR＞36mm/h，ASO：（－），RF（－）。腰椎正侧位片及双侧骶髂关节正位片示：腰椎无异常，双侧骶髂关节间隙变窄，骶髂关节骨质密度增高，关节间隙模糊不清，局部有虫蚀样改变。

问题 1：还需要询问哪些相关的病史？如何归纳病史特点？

问题 2：还应做哪些专科检查与辅助检查？

问题 3：该患者初步的中西医诊断是什么？陈述诊断依据和鉴别诊断要点。

问题 4：该患者如何进行推拿治疗？

一、概　　述

强直性脊柱炎是一种累及椎间关节、骶髂关节、椎旁韧带，最后导致整个脊柱强直、畸形的疾病。该病在我国北方多见，好发于 20～40 岁的青壮年，其中男性发病率要高于女性。

二、病因病机

本病中医称为"大偻"，属"骨痹"范畴。中医认为"风寒湿三气杂至，合而为痹"为痹证的外因所在。风寒湿邪（尤其是寒湿偏重者）深侵肾督，督脉循行于脊背正中且通于肾，总督人体一身之诸阳，督脉受邪则阳气开阖不得，布化失司，致筋脉挛急、脊柱僵曲。抑或因寒邪郁久化热，或久服温肾助阳之品，邪气从阳化热，热盛阴伤，筋脉失养，筋脉挛废，骨痹脊僵，产生大偻之疾。内因与其先天不足，肾督阳虚有关。如《素问·生气通天论》："阳气者，精则养神，柔则养筋，开阖不得，寒气从之，乃生大偻"；《素问·痹论》："骨痹不已，复感于邪，内舍于肾……肾痹者，善胀，尻以代踵，脊以代头"。

三、诊断要点

1. 常发生于青壮年。多有持续渐进性的腰背部酸痛和腰骶部不适，夜间或长时间静止后症状加剧,活动后症状缓解。

2. 脊柱两侧骶棘肌明显痉挛,脊柱僵硬,一侧或两侧骶髂关节及腰部有明显压痛和叩击痛。

3. 急性发作期,抗"O"正常,类风湿因子多为阴性,抗原 HLA-B_{27}多为阳性。

4. 后期随疾病发展,脊柱活动度越来越小,腰椎生理曲度前凸消失甚至出现反弓,胸椎后凸增加和颈椎向前屈曲等,形成"驼背"。

5. X 线摄片检查 早期可见骶髂关节骨质疏松,腰椎小关节模糊;中期关节间隙变窄,软骨下骨质呈锯齿状破坏;晚期关节发生骨性强直,小关节融合,关节囊及韧带钙化、骨化,脊柱间有骨桥形成呈"竹节样"改变。

四、鉴别诊断

本病需与退行性脊柱炎,类风湿关节炎,骶髂关节结核,致密性髂骨炎,腰部软组织劳损等疾病相鉴别。

五、辨证分型

1. **肾虚督寒证** 腰骶、脊背、臀疼痛,僵硬不舒,牵及膝腿痛或酸软无力,畏寒喜暖,得热则舒,俯仰受限,活动不利,甚则腰脊僵直或后凸变形,行走坐卧不能,或见男子阴囊寒冷,女子白带寒滑,舌暗红,苔薄白或白厚,脉多沉弦或沉弦细。

2. **肾虚湿热证** 腰骶、脊背、臀酸痛、沉重、僵硬不适、身热不扬、绵绵不解、汗出心烦、口苦黏腻或口干不欲饮,或见脘闷纳呆、大便溏软,或黏滞不爽,小便黄赤或伴见关节红肿灼热焮痛,或有积液,屈伸活动受限,舌质偏红,苔腻或黄腻或垢腻,脉沉滑、弦滑或弦细数。

六、推拿治疗

(一) 治疗原则
和营通络,活血止痛,舒筋通络,滑利关节。

(二) 部位及取穴
腰背部、脊柱以及夹脊穴,膀胱经腧穴、环跳、秩边、委中、承山、昆仑、阳陵泉、足三里等。

(三) 手法
揉法、按压法、滚法、弹拨法、扳法、擦法等。

(四) 操作
1. 放松肌肉,解痉止痛 患者俯卧位,术者站于一侧,在患者脊柱两侧膀胱经施滚、揉法往返治疗 3~5 分钟,然后点按膀胱经腧穴及夹脊穴 3~5 遍,再拨揉脊柱两侧骶棘肌以达到放松肌肉,解痉止痛的目的。

2. 滑利关节,防止畸形
(1) 按脊后伸法 姿势同上,两手掌重叠自上而下有节律地按压脊柱胸段至腰骶、骶髂等处,按压时配合病人的呼吸进行,即呼气时按压,吸气时松开,反复 5~8 遍;然后一手掌按住腰骶部,另一手托抬一侧大腿,使其后伸,双手同时向相反方向完成腰骶、骶髂及髋关节的被动后伸,然后点按环跳、秩边、居髎等穴 3~5 遍。

（2）仰卧运髋法　患者仰卧，术者施㨰、按揉法于髋关节及大腿根部操作 2～3 分钟，然后拿揉大腿肌肉，再做髋关节被动屈伸、外展、外旋运动，按揉髀关、风市、阳陵泉、足三里、绝骨等穴 3～5 遍，两侧分别进行。

（3）扩胸伸脊法　患者坐位，两手指交叉屈肘抱于后枕部，术者站于背后，以膝部抵住患者胸段脊柱，双手握住患者两肘，做向后牵伸及向前俯屈的扩胸俯仰动作，反复数次。

3. 温通经脉，缓解症状　患者坐位或俯卧位，暴露腰背脊柱，术者用肘尖自上而下直推脊柱两侧夹脊 5～8 遍，再直擦背部督脉及膀胱经，横擦腰骶部，以透热为度，并可加用湿热敷或走罐。

七、按　　语

（一）预后
推拿治疗本病能明显改善症状，对关节功能恢复也有良好的作用，特别是早期见效更明显；晚期患者配合功能锻炼可巩固疗效，延缓病情发生。

（二）注意事项
本病属于慢性渐进性疾病，患者除应接受有效的治疗外，还应积极配合锻炼，增强战胜疾病的信心。同时还要注意脊柱姿势正确，睡硬板床，并采取仰卧低枕以助脊柱伸直。

（三）功能锻炼
积极地进行功能锻炼有助于巩固疗效，延缓病情发展，可参照以下方法进行。

1. 身体素质锻炼　根据情况可采用少林内功、气功、太极拳、健身操等。

2. 针对性的脊柱及关节功能锻炼　如呼吸康复训练（深呼吸、扩胸），下蹲，脊柱运动（转体运动）等。

（1）呼吸康复训练：患者最大限度进行深呼吸练习，同时做扩胸运动，以增大胸廓活动范围，促进膈肌运动。

（2）转体运动：取坐位，屈膝平举双手交叉，转体向右，目视右肘，坚持 5 秒钟后重复。每侧各 5 次。

病案举例

赵某，男性，31 岁。2 年前出现腰骶部疼痛，2 周前疼痛加重。专科检查：脊柱两侧骶棘肌痉挛，两侧骶髂关节及腰部压痛明显，叩击痛。骶髂关节压迫试验阳性，骶髂关节定位试验阳性，髂嵴推压试验阳性，舌质暗红，苔薄白腻，脉沉弦。实验室检查：HLA-B$_{27}$（+），ESR：36mm/h，ASO：（-），RF（-）。腰椎正侧位片及双侧骶髂关节正位片示：腰椎无异常，双侧骶髂关节间隙变窄，骶髂关节骨质密度增高，关节间隙模糊不清，局部有虫蚀样改变。

1. 还需要询问哪些相关的病史？如何归纳病史特点？

（1）还需要询问的相关病史包括：诱因（如患者居住地潮湿，本次因外感风寒诱发），疼痛之部位（如腰骶部疼痛；性质：酸痛；加重与缓解：晨起、阴雨天或长时间静止后症状加重，活动或患部得温后症状缓解），诊疗过程（如在某医院骨科就诊，摄 X 线平片：骶髂关节骨质密度增高，关节间隙模糊不清，局部有虫蚀样改变；CT：双侧骶髂关节骨质密度增高，关节面毛糙，关节间隙变窄。给予非甾体类消炎药、肾上腺皮质激素等药物口服治疗，并建议其加强功能锻炼，2 周后患者症状有所缓解）等。

（2）病史特点归纳包括：腰骶部疼痛 2 年，加重 2 周。疼痛以腰骶部酸痛为主；晨起、阴雨天或长时间静止后症状加重，活动或患部得温后症状缓解。

2. 还应做哪些专科检查与辅助检查？

（1）脊柱视诊：腰椎生理曲度变浅，胸椎后凸增加。

（2）腰部外观活动度：前屈 60°，后伸 15°，左侧屈 5°，右侧屈 5°，左右旋转 15°。

（3）脊柱触诊：脊柱腰段两侧骶棘肌明显痉挛，在骶髂关节两侧及腰部出现明显的压痛和叩击痛。

（4）其他特殊试验：如骨盆挤压试验，骨盆分离试验，床边试验，"4" 字试验等。

（5）感觉、肌力、腱反射、病理征：四肢感觉对称，四肢肌力、肌张力正常，生理反射存在，病理征未引出。

（6）舌苔脉：舌质暗红，苔薄白腻，脉沉弦。

（7）辅助检查：

实验室检查：HLA-B_{27}（+），ESR：36mm/h，ASO：（−），RF（−）。

影像学检查：X 线平片：骶髂关节骨质密度增高，关节间隙模糊不清，局部有虫蚀样改变；CT：双侧骶髂关节骨质密度增高，关节面毛糙，关节间隙变窄。

3. 该患者可能的中西医诊断是什么？陈述诊断依据和鉴别诊断要点。

（1）中西医诊断：大偻或骨痹（肾虚督寒证），强直性脊柱炎。

（2）诊断依据

1）症状：腰骶部疼痛 2 年，加重 2 周。

2）体征：腰椎生理曲度变浅，胸椎后凸增加。腰部外观活动度：前屈 60°，后伸 15°，左侧屈 5°，右侧屈 5°，左右旋转 15°。脊柱腰段两侧骶棘肌明显痉挛，在骶髂关节两侧及腰部压痛和叩击痛（+）。骨盆分离试验（+），床边试验（+），双侧 "4" 字试验（+）。四肢感觉对称，四肢肌力、肌张力正常，生理反射存在，病理征未引出。

3）实验室检查：HLA-B_{27}（+），ESR：36mm/h，ASO：（−），RF（−）。

4）影像学检查：X 线平片：骶髂关节骨质密度增高，关节间隙模糊不清，局部有虫蚀样改变；CT：双侧骶髂关节骨质密度增高，关节面毛糙，关节间隙变窄。

（3）鉴别诊断要点：与退行性脊柱炎的鉴别。退行性脊柱炎患者脊柱活动一般不受限、骶髂关节一般正常。腰骶部 X 线或 CT 检查多无异常表现，椎体轮廓清晰，关节间隙清楚。与类风湿关节炎的鉴别。类风湿关节炎以女性患者多见，且最早出现症状的部位多为肢端关节，表现为关节剧痛、发热、关节肿胀，晨僵持续时间多超过 30 分钟，常出现膝外翻畸形，辅助检查血沉加快，类风湿因子阳性。

4. 陈述该患者的推拿治疗。

（1）治疗原则：和营通络，活血止痛，舒筋通络，滑利关节。

（2）部位及取穴：腰背部、脊柱以及夹脊穴、膀胱经腧穴、环跳、秩边、委中、承山、昆仑、阳陵泉、足三里等。

（3）手法：揉法、按压法、㨰法、弹拨法、扳法、擦法等。

第九节　骶髂关节紊乱症

问题导入

姜某，女性，26 岁。2 个月前分娩后开始出现左侧腰骶部腰痛，无放射痛，并逐渐加重。专科检查：骶髂关节周围肌肉紧张，两侧髂后上棘、髂后下棘不对称，双下肢不等长。左侧骶髂关节压痛（＋）、叩击痛（＋），直腿抬高试验（＋），骨盆分离（＋），挤压试验（＋），"4"字试验（＋）。X 线片示：左侧骶髂关节间隙略为增宽。

问题 1：还需要询问哪些相关的病史？如何归纳病史特点？

问题 2：还应做哪些专科检查与辅助检查？

问题 3：该患者初步的中西医诊断是什么？陈述诊断依据和鉴别诊断要点。

问题 4：该患者如何进行推拿治疗？

一、概　述

骶髂关节紊乱系指骶髂关节因外力而造成关节的微小移动，不能自行复位，且引起疼痛和功能障碍者而言。骶髂关节紊乱亦称骶髂关节半脱位。本病好发于已婚青壮年女性，且都有分娩史。很多患者无明显外伤史者，这与女性妊娠、分娩时内分泌变化有关。中老年患者的男女比例接近，病程长短不一。骶髂关节紊乱属于中医"腰痛病"范畴。

二、病因病机

腰为肾之府，乃肾之精气所溉之域，与膀胱相表里，足太阳膀胱经循行于此，且任、督、冲、带等诸经脉络脉亦布其间，故无论内伤或外伤等，伤及于腰部或痹阻腰部经络，均可发生腰痛。如《杂病源流犀烛·腰脐病源流》指出："腰痛，精气虚而邪客病也"。

三、诊断要点

1. 多有外伤史或孕产史。

2. 单侧或双侧骶髂关节处及臀外上方疼痛，可有下肢活动受限症状。行走时出现歪臀跛行，不能持久；站立时多以健肢负重；不能久坐，坐位时常以健侧臀部触椅。严重者甚至仰卧时不能伸直下肢，喜屈曲患肢仰卧或向健侧侧卧。

3. 检查可见骨盆倾斜，脊柱侧凸，呈"歪臀跛行"的特殊姿势，不能挺胸直腰。骶髂关节周围肌肉痉挛，患侧骶髂关节较健侧凸起或凹陷，有压痛、叩击痛，有时可触及痛性筋结；两侧髂后上棘、髂后下棘等骨性标志不对称，髂嵴不等高、骶棘不居中或骶沟不对称；两下肢有外观上的不等长。骨盆分离、挤压试验，"4"字试验，下肢后伸试验，单足站立试验等试验可出现阳性。

4. 骨盆 X 线平片可见患侧骶髂关节间隙略为增宽，耻骨联合两侧高度不在同一水平；部分病人可见关节边缘增生或骨密度增高。其他间接征象可见两侧髂嵴左右不等高、髋骨左右不等宽，闭孔左右不对称，骶骨不居中。骶髂关节 CT 扫描可见关节间隙不对称。

四、鉴别诊断

本病需与腰椎间盘突出症，骶髂关节结核，骶髂关节致密性骨炎，急性腰肌扭伤，强直性脊柱炎等疾病相鉴别。

五、辨证分型

1. 气滞血瘀　扭伤后，腰骶痛骤作、疼痛剧烈，刺痛或胀痛，痛有定处，日轻夜重，俯仰受限，转侧步履困难。舌红或紫暗，脉弦细。

2. 气虚血凝　腰部拘急不舒，疼痛隐隐，活动不利，时轻时重，腰肌板硬。舌质暗红，脉弦细或涩。

3. 气血两亏　腰骶部酸痛，痛连臀腿，遇劳则甚，动作不利，体倦乏力，面色无华。舌质淡，脉细无力。

4. 肝肾亏虚　腰胀隐痛，遇劳更甚，卧则减轻，腰肌酸软无力，喜按喜揉。偏阳虚者面色无华，手足不温，阳痿或早泄，舌质淡，脉沉细；偏阴虚者面色潮红，手足心热，失眠遗精，舌质红，脉弦细数。

六、推拿治疗

（一）治疗原则
舒筋活络，活血散瘀，松解粘连，理筋整复。

（二）部位及取穴
八髎、秩边、环跳、委中及骶髂关节等。

（三）手法
揉法、按法、滚法、扳法、牵拉等手法。

（四）操作

1. 急性期　此期主要选用骶髂关节调整推拿技术，恢复骨盆承载功能，操作时间不宜太长。根据患者骶髂关节错位的情况选取不同的关节调整推拿技术。

（1）调整向前错位的方法

方法一：患者健侧卧位，身体靠近床边，健侧下肢伸直，患侧屈膝屈髋，医者面对面站立，一手按住患肩向后固定其躯体，另一手按住患膝向前向下做最大限度的撬压，借助杠杆作用，可使骶髂关节错动而复位。

方法二：患者仰卧位，医者站于患侧，在做髋膝关节屈曲至最大限度的同时，用力向对侧季肋部顿压，然后于屈髋位做快速伸膝和下肢拔伸动作，反复3~5次。

（2）调整向后错位的方法

方法一：患者健侧卧位，健侧下肢伸直，患侧屈髋屈膝，医者站在身后，一手向前抵住患侧骶髂关节，一手握住患侧踝部，向后拉至最大限度的同时，两手做相反方向的推拉。

方法二：患者俯卧位，医者站于健侧，一手向下压住患侧髂后上棘内侧，一手托起患侧下肢，两手对称用力，使患侧下肢后伸至最大限度，在下肢后伸扳动的同时，按髂后上棘内侧之手向外向上推动。此时，可听到关节复位的响声。

2. 缓解期　此期以松解类手法与调整类手法为主，先采用松解类手法，再根据患者情况选择整复类手法。

（1）患者俯卧位，施㨰法于患侧腰部膀胱经及臀部、下肢后侧5分钟，以臀部为重点。

（2）以拇指弹拨患侧腰部膀胱经及髂嵴上缘、髂腰三角等竖脊肌附着区域及臀部3~5次，再以拇指按揉八髎、秩边、环跳、委中等穴，掌按揉臀部。

（3）患者侧卧位，施㨰法于下肢外侧2分钟。

（4）患者俯卧位，擦八髎，透热为度。

七、按 语

（一）预后

急性损伤、错位者，一经整复成功，症状即可消失，慢性损伤、关节紊乱等经合理治疗，一般预后也较好。

（二）注意事项

1. 手法整复后的功能锻炼对巩固疗效、预防复发也很重要。平时注重慢跑，注意腰背肌功能锻炼，参与球类运动。

2. 做好防寒保暖工作。睡觉时尽量避免冷风直吹，以免腰骶部着凉引起腰肌痉挛。久坐伏案工作的人，应注意腰部保健，要经常起身活动腰部，防止腰骶肌慢性劳损。

3. 适量补充钙及维生素。足够的钙及维生素能促进全身的血液循环，有利于体内代谢废物的排出，平时应多食用牛奶和豆制品以及新鲜蔬菜。

病案举例

姜某，女性，26岁。2个月前分娩后开始出现左侧腰骶部腰痛，无放射痛，并逐渐加重。专科检查：骶髂关节周围肌肉紧张，两侧髂后上棘、髂后下棘不对称，双下肢不等长。左侧骶髂关节压痛（＋），叩击痛（＋），直腿抬高试验（＋），骨盆分离（＋），挤压试验（＋），"4"字试验（＋）。骨盆平片示：左侧骶髂关节间隙略为增宽。

1. 还需要询问哪些相关的病史？如何归纳病史特点？

（1）诱因（如外伤、孕产等，本次可能因分娩诱发），疼痛之部位（如单侧或双侧骶髂关节处及臀外上方疼痛；性质：胀痛；加重与缓解：久站、久坐、平卧时加重，屈曲患肢或向健侧卧缓解），诊疗过程（如在某医院骨科就诊，X线平片：左侧骶髂关节间隙略为增宽。建议休息，症状未见缓解）等。

（2）病史特点归纳包括：左侧腰骶部腰痛2个月，并逐渐加重。疼痛以左侧腰骶部及左臀部外上方为主，胀痛。久站、久坐、平卧时加重，屈曲患肢或向健侧卧缓解。

2. 还应做哪些专科检查与辅助检查？

（1）步态：歪臀跛行步态。

（2）腰部外观活动度：前屈60°，后伸15°，左侧屈20°，右侧屈10°，左右旋转15°。

（3）视及触脊柱：脊柱腰段向右侧凸，腰生理弧度正常，患侧竖脊肌肌肉紧张。

（4）其他特殊试验：如骨盆分离、挤压试验，"4"字试验，下肢后伸试验，单足站立试验等试验等。

（5）感觉、肌力、腱反射、病理征：双下肢感觉正常，双下肢肌力正常，膝踝反射正

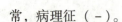

常，病理征（－）。

（6）舌苔脉：舌质暗紫，或有瘀斑，脉弦紧或涩。

（7）辅助检查：骨盆平片示左侧骶髂关节间隙略为增宽。

3. 该患者可能的中西医诊断是什么？陈述诊断依据和鉴别诊断要点。

（1）中西医诊断：胯骨错缝（气滞血瘀），骶髂关节紊乱。

（2）诊断依据

1）症状：左侧腰骶部疼痛2个月。

2）体征：歪臀跛行步态，脊柱腰段向右侧凸，腰生理弧度正常，患侧竖脊肌肌肉紧张。腰部外观活动度：前屈60°，后伸15°，左侧屈20°，右侧屈10°，左右旋转15°。骶髂关节周围肌肉紧张，两侧髂后上棘、髂后下棘不对称，双下肢不等长。左侧骶髂关节压痛（＋）、叩击痛（＋），直腿抬高试验正常验（＋）。骨盆分离（＋）、挤压试验（＋），"4"字试验（＋）。

3）影像学检查：X线平片可见患侧骶髂关节间隙略为增宽，耻骨联合两侧高度不在同一水平。

（3）鉴别诊断要点

1）腰椎间盘突出症：腰椎间盘突出症者腰痛伴有一侧下肢麻木、胀痛，脊柱两侧肌肉紧张，椎旁有明显压痛及向患肢放射痛。骶髂关节损伤较重或有错缝者，局部疼痛较剧，可向股外侧放射，局部肌肉痉挛，腰骶部有侧屈和前屈畸形，需与腰椎间盘突出症鉴别。

2）骶髂关节结核：无外伤史，有全身症状，如低热、盗汗、消瘦等。X线片显示有骨质破坏。

4. 陈述该患者的推拿治疗。

（1）治疗原则：舒筋活络，活血散瘀，松解粘连，理筋整复。

（2）部位及取穴：八髎、秩边、环跳、委中及骶髂关节等。

（3）手法：揉法、按法、滚法、扳法、牵拉等手法。

第十节　肩关节周围炎

问 题 导 入

王某，女，52岁。右肩疼痛2个月，加重1周。专科检查：痛苦面容，右肩关节外观无红肿；功能活动受限，上举15°，外展20°，不能后伸。

问题1：还需要询问哪些相关的病史？

问题2：还应做哪些专科检查？

问题3：初步的中西医诊断是什么？陈述诊断依据和鉴别诊断要点。

问题4：如何进行推拿治疗？

一、概　　述

肩关节周围炎简称肩周炎，是指肩关节囊和关节周围的软组织损伤、退变而引起的一种慢性无菌性炎症，以肩关节疼痛和活动功能障碍为主要特征的临床常见疾病。因本病多见于50岁左右的患者，故有"五十肩"之称；其发病与感受风寒有关，故有"漏肩风"之称；本病后期肩关节广泛粘连而活动严重受限，故有"冻结肩"或"肩凝症"之称。本病属于中医学"痹证"范畴。

二、病 因 病 机

本病为肝肾亏虚、气血不足，复感风寒湿邪或外伤劳损所致。常因跌仆闪挫，经脉受损，血溢脉外，气滞血瘀；或年老体虚，肝肾亏虚；或劳累过度，气血不足使筋脉失养，筋脉拘急；或久居湿地，露肩当风，风寒湿入侵，血脉凝滞；外伤或外伤后固定时间太长，或在固定期间不注意肩关节的功能锻炼，而引起气血瘀滞，气血不畅，不通则痛。

三、诊 断 要 点

1. 有肩部外伤、劳损或感受风寒湿邪的病史。

2. 肩部疼痛。早期呈发作性酸痛，常因气候变化、劳累而诱发，以后逐渐发展到持续性疼痛并逐渐加剧，疼痛日轻夜重，甚至夜不能寐。当肩部受到牵连时可引起剧烈疼痛。在病情稳定期，肩关节不活动时可无明显的自发痛。病变后期，肩关节周围广泛性粘连时，疼痛随之减轻。

3. 功能障碍。肩关节活动如前上举、外展、内收、后伸、内旋、外旋等不同程度受限，肩关节外展时，可见典型的"扛肩"现象。病程长者可有三角肌、冈上肌和冈下肌的肌肉萎缩。

4. 压痛点。肩关节周围广泛压痛，在患侧肱二头肌长、短头附着处（肩内陵穴）、肩峰下缘（肩髃穴）、肩胛冈上缘（秉风穴）、小圆肌上缘（肩贞穴）等处有不同程度的压痛点。

5. X线摄片检查。初期一般无异常发现，后期可出现骨质疏松，冈上肌腱钙化，大结节处有密度增高的阴影，关节间隙变窄或增宽等现象。

四、鉴 别 诊 断

本病需与冈上肌肌腱炎，肩峰下滑囊炎，肱二头肌长头肌腱腱鞘炎，颈椎病，骨折脱位等疾病相鉴别。

五、辨 证 分 型

（一）风寒湿型
肩部窜痛，遇风寒痛增，得温痛缓，畏风恶寒，或肩部有沉重感。舌质淡，苔薄白或腻，脉弦滑或弦紧。

（二）瘀滞型
肩部肿胀，疼痛拒按，以夜间为甚。舌质暗或有瘀斑，舌苔白或薄黄，脉弦或细涩。

（三）气血虚型
肩部酸痛，劳累后疼痛加重，伴头晕目眩，气短懒言，心悸失眠，四肢乏力。舌质淡，苔少或白，脉细弱或沉。

六、推拿治疗

（一）治疗原则

初期舒筋通络，活血止痛；后期松解粘连，滑利关节。

（二）部位及取穴

肩臂部。肩井、肩内陵、肩髃、肩贞、秉风、天宗、曲池、合谷等。

（三）手法

㨰法、一指禅推法、按揉法、弹拨法、拿法、摇法、扳法、拔伸法、搓法、抖法等。

（四）操作

1. 舒筋通络，活血止痛　患者坐位，医者位于患者患侧。沿着肩前侧、肩外侧和肩后侧，分别施以㨰法、一指禅推法。重点按揉肩内陵、肩髃、肩贞、秉风、天宗等穴位，以酸胀为度；同时配合患肩各方向的被动活动。若推拿时患者痛甚，肩臂肌肉紧张，可采取仰卧位。手法要沉稳柔和，幅度逐渐加大，切忌动作粗暴，以免引起剧烈疼痛。

2. 松解粘连，滑利关节

（1）肩关节外展扳法：患者坐位，医者位于患者患侧。医者一手掌按住其肩部为支点，另一手握住其肘部，两手相对用力，做患肩外展运动。

（2）肩关节内收扳法：患者屈肘关节，将患肢放于胸前，医者位于患者后侧。紧靠其背部，用自己与患肩同侧的手扶住患肩，另一手托住患肢肘部做肩关节内收至有阻力时，两手同时做肩关节内收扳动。

（3）肩关节上举扳法：医者位于患者侧前方或侧后方，用上臂托起患肢上肢，同时用手按住患者肩部，另一手掌按于手掌背上，做肩关节的外展，外展上举的一定限度时，手掌下按，前臂外展，同时用力扳动肩部。

（4）肩关节后伸扳法：患者坐位，患肢自然下垂放松，医者位于患者侧方，用自己与患肩同侧的手扶住患肩，另一手握住其腕部，使患肢后伸、屈肘，手背贴于背部，缓缓上提至最大限度，然后沿脊柱方向扳动。

（5）摇肩关节：医者立于患侧，一手扶住患肩，另一手托住其肘部，以肩关节为轴心做肩关节摇法，幅度由小到大，以患者耐受为度。

3. 疏理筋脉，调和气血　医者立于患侧，用双手握住患肢手腕部，做小幅度高频率的上肢抖法；搓肩臂部，上下反复操作；拿曲池、合谷、肩井等穴位。

七、按　语

（一）预后

推拿治疗肩周炎预后一般较好，痊愈后很少复发。患者若配合主动肩关节功能锻炼，效果更加显著。少数患者可呈现一定自愈现象。大部分患者若不治疗或治疗失当或治疗不及时，则病情加剧。

（二）注意事项

治疗期间，患者应注意腰部保暖；肩关节摇法、扳法当循序渐进，逐步扩大活动范围。特别注意后期患者肩关节粘连日久，可因废用而发生骨质疏松，手法宜轻柔缓和。

（三）功能锻炼

可改善肩部血液循环，促进肩关节功能恢复，有利于增强疗效。一定要在引起疼痛的范围内锻炼，幅度由小到大。

1. 爬墙锻炼　患者面对墙壁用双手或患侧单手沿墙壁缓慢向上摸高爬动，使患肢尽量上举，然后再缓慢向下回到原处，反复进行，循序渐进，不断提高爬墙高度，也可用单手或双手吊单杠对肩关节进行牵拉，以解除粘连。

2. 背后拉手　两手置于身后，用健侧手拉患侧手使其逐渐内收并上提。

3. 外旋练习　背靠墙站立，患肢握拳屈肘，患肘贴住胸壁，患肢外旋，尽量使拳背碰到墙壁。

4. 双手托天　站立，双手各指相交，自腹前缓慢抬起，举平后向上拉动。

5. 耸肩环绕　站立，双手搭于肩部，向前向后连续环绕；还原休息，再做向后向前连续环绕，动作要慢，幅度由小到大。

病案举例

王某，女，52 岁。右肩疼痛 2 个月，加重 1 周。专科检查：痛苦面容，右肩关节外观无红肿畸形；功能活动受限，上举 15°，外展 20°，不能后伸。

1. 还需要询问哪些相关的病史？

还需要询问的相关病史包括：诱因（如无外伤史诱发，因贪凉吹空调加重）；疼痛部位（如局限在右肩关节周围）；疼痛特点（如右手不能梳头、穿衣，初期疼痛为阵发性，且逐渐加重，日轻夜重，肩部受牵拉或碰撞后引起剧烈疼痛，疼痛向颈部及肘部扩散）；诊疗过程（如曾口服活血止痛胶囊、外敷膏药治疗无效，肩部热敷后症状有所缓解）等。

2. 还应做哪些专科检查？

（1）压痛点：右肱二头肌长头肌腱附着处、喙突下压痛明显，斜方肌处亦有压痛。

（2）X 线摄片检查：右肩关节骨质无异常。

（3）舌苔脉象：舌质淡红，苔薄白。脉弦。

3. 初步的中西医诊断是什么？陈述诊断依据和鉴别诊断要点。

（1）中西医诊断：漏肩风（风寒型），肩关节周围炎。

（2）诊断依据：

1）症状：右肩疼痛伴活动受限 2 个月，加重 1 周。

2）体征：右肩关节外观无红肿畸形；功能活动受限，上举 15°，外展 20°，不能后伸；右肱二头肌长头肌腱附着处、喙突下压痛明显，斜方肌处亦有压痛。

3）影像学检查：X 线平片见右肩关节骨质无异常。

（3）鉴别诊断要点：颈椎病虽有肩臂放射痛，但在肩臂部往往无明显压痛点，有颈部疼痛和活动障碍，但肩部活动尚可。颈椎病即使有肩部的功能障碍也是轻微的自主活动障碍，被动活动无影响。肱二头肌长头腱鞘炎，肱二头肌长头部位疼痛和压痛，疼痛部位局限在肩前肱骨结节间沟处，少数患者可触及条索状物，肩关节内旋试验及抗阻力试验阳性。

4. 如何进行推拿治疗？

（1）治疗原则：舒筋通络，活血止痛，滑利关节，松解粘连。

（2）部位及取穴：患肩及曲池、合谷穴，再在局部点按阿是穴、肩井、肩内陵、肩贞、天宗等穴。

（3）手法：滚法、一指禅推法、按揉法、弹拨法、拿法、摇法、扳法、拔伸法、搓法、抖法等。

（4）操作：由于患者疼痛较剧，先点按患肢远端的曲池、合谷穴，再在局部点按肩井、肩内陵、肩贞、天宗等穴，轻重交替，以疏通肩臂部经脉气血。嘱其坐位或侧卧位，医者站于患侧，用一手握住患者上臂使其外展，另一手用滚法、一指禅推法在患者肩前部、肩外侧、肩后部及肩胛周围施术，反复操作 3～5 遍，放松肩周软组织，同时配合患肩的外展、内收、后伸活动，以松解肌肉粘连。以拇指按揉肩井、肩内陵、肩贞、天宗等穴，每穴半分钟，以解痉止痛。患者坐位，一手握住患肩上方，一手握住患肢肘部，摇肩关节。然后双手握住患肢腕部，将患肢慢慢提起，使其外展上举。医者以肩部抵住患者肩部，握腕之手将患肢由前向后扳动，使肩关节后伸 3～5 次。医者站于患者背后，一手扶住患肩，一手扶住患肘，使患肩做内收扳动 3～5 次，接着医者一手扶住患者健侧肩部，另一手握住患肢的腕关节，从背后向健侧牵拉，幅度由小到大，逐渐增加。最后用双手搓肩关节，抖上肢。

第十一节　肱骨外上髁炎

问题导入

周某，女，48 岁。右肘关节外侧疼痛 1 周。专科检查：右肱骨外上髁处压痛明显。

问题 1：还需要询问哪些相关的病史？

问题 2：还应做哪些专科检查辅助检查？

问题 3：初步的中西医诊断是什么？陈述诊断依据和鉴别诊断要点。

问题 4：如何进行推拿治疗？

一、概　　述

肱骨外上髁炎又称"肘外侧疼痛综合征"、"前臂伸肌总腱炎"、"桡侧伸腕短肌与环状韧带纤维组织炎"等，俗称"网球肘"，是肱骨外上髁局限性疼痛，并影响臂腕功能的慢性、劳损性的疾病。本病的发生，与职业、工种有关，例如前臂伸肌群长期反复用力旋前、旋后，腕部活动用力过久、过猛，致使肌腱部分损伤、肱骨外髁骨膜炎、桡骨头环状韧带退行性变化、前臂伸肌总腱深面的滑囊炎、皮下血管神经束的绞窄及桡神经关节支的神经炎等。本病属中医学"伤筋"范畴。

二、病因病机

中医学认为，多因肘部外伤、劳损或外感风寒湿邪使局部气血凝滞，络脉瘀阻而致。

三、诊断要点

1. 肘关节外侧酸痛。一般起病比较缓慢，偶感肘外侧酸痛无力，因急性损伤而发病者较为少见。发病后日久则加重，痛及肩前和前臂，局部或有轻度肿胀。活动前臂后疼痛加重，不能做握拳、旋转前臂动作，握物无力，如提热水瓶、扭毛巾，甚至拖地等动作时均疼痛加重。疼痛可向上臂、前臂以及腕部放射，但在伸直肘关节提重物时不明显，休息时多无症状，部分患者夜间疼痛显著。

2. 局部压痛。肱骨外上髁、桡骨头及二者间有局限性、极敏锐的压痛，皮肤无炎症，肘关节活动正常。

3. 前臂伸腕肌群抗阻力试验阳性，伸肌腱牵拉试验（Mills 征）阳性，伸肘握拳，屈腕，前臂旋前，肘部外侧出现疼痛。

4. X 线检查多无明显的阳性征象。有时可见肱骨外上髁处骨质密度增高，或其附近可见浅淡的钙化斑。

四、鉴 别 诊 断

本病根据病史、症状及体征不难与肘关节骨折、脱位等病变相鉴别，但要注意与臂丛神经病变而产生的肘部疼痛相鉴别，特别是颈椎病所致的局限性肘部疼痛相鉴别。

五、辨 证 分 型

1. 风寒阻络　肘部酸痛麻木，屈伸不利，遇寒加重，得温痛缓。舌苔薄白或白滑，脉弦紧或浮紧。

2. 湿热内蕴　肘外侧疼痛，有热感，局部压痛明显，活动后疼痛减轻，伴口渴不欲饮。舌苔黄腻，脉濡数。

3. 气血亏虚　起病时间较长，肘部酸痛反复发作，提物无力，肘外侧压痛，喜按喜揉，并见少气懒言，面色苍白。舌淡苔白，脉沉细。

六、推 拿 治 疗

（一）治疗原则
舒筋通络，理筋整复，活血化瘀。

（二）部位及取穴
患肢肘关节外侧和前臂；曲池、手三里、阿是穴等。

（三）手法
㨰法、按揉法、弹拨法、捏拿法、擦法等。

（四）操作
1. 舒筋通络　患者坐位或仰卧位，患臂外展前屈位，肘关节微屈，肘下垫枕，医者坐于患侧。在前臂桡侧肌群用㨰法，同时配合前臂旋前、旋后的被动运动，重点在肘部；按揉曲池、手三里、阿是穴，以酸胀为度。

2. 理筋整复　医者一手托住患侧肘部，一手握住腕部，做肘关节拔伸牵引，并同时做前臂的旋转活动；托肘部的手以拇指按揉桡骨小头，同时做肘关节屈伸的被动运动。用力要稳，避免产生新的损伤。

3. 活血化瘀　医者用拇指弹拨前臂桡侧伸腕肌，并自上而下捏拿患肢内外侧肌肉；用大鱼际擦前臂背侧，透热为度。

七、按 语

（一）预后

病情易反复。推拿治疗即刻效果明显，但疗程较长。少数患者病情顽固，可数月或数年不愈。亦可选择痛点局部封闭疗法。经过非手术治疗症状无改善或反复发作者，可考虑选用伸肌腱起点剥离松解术等手术治疗。

（二）注意事项

急性期要适当休息患肢，限制用力握拳伸腕动作是治疗和预防复发的基础。注意局部保暖，避免寒冷刺激。

（三）功能锻炼

加强肘关节的保护及功能锻炼，坚持每日做肘关节的屈伸和腕部的旋转活动，以改善肘部血液循环和关节活动功能。

病 案 举 例

周某，女，48 岁。右肘关节外侧疼痛 1 周。专科检查：右肱骨外上髁处压痛明显。

1. 还需要询问哪些相关的病史？

还需要询问的相关病史包括：诱因（如无肘部外伤史，本次因旋转动作过久诱发）、疼痛部位（如肘部外侧；性质：酸痛；不能做日常事务，如拧毛巾肘外侧疼痛明显等）、诊疗过程（曾外敷膏药无效，局部热敷可缓解）等。

2. 还应做哪些专科检查？

（1）前臂伸腕肌群抗阻力试验阳性，伸肌腱牵拉试验（Mills 征）阳性。

（2）舌苔脉：舌质淡红，苔薄白。脉弦。

3. 该患者可能的中西医诊断是什么？陈述诊断依据和鉴别诊断要点。

（1）中西医诊断：肘部伤筋（气滞血瘀），肱骨外上髁炎。

（2）诊断依据

1）症状：右肘部外侧疼痛 1 周。

2）体征：右肱骨外上髁处压痛明显，前臂伸腕肌群抗阻力试验阳性，伸肌腱牵拉试验（Mills 征）阳性。

3）影像学检查：X 线平片：多无明显的阳性征象。有时可见肱骨外上髁处骨质密度增高，或其附近可见浅淡的钙化斑。

（3）鉴别诊断要点：与肘部损伤相鉴别。肘部损伤，腕屈曲和前臂旋前同时持久性及暴发性用力，容易造成前臂伸肌腱附着急性损伤，甚至撕脱性骨折，从而出现肘外侧疼痛和肘三角肿胀，肘关节屈伸和旋前旋后线检查活动功能障碍。肘部 X 线检查可见局部明显的肿胀阴影或撕脱的骨质小片等征象。若肘部有严重的直接外伤、疼痛、肿胀和活动障碍，肘关节伸直时的肘直线和肘关节屈曲 90°的肘三角体征常发生改变，肘部 X 线检查可明确骨折、脱位诊断。

4. 陈述该患者的推拿治疗。

（1）治疗原则：舒筋通络，理筋整复，活血化瘀。

（2）部位及取穴：患肢肘关节外侧和前臂；曲池、手三里、阿是穴等。

（3）手法：㨰法、按揉法、弹拨法、捏拿法、擦法等。

（4）操作：患者坐位或仰卧位，患臂外展前屈位，肘关节微屈，肘下垫枕，医者坐于患侧。在前臂桡侧肌群用擦法，同时配合前臂旋前、旋后的被动运动，重点在肘部；按揉曲池、手三里、阿是穴，以酸胀为度。医者一手托住患侧肘部，一手握住腕部，做肘关节拔伸牵引，并同时做前臂的旋转活动；托肘部的手以拇指按揉桡骨小头，同时做肘关节屈伸的被动运动。医者用拇指弹拨前臂桡侧伸腕肌，并自上而下捏拿患肢内外侧肌肉；用大鱼际擦前臂背侧，透热为度。

第十二节　膝骨性关节炎

问题导入

刘某，女性，54 岁。6 年前开始出现右侧膝关节疼痛，1 个月前疼痛加重。专科检查：右侧膝关节无明显肿胀，触及右膝内侧副韧带压痛。膝关节 X 线正侧位片示：右膝关节间隙变窄，关节边缘骨质增生，胫骨髁间隆起变尖。

问题 1：还需要询问哪些相关的病史？如何归纳病史特点？

问题 2：还应做哪些专科检查与辅助检查？

问题 3：该患者初步的中西医诊断是什么？陈述诊断依据和鉴别诊断要点。

问题 4：该患者如何进行推拿治疗？

一、概　　述

膝骨性关节炎是由于膝关节生理退化作用和慢性积累性磨损引起的，以膝关节软骨变性和丢失，同时出现关节边缘和软骨下骨骨质再生为特征的一种慢性关节炎疾病。该病好发年龄为 60 岁以上，尤其是肥胖的老年人易发本病；男女均可发病。膝骨性关节炎属于中医"膝痹病"范畴。

二、病因病机

膝骨性关节炎的产生，慢性劳损、受寒或轻微外伤是外因；年老体弱，肝肾亏损是内因。《卫生宝鉴》："老年腰膝久痛，牵引少腹两足，不堪步履，奇经之脉，隶于肝肾为多。"《张氏医通》："膝为筋之府……膝痛无有不因肝肾虚者，虚则风寒湿气袭之"。年老体衰、肝肾亏虚，加之膝关节感受风寒湿邪或外伤劳损，膝关节气滞血瘀，致使筋骨失养，日久气血不足，则关节发生退变及骨质增生而发为本病。

三、诊断要点

1. 常发生于老年。有膝关节外伤、慢性劳损或受寒湿史。

2. 膝关节疼痛，初起为发作性的，运动时加重，休息后缓解，逐渐发展为持续性疼痛，休息后也疼痛，甚至夜间疼痛，疼痛一般局限于受累的关节间隙。

3. 膝关节活动受限，跑、跳、跪、蹲时明显，关节活动时可有摩擦或弹响音，股四头肌可有萎缩。

4. 膝关节间隙有压痛，部分患者关节肿胀，晚期可出现膝内翻或膝外翻畸形。

5. X 线检查可见胫股关节面轮廓模糊、关节间隙变窄，股骨、胫骨内外踝增生，胫骨髁间隆起变尖，髁股关节面变窄，髌骨边缘骨质增生，髌韧带钙化。血、尿常规、血沉检查均正常，C反应蛋白及类风湿因子阴性；关节液检查可见白细胞增多。

四、鉴 别 诊 断

本病需与类风湿关节炎、膝关节滑囊炎、痛风性关节炎、感染性炎症等疾病相鉴别。

五、辨 证 分 型

1. 气滞血瘀证　膝关节疼痛如刺，休息后反痛甚，或有外伤史，舌质紫暗，或有瘀斑，脉沉涩。

2. 寒湿痹阻证　膝关节疼痛重着，遇冷加剧，得温则减，舌质淡，苔白腻，脉沉。

3. 肝肾亏虚证　膝关节隐隐作痛，酸软无力，酸困疼痛，遇劳更甚，舌质红，少苔，脉沉细无力。

4. 气血虚弱证　膝关节酸痛不适，少寐多梦，自汗盗汗，头昏目眩，心悸气短，面色少华，舌淡，苔薄白，脉细弱。

六、推 拿 治 疗

（一）治疗原则

活血化瘀，通络止痛，松解粘连，滑利关节。

（二）部位及取穴

膝髌周围、鹤顶、内外膝眼、血海、梁丘、伏兔、委中、承山、阳陵泉、风市等。

（三）手法

㨰法、按揉法、弹拨法、提拿法、擦法、摇法等。

（四）操作

1. 改善血循，平衡关节应力和张力　患者仰卧位。术者立于患侧，先以㨰法作用于患者大腿股四头肌，重点操作髌骨上部，按揉其鹤顶、血海、梁丘、伏兔等穴。患者俯卧位。术者立于患侧，以㨰法作用于患者大腿后侧、腘窝及小腿后侧；按揉其委中、承山穴。以促进局部组织血循和代谢，提高局部组织痛阈，恢复关节的应力和张力平衡。

2. 松解关节粘连　患者仰卧位。术者立于患侧，以按揉法与弹拨法交替地作用于患者髌韧带、内外侧副韧带，重点操作鹤顶、内外膝眼、阳陵泉、血海、梁丘等穴；然后以双手拇指向内推挤患者髌骨，同时垂直按压髌骨边缘压痛点，提拿髌骨。以松解关节粘连，改善关节腔内压力。

3. 滑利关节　患者仰卧位，屈髋屈膝。术者立于患侧，做屈膝摇法，可同时配合膝关节屈伸、内旋、外旋等被动活动；最后以擦法作用于膝关节周围。被动活动膝关节，以增加关节活动度，改善局部血液循环与代谢。

七、按 　 语

（一）预后

推拿对改善本病患者膝关节疼痛、肿胀，恢复其关节活动等症状方面具有一定优势，尤其是早期干预疗效明显。但是本病已出现的关节软骨变性与骨质增生很难逆转。

（二）注意事项

患者应避免长时间站立、上下楼梯及负重蹲起；站立时保持中正体位不偏歪，上下楼梯使用楼梯扶手，蹲坐站起时用手支撑助力，病情严重者最好扶手杖辅助行走；膝关节急性疼痛或肿痛严重者应制动，肥胖患者应控制体重；可采用内侧或外侧楔形鞋垫以减少膝外翻或内翻程度；休息时尽量保持膝关节伸直位，避免患膝下方垫枕。

（三）功能锻炼

坚持股四头肌与腘绳肌非负重锻炼，如直腿抬高训练、水中步行训练等。症状减轻时可适当增加锻炼，如散步等。

1. 直腿抬高训练　患者仰卧位，患侧膝关节伸直抬高、足跟离开床面 30～40cm，相当于健侧足尖高度，也可视患者症状轻重程度，使其患肢与床面所呈角度控制在 15°～45° 范围，尽量维持在这个体位并记录时间，坚持不住时放下患肢休息相同时间。再重复练习，每天累计练习时间 30 分钟（包括抬高和休息的时间总和），可以分 1～2 次进行。

2. 水中步行训练　患者进入水中，站在平行杠内，水面到达颈部，双手抓杠练习水中步行。刚开始训练时，步速宜慢，训练时间以患者能耐受为度，逐步提高步行速度并延长练习时间，直至每次 30 分钟，每天训练 1 次。

3. 直腿下压训练　患者坐位，患肢伸直平放在床面上，整个下肢向下用力压向床面，患者可有大腿后侧肌肉收缩的感觉（为了增强锻炼效果，可背屈踝关节），尽量维持这个体位，坚持不住时放松。每组 50～100 次，每天 2～3 组。

病案举例

刘某，女性，54 岁。6 年前开始出现右侧膝关节疼痛，1 个月前疼痛加重。专科检查：右侧膝关节无明显肿胀，触及右膝内侧副韧带压痛。膝关节 X 线正侧位片示：右膝关节关节间隙变窄，关节边缘骨质增生，胫骨髁间隆起变尖。

1. 还需要询问哪些相关的病史？如何归纳病史特点？

（1）还需要询问的相关病史包括：诱因（如 6 年前因膝关节摔伤引发本病，本次因搬动重物或感受风寒诱发），疼痛（部位：右膝股胫关节间隙疼痛或髌骨下疼痛；性质：酸痛；加重与缓解：运动时加重，休息后缓解，或休息后不缓解，甚至夜间疼痛；诱发动作：主动伸屈膝关节时引起疼痛），晨僵（有无晨僵现象：有晨僵；持续时间：一般不超过 30 分钟），诊疗过程（如在社区医院就诊，摄 X 线平片：右膝关节关节间隙变窄，关节边缘骨质增生，胫骨髁间隆起变尖。嘱膝关节减轻负重，给予非甾体类药物，具体用药剂量疗程等不详，患者症状有所缓解）等。

（2）病史特点归纳包括：右膝关节疼痛 6 年，加重 1 个月。疼痛以右膝关节间隙酸痛为主；运动时加重，休息后缓解，偶有晨僵，持续时间一般不超过 30 分钟；给予膝关节减轻负重、非甾体类药物后，患者症状有所缓解。

2. 还应做哪些专科检查与辅助检查？

（1）膝关节专科检查：膝关节无肿胀，无内翻或外翻畸形。膝关节皮温正常，右膝关节内侧压痛明显，可触及摩擦音。右膝关节屈曲 65°，伸展 0°。右膝关节被动伸屈时，无交锁现象。浮髌试验（－）。

（2）辅助检查：血尿常规、血沉正常。类风湿因子阴性。血尿酸水平正常。关节滑液检查示：白细胞增多，无红细胞。

（3）舌苔脉：舌质红，少苔，脉沉细无力。

3. 该患者初步的中西医诊断是什么？陈述诊断依据和鉴别诊断要点。

（1）中西医诊断：膝痹病（肝肾亏虚证），右膝骨性关节炎。

（2）诊断依据

1）症状：右膝关节疼痛 6 年，加重 1 个月。

2）体征：膝关节无肿胀，无内翻或外翻畸形。膝关节皮温正常，右膝关节内侧压痛明显，可触及摩擦音。右膝关节屈曲 65°，伸展 0°。右膝关节被动伸屈时，无交锁现象。浮髌试验（－）。血尿常规、血沉正常。类风湿因子阴性。血尿酸水平正常。关节滑液检查示：白细胞增多，无红细胞。

3）影像学检查：X 线平片：右膝关节关节间隙变窄，关节边缘骨质增生，胫骨髁间隆起变尖。

（3）鉴别诊断要点：与类风湿关节炎的鉴别。类风湿关节炎患者多出现关节剧痛、发热、关节肿胀，晨僵持续时间多超过 30 分钟，常出现膝外翻畸形；辅助检查血沉加快，类风湿因子阳性，X 线片示受累关节间隙变窄及边缘侵蚀。与膝关节滑囊炎的鉴别。膝关节滑囊炎多有明显外伤史，伤后膝关节逐渐肿胀、疼痛，疼痛多为膨胀性或隐痛不适；髌上囊处饱满膨隆，膝关节局部温度增高。浮髌试验阳性。X 线示骨质无异常。膝关节滑液可为淡黄色或淡红色澄清或微混。

4. 该患者如何进行推拿治疗？

（1）治疗原则：活血化瘀，通络止痛，松解粘连，滑利关节。

（2）部位及取穴：膝髌周围、鹤顶、内外膝眼、血海、梁丘、伏兔、委中、承山、阳陵泉、风市等。

（3）手法：滚法、按揉法、弹拨法、提拿法、擦法、摇法等。

第十三节　踝关节扭伤

问 题 导 入

李某，男性，43 岁。一周前下楼梯时不慎扭伤右踝部，右踝关节疼痛、肿胀，活动受限。专科检查：右踝关节肿胀，皮下青紫。右踝关节压痛（＋），背屈 15°，跖屈 35°。右踝关节 X 线片未见骨折及脱位。

问题 1：还需要询问哪些相关的病史？如何归纳病史特点？

问题 2：还应做哪些专科检查与辅助检查？

问题 3：该患者初步的中西医诊断是什么？陈述诊断依据和鉴别诊断要点。

问题 4：该患者如何进行推拿治疗？

一、概　　述

踝关节扭伤在临床上比较常见，中医称为"踝缝伤筋"。包括踝部韧带，肌腱关节囊等软组织扭伤，可发生于任何年龄，但以青壮年比较多。多是由于行走时突然踏在不平坦地面上或下楼梯时足跖屈落地足部受力不稳，而致踝关节过度内翻或外翻造成扭伤。

二、病因病机

《易筋经总论》说："筋，人之经络也。骨节之外，肌肉之内，四肢百骸，无处非筋，无经非络，联络周身，通行血脉，而为精神之外辅"。当作用于人体关节外力过大时或者当人体体位不正时发生踝关节内翻或者外翻而导致筋肉拉伸、撕脱，局部出现渗血、肿胀，形成瘀血，致使气血运行不畅，经脉阻塞不通，形成气滞血瘀症状。《素问·痹论》中说："痹在于骨则重，在于脉则血凝而不流，在于筋则屈不伸"。当气血运行通路受阻时，新生的气血津液无法濡养患处筋肉，故出现不通则痛，不荣则痛。

三、诊断要点

1. 有明确踝关节扭伤史。
2. 踝部肿痛，功能障碍。
3. 可有明显的皮下瘀血或皮肤青紫。
4. 患者呈跛行步态。
5. 内翻损伤者外踝前下方压痛明显，被动内翻时疼痛加重。
6. 外翻损伤者内踝前下方压痛明显，被动外翻时疼痛加重。
7. X线片未见骨折及脱位。

四、鉴别诊断

本病需与外踝骨折、距骨软骨损伤、跟骨前突骨折、腓骨肌腱断裂或脱位等疾病相鉴别。

五、辨证分型

1. 气滞血瘀　损伤早期，踝关节疼痛，活动时加剧，局部明显肿胀及皮下瘀斑，关活动受限。舌红边瘀点，脉弦。
2. 筋脉失养　损伤后期，关节持续隐痛，轻度肿胀，或可触及硬结，步行欠力。舌淡，苔薄，脉弦细。

六、推拿治疗

（一）治疗原则
舒筋通络、活血散瘀、消肿止痛。
（二）部位及取穴
踝关节周围，丘墟、绝骨、阳陵泉。
（三）手法
按法、揉法、推法、拔伸法、摇法等手法。
（四）操作
1. 舒筋通络，消肿止痛　患者取仰卧位，术者位其患侧，用拇指按揉踝部，先从患部到周围，接着自外踝经小腿外侧至阳陵泉，按揉数遍，重点在丘墟、绝骨、阳陵泉，以酸胀为度；继则一指禅推法推患处，从局部向周围扩展。
2. 理筋整复，活血散瘀　患者取仰卧位，术者位于足侧，拔伸踝关节，并作小幅度内外旋动，继而按丘墟、阳陵泉，以酸胀为度；最后擦足背，经踝至小腿，至发热为止。

七、按　语

（一）预后

推拿治疗本病能明显改善症状，对关节功能的恢复也有良好的作用，特别是早期见效明显；后期患者配合功能锻炼可巩固疗效，延缓病情的发展。

（二）注意事项

推拿治疗前，应排除踝部骨折、脱位及韧带完全断裂；急性损伤患者，早期宜冰敷压迫，止血止痛，需在 24 小时后再行推拿治疗；注意局部保暖，并抬高患肢，利于肿胀消退。

（三）功能锻炼

损伤早期行外固定后就应进行足趾屈伸功能锻炼，抬高患踝关节，去除外固定进行踝关节屈伸内外翻功能锻炼。

病 案 举 例

李某，男性，43 岁。一周前下楼梯时不慎扭伤右踝部，右踝关节疼痛、肿胀，活动受限。专科检查：右踝关节肿胀，皮下青紫。右踝关节压痛（＋），背屈 15°，跖屈 35°。右踝关节 X 线片未见骨折及脱位。

1. 还需要询问哪些相关的病史？如何归纳病史特点？

（1）还需要询问的相关病史包括：诱因（如外伤、姿势不当等），疼痛之部位（如右踝部；性质：胀痛；加重与缓解：活动时症状加重，休息时缓解），诊疗过程（如在省立医院骨科就诊，X 线片未见骨折及脱位。建议患者休息，抬高患肢，支具治疗，症状有所缓解）等。

（2）病史特点归纳包括：外伤后右踝关节肿胀、疼痛一周。疼痛以右踝关节为主；活动时症状加重，休息时缓解。

2. 还应做哪些专科检查与辅助检查？

（1）步态：跛行步态。

（2）踝部外观活动度：背屈 15°，跖屈 35°。

（3）视及触踝部：局部肿胀，压痛（＋）。

（4）其他特殊试验：内翻应力试验阳性提示合并外侧跟腓韧带损伤，外翻应力试验阳性提示内侧三角韧带损伤。

（5）感觉、肌力、腱反射、病理征：患肢感觉正常，患肢肌力正常，膝踝反射正常，病理征（－）。

（6）舌苔脉：舌红，苔薄白。脉弦。

（7）辅助检查：X 线片未见骨折及脱位。

3. 该患者可能的中西医诊断是什么？陈述诊断依据和鉴别诊断要点。

（1）中西医诊断：踝关节扭伤（气滞血瘀），踝关节扭伤。

（2）诊断依据

1）症状：外伤后右踝关节肿胀、疼痛 1 周。

2）体征：跛行步态，踝部外观活动度：背屈 15°，跖屈 35°。右踝关节压痛（＋）。

患肢感觉正常，患肢肌力正常，膝踝反射正常，病理征（－）。

3）影像学检查：X线片未见骨折及脱位。

（3）鉴别诊断要点

1）踝关节内、外侧副韧带完全断裂：外侧副韧带完全撕脱（伴有或不伴有外踝撕脱骨折）时，常可合并距骨暂时脱位，在足内翻时，不仅外踝疼痛剧烈，且感觉踝关节不稳，距骨有异常活动，甚至在外踝与距骨外侧可触到沟状凹陷。X线检查可见距骨有明显倾斜，内侧副韧带完全撕脱时，多合并下胫腓肌韧带的撕脱，其临床表现有时与内踝扭伤相似，但根据X线片可以鉴别。

2）第五跖骨基底部撕脱骨折：本病可与踝关节外侧副韧带扭伤的机制相似，是由于暴力使足突然旋后时，腓骨短肌受到牵拉，引起第5跖骨基底部撕脱骨折。检查时，在第5跖骨基底部可有明显压痛。X线足底正斜位片可确诊。

4. 陈述该患者的推拿治疗。

（1）治疗原则：舒筋通络、活血散瘀、消肿止痛。

（2）部位及取穴：踝关节周围，丘墟、绝骨、阳陵泉等。

（3）手法：按法、揉法、推法、拔伸法、摇法等手法。

第十四节　失　　眠

问题导入

王某，女性，45岁。半年前开始入睡困难，易醒，烦躁，易怒，纳少，1个月前加重。辅助检查：多导睡眠图结果，主要表现为睡眠潜伏期延长，实际睡眠时间减少，觉醒时间增多。

问题1：还需要询问哪些相关的病史？如何归纳病史特点？

问题2：还应做哪些专科检查与辅助检查？

问题3：该患者初步的中西医诊断是什么？陈述诊断依据和鉴别诊断要点。

问题4：该患者如何进行推拿治疗？

一、概　　述

失眠又称不寐，是指以经常不能获得正常睡眠为特征的一种病症，轻者难以入寐，或睡中易醒，醒后不能再寐，或时寐时醒；重者彻夜不能入寐。本病可单独出现，也可以与头痛、健忘、眩晕、心悸等症同时出现。

二、病因病机

失眠在《内经》中称为"目不瞑"、"不得眠"、"不得卧"，并认为失眠原因主要有两种，一是其他病证影响，如咳嗽、呕吐、腹满等，使人不得安卧；二是气血阴阳失和，使人不能入寐，如《素问·病能论》曰："人有卧而有所不安者，何也……脏有所伤及，精有所寄，则安，故人不能悬其病也。"《素问·逆调论》还记载有"胃不和则卧不安"，后世医家延伸为凡脾胃不和，痰湿、食滞内扰，以致寐寐不安者均属于此。《难经》最早提出"不寐"这一病名，《难经·四十六难》认为老人不寐的病机为"血气衰，肌肉不滑，荣卫之道涩，故昼日不能精，夜不得瞑也"。

西医学认为，失眠可因环境因素，个体因素，躯体因素，精神因素等诱发。多见于神经衰弱、贫血、更年期综合征、抑郁症等。

三、诊断要点

1. 轻者入寐困难或寐而易醒，醒后不寐，重者彻夜难眠。
2. 常伴有头痛，头昏，心悸，健忘，多梦等症。
3. 经各系统和实验室检查未发现异常。根据多导睡眠图结果来判断，主要表现为睡眠潜伏期延长，实际睡眠时间减少，觉醒时间增多。多相睡眠扫描仪可记录到时间生物节律紊乱和昼夜生理节律异常。

四、鉴别诊断

本病应与正常人的少睡、焦虑症、抑郁性神经症暂时性失眠相鉴别。

五、辨证分型

1. 肝郁化火　心烦不能入睡，烦躁易怒，胸闷胁痛，头痛面红，目赤，口苦，便秘尿黄。舌红，苔黄，脉弦数。
2. 痰热内扰　睡眠不安，心烦懊恼，胸闷脘痞，口苦痰多，头晕目眩。舌红，苔黄腻，脉滑或滑数。
3. 阴虚火旺　心烦不寐，或时寐时醒，手足心热，头晕耳鸣，心悸，健忘，颧红潮热，口干少津。舌红，苔少，脉细数。
4. 心脾两虚　多梦易醒，或朦胧不实，心悸，健忘，头晕目眩，神疲乏力，面色不华。舌淡，苔薄，脉细弱。
5. 心虚胆怯　夜寐多梦易惊，心悸胆怯。舌淡，苔薄，脉弦细。

六、推拿治疗

（一）治疗原则
宁心安神、平衡阴阳。

（二）基本治法
1. 头面及颈肩部操作以镇静安神。
（1）取穴及部位：印堂、神庭、太阳、睛明、攒竹、鱼腰、角孙、百会、风池、安眠穴。
（2）主要手法：一指禅推法、抹法、按揉法、扫散法、拿法。
（3）操作方法：患者坐位或仰卧位。医者行一指禅小"∞"字和大"∞"字推法，反复分推3～5遍。继之指按、指揉印堂、攒竹、睛明、鱼腰、太阳、神庭、角孙、百会，每穴1分钟；结合抹前额3～5遍；从前额发际处拿至风池穴处做五指拿法，反复3～5遍。行双手扫散法，约1分钟；指尖击前额部至头顶，反复3～6遍。
2. 摩腹调理
（1）取穴及部位：中脘、气海、关元、天枢。
（2）主要手法：一指禅推法、摩法、推法、振颤法。

（3）操作方法：用掌摩法摩腹部 3～5 分钟，用一指禅推法推中脘、气海、关元各 2～3 分钟，双手自肋下至耻骨联合从中间向两边平推 3～5 次，掌振腹部 1～3 分钟，达到调理气机、强健脾胃、宁心安神。

3. 腰背部操作

（1）取穴及部位：心俞、肝俞、脾俞、胃俞、肾俞、命门，背部督脉、华佗夹脊等部位。

（2）主要手法：㨰法、捏法、掌推法。

（3）操作方法：患者俯卧位。医者用㨰法在患者背部、腰部操作，重点治疗心俞、肝俞、脾俞、胃俞、肾俞、命门等部位，时间约 5 分钟。自下而上捏脊，3～4 遍。自上而下掌推背部督脉，3～4 遍。

（三）辨证加减

心脾两虚指按、指揉神门、天枢、足三里、三阴交，每穴 1～2 分钟；擦背部督脉，以透热为度。阴虚火旺推桥弓，左右各 20 次；擦两侧涌泉穴，以透热为度。肝郁化火指按、指揉肝俞、胆俞、期门、章门、太冲，每穴 1～2 分钟；搓两胁，约 1 分钟。痰热内扰指按、指揉神门、内关、丰隆、足三里，每穴 1～2 分钟；横擦脾俞、胃俞、八髎，以透热为度。胃不和者侧重揉腹。可从剑突下至耻骨联合之间以顺时针缓缓揉腹，重点揉中脘、神阙、关元等穴位，然后从剑突向下直推至耻骨联合。

七、按　　语

（一）注意事项

1. 失眠常见于功能性疾病，但也可由器质性疾病所引起，应注意鉴别。

2. 本病为心神变化，心理调节尤为重要。平时需注意精神调摄，心情舒畅。

3. 睡前不宜饮咖啡、浓茶等刺激兴奋之品，饮食有节，尤其晚饭不宜过饱。

4. 劳逸结合，适当参加体力劳动，加强体育锻炼，作息要有规律，不熬夜，养成良好的睡眠习惯。

（二）预后

推拿治疗效果明显，配合功法锻炼，常可获得较好疗效。病情单纯，病程较短者多易治愈。病程长者兼虚实夹杂，可根据病情的不同及症状的轻重，用手法进行辨证治疗，也能达到较好的治疗效果。

（三）功法锻炼

不论行住坐卧，亦不必拘于时刻，但先闭目冥思，待神调气定之后，行叩齿 36～72 次，再以舌抵上腭，或压下腭，或以舌上下前后左右搅动，久之津液自生，待满口后，做漱口状进行鼓漱，并如咽硬物状分三口吞下，吞时还当汩汩有声，将胸中元气顺至脐下丹田（《备急千金要方》卷二十七）。此法可滋肾阴、清心火、健脾胃、降逆气。

病 案 举 例

王某，女性，45 岁。半年前开始入睡困难，易醒，烦躁，易怒，纳少，二便调，1 个月前加重。

1. 还需要询问哪些相关的病史？如何归纳病史特点？

（1）还需要询问的相关病史包括：诱因（如半年前因情绪因素诱发，本次再次由情绪诱发），诊疗过程（如在北京某医院就诊，诊断失眠，予艾司唑仑1mg睡前服用，效果时好时坏。）

（2）病史特点归纳包括：入睡困难，易醒，烦躁，易怒，纳少。

2. 还应做哪些专科检查与辅助检查？

（1）记忆力、定向力、计算力的判断。

（2）感觉、肌力、腱反射、病理征：双下肢感觉对称，左踇趾背伸肌力Ⅴ级，双踇趾跖屈肌力及右踇趾背伸肌力Ⅴ级，膝踝反射（＋＋），病理征（－）。

（3）舌苔脉：舌质暗红，苔薄白。脉弦。

（4）辅助检查：在询问病史和重点神经系统查体基础上，为鉴别器质性病变导致的失眠，有选择性的辅助检查项目包括：血尿便常规、心肝肾功能、血脂等检查；心电图、腹部B超、胸片；CT及MRI等检查。本患者检查未见明显异常。

3. 该患者可能的中西医诊断是什么？陈述诊断依据和鉴别诊断要点。

（1）中西医诊断：不寐病（肝阳上亢），失眠。

（2）诊断依据

1）症状：入睡困难，易醒，烦躁，易怒，纳少，二便调。

2）体征：记忆力、计算力、定向力未见明显减退。双下肢感觉对称，左踇趾背伸肌力Ⅴ级，双踇趾跖屈肌力及右踇趾背伸肌力Ⅴ级，膝踝反射（＋＋），病理征（－）。

3）辅助检查：多导睡眠图结果，主要表现为睡眠潜伏期延长，实际睡眠时间减少，觉醒时间增多。CT及MRI等检查；血常规、血电解质、血糖、尿素氮；心电图、腹部B超、胸片等检查未见明显异常。

（3）鉴别诊断要点：排除器质性及其他原因的病变。通过血尿便、心肝肾、血糖等检查，CT及MRI、心电图、腹部B超、胸片等检查，排除其他器质性病变及其他原因引起的失眠。

4. 陈述该患者的推拿治疗。

（1）治疗原则：宁心安神、平衡阴阳。

（2）部位及取穴：印堂、攒竹、睛明、鱼腰、太阳、神庭、角孙、百会、中脘、气海、关元、期门、章门、太冲、心俞、肝俞、脾俞、胃俞、肾俞、命门等腧穴与督脉。

（3）手法：一指禅推法、揉法、摩法、㨰法、捏脊法等。

第十五节　中风后遗症

问题导入

刘某，女性，70岁。右侧肢体活动不利8个月。患者8个月前突发头晕、右侧肢体活动不利。既往2型糖尿病，高血压病史。在北京某医院急诊诊断为急性脑梗死，经抗血小板聚集、抗凝，控制血糖、血压后，症状有所好转，现求中西医结合治疗。专科检查：血压160/95mmHg，神志清楚，精神尚可，伸舌基本居中。

问题1：还需要询问哪些相关的病史？如何归纳病史特点？

问题2：还应做哪些专科检查与辅助检查？

问题3：该患者初步的中西医诊断是什么？陈述诊断依据和鉴别诊断要点。

问题4：该患者如何进行推拿治疗？

一、概　　述

中风病是以突然昏仆，半身不遂，语言蹇涩或失语，口舌歪斜，偏身麻木为主要表现，临床简称"中风"。常是由于气血逆乱，致风、火、痰、瘀痹阻脑脉或血溢脑脉之外所致。本病起病急，变化快，好发于中老年人群。四季皆可发病，但以冬春两季最为多见。推拿治疗对促进肢体功能的康复，具有不同程度的效果，一般以早期治疗为宜。根据病程长短，本病分为三期，发病后两周以内为急性期；发病两周或一个月至半年内为恢复期；发病半年以上为后遗症期。

二、病　因　病　机

中医学认为本病多由于患者脏腑功能失调，气血素虚或痰浊、瘀血内生，加之劳倦内伤、忧思恼怒、饮酒饱食、用力过度、气候骤变等诱因，而致瘀血阻滞、痰热内蕴，或阳化风动、血随气逆，导致脑脉痹阻或血溢脉外，引起昏仆不遂，发为中风。其病位在脑，与心、肾、肝、脾密切相关。其病机有虚（阴虚、气虚）、火（肝火、心火）、风（肝风）、痰（风痰、湿痰）、气（气逆）、血（血瘀）六端，此六端多在一定条件下相互影响，相互作用。病性多为本虚标实，上盛下虚。在本为肝肾阴虚，气血衰少，在标为风火相煽，痰湿壅盛，瘀血阻滞，气血逆乱。而其基本病机为气血逆乱，上犯于脑，脑之神明失用。

西医学中的急性脑血管病与中风相近。脑血管病发病多与高血压、糖尿病、高血脂、吸烟、肥胖等因素有关。脑血管病主要包括缺血性和出血性两大类型。出血性脑血管病包括脑出血、蛛网膜下腔出血等；缺血性脑血管病变包括脑血栓形成、脑栓塞和短暂性脑缺血等。由于本病发病率、死亡率、致残率、复发率均较高以及并发症多的特点，医学界将本病列入威胁人类健康的三大疾病之一。

三、诊　断　要　点

（一）症状

1. 突然昏仆，不省人事，半身不遂，偏身麻木，口舌歪斜，言语蹇涩等临床表现。轻症仅见眩晕，偏身麻木，口舌半身不遂等。

2. 多急性发病，好发于40岁以上年龄。

3. 发病之前多有头晕、头痛、肢体一侧麻木等先兆症状。

4. 多有情志失调、饮食不当或劳累等诱因。

（二）检查

1. 口眼歪斜　口角及鼻唇沟歪向健侧，两腮鼓起漏气，但能做皱额蹙眉和闭眼等动作。

2. 半身不遂　初期患者肢体软弱无力，知觉迟钝或稍有强硬，活动功能受限。以后逐渐趋于强直挛急，患侧肢体肌张力增高，关节挛缩畸形，感觉略减退，活动功能基本丧失，患侧上肢肱二头肌、肱三头肌腱反射亢进，下肢膝腱和跟腱反射均为亢进、健侧正常。

3. 血压　脑出血和脑血栓形成患者血压偏高，蛛网膜下腔出血的患者脑膜刺激征阳性，脑栓塞可出现神经系统体征。

4. 脑脊液检验　脑出血和蛛网膜下腔出血患者为血性，而脑血栓形成和脑栓塞患者均为正常。短暂性脑缺血发作检查无明显异常。有局限性脑梗死，患者脑脊液压力不高。常在正常范围，蛋白质含量高。

5. 头颅 CT 和 MRI 可显示出血或缺血灶。

四、鉴 别 诊 断

（一）出血性与缺血性脑血管意外的鉴别

出血性与缺血性脑血管意外的鉴别见表 11-1。

表 11-1　脑血管意外鉴别诊断表

项目	脑出血	蛛网膜下腔出血	脑血栓形成	脑栓塞
有关病史	高血压及动脉硬化等	无特殊	动脉硬化、高血压	心脏病
发病情况	起病急骤、病情迅速进展	突然起病，多伴剧烈头痛	渐起，多有眩晕等前驱症状，夜间发病较多，病情渐演变	起病突然，神经系统体征迅速出现
昏迷	常有，且多为深昏迷	常有短暂的意识丧失	只有意识迟钝或轻微而短暂的昏迷	常有
头痛	常见	剧烈	少见而轻	少见而轻
呕吐	常见	常见	少见	少见
血压	甚高	一般正常	有的较高	正常
偏瘫	有	少见	有	有

（二）在中医方面中风病应与以下几种病鉴别

1. 口僻　俗称吊线风，主要症状是口眼歪斜，多伴有耳后疼痛，因口眼歪斜有时伴流涎、言语不清。多由正气不足，风邪入中脉络，气血痹阻所致，不同年龄均可罹患。中风病口舌歪斜者多伴有肢体瘫痪或偏身麻木，病由气血逆乱，血随气逆，上扰脑窍而致脑髓神机受损，且以中老年人为多。

2. 痫病　与中风中脏腑均有猝然昏仆的见症。而痫病为发作性疾病，昏迷时四肢抽搐，口吐涎沫，双目上视，或作异常叫声，醒后一如常人，且肢体活动多正常，发病以青少年居多。

3. 厥证　患者神昏，常伴有四肢逆冷，一般移时苏醒，醒后无半身不遂、口舌歪斜、言语不利等症。

4. 痉病　以四肢抽搐，项背强直，甚至角弓反张为主症。病发亦可伴神昏，但无半身不遂、口舌歪斜、言语不利等症状。

5. 痿病　以手足软弱无力、筋脉弛缓不收、肌肉萎缩为主症，起病缓慢，起病时无突然昏倒不省人事，口舌歪斜，言语不利。以双下肢或四肢为多见，或见有患肢肌肉萎缩，或见筋惕肉瞤。中风病亦有见肢体肌肉萎缩者，多见于后遗症期由半身不遂而废用所致。

五、辨 证 分 型

（一）中经络

1. 肝阳暴亢　半身不遂，舌强语蹇，口舌歪斜，眩晕头痛，面红目赤，心烦易怒，口苦咽干，便秘尿黄。舌红或绛，苔黄或燥，脉弦有力。

2. 风痰阻络　半身不遂，口舌歪斜，舌强言蹇，肢体麻木或手足拘急，头晕目眩。舌苔白腻或黄腻，脉弦滑。

3. 痰热腑实　半身不遂，舌强不语，口舌歪斜，口黏痰多，腹胀便秘，午后面红烦热。舌红，苔黄腻或灰黑，脉弦滑大。

4. 气虚血瘀　半身不遂，肢体软弱，偏身麻木，舌歪语蹇，手足肿胀，面色淡白，气短乏力，心悸自汗。舌质暗淡，苔薄白或白腻，脉细缓或细涩。

5. 阴虚风动　半身不遂，肢体麻木，舌强语蹇，心烦失眠，眩晕耳鸣，手足拘挛或蠕动。舌红或暗淡，苔少或光剥，脉细弦或数。

（二）中脏腑

1. 风火蔽窍　突然昏倒，不省人事，两目斜视或直视。面红目赤，肢体强直，口噤，项强，两手握紧拘急，甚则抽搐，角弓反张。舌红或绛，苔黄而燥或焦黑，脉弦数。

2. 痰火闭窍　突然昏倒，昏愦不语，躁扰不宁，肢体强直。痰多息促，两目直视，鼻鼾身热，大便秘结，舌红，苔黄厚腻，脉滑数有力。

3. 痰湿蒙窍　突然神昏迷睡，半身不遂，肢体瘫痪不收。面色晦垢，痰涎涌盛，四肢逆冷。舌质暗淡，苔白腻，脉沉滑或缓。

4. 元气衰败　神昏，面色苍白，瞳神散大，手撒肢逆，二便失禁，气息短促，多汗肤凉。舌淡紫或萎缩，苔白腻，脉散或微。

六、推 拿 治 疗

（一）治疗原则

本病以早期治疗为主，一般在中风后两星期，适宜推拿治疗。平肝息风、行气活血、舒筋通络、滑利关节是本病的治疗原则。

（二）基本治法

1. 取穴　大椎、肩井、臂臑、曲池、手三里、合谷、居髎、环跳、殷门、承扶、委中、承山、昆仑、血海、足三里、阳陵泉、风市、梁丘、肾俞、大肠俞、命门等穴。

2. 手法　滚法、一指禅推法、按法、揉法、拿法、摇法、捻法、配合患肢关节的被动运动。

3. 操作步骤

（1）患者取俯卧位：医者先以滚法于背部脊柱两侧，操作 5～8 分钟，在滚腰骶部同时，配合腰后伸被动运动，接着滚臀部及下肢后侧及跟腱为时 3 分钟，在滚臀部同时配合髋外展被动运动，然后按揉大椎、膈俞、肾俞、命门、大肠俞、环跳、委中、承山诸穴以酸胀为度，擦腰骶部以热为度。

（2）患者取侧卧位：医者施滚法于居髎、风市、阳陵泉部 3 分钟，并按揉上述穴位以酸胀为度。

（3）患者取仰卧位：医者施滚法于大腿前侧、小腿前外侧至足背部，并对患侧膝关节做极度屈曲，足掌踏床的姿势下㨰足背部，然后按揉伏兔、梁丘、两膝眼、足三里、丘墟、解溪、太冲诸穴以酸胀为度，拿委中、承山、昆仑、太溪部以有酸胀麻的感应为佳。

（4）患者取坐位：医者施㨰法于肩井和肩关节周围到上肢掌指部5分钟，在㨰肩前缘时结合肩关节上举、外展的被动运动，㨰腕部时结合腕关节屈伸被动运动，按揉肩内陵穴以酸胀为度，拿曲池、合谷穴以酸胀为度，摇掌指关节，捻指关节，最后搓肩部及上肢。

（5）患者取坐位或仰卧位：医者施一指禅推法于下关、颊车、地仓、人中、承浆穴5~8分钟，拿两侧风池、肩井穴结束。

（三）随症加减

1. 语言蹇涩　重点按揉廉泉、通里、风府。
2. 口眼歪斜　用抹法在瘫痪一侧面部轻轻推抹3~5分钟，然后重按颧髎、下关、瞳子髎。
3. 口角流涎　按揉面部一侧与口角部，再推摩承浆穴。

七、按　　语

（一）预后

推拿治疗中风病，疗效可靠。病情稳定后，可配合肢体功能锻炼，并指导病人自我锻炼，促进患肢功能的恢复。本病治疗时间较长，治疗中辨证论治，视病情变化而改变手法与功法的刺激与操作。

（二）注意事项

1. 良肢位摆放，使偏瘫后松弛关节稳定，防止肩关节脱臼及肩关节周围损伤，防止足跟的损伤，防止压疮。同时良肢位是早期抗痉挛的重要措施之一。这种良肢位（又称抗痉挛体位）能预防上肢屈肌、下肢伸肌的典型痉挛模式，是预防以后出现病理性运动模式的方法之一。

2. 注意手法与功法结合，被动运动与主动运动结合，加强意念训练。

3. 患者应保持情绪安定，生活要有规律，禁忌烟、酒、辛辣等刺激性食物和脂肪过多的食品，保持身体清洁，加强褥疮的护理与防治。

（三）功法训练

1. 背靠墙站立，两脚趾伸展开，平心静气，以意引气，从头下行，至两脚十趾及足掌心，反复二十一次，待脚部有气感为止。可上引泥丸，下达涌泉。

2. 平卧床上，意想上肢或下肢运动，带动肢体运动。

病 案 举 例

刘某，女性，70岁。右侧肢体活动不利8月余。患者8个月前活动后突然出现头痛、头晕、恶心、呕吐、舌强语謇、口角流涎、右侧半身不遂，就诊北京某医院急诊，诊断为急性脑梗死，经抗血小板聚集、抗凝、控制血糖、血压后，症状有所好转，遗留右侧肢体活动不利。查体：神清，BP：160/95mmHg，言语不清，口角歪斜，右侧肢体肌张力增高，右上肢肌力3级，右下肢肌力4级，右侧膝踝反射（+++），巴氏征阳性，踝阵挛（+）。辅助检查：头颅MRI：左侧基底节、卵圆窝梗死灶。

1. 还需要询问哪些相关的病史？如何归纳病史特点？

（1）还需要询问的相关病史包括：诱因（如情绪、饮食、运动等），血糖、血压控制如何，诊疗过程（如在北京某医院急诊科就诊，具体治疗方案）等。

（2）病史特点归纳包括：既往高血压病、糖尿病史。8 个月前突作头痛、头晕、恶心、呕吐、舌强语謇、口角流涎、右侧半身不遂。目前遗留右侧肢体活动不利，言语不清，口角歪斜。

2. 还应做哪些专科检查与辅助检查？

（1）其他特殊试验：如跟膝胫试验、轮替试验、指鼻试验等。

（2）感觉、肌张力、肌力、腱反射、病理征：神清，BP：160/95mmHg，言语不清，口角歪斜，右侧肢体肌张力增高，右上肢肌力 3 级，右下肢肌力 4 级，右侧膝踝反射（＋＋＋），巴氏征阳性，踝阵挛（＋）。

（3）舌苔脉：舌质红，苔黄腻。脉弦而有力。

（4）辅助检查：头颅 MRI：左侧基底节、卵圆窝梗死灶。

3. 该患者可能的中西医诊断是什么？陈述诊断依据和鉴别诊断要点。

（1）中西医诊断：中风后遗症（肝阳上亢），脑梗死。

（2）诊断依据

1）病史特点：既往有高血压病与糖尿病史。头痛、头晕、恶心、呕吐、舌强语謇、口角流涎、右侧半身不遂。

2）症状：右侧肢体活动不利 8 月余。

3）体征：神清，BP：160/95mmHg，言语不清，口角歪斜，右侧肢体肌张力增高，右上肢肌力 3 级，右下肢肌力 4 级，右侧膝踝反射（＋＋＋），巴氏征阳性，踝阵挛（＋）。

4）影像学检查：头颅 MRI：左侧基底节、卵圆窝梗死灶。

（3）鉴别诊断要点：中风患者既往有高血压、心脏病和头痛、眩晕的病史。猝然仆倒不省人事，或静止状态下逐渐出现半身不遂、口眼歪斜、舌强语涩和唇吻不收等症者即可确诊。而脑肿瘤引起的半身不遂，发病一般较缓慢，症状进行性加重，见同侧眼睑下垂，眼球外视、不能内转、瞳孔散大及对光反射消失，伴有发作性头痛，后期则可见全身或局限性癫痫发作。脑外伤者有脑外伤史，由于脑部病变情况不同，预后也不同，因此可加以鉴别。

4. 陈述该患者的推拿治疗。

（1）治疗原则：平肝息风、行气活血、舒筋通络、滑利关节。

（2）基本治法

取穴：百会、风府、哑门、风池、大椎、肩井、臂臑、曲池、手三里、合谷、居髎、环跳、殷门、承扶、委中、承山、昆仑、血海、足三里、阳陵泉、风市、梁丘、肾俞、大肠俞、命门等穴。

手法：㨰法、一指禅推法、按法、揉法、拿法、摇法、捻法、配合患肢关节的被动运动。

（3）功法：背靠墙站立，两脚趾伸展开，平心静气，以意引气，从头下行，至两脚十趾及足掌心，反复二十一次，待脚部有气感为止。可上引泥丸，下达涌泉。平卧床上，意想上肢或下肢运动，带动肢体运动。加强患侧肢体的功能锻炼，如滚健身球、握健身圈、拉滑轮、体后拉肩、大小云手、股四头肌舒缩活动、蹬空增力、搓滚舒筋等，但不可过量，更不可过度疲劳。

第十六节 痛 经

问题导入

韩某，女性，23岁。正值月经第2天，腹部疼痛难忍，伴两乳胀痛，头昏，纳食欠佳。B超提示子宫、附件未见明显异常。

问题1：还需要询问哪些相关的病史？如何归纳病史特点？

问题2：还应做哪些专科检查与辅助检查？

问题3：该患者初步的中西医诊断是什么？陈述诊断依据和鉴别诊断要点。

问题4：该患者如何进行推拿治疗？

一、概 述

妇女在行经前后或经期出现腹部或腰骶部疼痛、憋坠或其他不适感，以致影响了正常的日常生活和工作，并伴随月经周期性发作者，称为"痛经"。严重者可出现腹部剧痛，伴呕吐、冷汗淋漓，甚至晕厥。

痛经可分为原发性痛经和继发性痛经两种，原发性痛经指月经初潮后就发生疼痛，盆腔内无器质性疾病；继发性痛经指本无原发性痛经或已经治愈，因为盆腔内病变出现后又发生痛经，如盆腔内炎症，子宫内膜异位症等。

本节主要讨论原发性痛经。本病多发于少女，是常见病之一。疼痛多数在经前数日，或月经来潮后开始，于月经来潮后逐渐减轻或消失（偶尔可见经后疼痛）。痛起小腹，牵及腰骶，多数人伴腰腹寒凉感及憋坠感，疼痛多为胀痛、绞痛或隐痛等，有喜按及拒按之分，多数患者喜暖而恶寒。疼痛发作时，常伴有其他全身症状，如烦躁易怒、乳房胀痛、口渴咽干、呕恶、腰酸等。如经前或经期仅有小腹或腰骶轻微酸痛或胀痛不适，不影响正常工作及生活，多属正常生理现象，无需治疗。

二、病因病机

中医学认为，痛经总的病因多为寒湿、气滞、血瘀、虚而致经脉阻滞，气血运行不畅，经血排出受阻，"不通则痛"；或胞宫及冲任二脉失于濡养，"不荣则痛"。

如因情志失调，导致肝失条达，肝郁气滞，气不运血，血行受阻，冲任不畅，气滞血瘀，经血滞于胞宫而致痛经。因经期受寒、淋雨、涉水、过食生冷，或居于阴冷潮湿之地，或产时当风受寒，致寒客胞宫，经血受寒凝滞，运行不畅，滞而不通，发生痛经。因素体虚弱，或大病久病之后，气血不足，血海空虚，导致胞脉失养，运血无力，经行滞而不畅，不通则痛，发为痛经。因禀赋素弱，肝肾本虚，或重病日久，或房事不节，致肝肾亏虚，精血不足，冲任空虚，血脉运行涩滞，不通而痛，发为痛经。

三、诊断要点

1. 常见于未婚女子，可在月经初潮时或初潮半年至一年后发生，而后随月经周期而发作。

2. 以下腹疼痛伴随月经周期反复发作为特点，疼痛时间多在经期前后7天内或经行

1～2天内或整个经期。

3. 疼痛可波及腰骶、肛门、阴道、大腿内侧；可伴面色苍白、冷汗淋漓、恶心呕吐、腹泻或乳房胀痛、胸胁胀满、周身困倦、头晕头痛等。

4. 腹部检查仅有下腹轻压痛，无腹肌紧张及反跳痛。

5. 原发性痛经患者妇科检查无生殖器官器质性病变。

6. B超检查可了解子宫位置、大小等情况及子宫、卵巢有无器质性病变；原发性痛经患者前列腺素（PGF_{2a}）较正常妇女为高。

四、鉴别诊断

本病需与其他疾病引起的腹痛相鉴别。如急性阑尾炎、结肠炎、膀胱炎、卵巢囊肿蒂扭转、异位妊娠等。其他疾病引起的腹痛与月经周期无关，无伴随月经周期反复发作的特点。如异位妊娠输卵管破裂时患者突感下腹一侧剧烈疼痛，特点为撕裂样痛，既往经行无腹痛，或与既往经行腹痛表现不同，且有短暂停经史，妊娠试验阳性；此外，痛经发病一般无腹肌紧张或反跳痛，经后疼痛缓解。当患者腹痛性质、程度明显有别于以往经行腹痛征象，或腹部触及肌紧张或反跳痛体征者，必须仔细询问病史，结合妇科检查和相关辅助检查，作出准确的诊断和鉴别诊断。

五、辨证分型

1. 气滞血瘀　经前或经期小腹胀痛，拒按，经血量少或淋漓不畅，血色紫暗或夹有血块，血块排下后痛减。伴有胸胁及乳房胀痛，烦躁易怒，舌质正常或紫暗，边、尖有瘀点或瘀斑，苔薄白，脉沉弦。

2. 寒湿凝滞　经前或经期小腹冷痛，甚则牵及腰背，按之痛剧，得暖痛减。经行量少，经色紫暗有块。伴肢冷畏寒，便溏，平素白带清稀，舌边紫，苔白腻，脉沉紧。

3. 气血虚弱　经期或经后小腹绵绵作痛，有空坠感，喜暖喜按。经血色淡量少质稀，面色苍白或萎黄，神疲乏力，心悸头晕，舌淡苔白，脉细弱。

4. 肝肾亏虚　经后小腹空坠作痛，经血色淡量少，伴腰骶酸痛，双膝乏力，头晕耳鸣，失眠健忘，舌淡苔薄，脉细弱。

六、推拿治疗

（一）治疗原则

急则治标以行气活血，缓急止痛；缓则治本以调和气血，行经通脉。

（二）部位及取穴

背部、腹部及下肢，肝俞、脾俞、肾俞、悬枢、命门、腰阳关、十七椎、腰俞、八髎、气海、关元、三阴交、地机、章门、期门、京门等。

（三）手法

揉法、扳法、点按法、按推法、滚法、擦法、一指禅推法等。

（四）操作

1. 疼痛期治标（止痛）手法　疼痛剧烈、难以忍受时，首先在膀胱经肾俞（或在膀胱经肾俞穴附近寻找压痛敏感点，多数情况下位于肾俞至气海俞之间，可以触摸到紧张、僵硬的肌束或压痛敏感点，以此为穴）施以按法、按推法，力量稍大，以患者能耐受为度，至疼痛完全缓解或减轻。或在三阴交穴附近寻找压痛敏感点，施以揉法、按法或推法，力度以患者能耐受为标准，至疼痛完全缓解或减轻。

2. 经前期治本手法 在经前一周开始施术，每日一次，至月经来潮为止，连续治疗3个月。

（1）背部手法：患者俯卧，医者先以擦法重点施术于膀胱经腰骶段，且根据辨证分别以肝俞、脾俞、肾俞为主，操作5分钟，得气为度；继以指揉法分别施术于悬枢、命门、腰阳关、十七椎、腰俞及相邻夹脊穴，每穴1分钟，得气为度；再施以八髎穴擦法、擦法，督脉腰阳关至肾俞擦法，带脉背侧擦法，使热透腹部为佳。最后行L_{2-4}定点扳法，左右各一次。

（2）腹部手法：患者仰卧，医者以一指禅推法依次施术于气海、关元，每穴3分钟，得气为度，配以关元振颤法，10分钟，使热透腰骶为佳；最后长按双侧气冲，每穴2次，使热达足尖。

（3）四肢手法：接上法，医者首先揉按章门、期门、京门，每穴3次，得气为度；继以推法在脾经小腿三阴交至地机之间寻找筋结或压痛敏感点，找到后即以此为俞行揉法、按法及循经推法（辨证定补泻），1分钟，并需反复寻找、治疗3~5遍；如无敏感点，则重点施术于三阴交、地机。

（4）辨证加减

1）气滞血瘀：揉膻中，任脉直推，分推两胁，点按内关、日月、膈俞、行间、太冲、曲泉。

2）寒湿凝滞：捏脊，以督脉为主，捏三提一法三遍；拍腰阳关、十七椎，热透小腹为佳。

3）气血虚弱：捏脊，以膀胱经为主，捏三提一法三遍；一指禅推天枢、中脘；小摩腹，补泻同施，以补为主；振颤神阙；揉按足三里。

4）肝肾亏虚：揉脾俞、胃俞、气海俞；揉按足三里，三阴交，委中。

七、按　语

（一）预后

推拿治疗原发性痛经疗效较好，一般经过3个月经周期的治疗，近期疗效达83%，而对继发性痛经疗效不很理想。痛经发作时，一般可在腰骶部找到明显的压痛敏感点，在此施以按揉法或弹拨法，往往可以收到立刻止痛的效果，这对进一步施行推拿无疑是必要的。有报道痛经患者中，有较大一部分患者腰2或腰3或腰4棘突有偏歪现象，且偏歪棘突旁有明显的压痛，用脊柱复位纠正偏歪棘突的方法为主治疗，可收到较佳疗效，值得深入研讨。

（二）注意事项

经前、经期注意保暖，防止受凉，注意经期卫生，忌辛辣生冷之品。控制情绪，避免精神刺激。

病案举例

韩某，女性，23岁。正值月经第2天，腹部疼痛难忍，伴两乳胀痛，头昏，纳食欠佳。B超提示子宫、附件未见明显异常。

1. 还需要询问哪些相关的病史？如何归纳病史特点？

（1）还需要询问的相关病史包括：初潮时间，开始出现痛经时间以及痛经与经期时间关系，如经前开始痛或行经期间或经后痛等，以及痛经是否伴随月经周期而发作；疼痛部位，如小腹正中疼痛，或小腹两侧疼痛以及腰骶部疫痛；疼痛性质：如胀痛或刺痛或绞痛或阵发性剧痛或隐隐作痛等；加重与缓解：喜温喜寒，喜按拒按等；诊疗过程：如在某医院中医科就诊，行妇科 B 超提示子宫、附件未见明显异常，予中药口服治疗后症状略有缓解等；有无性生活史，有无孕产史等。

（2）病史特点归纳包括：16 岁后每于经期出现小腹部疼痛难忍，虽中西医药物结合治疗 7 年未痊愈。小腹症状以行经时小腹剧痛及腰疼为主，月经量少，淋漓不畅，血色紫黯有块，一般持续 5 天左右。刻下：正值月经第 2 天，小腹痛伴胸胁胀痛，两乳胀痛，头昏，纳食欠佳，无恶心呕吐，眠差，二便正常。

2. 还应做哪些专科检查与辅助检查？

（1）腹部检查：下腹轻压痛，无腹肌紧张及反跳痛。

（2）妇科检查：了解子宫位置、发育情况、有无畸形或包块、触痛结节、有无压痛等。排除生殖器官器质性病变。

（3）实验室检查：血清前列腺素放免分析、卵巢癌相关抗原 CA125 测定等。

（4）腹腔镜检查：有条件者做此项检查可确诊子宫内膜异位症。

（5）舌苔脉：舌质紫暗，脉弦。

3. 该患者可能的中西医诊断是什么？陈述诊断依据和鉴别诊断要点。

（1）中西医诊断：痛经（气滞血瘀），原发性痛经。

（2）诊断依据

1）主诉：行经小腹疼痛 7 年余。

2）病史：经期小腹疼痛，治疗 7 年未愈。

3）症状：月经量少，淋漓不畅，血色紫黯有块，伴胸胁及两乳胀痛，头昏。

4）体征：痛苦面容，无腹肌紧张，小腹拒按；舌质紫暗，脉弦。

5）辅助检查：B 超提示子宫、附件未见明显异常。

（3）鉴别诊断要点：其他病症所出现的腹痛可以发生在经期或于经期加重，如内科疾患（急慢性肠炎、膀胱炎等），多无密切月经相关性，根据内科病史，相应的理化检查可协助诊断；外科（急慢性阑尾炎、卵巢囊肿等），多疼痛剧烈，发作迅速，无明显月经相关性，查体及辅助检查有助于进一步明确诊断；妇产科（异位妊娠、先兆流产等），多与月经无相关性，早孕及影像学检查可协助诊断。

4. 推拿治疗。

（1）治疗原则：急则治标以行气活血，缓急止痛。缓则治本以疏肝理气，活血止痛。

（2）部位及取穴：背部、腹部及下肢，肝俞、肾俞、悬枢、命门、腰阳关、十七椎、腰俞、气海、关元、章门、三阴交等。

（3）手法：揉法、点按法、按推法、擦法、擦法、运动关节类手法等。

第十七节　婴幼儿腹泻

问题导入

王某，男，1 岁。1 个月前开始大便次数增多，近两天加重。起病时大便为烂稀便，量中等，现见大便为黄色水样伴黏液，量中等，无发热。小便量正常，口渴引饮，汗出无皮疹。

问题1：还需要询问哪些相关的病史？如何归纳病史特点？

问题2：还应做哪些专科检查与辅助检查？

问题3：该患者初步的中西医诊断是什么？陈述诊断依据和鉴别诊断要点。

问题4：该患者如何进行推拿治疗？

一、概　　述

泄泻是小儿最常见的消化系统疾病之一，以大便次数明显增多，粪质稀薄或如水样为主要特征的一种病症。尤以2岁以下的婴幼儿多见，年龄愈小发病率愈高。本病四季皆可发生，但以夏、秋两季为多，且往往引起流行，如治疗不及时，迁延日久可导致营养不良，影响小儿的生长发育。临床有轻症、重症之分，重症患儿还可产生脱水、酸中毒等一系列严重症状，甚至危及生命，故在临床中必须密切观察病情变化。

二、病因病机

泄泻的病因以感受外邪、伤于乳食、脾胃虚弱为主，导致脾胃运化失常，升降失职，则受纳运化水谷、乳食功能失调而成泄泻。本病相当于西医学的小儿腹泻，按病因可分为感染性腹泻和非感染性腹泻两类。感染性腹泻多由病毒、细菌引起；非感染性腹泻常由饮食不当、肠功能紊乱引起。

三、诊断要点

1. 以大便次数比平时明显增多，粪质稀薄或如水样为主要表现。

2. 腹部压痛或有振水声，肠鸣音增强。泄泻轻症体重不增或稍降，重症可出现脱水、酸中毒、低血钾等体征，如消瘦，皮肤弹性差，眼眶凹陷，精神萎靡，呼吸深长等。

3. 大便镜检可有脂肪球或少量白细胞、红细胞。病原学检查大便可有轮状病毒等病毒检测阳性，或致病性大肠杆菌等细菌培养阳性。

四、鉴别诊断

本病需与细菌性痢疾、生理性腹泻相鉴别。

五、辨证分型

1. 寒湿泻　大便清稀色淡，夹有泡沫，臭气不甚。肠鸣腹痛，面色淡白，口不渴，小便清长。苔白腻，脉濡，指纹色红。

2. 湿热泻　大便黄褐热臭，量多次频，泻势急迫。腹痛时作，食欲不振，或伴呕恶，或发热烦闹，口渴喜饮，小便短黄。舌质红，苔黄腻，脉滑数，指纹色紫。

3. 伤食泻　大便稀溏，夹有不消化食物残渣，气味酸臭，或如败卵。脘腹胀满，泻前哭闹，泻后痛减，腹痛拒按，口臭纳呆，或伴呕吐，夜卧不安。舌苔厚腻，或微黄，脉滑实。

4. 脾虚泻　大便稀溏，夹有奶块及食物残渣，色淡不臭，多于食后作泻，久泻不愈，时轻时重。面色苍白，食欲不振，形体消瘦，神疲倦怠。舌淡苔白，脉濡或缓弱。

六、推　拿　治　疗

（一）治疗原则

以运脾化湿为基本法则。实证以祛邪为主，虚证以扶正为主。

（二）分型治疗

1. 寒湿泻

（1）治疗原则：温中散寒，化湿止泻。

（2）主要手法及取穴：补脾经、补大肠、揉外劳宫、推三关、摩腹、揉脐、按揉足三里、推上七节骨及揉龟尾。

（3）操作步骤：患儿取坐位，医者先推补脾经、大肠各300～500次，揉外劳宫、推三关各200～300次；再取小儿仰卧位，揉脐200～300次，摩腹3～5分钟，按揉足三里50～100次；最后取小儿俯卧位，推上七节骨、揉龟尾各200～300次。

（4）方义：推三关、揉外劳宫温阳散寒；补脾经、摩腹、揉脐、按揉足三里能健脾化湿、温中散寒；补大肠、推上七节骨、揉龟尾固肠止泻。

腹痛、肠鸣重者加揉一窝风、拿肚角；体虚加捏脊；惊惕不安加清肝经、掐揉五指节。

2. 湿热泻

（1）治疗原则：清热利湿，调中止泻。

（2）主要手法及取穴：清脾经、清胃经、清大肠、清小肠、退六腑、推下七节骨、揉天枢、揉龟尾。

（3）操作步骤：患儿先取坐位，清脾经、胃经、大肠、小肠各200～300次，退六腑200～300次，揉天枢50～100次；再取小儿俯卧位，推下七节骨及揉龟尾各200～300次。

（4）方义：清脾经、清胃经除中焦湿热、调中和气；清大肠、揉天枢能清利肠腑湿热积滞；退六腑、清小肠可清热利尿、除湿；推下七节骨，揉龟尾可理肠止泻。

3. 伤食泻

（1）治疗原则：消食化滞，健脾和胃。

（2）主要手法及取穴：补脾经、清胃经、清大肠、揉板门、运内八卦、摩腹、揉中脘、揉天枢、按揉足三里、揉龟尾。

（3）操作步骤：患儿先取坐位，医者推补脾经300～500次，清胃经、清大肠、揉板门、运内八卦各200～300次；再取患儿仰卧位，摩腹3～5分钟，揉中脘及天枢、按揉足三里各50～100次；最后取患儿俯卧位，揉龟尾200～300次。

（4）方义：清胃经、清大肠可清肠胃积滞，和胃降逆；揉天枢、揉龟尾可理肠止泻；揉板门、运内八卦能消食化滞；补脾经、揉中脘、摩腹及按揉足三里加强消食和中、健脾和胃的作用。

4. 脾虚泻

（1）治疗原则：健脾益气，温阳止泻。

（2）主要手法及取穴：补脾经、补大肠、推三关、摩腹、揉脐、推上七节骨、揉龟尾、捏脊。

（3）操作步骤：患儿先取坐位，医者补推脾经300～500次，补大肠、推三关各200～300次；再取小儿仰卧位，用补法摩腹3～5分钟，揉脐200～300次；最后取小儿俯卧位，推上七节骨、揉龟尾各 200～300 次，捏脊 3～5 遍，重提并按揉脾俞、胃俞、大肠俞。

（4）方义：补脾经、补大肠能健脾益气，固肠实便；推三关、揉脐、摩腹、捏脊可温阳补中，配以推上七节骨、揉龟尾温阳止泻。

肾阳虚者加补肾经、揉外劳宫；腹胀加运内八卦；久泻不止者加按揉百会。

七、按　语

（一）预后

对无明显脱水、酸中毒的腹泻患儿，可用推拿手法进行治疗，每日 1 次，较重时可每日 2 次，一般 3～10 次便可治愈。对由肠道感染而引起的重症腹泻，应给予综合治疗。

（二）注意事项

1. 注意饮食卫生，食品应新鲜、清洁，不吃变质食品，不要暴饮暴食。饭前、便后要洗手，乳食食具要卫生。

2. 提倡母乳喂养，不宜在夏季及小儿有病时断奶，应遵照添加辅食的原则，注意科学喂养。

3. 加强户外活动，注意气候变化，防止感受外邪，避免腹部受凉。

病 案 举 例

王某，男，1 岁。1 个月前开始大便次数增多，近两天加重。起病时大便为烂稀便，量中等，现见大便为黄色水样伴黏液，量中等，无发热。小便量正常，口渴引饮，汗出无皮疹。

1. 还需要询问哪些相关的病史？如何归纳病史特点？

（1）还需要询问的相关病史包括：诱因（如是辅食添加量过大），大便性状（如大便黄绿色夹有奶瓣及未消化食物），诊疗过程（如曾口服思密达，外用膏药敷脐，腹泻有所减轻）等。

（2）病史特点归纳包括：腹泻一月余加重两天。大便黄绿色酸臭，夹杂有黏液奶瓣及未消化食物残渣。

2. 还应做哪些专科检查与辅助检查？

（1）体征：失水征（－），皮肤湿润，弹性可，双眼无凹陷，肠鸣音稍活跃，9 次/分，余无特殊。

（2）辅助检查：二便常规检查正常，血常规：WBC：7.1×10^9/L，NE：27.9%，LY：55.3%，PLT：448×10^9/L。

（3）舌苔脉：舌质淡，苔白厚，指纹淡红滞于风关。

3. 该患者可能的中西医诊断是什么？陈述诊断依据和鉴别诊断要点。

（1）中西医诊断：小儿泄泻（伤食泻），婴幼儿腹泻病。

（2）诊断依据

1）症状：腹泻一月余加重两天。大便黄绿色酸臭，夹杂有黏液奶瓣及未消化食物残渣。

2）体征：失水征（－），皮肤湿润，弹性可，双眼无凹陷，肠鸣音稍活跃，9 次/分，余无特殊。舌质淡，苔白厚，指纹淡红滞于风关。

3）实验室检查：二便常规检查正常，二便常规检查正常，血常规：WBC：7.1×10^9/L，NE：27.9%，LY：55.3%，PLT：448×10^9/L。

（3）鉴别诊断要点：与细菌性痢疾的鉴别要点主要在于：细菌性腹泻常有流行病史，起病急，全身症状较重。大便次数多，量少，排脓血便伴里急后重，大便镜检有较多脓细胞、红细胞和吞噬细胞，大便培养有痢疾杆菌生长可确诊。与生理性腹泻鉴别在于：生理性腹泻多见于6个月以内婴儿，外观虚胖，常有湿疹，出生后不久即出现腹泻，除大便次数增多外，无其他症状，食欲好，不影响生长发育，添加辅食后，大便即逐渐转为正常。

4.陈述该患者的推拿治疗。

（1）治疗原则：消食化滞，健脾和胃。

（2）部位及取穴：补脾经、清胃经、清大肠、揉板门、运内八卦、摩腹、揉中脘、揉天枢、按揉足三里、揉龟尾。

（3）手法：拇指直推法、按揉法、运法，摩法等。

第十八节　小儿肌性斜颈

问题导入

李某，男，32日龄。两周前其母亲即发现，患儿仰卧位时颈部转动始终偏向右侧，下颌转向对侧并后仰，右颈部可扪及鹌鹑蛋大小的肿物，质较硬，活动度不大，局部无红肿、发热。

问题1：还需要询问哪些相关的病史？如何归纳病史特点？

问题2：还应做哪些专科检查与辅助检查？

问题3：该患者初步的中西医诊断是什么？陈述诊断依据和鉴别诊断要点。

问题4：该患者如何进行推拿治疗？

一、概　　述

小儿肌性斜颈，又称歪脖子，是由于一侧胸锁乳突肌挛缩病变所引起的以头向患侧歪斜、前倾，颜面旋向健侧为特征的病症。

二、病因病机

其病因尚未完全肯定，目前有许多说法，多数学者认为与损伤有关：分娩时一侧胸锁乳突肌因受产道或产钳挤压受伤出血，血肿机化形成挛缩；也有认为分娩时期胎儿头位不正，阻碍一侧胸锁乳突肌血运供给，引起该肌缺血性改变所致。另外一种说法认为由于胎儿在子宫内头部向一侧偏斜所致，且与生产过程无关。也有极少数患儿为脊柱畸形引起的骨性斜颈，视力障碍的代偿性姿势性斜颈，颈部肌麻痹导致的神经性斜颈和习惯性斜颈，本节不讨论。

三、诊断要点

1.在患儿出生后发现一侧颈部有肿物，头倾向肌肉挛缩的一侧，下颌转向对侧。

2.多数患儿可触及肿块，肿块位于患侧胸锁乳突肌的中下段。肿块的质地较为坚硬，有的较大，有的较小，形状不一，有卵圆形的，有条索形的。头部向患侧斜倾而颜面部旋向健侧，久之面部变形。

3. X线检查　排除其他原因所致的斜颈。实验室检查：胸锁乳突肌纤维性挛缩，初起可见纤维细胞增生和肌纤维变性，最终全被结缔组织所代替。

四、鉴别诊断

本病与骨性、眼性斜颈相鉴别。

五、推拿治疗

（一）治疗原则
舒筋活血，软坚消肿。

（二）部位及取穴
以局部为主。

（三）手法
推法、揉法、捏法、拿法、摇法等。

（四）操作
1. 患儿取仰卧位，医者在患侧的胸锁乳突肌部施用推揉法。
2. 拿揉患侧胸锁乳突肌。
3. 医者一手扶在患侧肩部，另一手扶在患儿头顶，使患儿头部渐渐向健侧肩部倾斜，逐渐拉长患侧胸锁乳突肌，反复数次。
4. 上述手法完成后，再在患侧胸锁乳突肌部位施用推揉法。

六、按　　语

（一）预后
推拿治疗斜颈，愈早效果愈好（疗效在95%以上），无明显改善者可考虑手术矫形。

（二）注意事项
推拿治疗时，医者应用介质，以防损伤皮肤。

（三）功能锻炼　平时家长可在患儿睡卧时在头部患侧放置一个小枕头，以纠正头部姿势，日常生活中，也应多帮助矫正斜颈。

病案举例

李某，男，32日龄。两周前其母亲即发现，患儿仰卧位时颈部转始终偏向右侧，下颌转向对侧并后仰，右颈部可扪及鹌鹑蛋大小的肿物，质较硬，活动度不大，局部无红肿、发热。超声检查：右颈部胸锁乳突肌较中下段较对侧显著性增厚，肌纤维纹理紊乱，可见19mm×11mm低回声区，与胸锁乳头肌界限不清，"肿物"内回声不均，彩超其内部见点条状血流信号。

1. 还需要询问哪些相关的病史？如何归纳病史特点？
（1）还需要询问的相关病史包括：诱因（如孕期B超显示胎儿胎位不正），诊疗过程（如在当地人民医院骨科就诊，建议手术治疗，患者拒绝）等。
（2）病史特点归纳包括：颈部转动始终偏向右侧，下颌转向对侧并后仰，右颈部可扪及鹌鹑蛋大小的肿物，局部无红肿、发热。

2. 还应做哪些专科检查与辅助检查？

（1）脊柱外观无异常。

（2）神经系统检查：腱反射正常、病理征（－）。

（3）舌苔脉：舌质淡红，苔薄白，脉缓。

（4）辅助检查：超声检查见右侧颈部胸锁乳突肌中下段较对侧显著性增厚，肌纤维纹理紊乱，可见 19mm×11mm 低回声区，与胸锁乳头肌界限不清，"肿物"内回声不均，彩超其内部见点条状血流信号。颈部 MRI 显示颈椎骨质无异常。

3. 该患者可能的中西医诊断是什么？陈述诊断依据和鉴别诊断要点。

（1）中西医诊断：小儿斜颈（气滞血瘀），小儿肌性斜颈。

（2）诊断依据：

1）症状：患儿仰卧位时颈部转动始终偏向右侧，下颌转向对侧并后仰。

2）体征：右颈部可扪及鹌鹑蛋大小的肿物，质较硬，活动度不大，局部无红肿、发热。

3）超声检查：右侧颈部胸锁乳突肌中下段较对侧显著性增厚，肌纤维纹理紊乱，可见 19mm×11mm 低回声区，与胸锁乳头肌界限不清，"肿物"内回声不均，彩超其内部见点条状血流信号。影像学检查：颈部 MRI 显示颈椎骨质无异常。

（3）鉴别诊断要点：与骨性斜颈鉴别的要点主要在于骨性斜颈胸锁乳突肌无肿块，被动运动正常，颈椎 X 线片可帮助诊断。与眼性斜颈鉴别的要点在于眼性斜颈为麻痹性斜视患儿，眼球肌力不平衡，为避免复视而采取的颈项倾斜姿势，胸锁乳突肌无肿块，主被动活动正常，眼科检查可确诊。

4. 陈述该患者的推拿治疗。

（1）治疗原则：舒筋活血，软坚消肿。

（2）部位及取穴：以局部为主。

（3）手法：推法、揉法、捏法、拿法、摇法等。

主要参考书目

1. 石学敏. 针灸治疗学［M］. 第2版. 北京：人民卫生出版社，2011.

2. 王启才. 针灸治疗学［M］. 北京：中国中医药出版社，2003.

3. 石学敏. 石学敏针灸临证集验［M］. 天津：天津科学技术出版社，1989.

4. 石学敏，王拥军. 针灸推拿学高级教程［M］. 北京：人民军医出版社，2014.

5. 中华中医药学会. 中医内科常见病诊疗指南［M］. 北京：中国中医药出版社，2008.

6. 高立山，高峰. 针灸心语［M］. 北京：学苑出版社，2006，1.

7. 上海市卫生局. 上海市中医病症诊疗规范［M］. 上海：上海中医药大学出版社，2003.

8. 中华中医药学会. 中医内科常见病诊疗指南（西医疾病部分）冠心病心绞痛［J］. 中国中医药，2011，9（18）：143-145.

9. 王雪苔，刘冠军. 中国当代针灸名家医案［M］. 长春：吉林科学技术出版社，1991.

10. 孙国杰. 针灸学［M］. 北京：人民卫生出版社，2000.

11. 杜元灏，董勤. 针灸治疗学［M］. 北京：人民卫生出版社，2012.

12. 高树中，杨骏. 针灸治疗学［M］. 北京：中国中医药出版社，2012.

13. 彭清华. 中医眼科学［M］. 北京：中国中医药出版社，2012.

14. 熊大经. 中医耳鼻咽喉科学［M］. 上海：上海科技出版社，2008.

15. 杜元灏，石学敏. 中华针灸临床诊疗规范［M］. 南京：江苏科学技术出版社，2007.

16. 吴勉华，王新月. 中医内科学［M］. 北京：中国中医药出版社，2012.

17. 陆寿康. 刺法灸法学［M］. 北京：中国中医药出版社，2007.

18. 俞大方. 推拿学［M］. 上海：上海科学技术出版社，1985.

19. 曹仁发. 中医推拿学［M］. 北京：人民卫生出版社，2006.

20. 严隽陶. 推拿学［M］. 北京：中国中医药出版社，2009：207.

21. 房敏，刘明军. 推拿学［M］. 北京：人民卫生出版社，2012.

22. 王之虹，于天源. 推拿学［M］. 北京：中国中医药出版社，2012.

23. 吕立江. 推拿功法学［M］. 北京：中国中医药出版社，2013.

24. 罗才贵. 推拿治疗学［M］. 北京：人民卫生出版社，2001.

25. 王华兰. 推拿治疗学［M］. 上海：上海科学技术出版社，2011.

26. 国家中医药管理局. 中医病证诊断疗效标准［M］. 南京：南京大学出版社，1994.

18检